U0189591

外科常见病手术治疗与麻醉

Surgical Treatment and Anesthesia for Common Surgical Diseases

主编 朱广勇 周传印 王 波 韦钦胜
王 培 付春端 陈从华

中国海洋大学出版社
·青岛·

图书在版编目（CIP）数据

外科常见病手术治疗与麻醉 / 朱广勇等主编. 一青岛：中国海洋大学出版社，2022.5

ISBN 978-7-5670-3159-3

Ⅰ．①外… Ⅱ．①朱… Ⅲ．①常见病－外科手术②常见病－麻醉学 Ⅳ.①R6②R614

中国版本图书馆CIP数据核字（2022）第082479号

出版发行	中国海洋大学出版社		
社　　址	青岛市香港东路23号	邮政编码	266071
出 版 人	杨立敏		
网　　址	http://pub.ouc.edu.cn		
电子信箱	369839221@qq.com		
订购电话	0532-82032573（传真）		
策划编辑	韩玉堂		
责任编辑	韩玉堂	电　　话	0532-85902349
印　　制	朗翔印刷（天津）有限公司		
版　　次	2023年3月第1版		
印　　次	2023年3月第1次印刷		
成品尺寸	185 mm×260 mm		
印　　张	30.25		
字　　数	765千		
印　　数	1～1000		
定　　价	208.00元		

前 言
FOREWORD

外科学是研究外科疾病的发生、发展规律及其临床表现、诊断、治疗和预防的科学,是以手术切除、修复机体病损为主要治疗手段的专业学科。随着现代外科学在广度和深度方面的迅速发展,外科学在专业化发展的基础上,专业细化和亚专科的发展成为必然。同时,新技术的应用和新设备的开发,使诊疗方式和手段持续改进,新的诊疗方法层出不穷,推动了专业技术和诊疗理念向高精尖的方向发展。特别是近年来,基础外科随着生物、物理、病理生理、免疫学等基础理论的深入研究,临床诊断手段、治疗方法均有了显著的发展,在外科领域内它们又大都相互渗透,有些已构成了边缘学科,有些内容在各专科参考书中尚未列入。为了沟通各科之间的信息,便于指导外科医师临床实践,提高诊疗技术,我们将外科较常见且易于实行的有关技术操作,结合临床和教学实践,在参阅最新国内外文献的基础上,编写了这本《外科常见病手术治疗与麻醉》。

本书以服务于临床为导向,以提高健康意识为出发点,以循证医学为基础,以突出疾病诊疗为原则,首先论述了外科学的相关基础及麻醉方法;然后重点介绍了外科常见疾病的病因、临床特征、诊断与治疗等内容;最后阐述了胃肠外科和泌尿外科手术麻醉以及医院感染的预防与控制、神经外科疾病的护理。本书条目清晰,诊疗具体,通俗易懂,准确、规范,便于读者学习和掌握。本书不仅对从事临床工作的医师具有参考借鉴作用,而且对在校医学生也有一定的指导作用。

由于编者的学识和经验有限,书中不足之处在所难免,诚挚地希望有关专家及广大读者批评指正。

《外科常见病手术治疗与麻醉》编委会
2022 年 1 月

目 录
CONTENTS

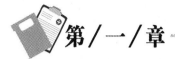

第／一／章

外科患者的体液代谢和酸碱平衡失调

第一节 体液代谢失调

体液平衡失调可有三种表现:容量失调、浓度失调和成分失调。容量失调是指等渗性体液的减少或增加,只引起细胞外液量的变化,而细胞内液容量无明显改变。等渗性缺水就是典型的容量失调。浓度失调是指细胞外液中的水分有增加或减少,以致渗透微粒的浓度发生改变,也即是渗透压发生改变。由于钠离子构成细胞外液渗透微粒的 90%,此时发生的浓度失调就表现为低钠血症或高钠血症。虽然细胞外液中其他离子的浓度改变也能产生各自的病理生理影响,但因渗透微粒的数量小,不会造成对细胞外液渗透压的明显影响,仅造成成分失调,如低钾血症或高钾血症,低钙血症或高钙血症。广义而言,酸中毒或碱中毒也属于成分失调。

一、水和钠的代谢紊乱

在细胞外液中,水和钠的关系非常密切,故一旦发生代谢紊乱,缺水和失钠常同时存在。不同原因引起的水和钠的代谢紊乱,在缺水和失钠的程度上会有所不同,既可水和钠按比例丧失,也可缺水少于缺钠,或缺水多于缺钠。这些不同缺失的形式所引起的病理生理变化以及临床表现也就各有不同。

(一)等渗性缺水

等渗性缺水又称急性缺水或混合性缺水。这种缺水在外科患者最易发生,此时水和钠成比例地丧失,因此,血清钠仍在正常范围,细胞外液的渗透压也可保持正常。但等渗性缺水可造成细胞外液量(包括循环血量)的迅速减少。由于丧失的液体为等渗,细胞外液的渗透压基本不变,细胞内液并不会代偿性向细胞外间隙转移。因此,细胞内液的量一般不发生变化。但是,如果这种体液丧失持续时间较久,细胞内液也将逐渐外移,随同细胞外液一起丧失,以致引起细胞缺水。机体对等渗性缺水的代偿机制是肾入球小动脉壁的压力感受器受到管内压力下降的刺激,以及肾小球滤过率下降所致的远曲小管液内 Na^+ 的减少。这些可引起肾素-醛固酮系统的兴奋,醛固酮的分泌增加。醛固酮促进远曲小管对钠的再吸收,随钠一同被再吸收的水量也有增加,从而代偿性地使细胞外液量回升。

1.病因

常见的病因有：①消化液的急性丧失，如肠外瘘、大量呕吐等；②体液丧失在感染区或软组织内，如腹腔内或腹膜后感染、肠梗阻、烧伤等。其丧失的体液的成分与细胞外液基本相同。

2.临床表现

临床症状有恶心、厌食、乏力、少尿等，但不口渴。体征包括：舌干燥，眼窝凹陷，皮肤干燥、松弛等。若在短期内体液丧失量达到体重的 5%，即丧失 25% 细胞外液，患者则会出现脉搏细速、肢端湿冷、血压不稳定或下降等血容量不足之症状。当体液继续丧失达体重的 6%～7% 时（相当于丧失细胞外液的 30%～35%），则有更严重的休克表现。休克的微循环障碍必然导致酸性代谢产物的大量产生和积聚，因此常伴发代谢性酸中毒。如果患者丧失的体液主要为胃液，因有 H^+ 的大量丧失，则可伴发代谢性碱中毒。

3.诊断

大多有消化液或其他体液的大量丧失的病史，每天的失液量越大，失液持续时间越长，症状就越明显。因此，依据病史和临床表现常可确定诊断。实验室检查可发现有血液浓缩现象，包括红细胞计数、血红蛋白量和血细胞比容均明显增高。血清 Na^+、Cl^- 等一般无明显降低，尿比重增高，动脉血血气分析可判别是否有酸（碱）中毒存在。

4.治疗

原发病的治疗十分重要，若能消除病因，则缺水将很容易纠正。对等渗性缺水的治疗，是针对性地纠正其细胞外液的减少。可静脉滴注平衡盐溶液或等渗盐水，使血容量得到尽快补充。对已有脉搏细速和血压下降等症状者，表示细胞外液的丧失量已达体重的 5%，需从静脉快速滴注上述溶液约 3 000 mL（按体重 60 kg 计算），以恢复其血容量。注意所输注的液体应该是含钠的等渗液，如果输注不含钠的葡萄糖溶液则会导致低钠血症。另外，静脉快速输注上述液体时必须监测心脏功能，包括心率、中心静脉压或肺动脉楔压等。对血容量不足表现不明显者，可给患者上述用量的 1/2～2/3，即 1 500～2 000 mL，以补充缺水、缺钠量。此外，还应补给日需要水量 2 000 mL 和氯化钠 4.5 g。

平衡盐溶液的电解质含量和血浆内含量相仿，用来治疗等渗性缺水比较理想。目前常用的平衡盐溶液有乳酸钠与复方氯化钠（1.86% 乳酸钠溶液和复方氯化钠溶液之比为 1∶2）的混合液，以及碳酸氢钠与等渗盐水（1.25% 碳酸氢钠溶液和等渗盐水之比为 1∶2）的混合液两种。如果单用等渗盐水，因溶液中的 Cl^- 含量比血清 Cl^- 含量高 50 mmol/L（Cl^- 含量分别为 154 mmol/L 及 103 mmol/L），大量输入后有导致血 Cl^- 过高，引起高氯性酸中毒的危险。

在纠正缺水后，排钾量会有所增加，血清 K^+ 浓度也因细胞外液量的增加而被稀释降低，故应注意预防低钾血症的发生。一般在血容量补充使尿量达 40 mL/h 后，补钾即应开始。

（二）低渗性缺水

低渗性缺水又称慢性缺水或继发性缺水。此时水和钠同时缺失，但失钠多于失水，故血清钠低于正常范围，细胞外液呈低渗状态。机体的代偿机制表现为抗利尿激素的分泌减少，使水在肾小管内的再吸收减少，尿量排出增多，从而提高细胞外液的渗透压。但这样会使细胞外液总量更为减少，于是细胞间液进入血液循环，以部分地补偿血容量。为避免循环血量的再减少，机体将不再顾及渗透压的维持。肾素-醛固酮系统发生兴奋，使肾减少排钠，增加 Cl^- 和水的再吸收。血容量下降又会刺激神经垂体，使抗利尿激素分泌增多，水再吸收增加，出现少尿。如血容量继续减少，上述代偿功能无法维持血容量时，将出现休克。

1.病因

主要病因有：①胃肠道消化液持续性丢失，例如反复呕吐、长期胃肠减压引流或慢性肠梗阻，以致大量钠随消化液而排出；②大创面的慢性渗液；③应用排钠利尿剂如氯噻酮、依他尼酸（利尿酸）等时，未注意补给适量的钠盐，以致体内缺钠程度多于缺水；④等渗性缺水治疗时补充水分过多。

2.临床表现

低渗性缺水的临床表现随缺钠程度而不同。一般均无口渴感，常见症状有恶心、呕吐、头晕、视觉模糊、软弱无力、起立时容易晕倒等。当循环血量明显下降时，肾的滤过量相应减少，以致体内代谢产物潴留，可出现神志淡漠、肌痉挛性疼痛、腱反射减弱和昏迷等。

根据缺钠程度，低渗性缺水可分为三度：轻度缺钠者血钠浓度在 135 mmol/L 以下，患者感觉疲乏、头晕、手足麻木。尿中 Na^+ 减少。中度缺钠者血钠浓度在 130 mmol/L 以下，患者除有上述症状外，尚有恶心、呕吐、脉搏细速，血压不稳定或下降，脉压变小，浅静脉萎陷，视力模糊，站立性晕倒。尿量少，尿中几乎不含钠和氯。重度缺钠者血钠浓度在 120 mmol/L 以下，患者神志不清，肌痉挛性抽痛，腱反射减弱或消失；出现木僵，甚至昏迷。常发生休克。

3.诊断

如患者有上述特点的体液丢失病史和临床表现，可初步诊断为低渗性缺水。进一步的检查包括：①尿液检查，尿比重常在 1.010 以下，尿 Na^+ 和 Cl^- 常明显减少；②血钠测定，血钠浓度低于 135 mmol/L，表明有低钠血症，血钠浓度越低，病情越重；③红细胞计数、血红蛋白量、血细胞比容及血尿素氮值均有增高。

4.治疗

应积极处理致病原因。针对低渗性缺水时细胞外液缺钠多于缺水的血容量不足的情况，应静脉输注含盐溶液或高渗盐水，以纠正细胞外液的低渗状态和补充血容量。静脉输液原则是：输注速度应先快后慢，总输入量应分次完成。每 8～12 h 根据临床表现及检测资料，包括血 Na^+、Cl^- 浓度、动脉血血气分析和中心静脉压等，随时调整输液计划。低渗性缺水的补钠量可按下列公式计算。

需补充的钠量（mmol）＝［血钠的正常值（mmol/L）－血钠测得值（mmol/L）］×体重（kg）×0.6（女性为 0.5）

举例如下：女性患者，体重 60 kg，血钠浓度为 130 mmol/L。

补钠量＝（142－130）×60×0.5＝360 mmol

以 17 mmol Na^+ 相当于 1 g 钠盐计算，补氯化钠量约为 21 g。当天先补 1/2 量，即 10.5 g，加每天正常需要量 4.5 g，共计 15 g。以输注 5％葡萄糖盐水 1 500 mL 即可基本完成。此外，还应补给日需液体量 2 000 mL。其余的一半钠，可在第二天补给。

必须强调，临床上完全依靠任何公式决定补钠量是不可取的，公式仅作为补钠安全剂量的估计。一般总是先补充缺钠量的一部分，以解除急性症状，使血容量有所纠正。肾功能亦有望得到改善，为进一步地纠正创造条件。如果将计算的补钠总量全部快速输入，可能造成血容量过高，对心功能不全者将非常危险。所以，应采取分次纠正并监测临床表现及血钠浓度的方法。

重度缺钠出现休克者，应先补足血容量，以改善微循环和组织器官的灌注。晶体液（复方乳酸氯化钠溶液、等渗盐水）和胶体溶液（羟乙基淀粉、右旋糖酐和血浆）都可应用。但晶体液的用量一般要比胶体液用量大 2～3 倍。然后可静脉滴注高渗盐水（一般为 5％氯化钠溶液）200～

300 mL,尽快纠正血钠过低,以进一步恢复细胞外液量和渗透压,使水从水肿的细胞中外移。但输注高渗盐水时应严格控制滴速,每小时一般控制在100～150 mL,以后根据病情及血钠浓度再调整治疗方案。

在补充血容量和钠盐后,由于机体的代偿调节功能,合并存在的酸中毒常可同时得到纠正,所以不需要在一开始就用碱性药物治疗。若经动脉血血气分析测定,酸中毒仍未完全纠正,则可静脉滴注5%碳酸氢钠溶液100～200 mL。以后视病情纠正程度再决定治疗方案。在尿量达到40 mL/h后,同样要注意钾盐的补充。

(三)高渗性缺水

高渗性缺水又称原发性缺水。虽有水和钠的同时丢失,但因缺水更多,故血清钠高于正常范围,细胞外液的渗透压升高。严重的缺水可使细胞内液移向细胞外间隙,结果导致细胞内、外液量都有减少。最后,由于脑细胞缺水而导致脑功能障碍之严重后果。机体对高渗性缺水的代偿机制是:高渗状态刺激位于视丘下部的口渴中枢,患者感到口渴而饮水,使体内水分增加,以降低细胞外液渗透压。另外,细胞外液的高渗状态可引起抗利尿激素分泌增多,使肾小管对水的再吸收增加,尿量减少,也可使细胞外液的渗透压降低和恢复其容量。如缺水加重致循环血量显著减少,又会引起醛固酮分泌增加,加强对钠和水的再吸收,以维持血容量。

1.病因

主要病因为:①摄入水分不够,如食管癌致吞咽困难,重危患者的给水不足,经鼻胃管或空肠造瘘管给予高浓度肠内营养溶液等;②水分丧失过多,如高热大量出汗(汗中含氯化钠0.25%)、大面积烧伤暴露疗法、糖尿病未控制致大量尿液排出等。

2.临床表现

缺水程度不同,症状亦不同。可将高渗性缺水分为三度:轻度缺水者除口渴外,无其他症状,缺水量为体重的2%～4%;中度缺水者有极度口渴,有乏力、尿少和尿比重增高,唇舌干燥,皮肤失去弹性,眼窝下陷,常有烦躁不安,缺水量为体重的4%～6%;重度缺水者除上述症状外,出现躁狂、幻觉、谵妄,甚至昏迷,缺水量超过体重的6%。

3.诊断

病史和临床表现有助于高渗性缺水的诊断。实验室检查的异常包括:①尿比重高;②红细胞计数、血红蛋白量、血细胞比容轻度升高;③血钠浓度升高至150 mmol/L以上。

4.治疗

解除病因同样具有治疗的重要性。无法口服的患者,可静脉滴注5%葡萄糖溶液或低渗的0.45%氯化钠溶液,补充已丧失的液体。所需补充液体量可先根据临床表现,估计丧失水量占体重的百分比。然后按每丧失体重的1%补液400～500 mL计算。为避免输入过量而致血容量的过分扩张及水中毒,计算所得的补水量一般可分在两天内补给。治疗1 d后应监测全身情况及血钠浓度,酌情调整次日的补给量。此外,补液量中还应包括每天正常需要量2 000 mL。

应该注意,高渗性缺水者实际上也有缺钠,只是因为缺水更多,才使血钠浓度升高。如果在纠正时只补给水分,可能后来又会出现低钠血症。如需纠正同时存在的缺钾,可在尿量超过40 mL/h后补钾。经上述补液治疗后若仍存在酸中毒,可酌情补给碳酸氢钠溶液。

(四)水中毒

水中毒又称稀释性低钠血症。临床上较少发生,系指机体的摄入水总量超过了排出水量,以致水分在体内潴留,引起血浆渗透压下降和循环血量增多。病因有:①各种原因所致的抗利尿激素分泌过多;②肾功能不全,排尿能力下降;③机体摄入水分过多或接受过多的静脉输液。此时,细胞外液量明显增加,血清钠浓度降低,渗透压亦下降。

1.临床表现

急性水中毒的发病急骤。水过多所致的脑细胞肿胀可造成颅内压增高,引起一系列神经、精神症状,如头痛、嗜睡、躁动、精神紊乱、定向能力失常、谵妄,甚至昏迷。若发生脑疝则出现相应的神经定位体征。慢性水中毒的症状往往被原发病的症状所掩盖。可有软弱无力、恶心、呕吐、嗜睡等。体重明显增加,皮肤苍白而湿润。

实验室检查可发现:红细胞计数、血红蛋白量、血细胞比容和血浆蛋白量均降低;血浆渗透压降低,以及红细胞平均容积增加和红细胞平均血红蛋白浓度降低。提示细胞内、外液量均增加。

2.治疗

水中毒一经诊断,应立即停止水分摄入。程度较轻者,在机体排出多余的水分后,水中毒即可解除。程度严重者,除禁水外还需用利尿剂以促进水分的排出。一般可用渗透性利尿剂,如20%甘露醇或25%山梨醇200 mL静脉内快速滴注(20 min内滴完),可减轻脑细胞水肿和增加水分排出。也可静脉注射襻利尿剂,如呋塞米(速尿)和依他尼酸。

对于水中毒,预防更重要。有许多因素容易引起抗利尿激素分泌过多,如疼痛、失血、休克、创伤及大手术等。对于这类患者的输液治疗,应注意避免过量。急性肾功能不全和慢性心功能不全者,更应严格限制入水量。

二、体内钾的异常

钾是机体重要的矿物质之一,体内钾总含量的98%存在于细胞内,是细胞内最主要的电解质。细胞外液中的钾含量仅是总量的2%,但却十分重要。正常血钾浓度为3.5~5.5 mmol/L。钾有许多重要的生理功能:参与、维持细胞的正常代谢,维持细胞内液的渗透压和酸碱平衡,维持神经肌肉组织的兴奋性,以及维持心肌正常功能等。钾的代谢异常有低钾血症和高钾血症,以前者为常见。

(一)低钾血症

血钾浓度低于3.5 mmol/L表示有低钾血症。缺钾或低钾血症的常见原因有:①长期进食不足;②应用呋塞米、依他尼酸等利尿剂,肾小管性酸中毒,急性肾衰竭的多尿期,以及盐皮质激素(醛固酮)过多使肾排出钾过多;③补液患者长期接受不含钾盐的液体,或静脉营养液中钾盐补充不足;④呕吐、持续胃肠减压、肠瘘等,钾从肾外途径丧失;⑤钾向组织内转移,见于大量输注葡萄糖和胰岛素,或代谢性、呼吸性碱中毒者。

1.临床表现

最早的临床表现是肌无力,先是四肢软弱无力,以后可延及躯干和呼吸肌,一旦呼吸肌受累,可致呼吸困难或窒息。还可有弛缓性瘫痪(软瘫)、腱反射减退或消失。患者有厌食、恶心、呕吐和腹胀、肠蠕动消失等肠麻痹表现。心脏受累主要表现为传导阻滞和节律异常。典型的心电图改变为早期出现T波降低、变平或倒置,随后出现ST段降低、QT间期延长和U波。但并非每个患者都有心电图改变,故不应单凭心电图异常来诊断低钾血症。应该注意,低钾血症的临床表现有时可以很不明显,特别是当患者伴有严重的细胞外液减少时。这时的临床表现主要是缺水、缺钠所致的症状。但当缺水被纠正之后,由于钾浓度被进一步稀释,此时即会出现低钾血症之症状。此外,低钾血症可致代谢性碱中毒,这是由于一方面K^+由细胞内移出,与Na^+、H^+的交换增加(每移出 3 个 K^+,即有 2 个 Na^+ 和 1 个 H^+ 移入细胞内),使细胞外液的 H^+ 浓度降低;另一方面,远曲肾小管 Na^+、K^+ 交换减少,Na^+、H^+ 交换增加,使排 H^+ 增多,这两方面的作用即可使患者发生低钾性碱中毒。此时,尿却呈酸性,即反常性酸性尿。

2.诊断

根据病史和临床表现即可做低钾血症的诊断。血钾浓度低于 3.5 mmol/L 有诊断意义。心电图检查可作为辅助性诊断手段。

3.治疗

通过积极处理造成低钾血症的病因,较易纠正低钾血症。临床上判断缺钾的程度很难。虽有根据血清钾测定结果来计算补钾量的方法,但其实用价值很小。通常是采取分次补钾,边治疗边观察的方法。外科的低钾血症者常无法口服钾剂,都需经静脉补给。补钾量可参考血钾浓度降低程度,每天补钾 40~80 mmol。以每克氯化钾相等于 13.4 mmol 钾计算,每天补氯化钾 3~6 g。少数低钾血症患者,上述补钾量往往无法纠正低钾血症,需要增加补充的钾量,每天可能高达 100~200 mmol。静脉补充钾有浓度及速度的限制,每升输液中含钾量不宜超过40 mmol(相当于氯化钾 3 g),溶液应缓慢滴注,输入钾量应控制在 20 mmol/h 以下。因为细胞外液的钾总量仅 60 mmol,如果含钾溶液输入过快,血清钾浓度可能短期内增高许多,将有致命的危险。如果患者伴有休克,应先输给晶体液及胶体液,尽快恢复其血容量。待尿量超过40 mL/h后,再静脉补充钾。临床上常用的钾制剂是 10% 氯化钾,这种制剂除能补钾外,还有其他作用。如上所述,低钾血症常伴有细胞外液的碱中毒,在补氯化钾后,一起输入的 Cl^- 则有助于减轻碱中毒。此外,氯缺乏还会影响肾的保钾能力,所以输注氯化钾,不仅补充了 K^+,还可增强肾的保钾作用,有利于低钾血症的治疗。由于补钾量是分次给予,因此要完成纠正体内的缺钾,常需连续3~5 d 的治疗。

(二)高钾血症

血钾浓度超过 5.5 mmol/L 即为高钾血症。常见的原因为:①进入体内(或血液内)的钾量太多,如口服或静脉输入氯化钾,使用含钾药物,以及大量输入保存期较久的库血等。②肾排钾功能减退,如急性及慢性肾衰竭;应用保钾利尿剂如螺内酯(安体舒通)、氨苯蝶啶等;以及盐皮质激素不足等。③细胞内钾的移出,如溶血、组织损伤(如挤压综合征),以及酸中毒等。

1.临床表现

高钾血症的临床表现无特异性。可有神志模糊、感觉异常和肢体软弱无力等。严重高钾血症者有微循环障碍之临床表现,如皮肤苍白、发冷、青紫、低血压等。常有心动过缓或心律不齐。最危险的是高钾血症可致心搏骤停。高钾血症,特别是血钾浓度超过 7 mmol/L,都会有心电图的异常变化,早期改变为 T 波高而尖,P 波波幅下降,随后出现 QRS 增宽。

2.诊断

有引起高钾血症原因的患者,当出现无法用原发病解释的临床表现时,应考虑到有高钾血症之可能。应立即做血钾浓度测定,血钾超过 5.5 mmol/L 即可确诊。心电图有辅助诊断价值。

3.治疗

高钾血症有导致患者心搏突然停止的危险,因此一经诊断,应予积极治疗。首先应立即停用一切含钾的药物或溶液。为降低血钾浓度,可采取下列几项措施。

(1)促使 K^+ 转入细胞内。①输注碳酸氢钠溶液。先静脉注射 5% 碳酸氢钠溶液 60~100 mL,再继续静脉滴注 100~200 mL。这种高渗性碱性溶液输入后可使血容量增加,不仅可

使血清 K^+ 得到稀释,降低血钾浓度,又能使 K^+ 移入细胞内或由尿排出。同时,还有助于酸中毒的治疗。注入的 Na^+ 可使肾远曲小管的 Na^+、K^+ 交换增加,使 K^+ 从尿中排出。②输注葡萄糖溶液及胰岛素:用 25% 葡萄糖溶液 100～200 mL,每 5 g 糖加入胰岛素 1 U,静脉滴注。可使 K^+ 转入细胞内,从而暂时降低血钾浓度。必要时,可以每 3～4 h 重复用药。③对于肾功能不全,不能输液过多者,可用 10% 葡萄糖酸钙 100 mL＋11.2% 乳酸钠溶液 50 mL＋25% 葡萄糖溶液 400 mL,加入胰岛素 20 U,24 h 内缓慢静脉滴入。

(2)阳离子交换树脂的应用:可口服,每次 15 g,每天 4 次。可从消化道将钾离子排出。为防止便秘、粪块堵塞,可同时口服山梨醇或甘露醇以导泻。

(3)透析疗法:有腹膜透析和血液透析两种,用于上述治疗仍无法降低血钾浓度或者严重高钾血症患者。

钙与钾有对抗作用,静脉注射 10% 葡萄糖酸钙溶液 20 mL 能缓解 K^+ 对心肌的毒性作用,以对抗心律失常。此法可重复使用。

三、体内钙、镁及磷的异常

(一)体内钙的异常

机体内钙的绝大部分(99%)贮存于骨骼中,细胞外液钙仅是总钙量的 0.1%。血钙浓度为 2.25～2.75 mmol/L,相当恒定。其中的 45% 为离子化钙,它有维持神经肌肉稳定性的作用。不少外科患者可发生不同程度的钙代谢紊乱,特别是发生低钙血症。

1.低钙血症

可发生在急性重症胰腺炎、坏死性筋膜炎、肾衰竭、消化道瘘和甲状旁腺功能受损的患者。后者是指由于甲状腺切除手术影响了甲状旁腺的血供或甲状旁腺被一并切除,或是颈部放射治疗使甲状旁腺受累。

临床表现与血清钙浓度降低后神经肌肉兴奋性增强有关,有口周和指(趾)尖麻木及针刺感、手足抽搐、腱反射亢进以及 Chvostek 征阳性。血钙浓度低于 2 mmol/L 有诊断价值。

应纠治原发疾病。为缓解症状,可用 10% 葡萄糖酸钙 10～20 mL 或 5% 氯化钙 10 mL 静脉注射,必要时经 8～12 h 再重复注射。长期治疗的患者,可逐渐以口服钙剂及维生素 D 替代。

2.高钙血症

多见于甲状旁腺功能亢进症,如甲状旁腺增生或腺瘤形成者。其次是骨转移性癌,特别是在接受抗雌激素治疗的乳腺癌骨转移。

早期症状无特异性,血钙浓度进一步增高时可出现严重头痛、背和四肢疼痛等。在甲状旁腺功能亢进症的病程后期,可致全身性骨质脱钙,发生多发性病理性骨折。

甲状旁腺功能亢进者应接受手术治疗,切除腺瘤或增生的腺组织之后,可彻底治愈。对骨转移性癌患者,可给予低钙饮食,补充水分以利于钙的排泄。静脉注射硫酸钠可能使钙经尿排出增加,但其作用不显著。

(二)体内镁的异常

机体约半数的镁存在于骨骼内,其余几乎都在细胞内,细胞外液中仅有 1%。镁对神经活动的控制、神经肌肉兴奋性的传递、肌肉收缩及心脏激动性等方面均具有重要作用。正常血镁浓度为 0.70～1.10 mmol/L。

1.镁缺乏

饥饿、吸收障碍综合征、长期的胃肠道消化液丧失(如肠瘘),以及长期静脉输液中不含镁等是导致镁缺乏的主要原因。

临床表现与钙缺乏很相似,有肌震颤、手足搐搦及 Chvostek 征阳性等。血清镁浓度与机体镁缺乏不一定相平行,即镁缺乏时血清镁浓度不一定降低,因此,凡有诱因且有症状者,就应疑有镁缺乏。镁负荷试验具有诊断价值。正常人在静脉输注氯化镁或硫酸镁 0.25 mmol/kg 后,注入量的 90% 很快从尿中排出。而镁缺乏者则不同,注入量的 40%～80% 被保留在体内,尿镁很少。

治疗上,可按 0.25 mmol/(kg·d)的剂量静脉补充镁盐(氯化镁或硫酸镁),60 kg 者可补 25% 硫酸镁 15 mL。重症者可按 1 mmol/(kg·d)补充镁盐。完全纠正镁缺乏需较长时间,因此,在解除症状后仍应每天补 25% 硫酸镁 5～10 mL,持续 1～3 周。

2.镁过多

体内镁过多主要发生在肾功能不全时,偶可见于应用硫酸镁治疗子痫的过程中。烧伤早期、广泛性外伤或外科应激反应、严重细胞外液量不足和严重酸中毒等也可引起血清镁增高。

临床表现有乏力、疲倦、腱反射消失和血压下降等。血镁浓度明显增高时可发生心脏传导障碍,心电图改变与高钾血症相似,可显示 PR 间期延长,QRS 波增宽和 T 波增高。晚期可出现呼吸抑制、嗜睡和昏迷,甚至心搏骤停。

治疗上应经静脉缓慢输注 10% 葡萄糖酸钙(或氯化钙)溶液 10～20 mL 以对抗镁对心脏和肌肉的抑制。同时积极纠正酸中毒和缺水。若疗效不佳,可能需用透析治疗。

(三)体内磷的异常

机体约 85% 的磷存在于骨骼中,细胞外液中含磷仅 2 g。正常血清无机磷浓度为 0.96～1.62 mmol/L。磷是核酸及磷脂的基本成分、高能磷酸键的成分之一,磷还参与蛋白质的磷酸化、参与细胞膜的组成,以及参与酸碱平衡等。

1.低磷血症

其病因有:甲状旁腺功能亢进症、严重烧伤或感染;大量葡萄糖及胰岛素输入使磷进入细胞内;以及长期肠外营养未补充磷制剂者。此时血清无机磷浓度<0.96 mmol/L。低磷血症的发生率并不低,往往因无特异性的临床表现而常被忽略。低磷血症可有神经肌肉症状,如头晕、厌食、肌无力等。重症者可有抽搐、精神错乱、昏迷,甚至可因呼吸肌无力而危及生命。

采取预防措施很重要。长期静脉输液者应在溶液中常规添加磷 10 mmol/d,可补充 10% 甘油磷酸钠 10 mL。对甲状旁腺功能亢进者,针对病因的手术治疗可使低磷血症得到纠正。

2.高磷血症

临床上很少见。可发生在急性肾衰竭、甲状旁腺功能低下等。此时血清无机磷浓度>1.62 mmol/L。

由于高磷血症常继发性低钙血症,患者出现的是低钙的一系列临床表现。还可因异位钙化而出现肾功能受损表现。

治疗方面,除对原发病作防治外,可针对低钙血症进行治疗。急性肾衰竭伴明显高磷血症者,必要时可做透析治疗。

第二节 酸碱平衡失调

临床上,许多外科疾病状态下机体会出现酸碱平衡失调。原发性的酸碱平衡失调可分为代谢性酸中毒、代谢性碱中毒、呼吸性酸中毒和呼吸性碱中毒四种。有时可同时存在两种以上的原发性酸碱失调,此即为混合型酸碱平衡失调。当任何一种酸碱失调发生之后,机体都会通过代偿机制以减轻酸碱紊乱,尽量使体液的 pH 恢复至正常范围。机体的这种代偿,可根据其纠正程度分为部分代偿、代偿及过度代偿。实际上,机体很难做到完全的代偿。

根据酸碱平衡公式(HandersonHasselbach 方程式),正常动脉血的 pH 为:$pH = 6.1 + \log HCO_3^- / (0.03 \times PaCO_2) = 6.1 + \log 24/(0.03 \times 40) = 6.1 + \log 20/1 = 7.40$

从上述公式可见,pH、HCO_3^- 及 $PaCO_2$ 是反映机体酸碱平衡的三大基本要素。其中,HCO_3^- 反映代谢性因素,HCO_3^- 的原发性减少或增加,可引起代谢性酸中毒或代谢性碱中毒。$PaCO_2$ 反映呼吸性因素,$PaCO_2$ 的原发性增加或减少,则引起呼吸性酸中毒或呼吸性碱中毒。

一、代谢性酸中毒

代谢性酸中毒是临床上最常见类型的酸碱平衡失调。由于酸性物质的积聚或产生过多,或 HCO_3^- 丢失过多,即可引起代谢性酸中毒。

(一)病因

1.碱性物质丢失过多

多见于腹泻、肠瘘、胆瘘和胰瘘等。经粪便、消化液丢失的 HCO_3^- 超过血浆中的含量。应用碳酸酐酶抑制剂(如乙酰唑胺),可使肾小管排 H^+ 及重吸收 HCO_3^- 减少,导致酸中毒。

2.酸性物质产生过多

失血性及感染性休克致急性循环衰竭、组织缺血缺氧,可使丙酮酸及乳酸大量产生,发生乳酸性酸中毒,这在外科很常见。糖尿病或长期不能进食,体内脂肪分解过多,可形成大量酮体,引起酮体酸中毒。抽搐、心搏骤停等也能同样引起体内有机酸的过多形成。为某些治疗的需要,应用氯化铵、盐酸精氨酸或盐酸过多,以致血中 Cl^- 增多,HCO_3^- 减少,也可引起酸中毒。

3.肾功能不全

由于肾小管功能障碍,内生性 H^+ 不能排出体外,或 HCO_3^- 吸收减少,均可致酸中毒。其中,远曲小管性酸中毒系泌 H^+ 功能障碍所致,而近曲小管性酸中毒则是 HCO_3^- 再吸收功能障碍所致。

上述任何原因所致的酸中毒均直接或间接地使 HCO_3^- 减少,血浆中 H_2CO_3 相对过多,机体则很快会出现代偿反应。H^+ 浓度的增高刺激呼吸中枢,使呼吸加深加快,加速 CO_2 的呼出,使 $PaCO_2$ 降低,HCO_3^-/H_2CO_3 的比值重新接近 20∶1 而保持血 pH 在正常范围,此即为代偿性代谢性酸中毒。与此同时,肾小管上皮细胞中的碳酸酐酶和谷氨酰胺酶活性开始增高,增加 H^+ 和 NH_3 的生成。H^+ 与 NH_3 形成 NH_4^+ 后排出,使 H^+ 的排出增加。另外,$NaHCO_3$ 的再吸收亦增加。但是,机体的这些代偿机制作用有限,如果病因持续存在,超过了机体的代偿能力,则会产生失代偿性代谢性酸中毒。

（二）临床表现

轻度代谢性酸中毒可无明显症状。重症患者可有疲乏、眩晕、嗜睡，可有感觉迟钝或烦躁。最明显的表现是呼吸变得又深又快，呼吸肌收缩明显。呼吸频率有时可高达每分钟 40～50 次。呼出气带有酮味。患者面颊潮红，心率加快，血压常偏低。可出现腱反射减弱或消失、神志不清或昏迷。患者常可伴有缺水的症状。代谢性酸中毒可降低心肌收缩力和周围血管对儿茶酚胺的敏感性，患者容易发生心律不齐、急性肾功能不全和休克，一旦产生则很难纠治。

（三）诊断

根据患者有严重腹泻、肠瘘或休克等的病史，又有深而快的呼吸，即应怀疑有代谢性酸中毒。作血气分析可以明确诊断，并可了解代偿情况和酸中毒的严重程度。此时血液 pH 和 HCO_3^- 明显下降。代偿期的血 pH 可在正常范围，但 HCO_3^-、BE（碱剩余）和 $PaCO_2$ 均有一定程度的降低。如无条件进行此项测定，可做二氧化碳结合力测定（正常值为 25 mmol/L）。在除外呼吸因素之后，二氧化碳结合力的下降也可确定酸中毒之诊断和大致判定酸中毒的程度。

（四）治疗

病因治疗应放在代谢性酸中毒治疗的首位。由于机体可加快肺部通气以排出更多 CO_2，又能通过肾排出 H^+、保留 Na^+ 及 HCO_3^-，即具有一定的调节酸碱平衡的能力。因此只要能消除病因，再辅以补充液体、纠正缺水，则较轻的代谢性酸中毒（血浆 HCO_3^- 浓度为 16～18 mmol/L）常可自行纠正，不必应用碱性药物。低血容量性休克可伴有代谢性酸中毒，经补液、输血以纠正休克之后，轻度的代谢性酸中毒也随之可被纠正。对这类患者不宜过早使用碱剂，否则反而可能造成代谢性碱中毒。

对血浆 HCO_3^- 低于 10 mmol/L 的重症酸中毒患者，应立即输液和用碱剂进行治疗。常用的碱性药物是碳酸氢钠溶液。该溶液进入体液后即离解为 Na^+ 和 HCO_3^-。HCO_3^- 与体液中的 H^+ 化合成 H_2CO_3，再离解为 H_2O 及 CO_2，CO_2 则自肺部排出，从而减少体内 H^+，使酸中毒得以改善。Na^+ 留于体内则可提高细胞外液渗透压和增加血容量。5％碳酸氢钠每 100 mL 含有 Na^+ 和 HCO_3^- 各 60 mmol。临床上是根据酸中毒严重程度，补给 5％$NaHCO_3$ 溶液的首次剂量为 100～250 mL。在用后 2～4 h 复查动脉血血气分析及血浆电解质浓度，根据测定结果再决定是否需继续输给及输给用量。边治疗边观察，逐步纠正酸中毒，是治疗的原则。5％$NaHCO_3$ 溶液为高渗性，过快输入可致高钠血症，使血渗透压升高，应注意避免。在酸中毒时，离子化的 Ca^{2+} 增多，故即使患者有低钙血症，也可以不出现手足抽搐。但在酸中毒被纠正之后，离子化的 Ca^{2+} 减少，便会发生手足抽搐。应及时静脉注射葡萄糖酸钙以控制症状。过快地纠正酸中毒还能引起大量 K^+ 转移至细胞内，引起低钾血症，也要注意防治。

二、代谢性碱中毒

体内 H^+ 丢失或 HCO_3^- 增多可引起代谢性碱中毒。

（一）病因

1.胃液丧失过多

这是外科患者发生代谢性碱中毒的最常见的原因。酸性胃液大量丢失，如严重呕吐、长期胃肠减压等，可丧失大量的 H^+ 及 Cl^-。肠液中的 HCO_3^- 未能被胃液的 H^+ 所中和，HCO_3^- 被重吸收入血，使血浆 HCO_3^- 增高。另外，胃液中 Cl^- 的丢失使肾近曲小管的 Cl^- 减少，为维持离子平衡，代偿性地重吸收 HCO_3^- 增加，导致碱中毒。大量胃液的丧失也丢失了 Na^+，在代偿过程中，

K^+ 和 Na^+ 的交换、H^+ 和 Na^+ 的交换增加,即保留了 Na^+,但排出了 K^+ 及 H^+,造成低钾血症和碱中毒。

2.碱性物质摄入过多

长期服用碱性药物,可中和胃内的盐酸,使肠液中的 HCO_3^- 没有足够的 H^+ 来中和,以致 HCO_3^- 被重吸收入血。以往常用碳酸氢钠治疗溃疡病,可致碱中毒,目前此法已基本不用。大量输注库存血,抗凝剂入血后可转化成 HCO_3^-,致碱中毒。

3.缺钾

由于长期摄入不足或消化液大量丢失,可致低钾血症。此时 K^+ 从细胞内移至细胞外,每3个 K^+ 从细胞内释出,就有2个 Na^+ 和1个 H^+ 进入细胞内,引起细胞内的酸中毒和细胞外的碱中毒。同时,在血容量不足的情况下,机体为了保存 Na^+,经远曲小管排出的 H^+ 及 K^+ 则增加,HCO_3^- 的回吸收也增加,更加重了细胞外液的碱中毒及低钾血症,此时可出现反常性的酸性尿。

4.利尿剂的作用

呋塞米、依他尼酸等能抑制近曲小管对 Na^+ 和 Cl^- 的再吸收,而并不影响远曲小管内 Na^+ 与 H^+ 的交换。因此,随尿排出的 Cl^- 比 Na^+ 多,回入血液的 Na^+ 和 HCO_3^- 增多,发生低氯性碱中毒。

机体对代谢性碱中毒的代偿过程表现为:受血浆 H^+ 浓度下降的影响,呼吸中枢抑制,呼吸变浅变慢,CO_2 排出减少,使 $PaCO_2$ 升高,HCO_3^-/H_2CO_3 的比值可望接近20∶1而保持 pH 在正常范围内。肾的代偿是肾小管上皮细胞中的碳酸酐酶和谷氨酰酶活性降低,使 H^+ 排泌和 NH_3 生成减少。HCO_3^- 的再吸收减少,经尿排出增多,从而使血 HCO_3^- 减少。代谢性碱中毒时,氧合血红蛋白解离曲线左移,使氧不易从氧合血红蛋白中释出。此时尽管患者的血氧含量和氧饱和度均正常,但组织仍然存在缺氧。因此,应该认识到积极纠治碱中毒的重要性。

(二)临床表现

代谢性碱中毒一般无明显症状,有时可有呼吸变浅变慢,或精神神经方面的异常,如嗜睡、精神错乱或谵妄等。可以有低钾血症和缺水的临床表现。严重时可因脑和其他器官的代谢障碍而发生昏迷。

(三)诊断

根据病史可作出初步诊断。血气分析可确定诊断及其严重程度,代偿期血液 pH 可基本正常,但 HCO_3^- 和 BE(碱剩余)均有一定程度的增高。失代偿时血液 pH 和 HCO_3^- 明显增高,$PaCO_2$ 正常。可伴有低氯血症和低钾血症。

(四)治疗

首先应积极治疗原发疾病。对丧失胃液所致的代谢性碱中毒,可输注等渗盐水或葡萄糖盐水,既恢复了细胞外液量,又补充了 Cl^-,经过这种治疗即可将轻症低氯性碱中毒纠正。必要时可补充盐酸精氨酸,既可补充 Cl^-,又可中和过多的 HCO_3^-。另外,碱中毒时几乎都同时存在低钾血症,故须同时补给氯化钾。补 K^+ 之后可纠正细胞内、外离子的异常交换,终止从尿中继续排 H^+,将利于加速碱中毒的纠正。但应在患者尿量超过 40 mL/h 才可开始补 K^+。

治疗严重碱中毒时(血浆 HCO_3^- 45~50 mmol/L,pH>7.65),为迅速中和细胞外液中过多的 HCO_3^-,可应用稀释的盐酸溶液。0.1 mol/L 或 0.2 mol/L 的盐酸用于治疗重症、顽固性代谢性碱中毒是很有效的,也很安全。具体方法是:将 1 mol/L 盐酸 150 mL 溶入生理盐水 1 000 mL 或 5% 葡萄糖溶液 1 000 mL 中(盐酸浓度成为 0.15 mol/L),经中心静脉导管缓慢滴入(25~

50 mL/h)。切忌将该溶液经周围静脉输入,因一旦溶液渗漏会发生软组织坏死的严重后果。每4～6 h监测血气分析及血电解质,必要时第 2 天可重复治疗。纠正碱中毒不宜过于迅速,一般也不要求完全纠正。关键是解除病因(如完全性幽门梗阻),碱中毒就很容易彻底治愈。

三、呼吸性酸中毒

呼吸性酸中毒系指肺泡通气及换气功能减弱,不能充分排出体内生成的 CO_2,以致血液 $PaCO_2$ 增高,引起高碳酸血症。

(一)病因

常见原因有全身麻醉过深、镇静剂过量、中枢神经系统损伤、气胸、急性肺水肿和呼吸机使用不当等。上述原因均可明显影响呼吸,通气不足,引起急性高碳酸血症。另外,肺组织广泛纤维化、重度肺气肿等慢性阻塞性肺部疾患,有换气功能障碍或肺泡通气-灌流比例失调,都可引起 CO_2 在体内潴留,导致高碳酸血症。外科患者如果合并存在这些肺部慢性疾病,在手术后更容易产生呼吸性酸中毒。术后由于痰液引流不畅、肺不张,或有胸腔积液、肺炎,加上切口疼痛、腹胀等因素,均可使换气量减少。

机体对呼吸性酸中毒的代偿可通过血液的缓冲系统,血液中的 H_2CO_3 与 Na_2HPO_4 结合,形成 $NaHCO_3$ 和 NaH_2PO_4,后者从尿中排出,使 H_2CO_3 减少,HCO_3^- 增多。但这种代偿性作用较弱。还可以通过肾代偿,肾小管上皮细胞中的碳酸酐酶和谷氨酰酶活性增高,使 H^+ 和 NH_3 的生成增加。H^+ 与 Na^+ 交换,H^+ 与 NH_3 形成 NH_4^+,H^+ 排出增加,$NaHCO_3$ 的再吸收增加。但这种代偿过程很慢。总之,机体对呼吸性酸中毒的代偿能力有限。

(二)临床表现

患者可有胸闷、呼吸困难、躁动不安等,因换气不足致缺氧,可有头痛、发绀。随酸中毒加重,可有血压下降、谵妄、昏迷等。脑缺氧可致脑水肿、脑疝,甚至呼吸骤停。

(三)诊断

患者有呼吸功能受影响的病史,又出现上述症状,即应怀疑有呼吸性酸中毒。动脉血血气分析显示 pH 明显下降,$PaCO_2$ 增高,血浆 HCO_3^- 可正常。慢性呼吸性酸中毒时,血 pH 下降不明显,$PaCO_2$ 增高,血 HCO_3^- 亦有增高。

(四)治疗

机体对呼吸性酸中毒的代偿能力较差,而且常合并存在缺氧,对机体的危害性极大,因此除需尽快治疗原发病因之外,还须采取积极措施改善患者的通气功能。做气管插管或气管切开术并使用呼吸机,能有效地改善机体的通气及换气功能。应注意调整呼吸机的潮气量及呼吸频率,保证足够的有效通气量。既可将潴留体内的 CO_2 迅速排出,又可纠正缺氧状态。一般将吸入气氧浓度调节为 0.6～0.7,可供给足够 O_2,且较长时间吸入也不会发生氧中毒。

引起慢性呼吸性酸中毒的疾病大多很难治愈。针对性地采取控制感染、扩张小支气管、促进排痰等措施,可改善换气功能和减轻酸中毒程度。患者耐受手术的能力很差,手术后很容易发生呼吸衰竭,此时所引发的呼吸性酸中毒很难治疗。

四、呼吸性碱中毒

呼吸性碱中毒是由于肺泡通气过度,体内生成的 CO_2 排出过多,以致血 $PaCO_2$ 降低,最终引起低碳酸血症,血 pH 上升。

（一）病因

引起通气过度的原因很多，例如癔症、忧虑、疼痛、发热、创伤、中枢神经系统疾病、低氧血症、肝功能衰竭，以及呼吸机辅助通气过度等。

$PaCO_2$ 的降低，机体的代偿起初虽可抑制呼吸中枢，使呼吸变浅变慢，CO_2 排出减少，血中 H_2CO_3 代偿性增高。但这种代偿很难维持下去，因这样可导致机体缺氧。肾的代偿作用表现为肾小管上皮细胞分泌 H^+ 减少，以及 HCO_3^- 的再吸收减少，排出增多，使血中 HCO_3^- 降低，HCO_3^-/H_2CO_3 比值接近于正常，尽量维持 pH 在正常范围之内。

（二）临床表现

多数患者有呼吸急促的表现。引起呼吸性碱中毒之后，患者可有眩晕，手、足和口周麻木和针刺感，肌震颤及手足搐搦。患者常有心率加快。危重患者发生急性呼吸性碱中毒常提示预后不良，或将发生急性呼吸窘迫综合征。

（三）诊断

结合病史和临床表现，可做出诊断。此时血 pH 增高，$PaCO_2$ 和 HCO_3^- 下降。

（四）治疗

治疗上同样应首先积极治疗原发疾病。用纸袋罩住口鼻，增加呼吸道无效腔，可减少 CO_2 的呼出，以提高血 $PaCO_2$。虽采用吸入含 5% CO_2 的氧气有治疗作用，但这种气源不容易获得，实用价值小。如系呼吸机使用不当所造成的通气过度，应调整呼吸频率及潮气量。危重患者或中枢神经系统病变所致的呼吸急促，可用药物阻断其自主呼吸，由呼吸机进行适当的辅助呼吸。

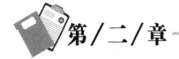

第/二/章

外科患者的营养支持

第一节 营养物质及其代谢

外科营养的发展对外科危重患者的抢救、重大手术的开展和某些疾病的治疗带来了革命性改变。合理的营养支持能有效地提高患者对手术的耐受力,降低手术风险和并发症。这点对腹部外科尤其重要。

一、营养物质

人体的营养物质有氧、水、蛋白质、脂肪、糖、电解质、维生素、微量元素等。

（一）能量

人体每时每刻都在消耗能量,这些能量是由食物中产生热量的营养物质提供的。能量来自三大营养物质:脂肪 $= 37.67$ kJ/g（9.00 kcal/g）;糖类 $= 14.23$ kJ/g（3.40 kcal/g）;蛋白质 $= 16.74$ kJ/g（4.00 kcal/g），1.0 g 氮 $= 6.25$ g 蛋白质,16.0 g 氮 $= 100$ g 蛋白质。

（二）器官特异性或组织特异性营养因子

（1）谷氨酰胺:谷氨酰胺是肠黏膜细胞、淋巴细胞、巨噬细胞等快速生长分化细胞的主要能源,还为这些细胞的增殖提供核酸合成的前体,并为蛋白质和多种生物大分子的合成提供氮源。即使在静息状态下,淋巴细胞和巨噬细胞对谷氨酰胺的利用率也等于或大于对葡萄糖的利用率。谷氨酰胺可用于维持肠道结构和功能,促进全身和肠道免疫功能。谷氨酰胺是一种非必需氨基酸,在应激状态下是一种必需氨基酸,又称为条件必需氨基酸。

（2）精氨酸、核苷酸及 ω-3 族多聚不饱和脂肪酸:三者都是非特异性免疫调节剂。精氨酸可刺激胰岛素和生长激素分泌,促进蛋白质合成;还是淋巴细胞、巨噬细胞及参与伤口愈合细胞的能源。

（3）支链氨基酸:支链氨基酸包括亮氨酸、异亮氨酸和缬氨酸。支链氨基酸可以与芳香族氨基酸竞争通过血脑屏障,在肝性脑病时有利于脑内氨基酸失衡的纠正。在应激状态下,支链氨基酸成为肌肉的能源物质,最容易被骨骼肌氧化。

（4）必需脂肪酸:必需脂肪酸包括 ω-3 族和 ω-6 族多聚不饱和脂肪酸。

（5）膳食纤维:膳食纤维是一类来源于植物细胞壁的糖类的总称,它包括可溶性纤维（如果胶和树胶)、不溶性纤维(如纤维素)、混合性纤维(如麸皮)。其特点是不能被消化酶消化,只能被肠道细菌发酵水解。某些纤维性食物在肠内细菌的作用下可分解成丁酸盐、丙酸盐、乙酸盐,从而刺激肠黏膜生长,增加肠黏膜血流。

(6)核苷酸和各种生长因子。

二、主要营养物的代谢

(一)碳水化合物

碳水化合物为人体主要的能量来源。糖类以单糖形式从小肠吸收,其中一半以上是葡萄糖,其余是果糖和乳糖。葡萄糖通过 Embden-Meyerhof 途径氧化成丙酮酸或乳酸,丙酮酸或乳酸再经三羧酸循环变成 CO_2 和水,同时释出能量;葡萄糖过多时也可转化为脂肪酸。三羧酸循环是三大营养物质共同的最后代谢途径。胰岛素能使糖原分解停止,合成增加,刺激机体利用葡萄糖,并使部分葡萄糖转化成脂肪。体内储存有:肝糖原约 100 g,能转化成葡萄糖被身体利用;肌糖原约 200 g,不能直接转化成葡萄糖被身体利用。

(二)脂肪

脂肪是人体能量的主要储存形式。脂肪在小肠内受胆汁及脂肪酶的作用被水解成甘油和脂肪酸,长链脂肪酸被乳化成乳糜,经淋巴系统吸收;短链脂肪酸以非酯化形式直接吸收,经门静脉入肝。酮体生成和糖异生作用均在肝脏内完成。某些不饱和脂肪酸体内不能合成,称必需脂肪酸。三种必需脂肪酸是亚油酸、亚麻酸和花生四烯酸。

(三)蛋白质

蛋白质是构成生物体的重要成分,是生命的存在方式。它由氨基酸合成。在人体分解代谢占优势时,能量摄入不足,肌肉蛋白质分解成氨基酸,再经糖异生转化为葡萄糖或生成酮体。影响蛋白质合成的因素有氨基酸的摄入,胰岛素、生长素的水平;影响其分解的因素有高血糖素、皮质激素、肾上腺素及许多细胞因子。

第二节　机体能量储备

机体能量储备包括糖原、蛋白质、脂肪。瘦体质量(lean body mass,LBM)又称"去脂体质量"。按照人体组织成分,体质量可分为两部分:脂肪成分和非脂肪成分。瘦体质量主要由肌肉、皮肤、骨骼等重量构成,是非脂肪成分的总和。

一、脂肪

脂肪一般占体质量 25%。

(1)70 kg 男性约有脂肪 17.5 kg,全部氧化可供能 669 760 kJ(160 000 kcal)。

(2)禁食状态下,储存的脂肪降解成游离脂肪酸、酮体和甘油,前两种物质可被体内大多数组织所利用并供能,甘油是一种糖异生原料,为神经细胞和血细胞提供葡萄糖。

(3)饥饿时,储存的脂肪可持续供能 40 d。

二、碳水化合物

碳水化合物在体内有多种形式存在。

(1)循环中的葡萄糖可供能 334.88 kJ(80 kcal)。

(2)肝糖原是糖类的储存形式,分解成葡萄糖入血循环,可供能 1 255.8 kJ(300 kcal)。

(3)肌糖原在肌肉收缩时消耗,可供能 2 511.6 kJ(600 kcal)。

(4)体内共有糖类约 290 g,在 24 h 内即被耗竭。

三、蛋白质

70 kg 男性约有蛋白质 12 kg,可供能 200 928 kJ(48 000 kcal)。一般情况下,多数蛋白质不能作为能源,除非是长期分解代谢或饥饿状态。体内无储备蛋白质,体内的蛋白质均是各器官、组织的组成成分,如作为能源而消耗,势必影响器官功能。体内蛋白质以下列形式存在。

(1)肌肉(骨骼肌、平滑肌和心肌)。

(2)其他细胞内分子,如酶、受体和激素。

(3)循环蛋白,如清蛋白和抗体。

(4)结构蛋白,如胶原和弹性蛋白。

第三节 机体营养需求

正常人在饥饿状态下的营养物质需求量即为生理需要量,但对具有不同代谢特点的患者,仍按生理需要量给予营养物质,很可能造成营养不良。判断患者营养物质的需要量有以下两种方法:能量消耗的测定和氮平衡的测定。

一、能量需求

(一)基础能耗

基础能耗指人体清醒又极安静状态下,不受肌肉活动、环境温度、食物及精神紧张等因素影响时的能耗,通常在清晨未进食前测定。非应激状态的卧床成人为 83.72～104.65 kJ(20～25 kcal)/(kg·d)。Harris-Benedict 公式如下:

男:基础能耗(kcal/d)=66.5+13.7×体质量(kg)+5.0×身高(cm)-6.8×年龄(周岁)

女:基础能耗(kcal/d)=65.1+9.56×体质量(kg)+1.85×身高(cm)-4.68×年龄(周岁)

换算公式:1 kcal=4.186 kJ。

(二)静息能耗

静息能耗指人体在餐后 2 h、适合温度下、安静平卧时所测得的能耗,一般比基础能耗高 10%。与基础能耗相比,静息能耗多了食物动力和完全清醒状态的能量代谢。静息能耗=基础能耗+食物特殊动力效应=基础能耗×活动因子×损伤因子。大多数住院患者需要非蛋白质热量为 104.65～146.51 kJ(25～35 kcal)/(kg·d),蛋白质 1.0～1.5 g/(kg·d)。计算公式如下:

男:静息能耗(kcal/d)=10×体质量(kg)+6.25×身高(cm)-5×年龄(周岁)+5

女:静息能耗(kcal/d)=10×体质量(kg)+6.25×身高(cm)-5×年龄(周岁)-161

非蛋白质热量为1.75～2倍静息能耗时,机体对营养底物的氧化率偏向于利用糖,这是多食糖易发胖的原因所在。

用Harris-Benedict方程乘上纠正因子来估测能量需求很方便,但对重症患者来说所算得的热量往往过高。现在还不清楚,到底应该根据静息能耗来补能量还是根据实测值补能量。但在应激状态早期一般不主张用足量营养。

(三)饥饿时能耗

短期禁食(1～3 d),血胰岛素水平降低,在糖原耗尽后,机体主要靠分解骨骼肌(主要是谷氨酰胺和丙氨酸)来提供能量。若每天能给予100 g葡萄糖,可使蛋白质的糖异生明显减少。长期饥饿(>7 d),脂肪的糖异生渐增加,蛋白质的糖异生渐减少至55 g/d,中枢神经系统开始利用酮获取能量,由于T_4向T_3的转化减少,机体的能量需求可降至62.79 kJ/(kg·d)[15 kcal/(kg·d)]。最终由于蛋白质消耗出现营养不良,表现为心搏无力、肝脏蛋白质合成能力下降、呼吸功能障碍及肾小球滤过功能改变。LBM丢失>40%(完全绝食70 d)即告死亡。

(四)创伤和脓毒症患者的能耗

创伤和脓毒症患者的能耗特点如下。

(1)胰岛素抵抗:患者呈现"创伤性糖尿病或脓毒性糖尿病",以保证足够的糖被专一需糖组织(免疫系统和创口愈合)利用。

(2)脂肪作为能源增多。

(3)促炎因子使得蛋白质分解,加速急性时相蛋白合成,静脉输入葡萄糖不能防止蛋白质分解。体内蛋白质丢失20%即可使机体功能发生明显损害,体重下降15%约等于体内蛋白质丢失20%。

(五)氮平衡

用氮平衡估测营养需求价廉、简便,因而很常用,将摄入氮减去尿素氮可了解体内蛋白质的分解和合成情况。计算公式如下:

$$氮入=蛋白质摄入量(g/d)/6.25$$

$$氮出=尿氮(g/d)+非显性丢失(2～8 g/d)$$

$$氮平衡=氮入-氮出=蛋白质摄入量÷6.25-[24 h尿氮量(g)+4(g)]$$

(六)代谢车

代谢车是一种计算机控制的间接热量测定仪,通过测定机体在单位时间内的氧耗和产生的二氧化碳算出呼吸商和能耗。间接测热法是计算静息能耗最准确的方法,但工作量繁杂。

(七)允许性低摄入

目前的研究认为,择期手术患者不存在能量代谢显著增高,脓毒症患者的能量代谢仅轻度增加,只有严重创伤或重度脓毒症患者的能量消耗在一段时间会增加20%～40%。成人即使是肠瘘、烧伤等患者,每天能量摄入量通常不超过8 372 kJ(2 000 kcal)。对于接受营养支持的患者来说,补充能量的目的是维持机体器官和组织结构功能,供应量过高可能因喂养过度增加脏器负荷。因此,出现了允许性低摄入概念:在创伤和感染的早期维持非蛋白质热量62.79～83.72 kJ(15～20 kcal)/(kg·d)有利于减少感染并发症和费用支出,缩短住院时间。但这种允许性低摄入只能短期使用(10 d以内),不适合需要长期营养支持的患者,之后需要增加至104.65 kJ

(25 kcal)/(kg·d)。

二、蛋白质需求

(1)70 kg 成人每天约需蛋白质 70 g,才能维持蛋白质平衡(氮平衡)。

(2)成年外科患者的理想蛋白质需要量是 1.5 g/(kg·d),至少应为 1.0 g/(kg·d);或氮摄入量0.25 g/(kg·d),同时用代谢调控(激素、抗细胞因子、食物尤其重要)。

(3)在肾衰竭和肝硬化等氮排泄或代谢有障碍的患者,应限制蛋白质摄入量,输入支链氨基酸。

(4)脓毒症、多发性骨折或烧伤等分解代谢亢进的患者,蛋白质入量应增加至 2.0～2.5 g/(kg·d)(瘦体重)。人们希望能达到 2～4 g/(kg·d)的正氮平衡,但是,处于应激状态的患者很难达到这一目标,强制输入会导致多种并发症。

(5)单纯饥饿患者每天输入葡萄糖 100 g 可使体内蛋白质消耗明显减少,但体内仍然有蛋白质分解。在没有高代谢的状况下,为取得氮平衡,至少应输入复方结晶氨基酸 0.5 g/(kg·d)。

三、热氮比

对外科患者来说,热氮比一般应维持在 627.9 kJ(150 kcal)∶1 g N。营养支持应尽早进行,既能维持正氮平衡,又不用过量的能量。一般按 104.65 kJ(25 kcal)/(kg·d)。

四、其他需求

电解质需求:Na^+ 0.7～1.0 mol/(kg·d),K^+ 1.5～2.0 mol/(kg·d)。

人体对维生素与微量元素需求虽不多,但十分重要。

第四节　营养评价的指标

营养评价中最重要的是了解脂肪和肌肉的消耗情况、患者的体型、有无水肿等。但至今还没有一种最为精确的营养评价指标。

一、病史和体格检查

这是估计营养不良的最佳方法。重症患者的体重变化只能反映体液平衡情况,不能用作营养评价。三头肌皮褶厚度也同样存在这种情况。

(1)近期体重下降史、食欲改变或胃肠道症状等(表 2-1)。

表 2-1　全面临床营养评定法的指标及评定标准

	A 级	B 级	C 级
近期(2 周)体重改变	无/升高	减轻<5%	减轻>5%
饮食改变	无	减少	不进食/低热量流质

	A 级	B 级	C 级
胃肠道症状（2周）	无/食欲缺乏	轻微恶心呕吐	严重恶心呕吐
活动能力改变	无/减退	能下床活动	卧床
应激反应	无/低度	中度	高度
肌肉消耗	无	轻度	重度
三头肌皮褶厚度	正常	轻度减少	重度减少
踝部水肿	无	轻度	重度

（2）体检发现肌肉萎缩、水肿以及骨外突部位表面正常的皮肤轮廓消失均提示营养不良。此外，还可用人体测量法，如测三头肌皮褶厚度估计脂肪量，测上臂中部周径可估计骨骼肌量，但不精确。

（3）间接测热法（代谢车）：用于测定急性病患者的热量需要，从测得的氧耗及 CO_2 产生量可计算出热量的消耗。

二、实验室检查

实验室检查有助于估计营养状态（表 2-2）。清蛋白是很重要的营养指标，并且是预测指标，其影响因素有分解代谢、肾丢失、体液复苏稀释等。

表 2-2　蛋白型营养不良的严重程度分类

	营养不良（中度）	营养不良（重度）
清蛋白(g/L)	20～30	<20
血清运铁蛋白(g/L)	1.0～1.5	<1.0
血淋巴细胞总数($1×10^9$/L)	0.8～1.5	<0.8
皮肤试验(mm)	—	<5

（1）测定清蛋白可了解内脏蛋白储存。还可测定总铁结合量、血清运铁蛋白量、前清蛋白、甲状腺素结合前清蛋白以及视黄醇结合蛋白。

（2）营养不良者总淋巴细胞计数 $<1.5×10^9$/L。

（3）皮肤迟发型超敏反应随营养状态的改善而纠正。但是，迟发性超敏反应缺乏对营养不良来说不具特异性。

（4）肌酐身高指数与肌酐体质量系数（CI）计算公式如下：

$$肌酐身高指数 = 实测 24\ h 尿肌酐值/标准身高尿肌酐值×100\%$$
$$肌酐体质量系数 = 实测 24\ h 尿肌酐值/理想体质量尿肌酐值×100\%$$

（5）预后营养指数：用来预期手术后并发症的发生率和死亡率的高低，>60% 为高危险；<30% 为低危险；二者之间为中等危险。计算公式如下：

$$预后营养指数 = 158 - 16.6(ALB) - 0.78(TSF) - 0.2(TFN) - 5.8(DCH)$$

ALB：清蛋白（g/100 mL）；TSF：三头肌皮褶厚度（mm）；TFN：运铁蛋白（g/100 mL）；DCH：迟发型皮肤超敏反应（无反应为 0；硬结<5 mm 为 1；≥5 mm 为 2）。

第五节 营养不良

广义的营养不良包括摄入不足和摄入过多。本节主要讲营养不足。

一、原因

外科患者营养不良的原因很多,一般是多因素综合作用所致。

(一)分解＞合成

如手术、创伤、脓毒症等患者又不能通过增加经口摄入来提供充足的热量和蛋白质。

(二)营养丢失

如肝硬化患者的清蛋白丢失于腹水中,致蛋白质不足。

(三)摄入减少

摄入减少是营养不良最常见的原因,见于疾病盛期、味觉匮乏、禁食、肠道准备。

(四)吸收减少

如吸收不良综合征、肠瘘、短肠综合征。

(五)多因素综合

如胰腺癌患者可因食欲差、脂肪痢(胰腺外分泌不足)和手术后营养需要增加而发生营养不良。创伤患者可因感染、高热量消耗和肠梗阻不能进食而发生营养不良。

二、分型

(一)蛋白质-热量型营养不良

这是外科患者营养不良的常见类型,特点是体内脂肪和蛋白质的储存减少。表现为体重下降,肌酐身高指数与其他身高测得值均较低。

(二)干瘦型营养不良

干瘦型营养不良在外科患者不多见,主要见于慢性消耗,如肿瘤。原因是蛋白质摄入不足。其特点是脂肪消耗而内脏蛋白质相对较多。清蛋白正常,无过多细胞外液,无水肿。

(三)蛋白型营养不良

原因是蛋白质摄入不足。与恶性营养不良病因相同,特点是蛋白质消耗而脂肪相对较多,犹如急性病态饥饿的患者。这种患者外观营养良好,甚至发胖,实为严重营养不良。有低蛋白血症,细胞外液过多,有水肿。

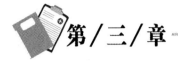

第/三/章

麻醉方法

第一节 全身麻醉

一、静脉全身麻醉

静脉全身麻醉是指将药物经静脉注入,通过血液循环作用于中枢神经系统而产生全身麻醉作用,静脉麻醉下患者安静入睡、对外界刺激反应减弱或消失、应激反应降低。静脉麻醉有许多独特的优点,最突出的就是不需要经气道给药和无气体污染。国内在20世纪90年代前,长达40多年普遍应用静脉普鲁卡因复合麻醉;20世纪80年代末期越来越多的新型静脉麻醉药产生,如短效的静脉麻醉药(丙泊酚)、麻醉性镇痛药(瑞芬太尼)和肌肉松弛药(罗库溴铵)等,以及新的静脉麻醉给药方法和技术的诞生,如计算机辅助静脉自动给药系统,使静脉麻醉发生了划时代的变化。

静脉麻醉的给药方式包括单次给药、间断给药和连续给药,连续给药又包括人工设置和计算机设置给药速度。理想的静脉麻醉的给药方式应该是起效快、维持平稳、恢复迅速。本节将分别介绍气管插管和不用气管插管的静脉麻醉方法。

（一）不用气管插管的静脉麻醉

1.适应证

不用气管插管的静脉麻醉用于不要求肌肉松弛的短小手术、门诊和日间诊疗手术(手术时间一般在30 min以内),如体表肿块切除、活检、无痛人流、取卵、无痛胃肠镜等。必要时可应用声门上装置控制气道。给药方式和用药种类包括分次注入和持续输注(恒速、变速和靶控输注)。可仅用一种麻醉药,也可联合应用两种或两种以上药物。联合用药的优点是:①麻醉效果增强(协同作用);②各种药物的用量减少;③不良反应降低;④达到全麻镇静、镇痛和控制应激反应等目的。

2.注意事项

(1)麻醉前禁食禁饮,使用适当的术前药。

(2)严格掌握适应证和禁忌证,根据手术选择作用时间适宜的药物和给药方案。

(3)注意药物间的相互作用,选择药物以满足手术为主。

(4)保持呼吸、循环稳定。

（5）严密的监测并备有急救措施。

3.常用静脉麻醉

（1）丙泊酚静脉麻醉。

1）适应证：短小手术与特殊检查麻醉及部位麻醉的辅助用药。

2）禁忌证：①休克和血容量不足；②心肺功能不全者慎用；③脂肪代谢异常者；④对丙泊酚过敏患者。

3）用法：①短小手术麻醉先单次静脉注射丙泊酚 1～3 mg/kg，随后 2～6 mg/(kg·h) 静脉维持，剂量和速度根据患者反应确定，常需辅以麻醉性镇痛药；②椎管内麻醉辅助镇静，一般用丙泊酚 0.5 mg/kg 负荷，然后以 0.5 mg/(kg·h) 持续输注，当输注速度超过 2 mg/(kg·h) 时，可使记忆消失，靶控输注浓度从 1～1.5 μg/mL 开始以 0.5 μg/mL 增减调节；③作为颈丛阻滞前预处理，可抑制阻滞迷走神经和颈动脉压力感受器所致的心率增快、血压升高。

4）注意事项和意外处理：①剂量依赖性呼吸和循环功能抑制，也与注药速度有关；②注射痛，给丙泊酚前先静脉注射利多卡因 20 mg 可基本消除；③偶见诱导过程中癫痫样抽动；④罕见小便颜色变化；⑤丙泊酚几无镇痛作用，椎管内麻醉辅助镇静时应保证镇痛效果良好，否则患者可能因镇痛不全而躁动不安。

（2）氯胺酮静脉麻醉。

1）适应证：①简短手术或诊断性检查；②基础麻醉；③辅助麻醉；④支气管哮喘患者。

2）禁忌证：①血压超过 21.3/13.3 kPa(160/100 mmHg)，禁用于脑血管意外、颅内高压、眼压增高、开放性眼球损伤者；②心功能不全；③甲亢、嗜铬细胞瘤；④饱胃或麻醉前未禁食者；⑤癫痫、精神分裂症。

3）用法：①缓慢静脉注射 2 mg/kg，可维持麻醉效果 5～15 min，追加剂量为首剂 1/2 至全量，可重复 2～3 次，总量不超过 6 mg/kg；②小儿基础麻醉 4～6 mg/kg 臀肌内注射，1～5 min 起效，持续 15～30 min，追加量为首剂量的 1/2 左右；③弥补神经阻滞和硬膜外阻滞作用不全，0.2～0.5 mg/kg 静脉注射。

4）注意事项及意外处理：①呼吸抑制与注药速度过快有关，常为一过性，托颌提颏、面罩吸氧即可恢复；②肌肉不自主运动一般不需要治疗，如有抽动，可静脉注射咪达唑仑治疗；③唾液分泌物刺激咽喉部有时可引发喉痉挛，严重者面罩给氧或气管插管，术前应常规使用足量阿托品；④血压增高、心率加快对高血压、冠心病等患者可能造成心脑血管意外；⑤停药 10 min 初醒，30～60 min 完全清醒，苏醒期延长与用药量过大、体内蓄积有关；⑥精神症状多见于青少年患者，一般持续 5～30 min，最长可达数小时表现为幻觉、谵妄、兴奋、躁动或定向障碍等，静脉注射咪达唑仑可缓解，预先使用咪达唑仑可预防精神症状的发生。

（3）依托咪酯静脉麻醉。

1）适应证：①短小手术；②特殊检查：内镜、心脏电复律等。

2）禁忌证：①免疫抑制、脓毒血症及紫质症及器官移植患者；②重症糖尿病和高钾血症。

3）用法：单次静脉注射 0.2～0.4 mg/kg，注射时间 15～60 s，年老、体弱和危重患者药量酌减。

4）注意事项及意外处理：①注射痛和局部静脉炎，预注芬太尼或利多卡因可减少疼痛；②肌震颤或肌阵挛，与药物总量和速度太快有关，静脉注射小量氟哌利多或芬太尼可减少发生率；③防治术后恶心、呕吐。

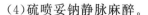

(4)硫喷妥钠静脉麻醉。

1)适应证:短小浅表手术或操作,如切口引流、骨折脱臼复位、血管造影、心脏电复律、烧伤换药等,以前也用于小儿基础麻醉。

2)禁忌证:①饱胃患者;②严重心血管和呼吸系统疾病;③严重肝肾功能不全;④早产儿、新生儿、妊娠、分娩、剖宫产;⑤全身情况低下,如营养不良、严重贫血、低血浆蛋白、恶病质、酸中毒、水、电解质紊乱、严重糖尿病、高龄等;⑥涉及上、下呼吸道的操作,包括口、鼻、咽喉、气管及食管手术或操作;⑦肾上腺皮质功能不全,长期服用肾上腺皮质激素;⑧紫质症、先天性卟啉代谢紊乱。

3)用法:①2.5%溶液,5 mL/10 s 注射,眼睑反射消失、眼球固定后开始手术操作,据患者反应追加 2～3 mL,青壮年总量<1 g;②控制抽搐、痉挛、局麻药中毒反应、破伤风、癫痫、高热惊厥等,2.5%溶液 3～4 mL 静脉缓慢注射,效果不佳 2 min 后可重复。

4)注意事项及意外处理:①注药速度过快易引起呼吸、循环抑制,应立即给氧、静脉注射麻黄碱 10～30 mg;②注药后前胸、颈、面等部位有时可出现红斑,一般很快消失;③有时出现肌张力亢进和肢体不自主活动、咳嗽、喷嚏、呃逆或喉痉挛,术前用吗啡和阿托品有预防作用;④喉痉挛严重者面罩吸氧,紧急时静脉注射琥珀胆碱气管插管;⑤目前除控制惊厥外,临床已少用硫喷妥钠静脉麻醉。

(5)靶控输注静脉麻醉。

根据药代动力学参数(有些药代参数也考虑了患者年龄、体重、体表面积、肝肾功能等协变量)的影响编程,计算对某一特定患者获得或维持某一目标浓度所需要的药物输注速度,并控制、驱动输液泵输注,以达到并维持相应麻醉药的血浆或效应器部位浓度,获得满意的临床麻醉状态,称为靶控输注。

靶控输注的基本结构:根据不同药物的药代动力学特点和大量循证医学数据编制的、获得目标浓度并控制微量输注泵的计算机软件。通过相关的信息传递协议(例如 RS232 接口、连接线)等辅助装置,应用计算机控制的微量输注泵给予患者静脉药物。

药物靶控输注浓度:95%患者入睡的丙泊酚浓度为 5.4 μg/mL,但不使用气管插管时,建议起始浓度为2～3 μg/mL;联合用药(阿片类药、咪达唑仑等)时,丙泊酚靶浓度显著降低。不用气管插管静脉麻醉时,药物靶浓度建议根据小手术或自主呼吸的靶控浓度设定起始值,同时参考是否合并用药,酌情降低。

靶控输注麻醉注意事项:①靶控浓度只是理论上的浓度,临床实测浓度与靶控输注系统预测浓度完全吻合是不可能的,可接受的实测-预测浓度误差是 30%～40%。②理论上,只要药代学符合线性特点(即药物剂量加倍浓度亦加倍),均可以选择靶控输注给药,但临床应用需谨慎;根据其药代学特点,芬太尼、硫喷妥纳不适合靶控输注,恒速输注瑞芬太尼达稳态时间很短,大部分情况下不需要靶控输注。③实际应用根据合并用药及麻醉医师的经验设定初始浓度。④靶控输注给药开始阶段,存在药物超射现象,即短时间给予较大剂量药物以使患者快速达到血药浓度,但对于危重、体弱、老年患者,建议靶控输注开始时,采用浓度逐步递增的方法给药,以减少不良反应。⑤美国食品和药物管理局尚未批准靶控输注临床应用,但在亚洲、欧洲等地可合法使用。

(6)静脉麻醉药联合应用。

1)咪达唑仑＋芬太尼:咪达唑仑 2～5 mg(0.04～0.1 mg/kg)缓慢静脉注射,患者入睡后给予芬太尼25～75 μg,有潜在呼吸抑制的危险。

2)咪达唑仑＋瑞芬太尼：瑞芬太尼 0.05～0.1 μg/(kg·min)用于不插管静脉麻醉与咪达唑仑 2～5 mg 联合应用可提供有效镇静和镇痛。咪达唑仑剂量依赖性增强瑞芬太尼的呼吸抑制作用。

3)咪达唑仑＋氯胺酮：咪达唑仑 0.1～0.5 mg/kg 静脉注射，患者入睡后给氯胺酮 0.25～0.5 mg/kg。

4)咪达唑仑＋丙泊酚＋阿片类：咪达唑仑 1～3 mg＋丙泊酚 0.5～1.0 mg/kg 负荷量，继以 25～50 μg/(kg·min)持续输注＋芬太尼负荷量 1～2 μg/kg，具体根据患者反应、循环和呼吸功能而定。

5)丙泊酚＋氯胺酮：1％丙泊酚缓慢推注直至患者入睡，继以氯胺酮 0.5～1 mg/kg 静脉注射，随后缓慢静脉注射或持续输注丙泊酚维持麻醉状态。

(7)监测。

1)呼吸：密切观察胸部活动度、呼吸频率、心前区听诊及储气囊的运动情况。

2)氧合：常规使用脉搏血氧饱和度仪监测。

3)循环：监测血压、心率和心电图。

4)镇静水平：手术要求不同镇静水平。目前常用的镇静评分方法有 White 和 Ramsay 评分系统、镇静/警醒评分。

5)脑电图：双频指数预测结果与镇静/惊醒评分吻合相当好，可作为客观指标评价意识状态，防止镇静过度，帮助调整镇静催眠剂量。

6)急救措施：建立静脉通路、给氧、吸引器、通气道、面罩、喉罩、呼吸囊、咽喉镜、气管内导管、心肺复苏药品等。

(8)药物过量的拮抗。

1)常用拮抗药物：①氟马西尼：选择性拮抗苯二氮䓬受体。剂量 0.1～0.2 mg，最大 1 mg。对通气和心血管系统无不良影响。②纳洛酮：0.2～0.4 mg(最大 400 μg)静脉注射可特异性拮抗阿片类产生的嗜睡、镇静和欣快反应。不推荐常规预防性应用。

2)拮抗注意事项：①氟马西尼拮抗苯二氮䓬类药物时最常见的不良反应是头晕(2％～13％)和恶心(2％～12％)，拮抗时可发生"再镇静"，偶可诱发心律失常或癫痫/惊厥，有癫痫病史者避免使用。②纳洛酮的不良反应包括疼痛、高血压、肺水肿，甚至室性心动过速和室颤，因而嗜铬细胞瘤、嗜铬组织肿瘤或心功能受损者应避免使用。

(二)气管插管或放置喉罩的静脉麻醉

创伤较大的、时间较长的、需要应用肌松药的手术多需要在给予肌松药后，行气管插管或放置喉罩，并给予机械通气支持。此类麻醉也称为全凭静脉麻醉，和以上提及的小手术不同，由于此类手术往往刺激较大，故药物使用品种更多，剂量更大。因此需要更好地理解药物的作用原理和药物相互间的作用，以尽可能地减少药物的不良反应。

1.麻醉诱导

麻醉诱导是气管插管或喉罩全身麻醉的开始，通过开放的静脉通路，顺序给予静脉药物，以使患者短时间内失去意识，肌肉松弛，对疼痛应激无反应。无论采用单次给药，连续给药还是靶控输注的给药模式，诱导都需要注意到：患者从清醒进入麻醉状态，生理条件会发生巨大的变化。

如果药物用量不足，可能产生肌松不完善、插管时有意识、应激反应强烈等不良事件；但给予药物过量，同样会使患者循环波动，引起相关不良反应。同时，多个静脉麻醉药物联合使用，可以减少单一药物的不良反应,但不同药物的达峰时间各不相同,这就要求给药时机需要保证药物峰浓度出现在刺激最强的插管时刻,其后至切皮应激较小的情况下,循环也不会受到过大的抑制。表 3-1 给出一些静脉常用麻醉药物的峰效应分布容积和作用达峰时间。根据药物稳态分布容积可以大概计算出给予药的总量,达峰时间则可以指导插管时机。常用阿片类药物和肌松药的稳态分布容积和达峰时间可参考有关章节。麻醉医师在计划诱导方案时,需要结合镇静药、镇痛药和肌松药的达峰时间及药物药代药效学特点,以使患者循环和内环境平稳。

表 3-1 药物达峰分布容积和作用达峰时间

药物	达峰分布容积(L/kg)	达峰时间(min)
丙泊酚	2～10	2.0
依托咪酯	2.5～4.5	2.0
咪达唑仑	1.1～1.7	2.0

2.麻醉维持

麻醉维持需要根据手术和患者的状态不同,调节连续输注或靶控输注给药的参数。相对于吸入麻醉药,静脉给药会有一定时间的延后效应,这需要麻醉医师实施静脉麻醉时可以预判相关的时机。

和麻醉诱导一样,全凭静脉麻醉维持目前多采用复合给药,如丙泊酚＋瑞芬太尼 0.2～2.0 $\mu g/(kg \cdot min)$＋肌松药或丙泊酚＋阿芬太尼＋肌松药。

由于肌松药的作用,患者多处于制动状态,但药物给予不当时易引起术中知晓。除了改进用药方案外,有条件时进行镇静深度测定有助于减少术中知晓的发生。

手术结束前,很多医师会习惯性地提前停止药物输注,以期患者尽早苏醒拔管。但目前临床常使用的药物瑞芬太尼和丙泊酚停药后药物代谢很快,这就会造成患者切口闭合前醒来或转运途中苏醒,特别是瑞芬太尼快速代谢,若没有良好的镇痛措施,会使患者立即处于剧痛中,影响患者术后恢复质量。针对这一情况,临床上可以提前 15 min 使用镇痛泵或术毕前 20～40 min,给予小剂量阿片类药物或非甾体抗炎药物;或采用逐步降低镇静镇痛药浓度,维持在最低镇静镇痛水平,转运后停药。

二、吸入麻醉

吸入麻醉为将麻醉气体吸入肺内,经肺泡进入血液循环,到达中枢神经系统而产生麻醉的方法。全身吸入麻醉具有患者舒适、药物可控性强,能满足全身各部位手术需要等优点。

(一)吸入麻醉方法的分类

1.无重复吸入法

无重复吸入法是指系统中所有呼出气体均被排出的一种麻醉方法,这种麻醉方法也就是传统所称的开放麻醉,现在几乎不采用。

2.部分重复吸入法

部分重复吸入法是指系统中部分呼出混合气仍保留在系统中的一种吸入麻醉方法,这种麻醉方法是当今最普遍采用的麻醉方法。根据新鲜气体量大小又将这种麻醉方法分为高流量(3～6 L/min),中流量(1～3 L/min),低流量(1 L/min 以下),最低流量(0.5 L/min 以下)。前者也就是传统意义上的半开放麻醉,其更接近于开放麻醉,而后者也就是传统意义上的半紧闭麻醉,

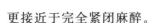

更接近于完全紧闭麻醉。

3.完全重复吸入法

完全重复吸入法是指系统中没有呼出气排出的一种麻醉方法,这种麻醉方法也就是传统意义上的全紧闭麻醉,即现在所指的定量麻醉。循环回路中的气流经过 CO_2 吸收装置,可防止 CO_2 重复吸入,但其他气体可被部分或全部重复吸入,重复吸入的程度取决于回路的布局和新鲜气流量。循环回路系统根据新鲜气流量/分钟通气量的不同,可分半开放型、半紧闭型和紧闭型。在临床麻醉中,3 种技术均有应用。

大多数医师麻醉诱导时使用高流量的新鲜气流,此时循环回路为半开放型;若新鲜气流量超过分钟通气量,则无气流被重复利用。麻醉维持时,一般会降低新鲜气流量,若流量低于分钟通气量,则部分气流重复吸入,此时称之为"半紧闭麻醉"。重复利用的气流量与新鲜气流量有关,仍有部分气流进入废气回吸收系统。继续降低流量,直至新鲜气流量提供的氧等于代谢需氧量水平(即患者摄氧量水平),此时的循环麻醉回路系统称为"循环紧闭麻醉"。这种情况下,回路内气流重复呼吸,无或几无多余气流进入废气回收系统。

(二)吸入麻醉的实施和管理

1.吸入麻醉诱导

(1)肺活量法:预先作呼吸回路的预充,使回路内气体达到设定的吸入麻醉药物浓度,患者(通常大于 6 岁)在呼出肺内残余气体后,做一次肺活量吸入 8% 的七氟烷(氧流量 6~8 L/min),并且屏气,患者在20~40 s 内意识消失。肺活量法诱导速度最快,且平稳。缺点是需要患者的合作,不适合效能强的吸入麻醉药(如氟烷)。

(2)浓度递增诱导法:适用于成人或合作患儿。麻醉机为手动模式,置可调节压力释放阀于开放位,调节吸入氧浓度,新鲜气流量 6~8 L/min,选择合适的面罩给患者吸氧,嘱其平静呼吸。起始刻度为 0.5%,患者每呼吸 3 次后增加吸入浓度 0.5%,直至达到需要的镇静或麻醉深度(如能满足外周静脉穿刺或气管插管)。在患者意识消失后注意保持呼吸道通畅,适度辅助呼吸[吸气压力<1.96 kPa(20 cmH₂O),避免过度通气]。适合于效能强的吸入麻醉药(如氟烷),以及外周静脉开放困难,静脉麻醉诱导可能造成循环剧烈波动和预测为气管插管困难的成年患者。

(3)潮气量法:一般使用高浓度七氟烷进行诱导或用于术中快速加深麻醉。新鲜气体流量 8~10 L/min,七氟烷浓度为 8%(诱导前管道预充七氟烷起效更快)。逐渐降低吸入浓度,同时行辅助或控制呼吸。潮气量法诱导速度快,过程平稳,较少发生呛咳、屏气和喉痉挛等不良反应,是吸入诱导最常用的方法。

2.影响吸入麻醉药诱导的因素

(1)血气分配系数小,组织溶解度低,缩短诱导时间。

(2)新鲜气流量越大、吸入浓度越高,分钟通气量越大,麻醉诱导越快。

(3)同时应用高浓度和低浓度气体,低浓度气体在肺泡浓度和血中浓度上升速率加快,即第二气体效应。

(4)当肺循环血流快或心排血量大时,吸入麻醉药肺泡内分压上升缓慢。

(5)联合使用静脉麻醉药、阿片类药或麻醉辅助药(如右美托咪定、咪达唑仑等)也能缩短诱导时间。

3.吸入麻醉维持

单独使用吸入麻醉药,其浓度通常要达到 1.3~1.4 最低肺泡有效浓度(MAC),方可满足抑

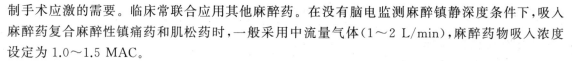

制手术应激的需要。临床常联合应用其他麻醉药。在没有脑电监测麻醉镇静深度条件下,吸入麻醉药复合麻醉性镇痛药和肌松药时,一般采用中流量气体(1～2 L/min),麻醉药物吸入浓度设定为 1.0～1.5 MAC。

4.苏醒期管理

(1)适时关闭吸入麻醉,通常在手术结束前 10～15 min 关闭挥发罐。随后以丙泊酚 2～8 mg/(kg·h)输注维持适宜的麻醉深度。该法可达到苏醒期平稳,患者无躁动,恶心呕吐发生率减少的目的。

(2)完善术后镇痛。

(3)拮抗肌松。

(4)适当深麻醉下拔管,即在患者意识尚未完全恢复时拔管。优点是拔管过程中循环功能稳定,不诱发恶心呕吐,不会引起心、脑血管并发症。深麻醉下拔管主要标准是自主呼吸、通气功能恢复良好,循环稳定。

(三)低流量麻醉

1.低流量麻醉的分类

(1)部分重复吸收系统:指系统中部分呼出混合气仍保留于系统的吸入麻醉方法,有 3 个特点:①CO_2吸收剂将呼出气中的 CO_2 滤除;②新鲜气流量低于分钟通气量、高于氧摄取量;③新鲜气流中的麻醉气体浓度高于吸入气中浓度(诱导、维持阶段),是目前最普遍的吸入麻醉方法。根据新鲜气体流量又分为高流量(3～6 L/min)、低流量(<1 L/min)和最低流量(<0.5 L/min)。

(2)完全重复吸入系统:指系统中没有呼出气体排出。特点是:①O_2新鲜气流量等于 O_2 摄取量;②N_2O新鲜气流量等于 N_2O 摄取量;③吸入麻醉药用量等于摄取量。这样的吸入麻醉方式即全紧闭麻醉或现在所指的定量麻醉。

2.低流量麻醉实施

常规检查麻醉机,回路漏气量应<50 mL/min。起始阶段,持续 1～20 min,高流量新鲜气流 4～6 L/min 去氮。七氟烷设置 6%～8%,快速达到麻醉深度,随后调回所需浓度。整个回路系统中充入所需气体成分,新鲜气体流量必须满足个体摄氧量的需求。随后将流量减少到小于 1 L/min,维持过程中应保持一定的麻醉深度并保证安全的氧浓度。当新鲜气流量非常接近患者氧摄取量时必须监测气道压、分钟通气量、吸入氧浓度、吸入气麻醉药浓度等呼吸参数以及常规生命体征监测包括呼气末二氧化碳分压(PETCO2)。

定量吸入麻醉需专用的 Drager PhsioFlex 麻醉机实施。吸入麻醉药通过伺服反馈进入麻醉回路而非通过挥发罐输入;输入回路的新鲜气流量也是通过伺服反馈自动控制。因此,定量吸入麻醉将颠覆传统理念,通过计算机伺服反馈控制。

3.优点和注意事项

(1)优点:减少麻醉气体消耗,降低费用;减少环境污染;提高吸入气体的温度和湿度,改善控制呼吸的特性。

(2)注意事项:当机体因手术、失血等影响而引起代谢改变时,有可能导致缺氧、高碳酸血症或麻醉过深。因此实施麻醉时,必须严密监测。当流量低于 1 L/min 时,必须增大挥发罐浓度,因为此时实际输出浓度比刻度值小。维持期调整挥发罐浓度,为加快平衡可暂时开大新鲜气体流量。麻醉维持时,如怀疑缺氧,可停止吸入麻醉药并开放回路予纯氧通气。麻醉时间较长者在手术结束前保持低流量关闭挥发罐,麻醉还可维持 10～20 min。拔管前应增加气流量 4～5 L/min,将麻醉气体洗出。为安全起见,低流量麻醉期间必须严密监测生命体征以及各项相关的呼吸参数。

三、静吸复合麻醉

静吸复合麻醉常用药物有以下几种。①静脉麻醉药:咪达唑仑、丙泊酚、依托咪酯;②吸入麻醉药:N_2O、异氟烷、七氟烷和地氟烷。

麻醉方法包括:①静脉诱导+静吸复合维持;②吸入诱导+静吸复合维持;③静吸复合诱导+静吸复合维持。

实施方法遵循全麻四要素,即镇静、镇痛、肌松和抑制应激反应。严格掌握所使用的静脉麻醉药和吸入麻醉药的禁忌证。药物的浓度和剂量应个体化、协调配合。有麻醉气体和氧浓度监测系统。

(一)麻醉诱导

(1)静脉麻醉诱导:诱导迅速、平稳,临床最常使用。

(2)静吸复合诱导:诱导前将面罩轻柔地罩于患者面部,经静脉注入静脉麻醉药或镇静催眠药,静脉麻醉药可采用丙泊酚 1.0～1.5 mg/kg 或咪达唑仑 0.03～0.06 mg/kg,患者意识消失后经面罩持续吸入麻醉药(常用 N_2O,七氟烷)。该法可减少刺激性吸入麻醉药所致的不良反应,使麻醉诱导更为平稳。

(3)吸入麻醉诱导:不宜采用静脉麻醉、难于开放静脉通路的小儿或不愿接受清醒静脉穿刺的小儿的麻醉诱导,吸入麻醉可维持自主呼吸。通常采用浓度递增法、潮气量法或肺活量法。

(4)小儿吸入诱导方法:小儿诱导期间较成人更容易缺氧,也常出现躁动、喉痉挛和喉水肿等并发症。诱导期要求平稳、快速,无疼痛等不良刺激。小儿吸入诱导常用七氟烷,呼吸回路预充麻醉气体能够加快诱导速度;诱导方法采用肺活量法或潮气量法,不能配合的小儿使用后者,意识消失后置入口咽通气道辅助通气并及时开放静脉。

(5)气管插管:需辅助小剂量的阿片类药(芬太尼 1.5 μg/kg 或舒芬太尼 0.1～0.2 μg/kg)和非去极化肌松药。

(二)麻醉维持

(1)常用方法:①吸入麻醉药-阿片类药-静脉麻醉药;②N_2O-O_2-阿片类药-静脉麻醉药;③吸入麻醉药-N_2O-O_2-阿片类药物。

(2)吸入方法。①间断吸入:麻醉减浅或不宜/不能迅速用静脉全麻药加深时,短时间吸入挥发性麻醉药;②持续吸入:维持低浓度吸入挥发性全麻药,静脉麻醉药的用量适当减少。

(3)吸入麻醉药浓度:①异氟烷 1.0％～2.5％;②七氟烷 1.5％～2％;③地氟烷 2.5％～8.5％;④合并使用 N_2O 的浓度为 50％～60％。

(4)静脉麻醉给药:持续输注丙泊酚、咪达唑仑或靶控输注。给药速度丙泊酚 2～3 mg/(kg·h)开始,根据手术刺激强度以 1～2 mg/(kg·h)增减。靶控浓度从 2 μg/mL 开始,以 0.5 μg/mL增减;咪达唑仑 0.03～0.06 mg/(kg·h),靶控浓度从 600 ng/kg 开始,以 200 ng/mL 增减,老年人减半。

(5)注意事项:①需要时可加用肌松药和镇痛药;②无论何种复合方法,吸入氧浓度不得<25％新鲜气体,流量大于 500 mL/min;③根据临床表现调节药物浓度,协调配合;④手术强刺激时可适当增加某一组分或所有组分浓度或速度;⑤应强调麻醉深度监测的重要性;⑥为确保患者安全,实施静吸复合麻醉时必须行气管内插管。

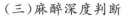

（三）麻醉深度判断

麻醉深度监测可以减少因麻醉医师根据患者心率、血压变异等经验性地增减药物而致的术中知晓，是取得良好的静吸复合麻醉效果的重要保障。

（四）静吸复合麻醉苏醒期

（1）手术结束前10～15 min先停吸入麻醉药，并手控呼吸，尽量洗出肺内挥发性麻醉药，此时可维持使用内泊酚2～8 mg/（kg·h）。

（2）麻醉变浅，应密切观察患者，注意预防血流动力学急剧变化等不良反应。

（3）肺内残留的挥发性麻醉药及苏醒期疼痛可能增加术后躁动，可以右美托咪定术前或术中应用，加之充分的术后镇痛可能有所帮助。

（4）肌松拮抗药可在前次给药后30～45 min给予，若有肌松监测，则应在肌松恢复20％～30％时给予。

（5）使用N_2O麻醉时，术后保证充分氧供，严防弥散性缺氧。

（6）拔管条件：自主呼吸恢复、节律规则、呼吸频率正常、吸入空气时脉搏氧饱和度＞95％、$PETCO_2$＜5.3 kPa（40 mmHg）且曲线正常、循环功能稳定。满足上述条件也可在"深麻醉"下拔管，拔管后应置入通气道防止舌后坠等呼吸道梗阻的发生。

（7）相对于全凭静脉麻醉（TIVA），吸入麻醉或静吸复合麻醉术后疼痛较轻，但仍应重视疼痛的处理，以减少因疼痛所致的恢复延迟。

第二节　椎管内麻醉

椎管内麻醉是将局麻药注入椎管内的不同腔隙，使脊神经所支配的相应区域产生麻醉作用，有蛛网膜下腔阻滞和硬膜外阻滞两种方法，后者还包括骶管阻滞。

一、椎管内麻醉的解剖和生理

（一）椎管内麻醉的解剖基础

1.椎管的骨结构

脊椎由7节颈椎（C）、12节胸椎（T）、5节腰椎（L）、融合成一块的5节骶椎（S）以及4节尾椎组成。成人脊椎呈现4个弯曲，颈曲和腰曲向前，胸曲和骶曲向后。典型椎骨包括椎体及椎弓两个主要部分，椎弓根上下有切迹，相邻的切迹围成椎间孔，供脊神经通过，位于上、下两棘突之间的间隙是椎管内麻醉的必经之路。

2.椎管外软组织

相邻两节椎骨的椎弓由3条韧带相互连接，从内向外的顺序是：黄韧带、棘间韧带及棘上韧带。

3.脊髓及脊神经

脊髓上端从枕骨大孔开始，在胚胎期充满整个椎管腔，至新生儿和婴幼儿终止于第3腰椎或第4腰椎，一般长度为42～45 cm。93％成人其末端终止于L_2，终止于L_1及L_3各占3％。出生

时脊髓末端在 L_3，到 2 岁时，其末端接近成人达 L_2。为避免损伤脊髓，穿刺间隙成人低于 $L_{2\sim3}$，小儿应在 $L_{4\sim5}$。脊神经有 31 对，包括 8 对颈神经、12 对胸神经、5 对腰神经、5 对骶神经和 1 对尾神经。每条脊神经由前、后根合并而成。后根司感觉，前根司运动。

4.椎管内腔和间隙

脊髓容纳在椎管内，为脊膜所包裹。脊膜从内向外分 3 层，即软膜、蛛网膜和硬脊膜。硬脊膜从枕大孔以下开始分为内、外两层。外层与椎管内壁的骨膜和黄韧带融合在一起，内层形成包裹脊髓的硬脊膜囊，抵止于第 2 骶椎。因此通常所说的硬脊膜实际是硬脊膜的内层。软膜覆盖脊髓表面与蛛网膜之间形成蛛网膜下腔。硬脊膜与蛛网膜几乎贴在一起两层之间的潜在腔隙即硬膜下间隙，而硬脊膜内、外两层之间的间隙为硬膜外间隙。蛛网膜下腔位于软膜和蛛网膜之间，上至脑室，下至 S_2。腔内含有脊髓、神经、脑脊液和血管。脑脊液为无色透明的液体，其比重为 $1.003\sim1.009$。

（二）椎管内麻醉的生理学基础

1.蛛网膜下腔阻滞的生理

蛛网膜下腔阻滞是通过脊神经根阻滞，离开椎管的脊神经根未被神经外膜覆盖，暴露在含局麻药的脑脊液中，通过背根进入中枢神经系统的传入冲动及通过前根离开中枢神经系统的传出冲动均被阻滞。因此，脊麻并不是局麻药作用于脊髓的化学横断面，而是通过脑脊液阻滞脊髓的前根神经和后根神经，导致感觉、交感神经及运动神经被阻滞。

2.硬膜外阻滞的作用机制

局麻药注入硬膜外间隙后，沿硬膜外间隙进行上下扩散，部分经过毛细血管进入静脉；一些药物渗出椎间孔，产生椎旁神经阻滞，并沿神经束膜及软膜下分布，阻滞脊神经根及周围神经；有些药物也可经根蛛网膜下腔，从而阻滞脊神经根；尚有一些药物直接透过硬膜及蛛网膜，进入脑脊液中。所以目前多数意见认为，硬膜外阻滞时，局麻药经多种途径发生作用，其中以椎旁阻滞、经根蛛网膜绒毛阻滞脊神经根以及局麻药通过硬膜进入蛛网膜下腔产生"延迟"的脊麻为主要作用方式。

3.椎管内麻醉对机体的影响

（1）对循环系统的影响：局麻药阻滞胸腰段（$T_1\sim L_2$）交感神经血管收缩纤维，产生血管扩张，继而发生一系列循环动力学改变，其程度与交感神经节前纤维被阻滞的平面高低一致。表现为外周血管张力、心率、心排血量及血压均有一定程度的下降。外周血管阻力下降系由大量的容量血管扩张所致。心率减慢系由迷走神经兴奋性相对增强及静脉血回流减少、右心房压下降，导致静脉心脏反射所致；当高平面阻滞时，更由于心跳加速神经纤维（$T_1\sim T_4$）被抑制而使心动过缓加重。

（2）对呼吸系统的影响：椎管内麻醉对呼吸功能的影响，取决于阻滞平面的高度，尤以运动神经阻滞范围更为重要。高平面蛛网膜下腔阻滞或上胸段硬膜外阻滞时，运动神经阻滞导致肋间肌麻痹，影响呼吸肌收缩，可使呼吸受到不同程度的抑制，表现为胸式呼吸减弱甚至消失，但只要膈神经未被麻痹，就仍能保持基本的肺通气量。如腹肌也被麻痹，则深呼吸受到影响，呼吸储备能力明显减弱，临床多表现不能大声讲话，甚至可能出现鼻翼翕动及发绀。一般麻醉平面低于 T_8 不影响呼吸功能，若平面高达 C_3 阻滞膈神经时，导致呼吸停止。

（3）对胃肠道的影响：椎管内麻醉另一易受影响的系统为胃肠道。由于交感神经被阻滞，迷走神经兴奋性增强，胃肠蠕动亢进，容易产生恶心、呕吐。椎管内麻醉下导致的低血压也是恶心、呕吐的原因之一。

(4)对肾脏的影响:肾功能有较好的生理储备,椎管内麻醉虽然引起肾血流减少,但没有临床意义。椎管内麻醉使膀胱内括约肌收缩及膀胱逼尿肌松弛,使膀胱排尿功能受抑制导致尿潴留,患者常常需要使用导尿管。

二、蛛网膜下间隙阻滞

将局麻药注入蛛网膜下腔,使脊神经根、背根神经节及脊髓表面部分产生不同程度的阻滞,常简称为脊麻。

(一)适应证和禁忌证

1.适应证

(1)下腹部手术。

(2)肛门及会阴部手术。

(3)盆腔手术包括一些妇产科及泌尿外科手术。

(4)下肢手术包括下肢骨、血管、截肢及皮肤移植手术,止痛效果可比硬膜外阻滞更完全,且可避免止血带不适。

2.禁忌证

(1)精神病、严重神经症以及小儿等不能合作的患者。

(2)严重低血容量的患者。此类患者在脊麻发生作用后,可能发生血压骤降甚至心搏骤停,故术前访视患者时,应切实重视失血、脱水及营养不良等有关情况,特别应衡量血容量状态,并仔细检查,以防意外。

(3)凝血功能异常的患者。凝血功能异常者,穿刺部位易出血,导致血肿形成及蛛网膜下腔出血,重者可致截瘫。

(4)穿刺部位有感染的患者。穿刺部位有炎症或感染者,脊麻有可能将致病菌带入蛛网膜下腔引起急性脑脊膜炎的危险。

(5)中枢神经系统疾病特别是脊髓或脊神经根病变者,麻醉后有可能后遗长期麻痹,疑有颅内高压患者也应列为禁忌。

(6)脊椎外伤或有严重腰背痛病史者,禁用脊麻。有下肢麻木、脊椎畸形患者,解剖结构异常者,也应慎用脊麻。

(7)败血症患者,尤其是伴有糖尿病、结核和艾滋病等。

(二)蛛网膜下腔穿刺技术

1.穿刺前准备

(1)麻醉前用药:应让患者保持清醒状态,以利于进行阻滞平面的调节。一般成人麻醉前半小时肌内注射苯巴比妥钠 0.1 g 或咪达唑仑 3～5 mg。

(2)麻醉用具:蛛网膜下腔阻滞用一次性脊麻穿刺包,包括:22G 或 25G 蛛网膜下腔穿刺针,1 mL 和 5 mL 注射器,消毒和铺巾用具,以及局麻药等。尽可能选择细的穿刺针,24～25G 较理想,以减少手术后头痛的发生率。

2.穿刺体位

蛛网膜下腔穿刺体位,一般可取侧卧位或坐位,以前者最常用。侧卧位时,双膝屈曲紧贴胸部,下颌往胸部靠近,使脊椎最大限度地拉开以便穿刺。女性通常髋部比双肩宽,侧卧时,脊椎的水平倾向于头低位；反之男性的双肩宽于髋部，脊椎的水平倾向于头高位。穿刺时可通过调节手术床来纠正脊椎的水平位。

3.穿刺部位和消毒范围

蛛网膜下腔常选用腰3～4棘突间隙，此处的蛛网膜下腔最宽。确定穿刺点的方法是：取两侧髂嵴的最高点作连线，与脊柱相交处，即为第4腰椎或腰3～4棘突间隙。穿刺前须严格消毒皮肤，消毒范围应上至肩胛下角，下至尾椎，两侧至腋后线。消毒后穿刺点处需铺孔巾或无菌单。

4.穿刺方法

（1）直入法：用左手拇、示两指固定穿刺点皮肤。将穿刺针在棘突间隙中点，与患者背部垂直，针尖稍向头侧作缓慢刺入，并仔细体会针尖处的阻力变化。当针穿过黄韧带时，有阻力突然消失"落空"感觉，继续推进常有第二个"落空"感觉，提示已穿破硬膜与蛛网膜而进入蛛网膜下腔。如果进针较快，常将黄韧带和硬膜一并刺穿，则往往只有一次"落空"感觉。此时拔出针芯，有脑脊液慢慢流出。穿刺针越细，黄韧带的突破感和硬膜的阻力感消失越不明显，脑脊液流出也就越慢。连接装有局麻药的注射器，回抽脑脊液通畅，注入局麻药。

（2）旁正中入法：改良旁开正中线于棘突间隙中点旁开0.5～1.0 cm处作局部浸润。穿刺针与皮肤成30°角对准棘突间孔刺入，经黄韧带及硬脊膜而达蛛网膜下腔。本法可避开棘上及棘间韧带，特别适用于韧带钙化的老年患者或脊椎畸形或棘突间隙不清楚的肥胖患者。

（三）常用药物

1.局麻药

与脑脊液的比重相比，可将局麻药分为低比重、等比重和重比重3类。低比重局麻药由于比较难控制阻滞平面，目前较少使用。常用0.5％丁哌卡因10～15 mg，或0.5％～0.75％罗哌卡因15 mg，也可用0.5％丁卡因10～15 mg，推荐局麻药用5％～10％葡萄糖液稀释为重比重溶液。局麻药的作用时间从短至长依次为：普鲁卡因、利多卡因、丁哌卡因、丁卡因。

2.血管收缩药

血管收缩药可减少局麻药血管吸收，使更多的局麻药物浸润至神经中，从而使麻醉时间延长。常用的血管收缩药有麻黄碱（1：1 000）200～500 μg（0.2～0.5 mL）或去氧肾上腺素（1：100）2～5 mg（0.2～0.5 mL）加入局麻药中。

（四）影响阻滞平面的因素

许多因素影响蛛网膜下腔阻滞平面，其中最重要的因素是局麻药的剂量及比重，椎管的形状以及注药时患者的体位。患者体位和局麻药的比重是调节麻醉平面的两主要因素，局麻药注入脑脊液中后，重比重液向低处移动，轻比重液向高处移动，等比重液即停留在注药点附近。

1.局麻药容量

局麻药的容量越大，在脑脊液中扩散范围越大，阻滞平面则越广。重比重药物尤为明显。

2.局麻药剂量

局麻药剂量越大，阻滞平面越广，反之阻滞平面越窄。

3.注药速度

注药速度缓慢，阻滞平面不易上升；当注药速度过快时或采用脑脊液稀释局麻药时，容易产生脑脊液湍流，加速药液的扩散，阻滞平面增宽。一般注药速度为1 mL/3～5 s。

4.局麻药的特性

不同局麻药，其扩散性能不同，阻滞平面固定时间不同。如利多卡因扩散性能强，平面易扩

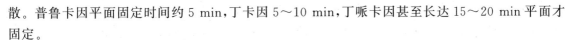

散。普鲁卡因平面固定时间约 5 min,丁卡因 5～10 min,丁哌卡因甚至长达 15～20 min 平面才固定。

5.局麻药比重

重比重液一般配成含 5% 葡萄糖的局麻药,使其相对密度达到 1.024～1.026,而高于脑脊液,注药后向低的方向扩散。等比重液一般用脑脊液配制,在脑脊液中扩散受体位影响较小,如加大剂量,对延长阻滞时间的作用大于对阻滞平面的扩散作用。轻比重液用注射用水配制,但由于难以控制平面,目前较少应用。腰椎前凸和胸椎后凸影响重比重局麻药向头端扩散。

6.体位

体位是影响阻滞平面的重要因素。结合局麻药比重,利用体位调节平面需要在平面固定之前进行。如超过时间(15 min 左右),平面已固定,则调节体位对平面影响不大。

7.穿刺部位

脊柱有 4 个生理弯曲,平卧时腰 3 位置最高,如果经腰 2～3 间隙穿刺注药,药液将沿着脊柱的坡度向胸段移动,使麻醉平面偏高;如果经腰 3～4 或腰 4～5 间隙穿刺注药,药液会向骶段移动,使麻醉平面偏低。

8.疾病

腹腔内压增高如妊娠妇女、腹水患者,下腔静脉受压使硬膜外静脉血流量增加,脑脊液的容量减少,药液在蛛网膜下腔容易扩散。

(五)操作注意事项

1.穿刺针进入蛛网膜下腔而无脑脊液流出

应等待 30 s 然后轻轻旋转穿刺针,如仍无脑脊液流出,可用注射器注入 0.5 mL 生理盐水以确保穿刺针无堵塞。缓慢稍退针或进针,并同时回抽脑脊液,一旦有脑脊液抽出即刻停止退或进针。否则需重新穿刺。

2.穿刺针有血液流出

穿刺针有血液流出,如血呈粉红色并能自行停止,一般没问题。如果出血呈持续性,表明穿刺针尖位于硬膜外腔静脉内,只需稍稍推进穿刺针进入蛛网膜下腔便可。

3.穿刺针进入蛛网膜下腔出现异感

患者述说尖锐的针刺或异感,表明穿刺针偏离中线,刺激脊神经根,需退针,重新定位穿刺。

4.穿刺部位疼痛

穿刺部位疼痛表明穿刺针进入韧带旁的肌肉组织。退针后,往中线再穿刺或再行局部麻醉。

5.穿刺困难

穿刺中无论如何改变穿刺针的方向,始终遇到骨骼,应重新正确定位,或可改为旁正中或更换间隙穿刺。

(六)麻醉中及麻醉后并发症处理

1.血压下降和心率减慢

蛛网膜下腔阻滞平面超过胸 4 后常出现血压下降,多数在注药后 15～30 min 发生,同时伴心率减慢,严重者可因脑供血不足而出现恶心呕吐、面色苍白、躁动不安等症状。其主要原因是由于交感神经节前神经纤维被阻滞,使小动脉扩张,外周阻力下降,静脉回心血量减少,心排血量降低所致。心率减慢是由于交感神经部分被阻滞,迷走神经呈相对亢进所致。血压下降的程度,主要取决于阻滞平面的高低,但与患者心血管功能代偿状态以及是否伴有高血压、血容量不足或酸血症等有密切关系。处理:①补充血容量,输注 500～1 000 mL 晶体或胶体液;②给予血管活性药物(麻黄碱、间羟胺等),直到血压回升为止;③心动过缓者可静脉注射阿托品 0.3～0.5 mg。

2.呼吸抑制

因胸段脊神经阻滞引起肋间肌麻痹,可出现呼吸抑制表现为胸式呼吸微弱,腹式呼吸增强,严重时患者潮气量减少,咳嗽无力,不能发声,甚至发绀,应迅速有效吸氧,必要时面罩加压呼吸。如果发生全脊麻而引起呼吸停止,血压骤降或心搏骤停,应立即进行抢救,支持呼吸和维持循环功能。

3.恶心呕吐

脊麻中恶心呕吐发生率高达 13%～42%。诱因:①血压降低,脑供血减少,导致脑缺氧,兴奋呕吐中枢;②迷走神经功能亢进,胃肠蠕动增加;③手术牵引内脏。一旦出现恶心呕吐,应检查是否有麻醉平面过高及血压下降,并采取相应措施;或暂停手术以减少迷走刺激;一般多能获得良好效果。若仍不能制止呕吐,可考虑使用甲氧氯普胺、氟哌利多及抗 5-羟色胺止吐剂。

4.脊麻后头痛

脊麻后头痛由于脑脊液通过硬膜穿刺孔不断丢失,使脑脊液压力降低所致,发生率在 3%～30%。典型的症状为直立位头痛,而平卧后则好转。疼痛多为枕部、顶部,偶尔也伴有耳鸣、畏光。女性的发生率高于男性,发生率与年龄成反比,与穿刺针的直径呈正比。直入法引起的脑脊液漏出多于旁入法,头痛发生率也高于旁入法。

治疗脊麻后头痛的措施包括以下几方面。

(1)镇静、卧床休息及补液:80%～85%脊麻后头痛患者,5 d 内可自愈。补液的目的是增加脑脊液的量,使其生成量多于漏出量,脑脊液的压力可逐渐恢复正常。据报道脊麻后头痛的患者,50%的人症状轻微,不影响日常生活,35%的人有不适,需卧床休息,15%的人症状严重,甚至不能坐起来进食。

(2)一般治疗:①饮用大量含咖啡因的饮料,如茶、咖啡、可口可乐等;②维生素 C 500 mg 和氢化可的松 50 mg 加入 5%葡萄液 500 mL 静脉滴注,连续 2～3 d;③必要时静脉输注低渗盐水;④口服解热镇痛药,咖啡因。

(3)硬膜外生理盐水输注:硬膜外输注生理盐水也可用于治疗脊麻后头痛,单次注射生理盐水并不能维持较高的硬膜外压力,而可防止持续脑脊液外漏。

(4)硬膜外充填血:经上述保守治疗 24 h 后仍无效,可使用硬膜外充填血疗法。通过硬膜外充填血以封住脊膜的穿刺孔,防止脑脊液外漏。置针于原穿刺点附近的硬膜外间隙,无菌注入 10～20 mL 自体血,这种方法有效率达 90%～95%。如疼痛在 24 h 后未减轻,可重复使用。如经 2 次处理仍无效,应重新考虑诊断。硬膜外充填血可能会引起背痛等不适,但与其有关的严重并发症尚未见报道。

(5)背痛:脊麻后严重的背痛少见。穿刺时骨膜损伤、肌肉血肿、韧带损伤及反射性肌肉痉挛均可导致背痛。手术时间长和截石位手术因肌肉松弛可能导致腰部韧带劳损。尽管住院患者脊麻后背痛发生率低,而门诊年轻患者脊麻后背痛发生率高达 32%～55%,其中约有 3%患者诉背痛剧烈。处理办法包括休息、局部理疗及口服止痛药,如背痛由肌肉痉挛所致,可在痛点行局麻药注射封闭治疗。通常脊麻后背痛较短暂,经保守治疗后 48 h 可缓解。

(6)神经损伤。

比较少见。在同一部位多次腰穿容易损伤,尤其当进针方向偏外侧时,可刺伤脊神经根。脊神经被刺伤后表现为 1 或 2 根脊神经根炎的症状,除非有蛛网膜下腔出血,一般不会出现广泛性脊神经受累。最常见神经损伤包括以下方面。

短暂性神经综合征:发病率 4%~33%,可能与下列因素有关:①局麻药的脊神经毒性,利多卡因刺激神经根引起的神经根炎,浓度高和剂量大则危险增加;②穿刺损伤;③神经缺血;④手术体位使坐骨神经过度牵拉;⑤穿刺针尖位置或添加葡萄糖使局麻药分布不均。临床表现:短暂性神经综合征称为亚临床神经毒性的表现,在麻后 4~5 h 出现腰背痛向臀部、小腿放射或感觉异常,通常为中等度或剧烈疼痛,查体无明显运动和反射异常,持续 3~5 d,一周之内可恢复。无后遗运动感觉损害,脊髓与神经根影像学检查和电生理无变化。应用激素、营养神经药、氨丁三醇或非甾体类抗炎药(非类固醇抗炎药)治疗有效。

马尾综合征相关危险因素包括:①患者原有疾病,脊髓炎症、肿瘤等;②穿刺或导管损伤;③高血压、动脉硬化、脑梗及糖尿病等;④局麻药的浓度过高或局麻药的神经毒性;⑤脊髓动脉缺血;⑥椎管狭窄、椎间盘突出。以 $S_{2\sim4}$ 损伤引起的症状为主,如膀胱、直肠功能受损和会阴部知觉障碍,严重者大小便失禁;当 L_5S_1 受累时可表现为鞍型感觉障碍;进一步发展可能导致下肢特别是膝以下部位的运动障碍,膝反射、跟腱反射等也可减弱或消失。

发现周围神经损伤,需要积极防治。预防:按指南正规操作,减少穿刺针与操作不当引起的损伤;预防感染,严格无菌技术;控制适当的局麻药浓度和剂量;严格掌握适应证和禁忌证,如老年病患者伴发高血压、动脉硬化、糖尿病和椎管狭窄及椎间盘突出,有明显下肢疼痛与麻木,或肌力减弱,均应慎用或不用椎管内麻醉。治疗:①药物治疗包括大剂量甲泼尼龙冲击疗法;②维生素 B_1 和甲钴胺等;③止痛:消炎镇痛药和三环抗抑郁药和神经阻滞;④高压氧治疗、康复治疗:包括电刺激、穴位电刺激、激光、自动运动和被动运动疗法等。

(7)化学或细菌性污染:局麻药被细菌、清洁剂或其他化学物质污染可引起神经损伤。用清洁剂或消毒液清洗脊麻针头,可导致无菌性脑膜炎。严格无菌技术和使用一次性脊麻用具即可避免无菌性脑膜炎和细菌性脑膜炎。

(8)持久性的神经损害:极罕见。多由于误注入药液引起化学性刺激或细菌感染导致的脑膜炎、蛛网膜炎、脊髓炎和马尾综合征。阻滞时较长时间的低血压,也可能脊髓前根动脉损伤或严重低血压,可能导致脊髓供血不足,诱发脊髓前动脉综合征。

三、硬膜外间隙阻滞

将局麻药注入硬脊膜外间隙,阻滞脊神经根,使其支配的区域产生暂时性麻痹,称为硬膜外间隙阻滞。

(一)适应证和禁忌证

1.适应证

(1)外科手术:因硬膜外穿刺上至颈段、下至腰段,通过给药可阻滞这些脊神经所支配的相应区域,理论上讲,硬膜外阻滞可用于除头部以外的任何手术。但从安全角度考虑,硬膜外阻滞主要用于腹部及以下的手术,包括泌尿、妇产及盆腔和下肢手术。颈部、上肢及胸部虽可应用,但风险较大和管理复杂。胸部、上腹部手术,目前已不主张单独应用硬膜外阻滞,可用硬膜外阻滞复合全麻。

(2)镇痛:包括产科镇痛、术后镇痛及一些慢性疼痛和癌痛的镇痛可用硬膜外阻滞。

2.禁忌证

(1)低血容量:由于失血、血浆或体液丢失导致的低血容量,机体常常通过全身血管收缩来代偿以维持正常的血压,一旦给予硬膜外阻滞,其交感阻滞作用使血管扩张,迅速导致严重的低血压。

(2)穿刺部位感染,可能使感染播散。

(3)菌血症,可能导致硬膜外脓肿。

(4)凝血障碍和抗凝治疗,血小板计数低于 $75 \times 10^9 / L$,容易引起硬膜外腔出血、硬膜外腔血肿。

(5)颅内高压及中枢神经疾病。

(6)脊椎解剖异常和椎管内疾病。

(二)硬膜外间隙阻滞穿刺技术

1.穿刺前准备

麻醉前可给予巴比妥类或苯二氮䓬类药物;也可用阿托品,以防心率减慢,术前有剧烈疼痛者适量使用镇痛药。准备好常规硬膜外穿刺用具。

2.穿刺体位及穿刺部位

穿刺体位有侧卧位及坐位两种,临床上主要采用侧卧位,具体要求与蛛网膜阻滞法相同。穿刺点应根据手术部位选定,一般取支配手术范围中央的相应棘突间隙(表 3-2)。

表 3-2　手术部位与穿刺间隙

手术部位	穿刺间隙	导管方向
胸部手术	$T_{2 \sim 6}$	向头
上腹部手术	$T_{8 \sim 10}$	向头
中、下腹部手术	$T_{10} \sim L_1$	向头
盆间隙手术	$T_{12} \sim L_4$	向头或向尾
会阴	$L_{3 \sim 4}$	向尾
下肢手术	$L_{2 \sim 4}$	向尾

3.操作方法

(1)穿刺方法:硬膜外间隙穿刺术有直入法和旁正中法两种。颈椎、胸椎上段及腰椎的棘突相互平行,多主张用直入法,穿刺困难时可用旁正中法。胸椎的中下段棘突呈叠瓦状,间隙狭窄,老年人棘上韧带钙化、脊柱弯曲受限制者,宜用旁正中法。穿透黄韧带有阻力骤失感,即提示已进入硬膜外间隙。由于硬膜外静脉、脊髓动脉、脊神经根均位于硬膜外间隙的外侧,而且硬膜外的外侧间隙较狭窄,此法容易损伤这些组织,因此,穿刺针必须尽可能正确对准硬膜外间隙后正中部位。

(2)确定穿刺针进入硬膜外间隙的方法。①黄韧带突破感:由于黄韧带比较坚韧及硬膜外间隙为一个潜在的间隙隙,硬膜外穿刺针进入黄韧带的一瞬间会有一种突破感;②黄韧带阻力消失:穿刺针抵达黄韧带后,用注射器抽取 2~3 mL 生理盐水并含有一个小气泡,与穿刺针连接,缓慢进针并轻推注射器,可见气泡压缩,也不能推入液体,继续进针直到阻力消失,针筒内的小气泡变形,且无阻力地推入液体,表明已进入硬膜外间隙,但禁止注入空气;③硬膜外间隙负压:可用悬滴法和玻管法进行测试,硬膜外穿刺针抵达黄韧带时,在穿刺针的尾端悬垂一滴生理盐水或

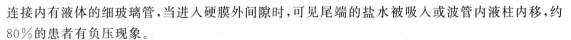

连接内有液体的细玻璃管,当进入硬膜外间隙时,可见尾端的盐水被吸入或波管内液柱内移,约80%的患者有负压现象。

(3)放置硬膜外导管:先测量皮肤至硬膜外间隙的距离,然后用左手固定针的位置,右手安置导管约 15 cm。然后左手退针,右手继续送入导管,调整导管深度留置硬膜外间隙内为 3~4 cm 并固定导管。

(三)常用药物

用于硬膜外阻滞的局麻药应该具备弥散性强、穿透性强、毒性小,且起效时间短,维持时间长等特点。目前常用的局麻药有利多卡因、丁卡因、罗哌卡因及丁哌卡因。利多卡因作用快,5~12 min即可发挥作用,在组织内浸透扩散能力强,所以阻滞完善,效果好,常用 1‰~2‰浓度,作用持续时间为 1~1.5 h,成年人一次最大用量为 400 mg。丁卡因常用浓度为 0.25‰~0.33‰,10~15 min起效,维持时间达 3~4 h,一次最大用量为 60 mg。罗哌卡因常用浓度为 0.5‰~1‰,5~15 min起效,维持时间达 2~4 h。丁哌卡因常用浓度为 0.5‰~0.75‰,4~10 min起效,可维持 4~6 h,但肌肉松弛效果只有 0.75‰溶液才满意。

决定硬膜外阻滞范围的最主要因素是药物的容量,而决定阻滞深度及作用持续时间的主要因素则是药物的浓度。根据穿刺部位和手术要求的不同,应对局麻药的浓度作不同的选择。常用的局麻药及特性见表3-3。可用一种局麻药,也可用两种局麻药混合,最常用的混合液是利多卡因(1‰~1.6‰)丁哌卡因(0.375‰~0.5‰)或丁卡因(0.15‰~0.3‰),以达到阻滞作用起效快、持续时间长和降低局麻药毒性的目的。

表 3-3 常用的药物

药名	浓度(%)	剂量(mg)	起效时间(min)	持续时间(h)
利多卡因	1~2	150~400	3~5	0.5~1.5
罗哌卡因	0.5~1	30~300	5~15	2.0~4.0
丁哌卡因	0.25~0.75	37.5~225	5~15	2.0~4.0
丁卡因	0.15~0.33	150~300	5~10	2.0~4.0
氯普鲁卡因	2~3	200~900	3~5	0.5~1.5

(四)硬膜外阻滞的管理

1.影响阻滞平面的因素

(1)穿刺部位:胸部硬膜外间隙比腰部的硬膜外间隙小,因此胸部硬膜外间隙药物剂量比较小,其阻滞范围与穿刺间隙密切相关。腰部硬膜外间隙较大,注药后往头尾两端扩散,尤其 L_5 和 S_1 间隙,由于神经较粗,阻滞作用出现的时间延长或不完全。

(2)局麻药剂量:通常需要 1~2 mL 容量的局麻药阻断一个椎间隙。药物剂量随其浓度不同而不同。一般较大剂量的低浓度局麻药能产生较广平面的浅部感觉阻滞,但运动和深部感觉阻滞作用较弱。而高浓度局麻药则肌松较好。持续硬膜外阻滞法,追加剂量通常为初始剂量的一半,追加时间为阻滞平面减退两个节段时,追加注药量可增加其沿纵轴扩散范围。容量愈大,注速愈快,阻滞范围愈广,反之,则阻滞范围窄,但临床实践证明,快速注药对扩大阻滞范围的作用有限。

(3)导管的位置和方向:导管向头侧时,药物易向头侧扩散;向尾侧时,则可多向尾侧扩散1~2个节段,但仍以向头侧扩散为主。如果导管偏于一侧,可出现单侧麻醉,偶尔导管置入椎间孔,则只能阻滞几个脊神经根。

(4)患者的情况。①年龄、身高和体重:随着年龄的增长,硬膜外间隙变窄,婴幼儿、老年人硬膜外间隙小,用药量须减少;身高与剂量相关,身材较矮的患者约需 1 mL 容量的局麻药可阻滞一个节段,身材较高的患者需 1.5～2 mL 阻滞一个节段;体重与局麻药的剂量关系并不密切。②妊娠妇女:由于腹间隙内压升高,妊娠后期下腔静脉受压,增加了硬膜外静脉丛的血流量,硬膜外间隙变窄,药物容易扩散,用药剂量需略减少。③腹腔内肿瘤、腹水患者也需减少用药量。④某些病理因素,如脱水、血容量不足等,可加速药物扩散,用药应格外慎重。

(5)体位:体位与药物的关系目前尚未找到科学依据。但临床实践表明,由于药物比重的关系,坐位时低腰部与尾部的神经容易阻滞。侧卧位时,下侧的神经容易阻滞。

(6)血管收缩药:局麻药中加入血管收缩药减少局麻药的吸收,降低局麻药的毒性反应,并能延长阻滞时间,但丁哌卡因中加入肾上腺素并不延长作用时间。控制肾上腺素浓度为 1∶500 000～1∶400 000(2.0～2.5 μg/mL)。禁忌证:①糖尿病,动脉粥样硬化,肿瘤化学治疗患者;②神经损伤,感染或其他病理性改变;③术中体位,器械牵拉挤压神经;④严重内环境紊乱,如酸碱平衡失调等。

(7)局麻药 pH:局麻药大多偏酸性,pH 在 3.5～5.5。在酸性溶液中,局麻药的理化性质稳定并不利于细菌的生长。但由于局麻药的作用原理是以非离子形式进入神经细胞膜,在酸性环境中,局麻药大多以离子形式存在,药理作用较弱。

(8)阿片类药物:局麻药中加入芬太尼 50～100 μg,通过对脊髓背角阿片类受体的作用,加快局麻药的起效时间,增强局麻药的阻滞作用,延长局麻药的作用时间。

2.术中管理

硬膜外间隙注入局麻药 5～10 min,在穿刺部位的上下各 2、3 节段的皮肤支配区可出现感觉迟钝;20 min 内阻滞范围可扩大到所预期的范围,麻醉也趋完全。针刺皮肤测痛可得知阻滞的范围和效果。除感觉神经被阻滞外,交感神经、运动神经也会被阻滞,由此可引起一系列生理紊乱。同脊麻一样,最常见的是血压下降、呼吸抑制和恶心呕吐。因此术中应注意麻醉平面,密切观察病情变化,及时进行处理。

(五)并发症

1.局麻药全身中毒反应

由于硬膜外阻滞通常需大剂量的局麻药(5～8 倍的脊麻剂量),容易导致全身中毒反应,尤其是局麻药误入血管内更甚。局麻药通过稳定注药部位附近的神经纤维的兴奋性膜电位,从而影响神经传导,产生麻醉作用。如果给予大剂量的局麻药,尤其是注药过快或误入血管内时,其血浆浓度达到毒性水平,其他部位(如大脑、心肌)的兴奋性膜电位也受影响,即会引发局麻药的毒性反应。

大脑比心脏对局麻药更敏感,所以局麻药早期中毒症状与中枢神经系统有关。患者可能首先感觉舌头麻木、头晕、耳鸣,有些患者表现为精神错乱,企图坐起来并要拔掉静脉输液针,这些患者往往被误认为癔症发作。随着毒性的增加,患者可以有肌颤,肌颤往往是抽搐的前兆,病情进一步发展,患者可出现典型的癫痫样抽搐。如果血药浓度继续升高,患者迅速出现缺氧、发绀和酸中毒,随之而来的是深昏迷和呼吸停止。

如果血药浓度非常高,可能出现心血管毒性反应。局麻药可直接抑制心肌的传导和收缩,对血管运动中枢及血管床的作用可能导致严重的血管扩张,表现为低血压、心率减慢,最后可能导

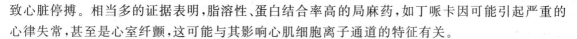

致心脏停搏。相当多的证据表明,脂溶性、蛋白结合率高的局麻药,如丁哌卡因可能引起严重的心律失常,甚至是心室纤颤,这可能与其影响心肌细胞离子通道的特征有关。

2.误入蛛网膜下腔

硬膜外阻滞的局麻药用量远高于脊麻的用药量,如果局麻药误入蛛网膜下腔,可能导致阻滞平面异常升高或全脊麻。

(1)症状和体征:全脊麻的主要特征是注药后迅速发展的广泛的感觉和运动神经阻滞。由于交感神经被阻滞,低血压是最常见的表现。如果颈3、颈4和颈5受累,可能出现膈肌麻痹,加上肋间肌麻痹,可能导致呼吸衰竭甚至呼吸停止。随着低血压及缺氧,患者可能很快意识不清、昏迷。如用药量过大,症状典型,诊断不难,但须与引起低血压和昏迷的其他原因进行鉴别开来,如迷走-迷走昏厥。当用药量较少时(如产科镇痛),可能仅出现异常高平面的麻醉,这往往就是误入蛛网膜下腔的表现。

(2)处理:全脊麻的处理原则是维持患者循环及呼吸功能。患者神志消失,应行气管插管人工通气,加速输液以及滴注血管收缩药升高血压。若能维持循环功能稳定,30 min 后患者可清醒。全脊麻持续时间与使用的局麻药有关,利多卡因可持续 1～1.5 h,而丁哌卡因持续 1.5～3.0 h。尽管全脊麻来势凶猛,影响患者的生命安全,但只要诊断和处理及时,大多数患者均能恢复。

(3)预防措施。

预防穿破硬膜:硬膜外阻滞是一种盲探性穿刺,所以要求熟悉有关椎管解剖,操作应轻巧从容,用具应仔细挑选,弃掉不适合用的穿刺针及过硬的导管。对于那些多次接受硬膜外阻滞、硬膜外间隙有粘连者或脊柱畸形有穿刺困难者,不宜反复穿刺以免穿破硬膜。老年人、小儿的硬膜穿破率比青壮年高,所以穿刺时尤其要小心。一旦穿破硬膜,最好改换其他麻醉方法,如全麻或神经阻滞。

应用试验剂量:强调注入全量局麻药前先注入试验剂量,观察 5～10 min 有无脊麻表现,改变体位后若须再次注药也应再次注入试验剂量。首次试验剂量不应大于 3～5 mL。麻醉中若患者发生躁动可能使导管移位而刺入蛛网膜下腔。有报道硬膜外阻滞开始时为正常的节段性阻滞,以后再次注药时出现全脊麻,经导管抽出脑脊液,说明在麻醉维持期间导管还会穿破硬膜进入蛛网膜下腔。

3.误入硬膜下间隙

局麻药误入硬膜和蛛网膜之间的间隙,即硬膜下间隙阻滞。由于硬膜下间隙为一潜在间隙,小量的局麻药进入即可在其中广泛弥散,出现异常的高平面阻滞,但起效时间比脊麻慢,因硬膜下间隙与颅内蛛网膜下腔不通,除非出现严重的缺氧,一般不至于引起意识消失。颈部硬膜外阻滞时误入的机会更多些。

4.导管折断

这是连续硬膜外阻滞的并发症之一,发生率为 0.057%～0.2%。其原因为以下几点。①穿刺针割断:遇导管尖端越过穿刺针斜面后不能继续进入时,正确的处理方法是将穿刺针连同导管一并拔出,然后再穿刺,若错误地将导管拔出,已进入硬膜外间隙的部分可被锐利的穿刺针斜面切断;②导管质地较差:导管质地或多次使用后易变硬变脆,近来使用的大多为一次性导管可防止导管折断。如果导管需要留置,应采用聚四氯乙烯为原料的导管,即便如此留置导管也不宜超过 72 h,若需继续保留者应每 3 d 更换一次导管。导管穿出皮肤的部位,应用棉纤维衬垫,避免导管在此处呈锐角弯曲。

处理:传统的原则是体内存留异物应尽可能取出,但遗留的导管残端不易定位,即使采用不透X线的材料制管,在X线片上也很难与骨质分辨,致手术常遭失败。而残留导管一般不会引起并发症,无活性的聚四乙烯导管取出时,会造成较大创伤,所以实无必要进行椎板切除手术以寻找导管。大量临床经验证明即使进行此类手术也很难找到导管。最好的办法是向患者家属说明,同时应继续观察。如果术毕即发生断管,且导管断端在皮下,可在局麻下作小切口取出。

5.拔管困难

拔管困难时不可用力硬拔。应采用以下方法:①告知患者放松,侧卧位,头颈部和双下肢尽量向前屈曲,试行拔管,用力适可而止;②导管周围肌肉注入1%利多卡因后试行拔管;③也可从导管内插入钢丝(钢丝尖端不可进入硬膜外间隙)试行拔管;④必要时使用镇静药或全麻肌松(喉罩通气)状态下拔管。

6.异常广泛阻滞

注入常规剂量局麻药后,出现异常广泛的脊神经阻滞现象,但不是全脊麻。因阻滞范围虽广,但仍为节段性,骶神经支配区域,甚至低腰部仍保持正常。临床特点是高平面阻滞总是延缓地发生,多出现在注完首量局麻药后20~30 min,常有前驱症状如胸闷、呼吸困难、说话无声及烦躁不安,继而发展至通气严重不足,甚至呼吸停止,血压可能大幅度下降或无多大变化。脊神经阻滞常达12~15节段,但仍为节段性。

异常广泛的脊神经阻滞有两种常见的原因,包括前述的硬膜下间隙阻滞以及异常的硬膜外间隙广泛阻滞。硬膜外间隙异常广泛阻滞与某些病理生理因素有关,下腔静脉回流不畅(足月妊娠及腹部巨大肿块等),硬膜外间隙静脉丛怒张,老年动脉硬化患者由于退行性变及椎间孔闭锁,均使硬膜外有效容积减少,常用量局麻药阻滞平面扩大。足月妊娠比正常情况时麻醉平面扩大30%,老年动脉硬化患者扩大25%~42%。若未充分认识此类患者的特点,按正常人使用药量,会造成相对逾量而出现广泛的阻滞。预防的要点是对这类患者要相应减少局麻药用量,有时减至正常人用量的1/3~1/2。

7.硬膜穿破和头痛

硬膜穿破是硬膜外阻滞最常见的意外和并发症。据报道,其发生率高达1%。硬膜穿破除了会引起阻滞平面过高及全脊麻外,最常见的还是头痛。由于穿刺针孔较大,穿刺后头痛的发生率较高。头痛与患者体位有关,即直立位头痛加剧而平卧后好转,所以容易诊断。头痛常出现于穿刺后6~72 h,头痛的原因与脑脊液漏入硬膜外间隙有关。一旦出现头痛,应认真对待,因这种头痛可使日常生活受累,甚至可能导致颅内硬膜下血肿。

尽管有许多不同的方法处理穿刺后头痛,但毫无疑问,最有效的方法是硬膜外注入自体血进行充填治疗,一旦诊断为穿刺后头痛,应尽快行硬膜外血充填治疗,治疗越早效果越好。抽取自体血10~15 mL,注入硬膜外腔,不需要在血中加入抗凝剂,因靠凝血块来堵塞穿刺孔。操作时注意无菌技术,有效率达90%。

8.神经损伤

硬膜外阻滞后出现持久的神经损伤比较罕见。引起神经损伤的四个主要原因为:操作损伤、脊髓前动脉栓塞、粘连性蛛网膜炎及椎管内占位性病变引起的脊髓压迫。

(1)操作损伤。

通常由穿刺针及硬膜外导管所致。患者往往在穿刺时就感觉疼痛,神经纤维的损伤可能导致持久的神经病变,但大多数患者的症状,如截瘫、疼痛、麻木,均可在数周内缓解。损伤的严重程度与损伤部位有关,胸段及颈段的脊髓损伤最严重。

损伤可能伤及脊神经根和脊髓。脊髓损伤早期与神经根损伤的鉴别点为:①神经根损伤当时有"触电"或痛感,而脊髓损伤时为剧痛,偶伴一过性意识障碍;②神经根损伤以感觉障碍为主,有典型"根痛",很少有运动障碍;③神经根损伤后感觉缺失仅限于1～2根脊神经支配的皮区,与穿刺点棘突的平面一致,而脊髓损伤的感觉障碍与穿刺点不在同一平面,颈部低一节段,上胸部低二节段,下胸部低三节段。

神经根损伤根痛以伤后3d内最剧,然后逐渐减轻,2周内多数患者症状缓解或消失,遗留片状麻木区数月以上,采用对症治疗,预后较好。而脊髓损伤后果严重,若早期采取积极治疗,可能不出现截瘫,或即使有截瘫,恰当治疗也可以使大部分功能恢复。治疗措施包括脱水治疗,以减轻水肿对脊髓内血管的压迫及减少神经元的损害,皮质类固醇能防止溶酶体破坏,减轻脊髓损伤后的自体溶解,应尽早应用。

(2)脊髓前动脉栓塞:脊髓前动脉栓塞可迅速引起永久性的无痛性截瘫,因脊髓前侧角受累(缺血性坏死),故表现以运动功能障碍为主的神经症状。脊髓前动脉实际上是一根终末动脉,易遭缺血性损害。诱发脊髓前动脉栓塞的因素有:严重的低血压、钳夹主动脉、局麻药中肾上腺素浓度过高,引起血管持久痉挛及原有血管病变者(如糖尿病)。

(3)粘连性蛛网膜炎:粘连性蛛网膜炎是严重的并发症,患者不仅有截瘫,而且有慢性疼痛。通常由误注药物入硬膜外间隙所致,如氯化钙、氯化钾、硫喷妥钠及各种去污剂误注入硬膜外间隙会并发粘连性蛛网膜炎。其他药物的神经毒性:晚期癌性疼痛患者椎管内长期、大剂量应用吗啡,需注意其神经毒性损害。瑞芬太尼因含甘氨酸对神经有毒性,不可用于硬膜外或鞘内给药。实验研究证明右美托咪定注入硬膜外间隙对局部神经髓鞘有损害。如氯胺酮含氯化苄甲乙氧胺等杀菌或防腐剂,可引起神经损伤。粘连性蛛网膜炎的症状是逐渐出现的,先有疼痛及感觉异常,以后逐渐加重,进而感觉丧失。运动功能改变从无力开始,最后发展到完全性弛缓性瘫痪。尸检可以见到脑脊膜上慢性增生性反应,脊髓纤维束及脊神经腹根退化性改变,硬膜外间隙及蛛网膜下腔粘连闭锁。

(4)脊髓压迫。

引起脊髓压迫的原因为硬膜外血肿及硬膜外脓肿,其主要临床表现为严重的背痛。硬膜外血肿的起病快于硬膜外脓肿,两者均需尽早手术减压。

硬膜外间隙有丰富的静脉丛,穿刺出血率为2%～6%,但形成血肿出现并发症者,其发生率仅为0.0013%～0.006%。形成血肿的直接原因是穿刺针尤其是置入导管的损伤,促使出血的因素有患者凝血机制障碍及抗凝血治疗。硬膜外血肿虽罕见,但在硬膜外阻滞并发截瘫的原因中占首位。开始时背痛,短时间后出现肌无力及括约肌功能障碍,最后发展到完全性截瘫。诊断主要依靠脊髓受压迫所表现的临床症状及体征,椎管造影、计算机断层扫描或磁共振对于明确诊断很有帮助。预后取决于早期诊断和及时手术,手术延迟者常致永久残疾,故争取时机尽快手术减压为治疗的关键(8h内术后效果较好)。预防硬膜外血肿的措施有:有凝血障碍及正在使用抗凝治疗的患者应避免椎管内麻醉;穿刺及置管时应轻柔,切忌反复穿刺;万一发生硬膜外腔出血,可用生理盐水多次冲洗,待血色回流变淡后,改用其他麻醉。

硬膜外脓肿为硬膜外间隙感染所致。经过1～3d或更长的潜伏期后出现头痛、畏寒及血白细胞计数增多等全身征象。局部重要症状是背痛,其部位常与脓肿发生的部位一致,疼痛很剧烈,咳嗽、弯颈及屈腿时加剧,并有叩击痛。在4～7d出现神经症状,开始为神经根受刺激出现的放射状疼痛,继而肌无力,最终截瘫。与硬膜外血肿一样,预后取决于手术的早晚,凡手术延迟者可致终身瘫痪。硬膜外脓肿的治疗效果较差,应强调预防为主,麻醉用具及药品应严格无菌,遵守无菌操作规程。凡局部有感染或有全身性感染疾病者(败血症),应禁行硬膜外阻滞。

（六）骶管阻滞

硬膜外间隙在骶管的延续部分是骶管间隙,该间隙末端终止于骶裂孔。骶管阻滞是经骶裂孔穿刺进入骶管后将局麻药注入该间隙产生该部脊神经阻滞。

1.适应证

适应证包括:①肛门会阴部手术;②小儿下腹部及腹股沟手术;③连续骶管阻滞可用于术后镇痛;④疼痛治疗,如椎间盘突出压迫神经引起下肢急慢性疼痛,可从骶管注入局麻药和激素。

2.解剖和穿刺方法

确定骶裂孔的骨性标志是位于骶裂孔两侧的骶骨角（S_3 的下关节突）,骶裂孔为骶尾韧带覆盖。骶管间隙内有脂肪、骶神经、静脉丛及硬膜囊。硬膜囊的终止平面相当于 S_2 下缘。针尖穿过骶尾韧带进入骶管时有突破感,针穿过骶尾韧带进入骶管间隙后进针角度与构成骶管的骨板相平行,约与皮肤呈角 $70°\sim80°$针尖深度不超过 S_2 水平。新生儿硬膜囊终止水平在 S_4,因此进针深度更浅。穿刺成功后与硬膜外阻滞一样要确认穿刺针在硬膜外间隙内,避免针已穿破硬膜进入蛛网膜下间隙或针尖在静脉内。

3.注意事项

（1）严格无菌操作,以免感染。

（2）穿刺针位于正中线,并不可太深,以免损伤血管或穿破硬膜。

（3）试验剂量 $3\sim5$ mL。

（4）预防局麻药进入蛛网膜下间隙或误注入血管。

（5）骶管先天畸形较多,容量差异也大,一般 $15\sim20$ mL。阻滞范围很难预测。

四、腰硬联合麻醉

蛛网膜下间隙和硬膜外间隙联合阻滞简称腰硬联合麻醉。腰硬联合麻醉（combined spinal-epidural anesthesia,CSEA）是脊麻与硬膜外麻醉融为一体的麻醉方法,优先用脊麻方法的优点是起效快、阻滞作用完全、肌松满意,应用硬膜外阻滞后阻滞时间不受限制并可行术后镇痛,同时减少局麻药的用药量和不良反应,降低并发症的发生率。CSEA 已广泛应用于下腹部及下肢手术麻醉及镇痛,尤其是剖宫产手术。但 CSEA 也不可避免地存在脊麻和硬膜外麻醉的缺点。

（一）实施方法

1.穿刺针

穿刺针常用的为蛛网膜下腔与硬膜外腔联合阻滞套管针,其硬膜外穿刺针为 17G,距其头端 $1\sim2$ cm 处有一侧孔,蛛网膜下腔穿刺针可由此通过。蛛网膜下腔穿刺针为 $25\sim27$G 的笔尖式穿刺针（图 3-1）。

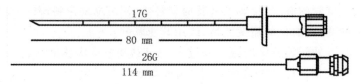

图 3-1　蛛网膜下腔与硬膜外腔联合阻滞套管针

2.穿刺方法

穿刺间隙为 $L_{2\sim3}$ 或 $L_{3\sim4}$。先用硬膜外穿刺针行硬膜外腔穿刺后,再经硬膜外穿刺针置入 25G 或 26G 的蛛网膜下腔穿刺针,穿破硬膜时有轻轻的突破感,拔出针芯后有脑脊液缓慢流出。蛛网膜下腔穿刺针的侧孔一般朝向患者头端,有利于脑脊液的流出。在蛛网膜下腔内注入局麻药后,拔出蛛网膜下腔的穿刺针。然后置入硬膜外导管,留置导管 3~4 cm,退针、固定导管。患者平卧测试和调整阻滞平面,同时注意监测血流动力学变化,低血压和心动过缓者应及时处理。待蛛网膜下腔阻滞作用开始消退,如手术需要,经硬膜外导管注入局麻药行硬膜外阻滞。

3.用药方法

由于蛛网膜下间隙阻滞作用开始消退时,开始硬膜外间隙注药。因此,无法观察硬膜外试验剂量及其效应,一般采用分次注药方法或持续注药方法(4~6 mL/h)。同时严密观察是否有全脊麻的征象,及局麻药毒性反应。联合穿刺时,硬膜外导管可能误入蛛网膜下腔,通常有脑脊液从导管内流出。因此每次硬膜外腔注药时,须回抽无脑脊液后再注药。并且蛛网膜下间隙与硬膜外间隙的局麻药用药剂量均较小,阻滞平面容易扩散,可能有一部分局麻药经硬膜孔渗入蛛网膜下腔,以及硬膜外间隙的压力改变后,局麻药易在蛛网膜下间隙扩散。

(二)注意事项

(1)硬膜外导管可能会误入蛛网膜下间隙,有脑脊液从导管内流出。因此每次硬膜外间隙注药时,须回抽无脑脊液后再注药。

(2)蛛网膜下间隙与硬膜外间隙的局麻药用药剂量均较小,但阻滞平面容易扩散。可能有一部分局麻药经硬膜破孔渗入蛛网膜下间隙(称为渗漏效应),以及注入局麻药后硬膜外间隙的压力改变,使蛛网膜下间隙的脑脊液容积相应减少,局麻药在蛛网膜下间隙容易扩散(称为容量效应)。多数研究认为容量效应是腰硬联合麻醉平面容易扩散的主要原因。

(3)实施 CSEA 在蛛网膜下间隙注入局麻药后,如出现硬膜外导管置入困难,会导致蛛网膜下间隙注药后恢复仰卧体位延迟。如果患者侧卧头低位,重比重液将向头侧移动,使阻滞平面过高,可能发生严重低血压,应严密监测并及时处理。如侧卧头高位,重比重液将向尾侧移动,使阻滞平面较低。

(4)穿刺成功后,患者转平卧位测试和调整阻滞平面,同时注意监测血流动力学变化,低血压和心动过缓应及时处理。脊麻丁哌卡因剂量一般 12 mg 左右,最多用至 15 mg。待蛛网膜下间隙阻滞作用固定,根据手术需要,经硬膜外导管注入局麻药行硬膜外阻滞。

(三)风险和并发症

1.阻滞平面异常广泛

CSEA 的阻滞范围较一般腰麻或硬膜外阻滞范围广,其原因:①注入硬膜外腔的局麻药经硬脊膜破损处渗入蛛网膜下腔;②硬膜外腔的负压消失,促使脑脊液中局麻药扩散;③硬膜外腔注入局麻药液容积增大,挤压硬脊膜,使腰骶部蛛网膜下腔压力增加,促使局麻药向头端扩散,阻滞平面可增加 3~4 个节段;④脑脊液从硬脊膜针孔溢出,使硬膜外腔的局麻药稀释、容量增加及阻滞平面升高;⑤局麻药在蛛网膜下腔因体位改变而向上扩散;⑥为补救腰麻平面不足,经硬膜外导管注入局麻药量过多。

临床上应尽量避免此类情况的发生,建议对策:①如蛛网膜下腔阻滞平面能满足整个手术需要,则术中硬膜外腔不需用药,仅作为术后镇痛;②硬膜外腔注药应在腰麻平面完全固定后再给予;③避免硬膜外腔一次注入大量局麻药,应分次给予。每次注药后都应测试阻滞平面,根据阻滞平面的高低决定是否继续注药及药量;④密切监测患者的生命体征,必要时加快血容量补充并适当应用升压药。

2.循环呼吸系统并发症

循环呼吸系统并发症主要与麻醉平面过高有关。蛛网膜下腔注入局麻药后,如阻滞平面过高,交感神经受到广泛阻滞,易引起低血压,严重者导致心搏骤停。当腰麻平面过高,尤其是肋间肌和膈肌出现麻痹时,将引起患者严重的呼吸抑制甚至呼吸停止。这种情况多因腰麻作用已开始,而硬膜外置管困难,阻滞平面已经升高,麻醉医师又没能及时发现所致。对老年、全身状况较差或有相对血容量不足的患者后果更为严重。因此,在 CSEA 操作过程中,一定要加强生命体征监测,合理应用局麻药,及时调控腰麻平面。若硬膜外腔置管困难,应及时放弃硬膜外置管并拔除硬膜外穿刺针。

3.神经并发症

(1)马尾综合征:主要表现为不同程度的大便失禁及尿道括约肌麻痹、会阴部感觉缺失和下肢运动能力减弱。引起该综合征的原因包括:①局麻药对鞘内神经直接毒性,与注入局麻药的剂量、浓度、种类及加入的高渗葡萄糖液和血管收缩药有关;术后镇痛在硬膜外腔导管部位局麻药持续作用;国外有大量蛛网膜下腔应用 5% 利多卡因后引起马尾综合征的报道。②压迫型损伤:如硬膜外血肿或脓肿。③操作时损伤。预防措施:最小有效剂量的局麻药;最低局麻药有效浓度,局麻药注入蛛网膜下腔前应适当稀释;注入蛛网膜下腔的葡萄糖液的终浓度不得超过 8%。

(2)短暂性神经综合征:表现为以臀部为中心向下肢扩散的钝痛或放射痛,部分患者同时伴有背部的疼痛,活动后疼痛可减轻,体格检查和影像学检查无神经学阳性改变。症状常出现在腰麻后的 12~36 h,2 d 至 2 w 内可缓解,非甾体抗炎药能有效缓解短暂性神经综合征引起的疼痛。病因尚不清楚,可能与注入蛛网膜下腔的局麻药剂量和浓度、穿刺时神经损伤以及手术体位等因素相关。

(3)穿刺时直接的神经根或脊髓损伤:应严格遵守操作规范,避免反复穿刺,硬膜外穿刺针刺到神经根或脊髓应立即放弃椎管内阻滞。

(4)硬脊膜穿破后头痛:腰硬联合麻醉因其独特的优点目前在临床上得到广泛应用,但仍要注意其可能的风险及并发症。因此,在操作时强调严格掌握适应证及操作规范,术中加强麻醉管理和监测,合理应用局麻药,及时发现和治疗并发症。

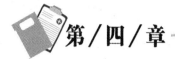

第／四／章

乳腺和甲状腺外科疾病

第一节 乳 头 炎

乳头由致密结缔组织构成,被复层鳞状上皮覆盖。乳头的表面皮肤对雌激素非常敏感,当雌激素缺乏时,乳头皮肤就会萎缩变薄,分娩后体内雌激素水平骤然下降,乳头皮肤也因而变薄,容易受损,哺乳时会产生一种灼痛感,因此乳头炎多见于哺乳期妇女。

一、病因

(1)抵抗力低下的产妇生产时体力消耗较大,因产后哺乳、照顾婴儿,休息较差,身体不易很快恢复,抗病力较低。另外,糖尿病患者身体免疫功能低下,也是容易患病的内因。

(2)乳头破损和婴儿吸吮的机械性刺激、咬伤或局部病变引起的乳头皲裂。

(3)细菌侵入并藏于乳房皮肤表面,当乳头损伤或皲裂后,便可从乳头破损处乘虚而入,引起感染。

二、临床表现

乳头炎可为单侧,亦可为双侧。主要表现为乳头红肿及皲裂,多为放射状小裂口,裂口可深可浅,深时可出血。裂口的干性分泌物可结成黄色痂皮,并发生干燥性疼痛,往往影响哺乳。婴儿吸吮时,剧痛难忍。患者多无发热、寒战等全身中毒症状,但极易发展为急性乳腺炎而使病情加重。

三、诊断

(1)哺乳期妇女,有婴儿咬伤史。

(2)局部症状:乳房红、肿、热、痛,严重者可见乳头皲裂,患侧腋窝淋巴结可有肿大。

(3)全身症状:寒战、高热、烦躁、乏力等。

(4)化验检查:血白细胞计数升高,特别是中性粒细胞数明显增加。

四、治疗

主要为局部治疗,重者可口服抗生素,停止直接向小儿授乳,用吸奶器将乳汁吸出喂养婴儿,也可将玻璃罩橡皮乳头放在乳头周围皮肤上哺乳。如炎症轻者,可在哺乳后局部敷药,哺乳前将药擦去。乳头皲裂处可用温盐水清洗,然后涂以抗生素软膏或食用油使皲裂处软化,使疼痛减轻,易于治愈,同时应避免进食刺激性食物。

五、预防与护理

(1)孕期要经常用温水清洗乳头,以增强皮肤的韧性。

(2)哺乳时,应将全部乳头塞入小儿口中,以免咬破乳头,不要让小儿含着乳头睡觉。

(3)授乳后应用清水洗净乳头,并用细软布衬于乳头前的乳罩内以免擦破乳头。

第二节 急性乳腺炎

急性乳腺炎是俗称"乳痈",多是由金黄色葡萄球菌感染所引起,乳腺的急性化脓性感染,几乎所有患者均是产后哺乳的产妇,初产妇尤为多见,发病多在产后 3~4 周。

其发病原因除产后全身免疫功能下降外,乳汁淤积和细菌入侵是两个重要因素。乳汁淤积有利于入侵细菌的生长繁殖。导致乳汁淤积的原因如下:①乳头发育不良(过小或内陷),妨碍哺乳;②乳汁过多或婴儿吸乳少,以致乳汁排空不畅;③乳管阻塞,影响排乳。

乳头破损,致使细菌沿淋巴管入侵是感染的主要途径。婴儿口含乳头而睡或婴儿患有口腔炎而吸乳,也有利于细菌直接侵入乳管。

一、临床表现

初期患者主要感觉乳房肿胀疼痛;患处出现有压痛的硬块,表面皮肤红热;同时可伴有全身性症状,如畏寒、发热、乏力等。病变如果继续发展,则上述症状加重,疼痛可呈搏动性,并出现寒战、高热、脉搏加快。患侧腋窝淋巴结常肿大,并有压痛。血白细胞计数明显增高。

乳腺急性炎症肿块常在数天内局限软化而形成脓肿。脓肿可位于浅表容易发现,也可位于深部需穿刺明确诊断。脓肿可为单房或多房;同一乳腺也可以同时有几个炎症病灶而先后形成几个脓肿。脓肿进一步发展,可向外溃破,或穿破乳管而自乳头流出脓液。向深部侵犯者则可穿至乳房与胸肌间的疏松组织中,形成乳房后脓肿。感染如不及时处理,严重时可并发败血症。

二、诊断要点

(1)哺乳期产妇(尤其是初产妇),出现乳房发胀,并有红、肿、热、痛感染征象。

(2)患乳检查有红肿、压痛、肿块,边界不清,如脓肿形成可有波动感,穿刺可抽出脓液。

(3)患者畏寒有发热、乏力等全身症状。血白细胞计数升高,中性粒细胞增加。

三、治疗

(一)脓肿形成前的治疗

1.停止哺乳

用吸乳器吸出乳汁,保证乳汁通畅排出。

2.局部理疗

局部热敷,每次 30 min,每天 3 次。亦可用红外线、超短波等治疗。水肿明显者可用 25%硫酸镁湿热敷,也可用金黄散或犁头草、蒲公英、金银花等鲜中草药捣烂外敷。

3.青霉素局部注射

皮试阴性后,将含有 100 万单位青霉素的等渗盐水 20 mL 注射在炎性肿块四周,可促使早期炎症消散,必要时每 4～6 h 可重复注射 1 次。

4.抗菌药物

根据病情不同给予红霉素、螺旋霉素口服或青霉素、头孢类抗生素肌内注射或静脉滴注。

(二)脓肿形成后的治疗

急性乳腺炎形成脓肿后应及时切开引流。脓肿切开应注意以下问题。

1.正确选择切口

为避免乳管损伤形成乳瘘,浅脓肿切口应按轮辐状方向切开;深部脓肿或乳房后间隙脓肿应取乳房下缘弧形切口,经乳房后间隙引流。乳晕下脓肿应做乳晕边缘的弧形切口。

2.及早发现深部脓肿

如果炎症明显而无波动感,应考虑深部脓肿的可能,及时进行穿刺,明确诊断。

3.正确处理多房脓肿

术中应仔细探查脓腔,分离隔膜。

4.引流通畅

引流位置要位于脓腔最低点。脓肿巨大时行对口引流。

四、注意事项

(1)避免乳汁淤积,防止乳头损伤,并保持其清洁是预防急性乳腺炎的关键。①妊娠期应经常用温水、肥皂水清洗双侧乳头,保持清洁;②乳头内陷,一般可经常挤捏、提拉矫正;③要养成定时哺乳习惯,不让婴儿含乳头而睡。每次哺乳应将乳汁吸空,如有淤积可用吸乳器或按摩将其排出,乳头如有破损,应及时治疗。

(2)急性乳腺炎后,应停止哺乳,但不一定要终止乳汁分泌,否则影响婴儿喂养,要根据炎症发展情况而定。如感染严重或脓肿引流后并发乳瘘,须终止乳汁分泌。

(3)终止乳汁分泌,可口服己烯雌酚 1～2 mg,每天 3 次,2～3 d;或肌内注射苯甲雌二醇,每次 2 mg,每天 1 次,至收乳为止。也可用炒麦芽 120 g 煎服,连服 3 d。

第三节 乳腺腺病

一、病因

乳腺腺病可能与卵巢功能紊乱雌激素刺激乳腺致使乳腺组织增生,但其确切病因仍不十分清楚。

二、病理

（一）病理分期

（1）早期：小叶增生期。

（2）中期：纤维腺病期。

（3）晚期：纤维化期。

（二）大体所见

标本为灰白色较坚硬的肿块，无包膜与周边乳腺组织分界不清，与乳腺癌病理标本很难鉴别。

（三）镜下所见

（1）早期：乳腺小叶内导管及腺泡均增生、数目增多，小叶体积增大，但乳腺小叶及小叶间纤维组织增生不明显，小叶间界限仍保持清楚，乳腺小叶结构仍存在。

（2）中期：除乳腺小叶内导管和滤泡的增生进一步加重外，乳腺小叶内及小叶间的纤维组织增生更加明显，肿块质地更加硬韧，小叶内导管腺泡继续增生，使小叶结构紊乱、形态消失。

（3）后期：小叶导管及腺泡受压变形逐渐萎缩呈现所谓硬化性腺病改变。再进一步发展，镜下可见实质性增生被纤维组织包裹，此时酷似浸润性乳腺癌。此种改变称为乳腺腺病瘤。这种晚期（纤维化期）病理特点是乳腺腺病早、中期病理表现已经消失。小叶完全失去了原有的结构和形态，被大量增生的纤维组织代替，致使管泡萎缩消失。

三、临床表现

乳腺腺病多发于20～50岁育龄期妇女，早期可出现一侧或双侧乳腺局限性肿块，伴有疼痛，但疼痛与月经周期无明确的关系。肿块一般在1～3 cm，质地较韧活动度不好，与周围腺体境界不清，多位于外上象限，可单发也可多发。部分患者伴有浆液性或血性乳头溢液。病变继续发展，肿块可以进一步增大，此时肿块很少伴有疼痛，质地也更加硬韧，活动度不佳。临床上极易和乳腺癌混淆。应认真鉴别。

四、治疗

乳腺腺病的治疗主要是外科手术，首先行肿块局部切除或乳腺区段切除，术中可做冰冻切片，如有恶变应按乳腺癌处理。如病变范围较广、累及乳腺大部可考虑行乳腺单侧切除术。

第四节　积　乳　囊　肿

积乳囊肿是因乳汁潴留而引起的囊肿，是乳腺不太常见的疾病，多单个发生，常在哺乳停止后被发现，以外上象限相对多见。它的发病原因是哺乳期，乳腺导管阻塞，乳汁无法排放、淤积而成。肉眼观，积乳囊肿一般在1～3 cm大小，椭圆形或圆形，囊壁厚薄不一，但比较完整，囊肿内包含有陈旧的乳汁或浓缩的如奶酪样的液体。显微镜下，囊肿由立方或扁平上皮细胞排列形成，由于脂类的刺激,可见细胞质空泡形成,囊壁常常纤维化。囊肿周围的间质中常有淋巴细胞的浸润,一旦囊肿破裂,囊内物质外溢,可以刺激周围组织,诱发炎性反应。

一、临床诊断

(一)临床表现

积乳囊肿发生于 20～40 岁的育龄妇女,往往在断乳后的数月到 2 年之间被发现,因为随着乳腺组织的日渐复原,乳房内的肿块逐渐显得格外容易被发现。妊娠的中后期也可以发生,但不常被发现。肿块常不大,往往在 1～3 cm,表面极光滑、活动,呈球形或椭圆形,质地稍硬,活动,与皮肤和胸壁无粘连,被覆皮肤也无水肿和颜色改变,一般无自觉痛,也无触痛,无乳头异常分泌物,与月经周期无关,无腋下淋巴结肿大。但个别有炎症反应时,它的表现可以类似乳腺炎,有红肿热痛,可以与周围组织有粘连及腋下淋巴结肿大。

(二)相关检查

乳腺 X 线摄影检查对积乳囊肿的诊断有意义。一般可见一个圆形或椭圆形的、边界光滑清楚的块影,可发生于乳房的任何部位。这个积乳囊肿在放大的图像中,呈现由脂肪和稠密的液体混合而成,而其中的一些斑驳影可能是乳汁凝结造成。但有时它们在图像上和一些其他的含有脂肪的病灶之间,又不太容易鉴别。这种情况可以借助 B 超帮助。

B 超下可以显示囊肿的情况,液性回声,完整的包膜,囊内呈均匀一致的等回声,中后部有增强的回声光点聚集,此为乳汁的细小凝结块所致。探头在肿块部位加压时,囊肿的形态可以有部分改变。

细针穿刺检查是最常用的。在积乳囊肿中,只要抽到像陈旧的乳汁样、黄白色或灰白色较稠的囊液,诊断就可以确定。有的病程较短者,抽出的囊内液和新鲜乳汁相似,在涂片上往往为脂性蛋白物质和泡沫状细胞。有继发感染时,囊内液浑浊,涂片可见较多炎性细胞。

二、鉴别诊断

(一)乳腺纤维腺瘤

乳腺纤维腺瘤是光滑活动的实性肿块,有时它呈分叶状,在乳腺 X 线摄影检查中,多呈均匀的密度增高影;在 B 超中,它为边界光滑的低回声区,探头在肿块上加压时纤维腺瘤不变形。穿刺活检有重要鉴别意义。

(二)乳腺癌

中后期的乳腺癌,由于有特征的表现,诊断不难,但早期的乳腺癌则易于与乳腺积乳囊肿发生混淆,癌性肿块坚硬,呈多形性,边界不清,表面欠光滑,常有酒窝征。在乳腺 X 线摄影检查中,有沙粒样钙化,不规则的块影,肿块边缘有毛刺等。

(三)乳腺囊性增生症

乳腺囊性增生症中有较大的囊肿发生时,也会出现类似的临床表现,但囊性增生症的囊肿常成串地多发,活动度较小,病员有周期性的乳房疼痛,往往双乳发生,增生部位常有触痛。针吸活检进针有涩针感,抽到的囊液是浆液状的,与乳汁样的积乳囊肿完全不同。

(四)乳腺囊肿

乳腺单纯囊肿和复合囊肿往往发生的时间和哺乳无关,部分乳腺囊肿有疼痛,部分和月经周期有关,最主要的鉴别在于穿刺所抽取的囊内液体的不同。

三、治疗

积乳囊肿的治疗很简单,就是细针穿刺,完全抽出囊内液,此项操作可以在 B 超下顺利完成。若是在医师掌控之下进行的,可以在穿刺一周后 B 超复查,以证实囊内液已消除。对于还需要生育的女性,或个别囊肿有反复炎症发作者,或囊肿不断增大者,可以考虑行乳腺积乳囊肿摘除术。

（一）穿刺抽液治疗

有些小囊肿能自行消退,或穿刺抽液后消退,故体积小、无症状的囊肿,可将囊内乳汁吸尽,继续观察。

（二）手术切除

较大的囊肿、抽吸治疗肿块不消者,有继发感染反复发作者,应手术切除。

(1)麻醉:一般用局麻,用皮内麻醉。即用 2％利多卡因,沿切口注射连续皮丘,呈一条线的皮内麻醉。

(2)做一与乳头呈放射状切口,切开皮肤、皮下、脂肪组织。

(3)用手指触找囊肿,触清囊肿后,用弯止血钳顺囊壁做钝性分离。分离中尽量不要分破囊肿。此时若患者有疼痛,可在囊肿周围的乳腺组织内,追加注射麻药。厚壁囊肿常可顺利剥下,一般多无困难,但剥离面应妥善止血。

(4)遇上较韧的粘连条索,不要强行分断,应用止血钳夹住切断结扎,因此类条索中,常有血管和乳管分支。

(5)薄壁囊肿一旦在分离中破裂,只要将囊壁清除完即可,无须切除乳腺正常组织。

(6)切除囊肿后的空腔,做间断缝合。皮下置橡皮引流条,逐层缝合切口,外加敷料包扎,24 h后拔除橡皮引流条,术后第9天拆线。

四、预防

本病的预防主要是在哺乳期,尽量减少乳汁淤积的发生,授乳时尽量排空乳汁,可以用手从乳房的四周向中央部位按摩,防止乳汁潴留。哺乳期应使用松紧合适的乳罩托起乳房。在乳房发生炎症时要积极治疗,以防对乳腺组织造成太大的损伤。对年轻女性进行外科手术时,应注意尽可能少地损伤导管。以上所说的几个方面都有助于减少积乳囊肿的发生。

第五节　乳　腺　囊　肿

乳腺囊肿是女性乳房的常见疾病,常多发也可以单发。它们被认为是由于小叶内组织不断地分泌液体或导管阻塞造成,也被认为是乳腺内液体的分泌和回吸收的失衡造成。本病多发生在30～50岁的女性和绝经后女性使用雌激素替代疗法者。

乳腺囊肿的发生原因不清楚,但一个女性在患有一个乳腺囊肿之后,将来发生另外数个囊肿的可能性增大,而且乳腺囊肿常常对内分泌水平的变化有反应,如绝经期或绝经后使用激素替代

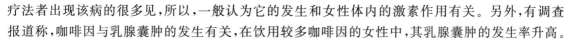

疗法者出现该病的很多见,所以,一般认为它的发生和女性体内的激素作用有关。另外,有调查报道称,咖啡因与乳腺囊肿的发生有关,在饮用较多咖啡因的女性中,其乳腺囊肿的发生率升高。

在病理上,乳腺囊肿的形成主要是由末梢导管高度扩张所致,临床上可见单个的较大的囊肿,也可以见到多个小的囊肿,囊壁较薄,光滑。其内壁一般衬有一层扁平上皮,无明显上皮增生。大囊肿因其内的压力升高而使得内衬上皮变扁,甚至完全萎缩消失,以致囊壁仅由拉长的肌上皮和胶原纤维构成,较小的囊肿则由立方或柱状上皮构成,上皮增生不明显。

一、临床诊断

(一)临床表现

(1)乳房肿块,可单个孤立发生,也可多个发生,多发与单发的比例大约在 3:1,可以缓慢长大,也可以在一定时间内生长迅速。

(2)质地不硬、大小不均、球形或椭圆形、表面光滑、边界清楚、活动度大,大的囊肿有的可以有囊样感。

(3)肿块可以自觉疼痛,也可以经前有触痛或自觉痛,或经前变硬、经后变软。

(4)不伴腋下淋巴结肿大,无乳头内陷,肿块不会和皮肤或胸壁粘连,无橘皮样变。

(5)绝经期后的乳腺囊肿,在不使用激素替代疗法的情况下,往往会逐渐萎缩甚至消失。

(二)相关检查

1.乳腺 X 线摄影检查

囊肿表现主要为圆形或椭圆形的密度和乳腺组织相近或增高的块影,其内密度均匀,边缘光滑,和周围组织分界清楚,囊壁偶尔可见呈蛋壳样的斑片样钙化。但在图像中,囊肿与实性的、形态规则的良性肿块如纤维腺瘤,常常看起来很相似,难于鉴别。这时,增加乳腺的 B 超检查非常重要。

2.B 超检查

乳腺囊肿一般呈明显的边界清楚的液性回声,囊肿后方回声增强,两侧伴有声影,探头在囊肿局部加压时,囊肿的形态可以发生改变。依据囊肿在 B 超上的表现,将它们分成单纯囊肿和复合囊肿两类。

(1)单纯囊肿:形态规则,呈圆形或椭圆形,超声波信号很容易通过,它们在图像上看起来很黑,有清楚的边界。单纯囊肿内所含的液体大多是淡黄色透明的浆液性液体,这种囊肿和乳腺癌无关。

(2)复合囊肿:形态欠规则,超声波信号不是很容易通过,它们可能包含稠密的液体,或者有死亡的细胞漂浮其中,肿块在图像中将表现出灰黑色,边缘可能有绒毛样改变。一些实体的肿块也可能有同样的表现,所以当 B 超不能确定时,需要穿刺帮助判断。一般这些囊肿抽出的囊液呈黄色、棕色、绿色、琥珀色,其中可能有一些碎屑物质存在。如果有血性的囊液一定要送病理涂片和实验室检查,因为此囊肿有可能会和恶性肿瘤有关。

3.穿刺活检

对考虑为乳腺囊肿的病例,穿刺是最常用的方法,如果在穿刺过程中,能带出少许细胞,可以进行细胞学活检。一般来讲囊肿很少与乳腺癌有关。

二、鉴别诊断

(一)乳腺癌

乳腺癌的肿块不规则,质地更坚硬,活动度差,常有腋下淋巴结的肿大、乳头内陷、酒窝征、橘皮样改变,在乳腺 X 线摄影检查中有沙粒样钙化、星形影等改变,在 B 超检查中和囊肿的表现也不相同。

(二)乳腺脂肪瘤

乳房脂肪瘤发生在脂肪丰富的大乳房内,部分发生在绝经后,生长缓慢或停止,无囊性感,B超为实质性的低回声区,乳腺 X 线摄影检查为黑色透明的边缘清楚的圆形或椭圆形肿块影。

三、治疗

有些乳腺囊肿,特别是单纯囊肿,在患者没有疼痛症状和不适时,可以不予治疗,但需进行每年一次的复查追踪。有疼痛不适症状的单纯囊肿患者,或者一些复合囊肿的患者,可以细针穿刺抽出囊液。有些病例会在治疗后复发,可以再次使用穿刺抽吸法治疗。

反复发生的乳腺囊肿,特别是复合囊肿,在多次穿刺抽液后仍然复发,可以考虑手术切除囊肿,或者一些在穿刺细胞学活检中发现有囊肿内上皮非典型性增生者,或囊内液为血性者(不是外伤性血肿,也不是穿刺针所造成的出血),应考虑手术切除肿块。

第六节　先天性乳房畸形

先天性乳房畸形的记载可以追溯到很古老的时代,在圣经里也有描述。乳房是女性的性征标志,无论是外形还是心理上乳房在女性的生活中都占有非常重要的地位。任何大小和形状的改变都会难以被接受,会给女性特别是青春期女性带来负面影响。她们会因乳房小或缺失,表现为缺乏自信,感到羞愧、压抑,喜欢独居,同样在性关系和文化信仰方面都会产生负面影响。由于乳房的畸形,在将来的哺乳功能方面同样也会产生障碍。

先天性乳房和胸壁畸形的分类:①乳头、乳晕复合体的畸形,包括多乳头,乳头内陷;②副乳腺;③不对称畸形,包括无乳房畸形,乳腺发育不全,乳腺萎缩;④乳房形状畸形,如管状乳房畸形;⑤胸壁的畸形,如 Poland 综合征,前胸壁发育不全。

一、乳头、乳晕复合体的畸形

(一)多乳头畸形

多乳头畸形多发生于孕期的前三个月,当乳腺的边缘不能退化到正常时;同样,在泌尿系统和其他系统的发育异常时也会伴发。约占总人口 1%～5% 会出现副乳头畸形,男女发生比较一致。副乳头一般都沿乳头垂直线生长,90%都在乳房下皱襞水平(图 4-1)。它可以是单侧,也可双侧,在某些病例副乳头周围有乳晕。有证据表明,多乳头畸形可能有家族遗传性,可以同时伴有泌尿道的畸形、睾丸癌和肾癌。在匈牙利和以色列有至少两篇报道在儿童中发生肾的排泄系统发生阻塞性异常,分别为 23% 和 40%。但是,也有未发现两者联系的报道。因此,有泌尿专家提出,当出现多乳头畸形时,应检查是否有泌尿道畸形的发生。但是由于泌尿道畸形的表现明显,但发病率低,而多乳头畸形很常见,故临床实践中并没有采用该方案。

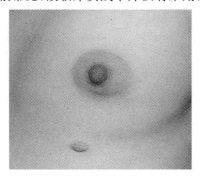

图 4-1　副乳头

（二）乳头内陷

占总人口的 2%,50% 的患者有家族史。胎儿在子宫内发育过程中,由于乳腺导管和纤维束的发育不良,引起乳头形成过短,造成乳头内陷的形成。乳头内陷可以发生于一侧,可以发生于双侧。由于乳头内陷,使乳头发育不良,从而影响部分妇女的哺乳。但亦有部分妇女在产前通过外提乳头等,使乳头外翻,可以进行哺乳。也有部分患者,由于乳头内陷,造成乳管堵塞,引起乳腺的反复感染。乳头内陷一般不需要特殊处理,一般要求患者在孕前外提乳头,尽量使乳头外翻,但多数效果不佳。部分患者亦因美学要求,或乳头内翻后引起反复感染,可以行乳头外翻整形术,但应告知患者将来不能哺乳,乳头感觉障碍,以及乳头坏死等风险(图 4-2)。

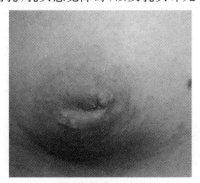

图 4-2　乳头内陷

二、副乳腺

副乳腺畸形的发生率为 1%~2%,女性多见,且某些有家族遗传性。1/3 患者是双侧发生,多见于腋窝。副乳腺多于青春期和妊娠时,由于卵巢雌二醇和胎盘雌三醇激素水平的增高,开始生长、增大,一般没有症状,但在妊娠和月经前可以有不适感和疼痛,哺乳时还可以有乳汁流出。副乳腺像正常乳房一样可以有乳头、乳晕,妊娠后副乳腺可以缩小,严重者哺乳后仍可见腋窝明显隆起的副乳腺(图 4-3)。副乳腺可以发生与正常乳房一样的乳腺疾病,包括乳腺癌、纤维腺瘤、乳腺增生、乳腺炎等。对于副乳腺的外科切除治疗,一般不推荐。因为该手术可以引起腋窝切口瘢痕,上肢的运动受限,损伤肋间臂神经引起上臂内侧感觉异常、疼痛、血肿、切口裂开、切除副乳腺不全等并发症。对于部分患者,可以采用吸脂术。

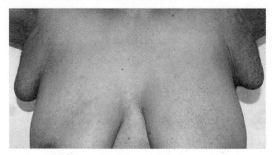

图 4-3　副乳

三、乳房不对称畸形

(一)无乳房畸形

先天性一侧或双侧乳房缺失是在临床上非常少见的畸形(图 4-4)。Froriep 在 1839 年首先描述了这一现象。1882 年,Gilly 报道一例双侧乳房缺失,同时伴有尺骨缺失和手的尺侧缺失的 30 岁女性患者。有关先天性畸形伴双侧乳头和乳腺组织缺失的病例少见。Trier 的总结发现有右侧胸肌萎缩,右侧尺骨和尺侧手的缺失等,单侧乳房缺失比双侧更常见,并多见于女性。这种缺失病变发生是由于胚胎第六周乳腺发育不全所致。Tier 发现乳房缺失与腭裂,宽鞍鼻,胸肌、尺骨、手、足、腭,耳,生殖泌尿系统缺失有关。有时,也可呈现家族遗传性。这种畸形的治疗可以采用扩张器,假体乳房重建或采用自体背阔肌肌皮瓣乳房重建。

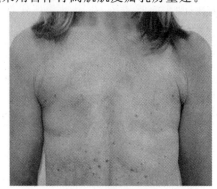

图 4-4　无乳房畸形

(二)乳腺发育不全,乳腺萎缩

乳腺发育不全、乳腺萎缩可发生于一侧或双侧,也可同时伴有胸肌的缺损。乳房双侧一定程度的不对称较常见;但是,还是以乳腺发育不全最突出。治疗主要通过小乳房一侧使用假体或大乳房侧缩乳固定术。近年,已开始使用脂肪填充术保持双侧乳房对称。

四、管状乳房畸形

管状乳房畸形首先由 Rees 和 Aston 于 1976 年报道。形成管状乳房的基本原因是乳腺发育不全,这种通常在内下和外下象限发生。在形成乳晕周围的收缩性环的过程中,两层的乳腺带粘连引起了管状乳房的发生。这就造成疝样的腺体组织伸入到乳晕后间隙。这部分乳腺组织韧带松弛,缺乏阻力,因此引起乳晕过度肥大。

（一）管状乳房畸形的分类（Groleau 等）

（1）Ⅰ级:病变主要在下象限中份。

（2）Ⅱ级:病变主要累及内下和外下两个象限。

（3）Ⅲ级:病变主要累及全乳房。

（二）管状乳房畸形的临床表现

管状乳房畸形常开始于青春期,因此往往会引起性心理问题。它会严重地影响这种女性接触社会。女孩因乳房感到羞愧的是怪异的乳房形状,而不是乳房大小本身。

常见的表现有它可发生于单侧,也可发生于双侧;可以有乳房皮肤的缺失,乳房不对称,乳腺发育不全,圆锥形乳房,狭窄形乳房基底,疝样乳头乳晕复合体,肥大的乳晕。

（三）管状乳房畸形的处理

矫正不正常的肥大乳晕和乳腺。正常大小的乳房对促进女性正常的心理发育是一个重要的因素,做一个校正手术即使对一个年轻女孩也是必要的。但是也应该强调外科干预对年轻患者应该尽量限制,对采用改变乳房体积和移位的外科手术应该尽量避免。

通常采用 Rees 的方法,切除肥大乳晕过多的皮肤,皮下分离乳腺,使乳腺基底部增宽。这种手术方式可以达到乳房形状有较好的美容效果,又没有改变腺体的完整性。

对已经发育好的乳腺,可以考虑切除肥大乳晕过多的皮肤和置入假体,以期有更好的美容效果;但是对于严重畸形的患者,由于没有足够的软组织覆盖,假体置入难以实施。采用 Muti 和 Ribeiro 的方法是恰当的,即真皮层切除肥大乳晕过多的皮肤,充分皮下游离乳房下象限直到设计的新下皱襞;从乳晕开始达胸大肌分离乳腺,形成以下部腺体为基底的转移瓣,将该转移瓣折叠塑形放置于下部所形成的腔并固定于下皱襞。这种方法的缺点是由于中心部分已被游离瓣占据,再放置假体几乎不可能进行。

现在较流行的手术技术是,首先将扩张器放置于腺体后方,然后更换假体,将假体的 2/3 放置于胸大肌后方,下 1/3 以乳腺组织覆盖。这样可以扩展乳腺的基底部,与传统的方式即将假体完全放置于胸大肌后分相比,可以得到较好的美容效果。

脂肪填充术常被用于管状乳腺发育畸形的后期处理。多用于矫正术后乳腺边缘轮廓的修复,同时可以对不对称的小乳房体积进行补充。

五、胸壁畸形（Poland 综合征）

（一）流行病学特点

1841 年,Alfred Poland 首先在 Guy 医院报道 1 例患者表现为肩胛带胸大小肌肉缺失和上肢畸形,同时还伴有外斜肌缺失和部分前锯肌的缺失。之后,又有多位学者报道类似的发现,同时还发现伴有乳头萎缩或乳头,肋软骨,肋骨 2、3、4 或 3、4、5 缺失,胸壁皮下组织萎缩和短并指(趾)畸形。这种临床发现要么全部要么部分表现。现在把一侧胸壁的萎缩,加上同侧上肢畸形统称为 Poland 综合征(图 4-5),即是一侧肢体胚芽的第五周胚胎发育的第二个阶段的基因变异综合征,由于接近乳腺嵴的形成,因此这种畸形可能发生在乳腺、胸壁、胸肌、上肢和手。该综合征发病率低,为 1:1 000 000 到 1:7 000,多见于男性。该病的病因不清楚,没有家族遗传性,可能因胚胎发育的 46 d,锁骨下轴的发育异常,造成锁骨下血管及其分支的血液供应受阻碍,从而影响胚胎结构的发育。

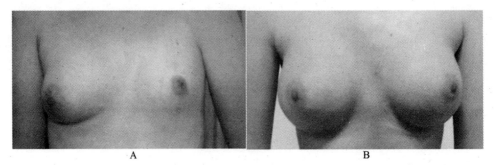

图 4-5 Poland 综合征手术修复
A.左侧胸大肌缺如,左乳萎缩(Poland 综合征);B.术后表现

（二）临床表现

Poland 综合征的临床表现各异,几乎很少在一个患者都表现出来。一般是单侧发生,常常发生于右侧。表现为乳房、乳头萎缩或缺失,胸肌缺失,胸壁畸形,上肢畸形,较常见的畸形是乳房外形的不全伴部分下方胸肌的缺损畸形。对于女性,由于部分或完全缺失胸大肌,表现为腋前皱襞的消失;这种非自然的外观要想隐藏是非常困难的。文献报道发现该综合征与黑素沉着斑有关。因为乳腺和黑素细胞都是来源于外胚层。乳腺异常萎缩和高色素沉着可能均来自于此胚芽层。表现为一侧胸壁和/或乳腺萎缩,伴有色素沉着斑,没有恶变倾向,故患者一般不要求对色素沉着斑治疗。

尽管在 Poland 综合征的患者,乳腺发育不良,但仍然有文献报道发生乳腺癌。对于这种患者,虽然有解剖变异,但前哨淋巴结活检技术仍然可以采用。还有并发白血病的报道。

（三）治疗

由于这种疾病的表现各异,因此对这种患者的治疗往往会根据患者的不同表现采取不同的手术方式。多数患者对功能上的胸前肌肉缺乏和小乳房并不感到尴尬,只有一些严重的病例如胸廓或前肋缺失造成形态的畸形,表现为吸气时肺形成疝,呼气时胸壁形成深的凹陷腔,不论在形态和情感上都影响了患者的生活质量,才要求进行手术治疗。

手术目的包括以肌瓣覆盖的胸壁修复和乳房重建。常用的方法有假体,带蒂皮瓣和游离皮瓣,以及肌皮瓣都可以应用。

在制定手术方案中,Hurwitz 建议术前计算机断层扫描加三维重建对胸壁和乳房重建的手术方式选择有重要的帮助。

对该病的外科治疗程序应包括以下几个方面。①带游离背阔肌或外斜肌瓣的骨膜下移植片;②自体分离肋骨移植物;③带骨膜的分离肋骨移植物;④异种骨移植物;⑤取对侧胸壁肋骨移植物用于患侧,再用金属网片固定;⑥用常规乳房假体和胸壁假体修复困难病例。

Schneider 等推荐采用一步法修复 Poland 综合征的患者。他们采用背阔肌肌皮瓣修复胸壁和乳房的缺失,较以前传统方法有明显的优势,并发症更低,美容效果更好。近年,开始将内镜技术应用于该手术。

第七节　巨　乳　症

乳房的发育受下丘脑-垂体-卵巢轴的影响。它们的生理和病理变化,影响促性腺激素释放激素、卵泡刺激素、黄体生成素、雌激素、孕激素的变化,从而影响乳腺的增生,激素水平的过高可诱发乳房肥大。

乳房肥大的分类:①乳房早熟;②青春期乳房肥大;③药物性乳房肥大;④妊娠性乳房肥大。

一、乳房早熟

乳房早熟是指 8 岁以下女孩在缺乏任何性成熟标志的情况下,乳房的单纯发育。关于其病因仍然存在争论。Wilkins 等推测乳房早熟与乳腺组织对雌二醇、雌酮的敏感性提高有关;也有研究认为与促黄体生成素和促卵泡雌激素的轻度增高有关,但也有研究未发现该现象,其下丘脑-垂体轴是正常的。对于该类患者,不需特殊处理,一般采取观察方法,检测其性激素水平至成年期,多数患儿激素可恢复正常水平。

二、青春期乳房肥大

青春期乳房肥大是青年女性青春期发育后比较常见的表现。这是由于患者乳房在青春期发育后,仍继续生长。多数为双侧,也有单侧报道。

（一）病因

多数观点认为青春期乳房肥大是由于血浆雌酮或雌二醇水平增高所致,但是,通过各种催乳激素的检测,并没发现其与乳房肥大有关。有推论认为由于靶器官组织如导管上皮、胶原和基质有雌性激素受体存在,对催乳激素、雌激素、孕激素高度敏感,继而促进乳房的发育。

（二）治疗

由于乳腺肥大与激素的高敏感性有关。有学者推荐使用抗雌性激素药物去氢甲孕酮和甲羟孕酮治疗青春期乳房肥大,但效果不佳。亦有报道认为使用雌激素受体拮抗剂他莫昔芬可能更有效,但 Bromocriptine 用于治疗青春期乳房肥大,亦未成功。

目前的观点认为乳房缩小整形术是青春期乳房肥大治疗的主要手段。乳房缩小整形术的适应证主要依据体格检查乳房肥大者,患者对肥大的乳房感觉不适,下垂感明显,慢性背部疼痛,颈部僵硬,乳房下皱襞反复糜烂,同时结合患者个体对美学的要求决定是否有手术指征。

1.手术前准备

（1）术前常规乳房 X 线检查,超声检查,排除乳房肿瘤性病变。

（2）整形外科医师与患者充分沟通,了解患者通过乳房缩小整形手术后,期望达到的效果,同时也要向患者介绍手术的目的,手术方式选择,手术后切口瘢痕的位置,需要多长时间恢复,手术中和手术后可能出现的风险和并发症,手术可能达到的预期效果等,使者对本次乳房缩小整形手术有充分的理解。

（3）对于正在服用抗凝剂的患者,要求至少停止服用 1 周以上。

2.乳房缩小整形手术的方式

一个成功的乳房缩小整形手术应该包括以下几方面：①重新定位乳头乳晕复合体；②乳房皮肤、脂肪、腺体组织体积减小；③缩乳术后的乳房切口瘢痕应尽量小，隐蔽，形状稳定、持久。

乳房缩小整形术有多种方式，目前应用最多的是"T"切口的乳房缩小整形术和短垂直切口乳房缩小整形术。采用何种方式与乳房体积和乳房下垂的程度，以及整形外科医师对该项技术掌握的熟练程度密切相关。一般而言，乳房肥大中度以下，切除乳房组织体积不多，乳房下垂不严重者，可以选择短垂直切口乳房缩小整形术；如果乳房肥大中度以上，乳房下垂明显者，皮肤松弛者，或需切除上述组织者，建议选用"T"切口的乳房缩小整形术。

(1)短垂直切口乳房缩小整形术(Lejour 技术)：外科标记→皮下注射浸润→去表皮化→吸脂→切除部分腺体，形成新的乳房。

外科标记：①要求患者站立位，标记胸骨中线和乳房下皱襞。②确定术后乳头的位置，一般据胸骨上凹 21～23 cm。注意：一定避免术后新乳头位置过高，因此在设计新乳头位置时要相对保守。③在乳房中份从乳房下皱襞垂直向下标记乳房中线。④根据缩乳的大小，标记乳晕两侧垂直线，并在乳房下皱襞上 2 cm 汇合；新的乳晕周径可依据公式计算：周径＝$2\pi r$，并利用 Lejour 技术在新的乳晕周围标记一个像清真寺顶的半弧形并于两侧垂直线交叉。⑤标记包括乳头、乳晕的上蒂。

皮下乳房注射浸润：全身麻醉后，取半卧位，消毒铺巾，除带蒂乳头瓣外，注射含肾上腺素的生理盐水，以利于手术剥离和减少术中出血。

去表皮化：去表皮化包括乳头乳晕上方和下方 5～6 cm 范围。

吸脂术：主要针对那些脂肪多的病例，通过吸脂术，可以减少乳房体积，改善乳房外形，同时有利于蒂的包裹。

切除部分腺体，形成新的乳房：外科手术切除腺体包括乳房下方和乳房后方的组织，以达到双乳对称。

(2)"T"切口的乳房缩小整形术：该手术有各种技术的带蒂保证乳头、乳晕复合体的血供，包括垂直双蒂，垂直单蒂，侧方单蒂等。垂直双蒂对乳房下垂，胸骨上凹与乳头距离大于 30 cm 以上患者更适用。多数情况下，采用上方单蒂就可达到较好的美容效果。

3.并发症

(1)近期并发症：①血肿或血清肿，血肿形成的原因包括术前使用抗凝剂，如阿司匹林(建议术前 1 周停药)，手术剥离范围宽，切除组织量大，手术止血不彻底引流安置不当，致引流不畅等。血肿的表现：主要的症状是疼痛，体征为双乳房不对称、肿胀、触痛，乳房瘀斑。时间超过 1 周者，多形成血清肿。小血肿，在局部麻醉下，注射器抽吸。大的血肿，必须在手术室拆除缝线，清除血肿，止血，重新安置引流管引流。②切口裂开，发生率为 10%～15%。切口裂开的原因包括：缺血，感染，皮肤张力过高，脂肪液化等。切口裂开的处理：创面换药，引流，如果是感染引起，全身和局部使用抗生素。创面小、浅，会在短期内愈合；如果创面大、深，可能换药时间长达数月。二期愈合后，瘢痕较大。③皮瓣缺血和坏死，主要与皮瓣的设计有关，手术时避免切口张力过大。如果关闭切口时，张力高，建议切除蒂部部分乳腺组织。通常外侧皮瓣由于供血距离远，更容易发生缺血。如果只是轻微的缺血，一般不需要特殊处理；皮肤的坏死多见于 T 型切口的三角部位和切口的边缘，因其张力大、供血距离最远。小的坏死，通过换药二期愈合，大的坏死则需要植皮处理。④急性蜂窝织炎，感染致病菌多为肺炎链球菌和金黄色葡萄球菌，但也有革兰氏阴性球菌或厌氧菌所致的院内感染。表现为红、肿、痛，发热、寒战等。如果有分泌物,应首先进行细菌培养,明确感染类型。在不能明确感染源时,使用一代或二代头孢菌素抗感染治疗。对于反复发生蜂窝织炎患者,应注意是否有异物存在,不能通过临床体检发现者,建议做磁共振成像检查,明确异物的部位,通过手术取出异物。⑤乳头乳晕复合体缺血、坏死,多数乳头乳晕复合体的缺血坏死是由于静脉回流障碍,静脉淤血造成,只有少数是由于动脉血供障碍所致。多数情况在术中就发现有静脉充血,这时应迅速松解,检查是否带蒂瓣扭转,是否蒂太厚,或是否有足够的空间容纳带蒂的瓣。通常静脉回流障碍表现为乳头乳晕复合体充血,暗红色的静脉血自切口边缘溢出,而动脉血供障碍,则表现为乳头乳晕复合体苍白,切口无出血,但这种在术中很难发现。如果发生手术后乳头乳晕复合体的坏死,就要仔细与患者沟通,告诉其可能需要的时间较长,需要多次换药,最后二期再次行乳头乳晕重建或采用文身的方式进行乳晕修复。

(2)远期并发症:①脂肪坏死,脂肪坏死常由于某一区域缺血或手术所致。表现为乳房局部硬结或块状,可于手术后数周,数月后出现。范围小的可变软,不需特殊处理。对于质地硬或范围广者,建议做超声、乳腺 X 线检查或磁共振成像检查,必要时做细针穿刺活检,以排除恶性病变,消除患者疑虑心理。如果患者焦虑严重要求切除者,应尽量选用原切口手术切除,范围大可能影响乳房外观,应在手术前告诉患者,以避免医疗纠纷的发生。②双侧乳房大小、形态不对称,事实上,对所有行乳房缩小整形手术患者术后都有不同程度的大小和形态不对称。如果是轻微的,绝大多数患者都能接受,因为多数乳房肥大患者,手术前就存在不同程度的双乳不对称,相比手术前肥大乳房带来的不便,手术后的一对大小适中的乳房,以及带来的愉快心理,即使有轻度大小、形态不对称,患者还是满意的。如果双侧乳房差异较大,会给患者带来烦恼,如果是大小不对称,多数可以通过吸脂或切除组织的方式解决。如果是形态不对称,需要用手术方式校正。③乳头乳晕不对称,包括乳头乳晕的大小、形态、位置和凸度,以及颜色的不对称。常见的有乳头乳晕复合体被拉长或像水滴样,这在乳房缩小手术中并不少见,还可见乳晕变大,瘢痕呈星状、增大。这主要与手术切口的选择,缝合的方式以及上移乳头距离的多少等有关,一般这种情况必须等待水肿消退,术后 6 个月后再行处理。④乳头内陷,往往是由于乳头后方的组织太薄,不足以支撑乳头。处理方法是尽量保证乳头后方有足够的组织支撑。

三、药物性乳房肥大

药物诱发的乳房肥大被报道与 D 青霉胺有关,它发生于青春期或成熟的乳房。虽然病因清楚,但发病机制不清。Desai 推测 D 青霉素胺影响性激素连接蛋白,从而使血循环中游离雌激素水平升高,但对患者的月经功能没有影响。

Cumming 使用达那唑(具有弱孕激素、蛋白同化和抗孕激素作用)通过干扰乳腺实质的雌激素受体敏感性抑制乳腺的增长。Buckle 还将该药用于男性乳房肥大的治疗。

四、妊娠性乳房肥大

(一)病因和流行病学

妊娠性乳房肥大是一个非常少见的疾病,高加索白种人妇女发病多见。目前病因不清楚,可能与激素的水平异常、组织的敏感性增高、自身免疫、恶性肿瘤等有关。文献报道与激素的变化有关,认为妊娠时,体内产生大量雌激素,同时,肝脏代谢功能的异常对雌激素的灭活能力下降可能是妊娠期乳房肥大的原因。

（二）临床表现

该病发生于妊娠开始的几个月，多为双侧发生，亦有单侧发生的报道。乳房的增大达正常的数倍，患者往往难以承受。乳房变硬，水肿，张力高，静脉曲张，可出现橘皮样变病征。由于乳房迅速增大，皮肤张力增高，造成血供不足，引起乳房皮肤溃疡、坏死、感染和血肿发生。

（三）治疗

妊娠性乳房肥大是一个自限性疾病，多数不需治疗，一般在分娩后，乳房会缩小到正常乳房大小。因此建议这部分患者佩戴合适的乳罩，保持皮肤清洁。对于有严重疼痛，皮肤严重感染、坏死、溃疡无法控制者，可以采用缩小乳房手术或双侧乳房切除，行Ⅱ期乳房重建术。

第八节　急性甲状腺炎

急性甲状腺炎是甲状腺发生的急性化脓性感染，它是由细菌或真菌感染所致，细菌或真菌经血液循环、淋巴道或邻近化脓病变蔓延侵犯甲状腺引起急性化脓性炎症，使甲状腺组织发生变性、渗出、坏死、增生等炎症病理改变而导致的一系列临床病征。由于甲状腺血运极为丰富，淋巴回流良好，有完整的包膜，且甲状腺组织内碘浓度高，故其抗感染力强，因而受感染形成甲状腺炎的概率不高。

一、病因

常见的病原菌为金黄色葡萄球菌、溶血性链球菌、肺炎链球菌、革兰氏阴性菌等。细菌可经血道、淋巴道、邻近组织器官感染蔓延或穿刺操作进入甲状腺。大部分病例继发于上呼吸道、口腔或颈部软组织化脓性感染的直接扩散，如急性咽炎、化脓性扁桃体炎等。少部分病例继发于败血症或颈部开放性创伤。营养不良的婴儿、糖尿病患者、身体虚弱的老人或免疫缺陷的患者易发。梨状窝瘘是引起儿童急性甲状腺炎的主要原因。Walfish 等报道 1 例癌性食管-甲状腺瘘并甲状腺需氧菌和厌氧菌混合感染的甲状腺炎。病毒感染非常罕见，但已有数例获得性免疫缺陷综合征患者患甲状腺巨细胞病毒感染的报道。

二、病理

（一）肉眼所见

甲状腺呈弥漫性或局限性肿大，如发病前甲状腺正常，多呈弥漫型；如原有甲状腺腺瘤或结节，则多为局限型。炎症可累及单侧甲状腺或双侧甲状腺，有的仅限于峡部。炎症的后期可表现局部脓肿。

（二）镜检

典型的急性甲状腺炎的组织学变化是在甲状腺内有大量中性粒细胞浸润及组织坏死，呈急性化脓性炎或非化脓性炎改变，化脓性炎常见微脓肿形成，甲状腺滤泡破坏，血管扩张充血，有时可见细菌菌落。

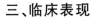

三、临床表现

急性甲状腺炎多见于中年女性。发病前1～2周多有咽痛、鼻塞、头痛、全身酸痛等上呼吸道感染史。

（一）症状

突然发病，患者出现寒战高热、出汗及全身不适，甲状腺部位出现疼痛，疼痛可波及耳后、枕部，颈部后伸、吞咽时甲状腺疼痛加剧，疼痛可向两颊、两耳或枕部放射，若化脓则出现胀痛、跳痛。严重者可有声嘶、气促、吞咽困难等，并有邻近器官或组织感染的征象。

（二）体征

体温可在38 ℃～39 ℃或以上，急性病容，甲状腺肿大并出现局部肿块，局部皮肤发红、发热，甲状腺区有明显触痛，呈现红肿热痛的典型的炎症表现。成脓后局部可出现波动感。少数病例可发生搏动性肿物。患者可有心动过速等。

（三）急性甲状腺炎的并发症

较为罕见。

1.甲状腺功能减退

腺体组织的坏死和脓肿形成可引起甲状腺功能减退。主要因感染导致腺体的破坏，临床可出现暂时性甲状腺功能减退。

2.脓肿压迫症

甲状腺脓肿压迫神经和气管，可出现声带麻痹、气管阻塞、局部交感神经功能紊乱等表现。

3.感染局部蔓延

甲状腺脓肿破裂向周围组织和器官（如前纵隔、气管及食管）穿破及扩散，可引致颈内静脉血栓形成和气管穿孔等。

4.感染全身扩散

感染经血路全身扩散，患者可并发肺炎、纵隔炎、心包炎、脓毒血症等。若延误治疗常可导致死亡。

5.急性甲状腺炎复发

在复发性急性甲状腺炎中，80％是因为持续存在梨状窦-甲状腺瘘，其中的92％发生在甲状腺左叶，6％发生在右叶，2％为双侧甲状腺发生。

四、相关辅助检查

（一）实验室检查

1.血常规

周围血白细胞计数和中性粒细胞升高。

2.红细胞沉降率及C反应蛋白

红细胞沉降率加快；C反应蛋白增高。

3.甲状腺的功能检查

细菌感染的急性甲状腺炎患者，其甲状腺的功能大都正常；但在真菌感染的病例中，甲状腺功能大多偏低，而分枝杆菌感染的甲状腺激素水平常偏高。

4.细菌学检查

甲状腺局部穿刺抽吸脓液进行细菌培养、革兰氏染色有助于确定感染细菌;做药物敏感试验有助于抗菌药物的选择。

（二）甲状腺扫描

90%以上的细菌感染患者和78%的分枝杆菌感染的患者,可发现凉结节或冷结节。有甲状腺包块的部位呈放射性分布缺损。

（三）甲状腺B超检查

可发现甲状腺单叶肿胀或脓肿形成。

（四）影像学检查

1.X线检查

可了解气管偏移或受压情况,有时可发现甲状腺及其周围组织中由产气杆菌产生的游离气体。

2.计算机断层扫描或磁共振成像检查

有助于纵隔脓肿的诊断。

五、治疗

对于急性甲状腺炎患者,由于有感染、高热、甲状腺局部的红肿热痛,治疗以控制感染为主,并给予甲状腺局部对症处理,补足液体和能量。

（一）抗菌药物应用

在甲状腺局部穿刺脓液细菌培养及药敏试验未出结果前,宜选用广谱抗生素。通常针对链球菌和金黄色葡萄球菌感染选用抗生素。病情轻者可采用口服耐青霉素酶的抗生素,如氯唑西林、双氯西林或联合青霉素及β内酰胺酶抑制剂。但是大多数患者有高热及甲状腺局部的红肿热痛,症状较重,应采用静脉给药。常用青霉素类、第二代头孢菌素类;对青霉素过敏者,可选用大环内酯类药物或氯霉素,有效抗生素的使用至少持续14 d。如果伴有血行感染,有败血症、脓毒血症时,宜联合两种抗菌药物应用,如针对革兰氏阳性菌和革兰氏阴性菌的抗生素如红霉素或阿奇霉素与第三代头孢菌素联用。对于病情重者,要结合细菌培养和药敏结果选择抗菌药物,及时、有效地控制感染,防止炎症进一步发展和脓肿形成,防止病情恶化。

（二）局部处理

早期宜用冷敷,晚期宜用热敷。有脓肿形成时应早期行切开引流;或行B超或计算机断层扫描检查,可发现局部脓肿,或发现游离气体时,需切开引流,以免脓肿破入气管、食管、纵隔内。如有广泛组织坏死、或持续不愈的感染时,应行甲状腺切除手术,清除坏死组织,敞开伤口。

（三）营养支持疗法

对于感染性疾病有高热者,应补足液体量,输入葡萄糖盐水等液体。由于甲状腺部位的疼痛,可能影响患者的进食。根据患者每天的所需热量,如果通过进食不能达到的,可以经静脉补充能量。

（四）甲状腺激素替代治疗

在严重、广泛的急性甲状腺炎,或组织坏死导致暂时性或长期性甲减时,应行甲状腺激素替代治疗。如左甲状腺素每天25～50 μg口服,根据甲状腺功能调整用量。

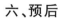

六、预后

本病的预后良好,可以自然缓解。一些患者在病情缓解后,数月内还可能再次或多次复发,反复发作虽不常见,而在临床上可能遇到,但最终甲状腺功能会正常。然而,甲状腺局部不适可持续存在几个月。通常,在病后数周或数月以后,大多数患者的甲状腺功能指标均恢复正常,而滤泡贮碘功能的恢复却很慢,可以长至临床完全缓解以后的 1 年以上。永久性甲状腺功能减低的发生率不到 10%,极少数病例可发展为慢性淋巴细胞性甲状腺炎或毒性弥漫性甲状腺肿。

第九节　单纯性甲状腺肿

单纯性甲状腺肿是指非炎症和非肿瘤原因所致的、不伴有临床甲状腺功能异常的甲状腺肿。单纯性甲状腺肿患病率约占人群的 5%,可由多种因素所致。常见的外源性因素包括机体缺碘、存在致甲状腺肿物质、某些药物所致;常见的内源性因素包括儿童先天性甲状腺激素合成障碍,以及甲状腺激素合成酶缺陷而引起的代偿性甲状腺增生肿大,一般无甲状腺功能异常。根据发病的流行情况分为 3 类。①地方性甲状腺肿:主要由缺碘所致,呈地方性分布,流行于离海较远、海拔较高的山区,是一种多见于世界各地的地方性多发病,我国西南、西北、华北等地均有分布;②散发性甲状腺肿:主要由先天性甲状腺激素合成障碍或致甲状腺肿物质所引起,散发于全国各地;③高碘性甲状腺肿:是由长期摄入超过生理需求量的高碘水或高碘食物所引起。

单纯性甲状腺肿在任何年龄均可患病,但以青少年患病率高,女性多于男性,男女发病率之比为 1:(1.5~3)。

一、病因

(一)缺碘

缺碘是地方性甲状腺肿最常见的原因。国内主要见于西南、西北、华北等地区。主要由于土壤、水源、食物中含碘很低,特别在生长发育、妊娠、哺乳时,不能满足机体对碘的需要,因而影响甲状腺激素的合成。有些地区由于摄入碘过多,也可引起甲状腺肿,可能由于碘过多可抑制甲状腺有机碘形成,因而甲状腺激素合成发生障碍。

(二)致甲状腺肿物质

某些物质可阻碍甲状腺激素合成,从而引起甲状腺肿,称为致甲状腺肿物质。常见者有硫氰酸盐、保泰松、碳酸锂等。硫脲类药物用于治疗甲状腺功能亢进症(甲亢),如剂量过大,常可过分抑制甲状腺激素的合成而引起甲状腺肿大。长期服用含碘药物可阻碍甲状腺内碘的有机化,可引起甲状腺肿。木薯中含有氰基,在肠道内分解形成硫氰酸盐,抑制甲状腺摄碘。致甲状腺肿物质所引起的甲状腺肿常呈散发性,但也可呈地方性或加重地方性甲状腺肿。

(三)高碘

在自然界含碘丰富的地区也有地方性甲状腺肿流行,主要是因为摄入碘过多,从而阻碍了甲状腺内碘的有机化过程抑制 T_4 的合成,促使促甲状腺激素分泌增加而产生甲状腺肿,称为高碘性地方性甲状腺肿。

(四)先天性甲状腺激素合成障碍

甲状腺激素生物合成的过程包括下列各步骤:将碘运输入甲状腺,碘和甲状腺球蛋白中的酪氨酸相结合,碘化酪氨酸的耦联,甲状腺球蛋白水解释放出碘化酪氨酸及甲状腺激素,甲状腺内碘化酪氨酸的脱碘作用及其碘的再利用,甲状腺激素释入血循环。在上述进程的各个步骤中可因一些特殊的酶的缺陷而引起甲状腺激素合成的障碍,迄今已知至少有五种不同的激素生成缺陷,可导致促甲状腺激素的分泌亢进,引起甲状腺肿。有些病例由于存在的缺陷是部分性的,故可通过组织的增生肥大而使甲状腺功能得到代偿,因此临床上只有甲状腺肿大而甲状腺功能仍正常;另一些病例虽然通过甲状腺增生肥大,仍不能产生足够的甲状腺激素以适应生理需要,就同时出现甲状腺肿和甲状腺功能减退症(甲减)。

1.甲状腺摄取碘的缺陷

在这些患者,甲状腺难以从血浆中浓集碘,除甲状腺外,碘也不能运输入唾液及胃液。给正常人示踪剂量的放射性碘后2 h测定唾液碘浓度和血浆中碘浓度的比值为10～100,而患者的比值为1。这种缺陷病因不明,可能是碘进入甲状腺细胞所需能量不足,也可能是甲状腺细胞碘受体或载体异常。

2.碘的有机化缺陷

在这些患者,碘能运输入甲状腺,但不能和酪氨酸结合入甲状腺球蛋白而形成有机复合物,系缺少过氧化物酶所致。放射性碘可迅速聚集在甲状腺内,但由于甲状腺内碘未能进行有机结合而是处于游离状态,所以在给过氯酸钾或硫氰酸盐后可使碘迅速地自甲状腺释出。当血浆中碘逐渐由尿中排出,甲状腺内的碘随即回入血浆。这些患者的碘摄取率在刚给放射性碘后是高的,而在24 h后却是低的。甲状腺内含碘量显著减少,没有含碘有机复合物形成,血清蛋白结合碘浓度低。在给予放射性碘追踪剂量后2 h,给予1 g过氯酸钾或硫氰酸盐能使患者甲状腺内存在的游离碘释入血浆,2 h后若20%以上的碘被释出,试验即为阳性。

3.碘化酪氨酸耦联缺陷

在此缺陷中,碘化酪氨酸不能缩合成具有激素活力的碘化甲腺原氨酸(主要为甲状腺素和三碘甲腺原氨酸)。甲状腺内有大量的碘化酪氨酸,但很少有碘化甲腺原氨酸,甲状腺球蛋白内有大量的一碘酪氨酸及二碘酪氨酸,血浆中甲状腺激素含量低。此缺陷与耦联过程的酶缺乏或者甲状腺球蛋白结构异常,不利于碘化酪氨酸耦联有关。

4.碘化酪氨酸脱碘作用的缺陷

此缺陷在于碘一旦结合成一碘酪氨酸或二碘酪氨酸后,不能被再利用。正常甲状腺能对碘化酪氨酸进行脱碘作用,将碘再利用。脱碘作用的缺陷系由于缺乏脱卤素酶,因而一碘酪氨酸及二碘酪氨酸直接由甲状腺释入血循环,由尿液排出,造成内生性的碘损耗,临床出现甲状腺肿大及功能降低。对这些患者可予放射性碘后测定血浆及尿中放射标记的碘化酪氨酸而获得诊断。

5.异常碘化蛋白质的形成和释放

正常人血清酸化至很低pH时,正丁醇能提出它的全部碘(即甲状腺激素所含碘)。在有此缺陷患者的血清中,正丁醇仅能提出部分的血清碘,余下的为一种异常的有机复合物,它和甲状腺球蛋白不同,没有代谢作用,也不能抑制促甲状腺激素的产生和释放,这种碘蛋白质主要含有一碘酪氨酸及二碘酪氨酸,而没有甲状腺素和三碘甲腺原氨酸。本病的基本缺陷尚未弄清,可能为甲状腺球蛋白分子结构的改变,也可能为甲状腺内蛋白分解酶的异常,使碘化而未成熟完备的

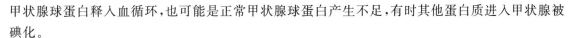

甲状腺球蛋白释入血循环,也可能是正常甲状腺球蛋白产生不足,有时其他蛋白质进入甲状腺被碘化。

(五)肾脏碘清除率增高

引起肾脏碘清除率增高的原因较多,常受内分泌激素和代谢因素的影响。青春发育期和妊娠期碘清除率均增高,造成碘的过量丧失,使机体处于相对缺碘状态,诱发单纯性甲状腺肿。碘清除率增高可表现为家族性,患者常伴有皮质功能亢进症状。Addison病及腺垂体功能减退症使碘清除率降低,甲状腺激素、促甲状腺激素和雄激素对碘清除率影响较小。

二、发病机制

(一)甲状腺合成、分泌甲状腺激素减少

传统的观点认为,不同病因引起的甲状腺肿反映了共同的发病机制,即一个或几个因素造成甲状腺合成、分泌甲状腺激素减少,继而促甲状腺激素分泌增多,高水平的促甲状腺激素刺激甲状腺生长和甲状腺激素合成,最终甲状腺激素分泌速率恢复正常,患者代谢水平正常,但甲状腺肿大。当疾病严重时,包括促甲状腺激素分泌增多的代偿性反应仍不能使分泌的甲状腺激素适应生理需要时,此时患者既有甲状腺肿又有甲减。因此,单纯性甲状腺肿与具有甲状腺肿的甲减仅是程度上的不同,在发病机制方面不能完全分开,单纯性甲状腺肿的特殊原因可能与甲减一起存在或分别存在。与上述观点不一致的是,临床发现大多数单纯性甲状腺肿患者的血清促甲状腺激素水平并不增高。然而,给予抑制剂量的甲状腺激素后,甲状腺肿缩小。这一事实说明促甲状腺激素对甲状腺肿的发生和维持确有作用。对这种矛盾现象的解释有三。①一种可能的机制是如果存在某些因素使甲状腺对碘的利用发生障碍,即使促甲状腺激素水平正常,甲状腺肿仍可在其刺激下逐渐发生。对此观点最有力支持的动物实验是,切除大鼠垂体,观察其甲状腺重量对标准剂量的外源促甲状腺激素的反应。结果显示,凡实验前存在有碘耗竭的甲状腺,给予促甲状腺激素后其甲状腺增生显著。②第二种可能性为血清促甲状腺激素浓度仅有轻度增加,目前所使用的放射免疫测定方法难以检测出来。③第三种推测为检测患者血清促甲状腺激素时,甲状腺肿已经形成,当初造成甲状腺肿的刺激——高浓度的促甲状腺激素已不再存在,此时已降至正常的促甲状腺激素,即可维持甲状腺肿。

(二)甲状腺生长免疫球蛋白

近年对单纯性甲状腺肿中甲状腺增大的机制提出了一种新的观点,认为在一些患者中可能存在一种"甲状腺生长免疫球蛋白"(TGI),它具有促甲状腺激素样的能刺激甲状腺生长的作用,但又不具有促甲状腺激素或TRAb能促进甲状腺功能的作用,因此患者无甲状腺功能亢进。这种自身免疫机制所致的单纯性甲状腺肿患者及其亲属易患自身免疫疾患。另外,患者行甲状腺次全切除术后,甲状腺肿易复发。不过,对此观点支持的资料不多,尚需进一步研究证实。对单纯性甲状腺肿中多结节性甲状腺肿发生机制的认识,单纯性甲状腺肿早期为弥漫性甲状腺肿,以后变为多结节性甲状腺肿。多结节性甲状腺肿具有解剖结构和功能上的不均一性,且倾向于发生功能自主性区域。目前对多结节性甲状腺肿发生机制的认识主要有两种意见,一种观点认为长期的促甲状腺激素刺激或高度刺激与复旧的反复循环,造成了多结节性甲状腺肿的发生,同时也导致了某些增生区域的功能自主性。局部的出血、坏死、纤维化及钙化,更加重了结构和功能上的不均一性。另一种观点主要依据对多结节性甲状腺肿的放射自显影和临床研究的结果,认为在疾病开始时甲状腺内就已经存在解剖和功能上的不均一性的基础,后来由于受到长期刺激

而变得更趋明显。由于多结节性甲状腺肿存在有自主性的高功能区域,因此当患者接受碘负荷时,易发生甲状腺毒症。为此,对单纯性多结节性甲状腺肿患者,应避免使用含碘药物;在必需使用含碘造影剂的放射学检查后,应密切观察,甚至有人提出应给予抗甲状腺药物(尤其在缺碘地区),以防甲亢发生。

三、病理改变

早期由于甲状腺激素合成和分泌减少,使垂体促甲状腺激素分泌增多,刺激甲状腺滤泡上皮增生,甲状腺呈对称性肿大,表面光滑,质量 60～800 g。切面可见结节、出血、纤维化或钙化。镜下滤泡上皮轻度或高度增生。病变进一步发展,滤泡发生复旧。此时上皮细胞变成矮立方型或扁平型。滤泡腔由于胶质蓄积而高度扩张,称为胶性甲状腺肿或单纯性甲状腺肿。由于长期反复增生与复旧,则形成结节性甲状腺肿。

肉眼及镜下可见直径几毫米至数厘米大小不等的结节形成,结节间是散在的正常甲状腺组织。结节表面有时可见明显的纤维组织包膜。结节结构极不一致,滤泡呈实性或含丰富的胶质,滤泡上皮矮立方型。部分上皮增生形成乳头状突起伸入滤泡腔内,间质结缔组织增生、透明性变及钙盐沉着,也可有淋巴细胞浸润,有时可见新鲜或陈旧性出血及坏死所引起的机化、胆固醇结晶沉着、巨噬细胞及异物巨细胞浸润等改变。

四、临床表现

单纯性甲状腺肿多见于女性,本病常发生于青春期和妊娠期内,根据国外资料,约 1% 的男孩和 4% 的女孩在 12 岁时有单纯性甲状腺肿。一般人群发病率约 4%。还有些患者主诉其甲状腺肿见于情感应激时或月经期,但这尚未证实。

(一)症状

单纯性甲状腺肿患者早期常无任何症状,偶然被家人或同事发现,或体格检查时发现甲状腺肿大。病程长者,随着病情的发展,甲状腺可逐渐增大,发展至重度肿大时可引起压迫症状。压迫气管可引起咳嗽与呼吸困难、咽下困难、声音嘶哑;压迫血管致血液回流障碍可出现面部青紫、水肿,颈部与胸部浅表静脉扩张。患者还可有头晕,甚至晕厥发生,但均较少见。

(二)体征

甲状腺一般呈弥漫性的轻、中度肿大,质地软,早期无结节,几年后可有大小不等、质地不一的结节,大多数无血管杂音,少数可闻及血管杂音。有多年的单纯性甲状腺肿病史者,甲状腺肿大常不对称,表面不光滑,呈小叶状或结节状。结节为多发性,境界常不清楚。当甲状腺肿发展成较大时,可造成食管和/或气管的受压、移位。胸廓入口处狭窄可影响头、颈和上肢的静脉回流,造成静脉充血,当患者上臂举起时,这种阻塞表现加重(Pemberton 征)。

(三)并发症

甲状腺内出血可造成伴有疼痛的急性甲状腺肿大,常可引起或加重阻塞、压迫症状。单纯性甲状腺肿多年后可以发生一个或几个结节的结节性甲状腺肿,并可导致甲状腺功能亢进或甲状腺功能减退。结节性甲状腺肿的另一并发症为癌变,如果甲状腺肿的一部分突然增大,质地坚硬,患者出现喉返神经受压所致的声音嘶哑,或在甲状腺旁出现淋巴结肿大,应注意除外甲状腺癌的可能。

五、实验室检查

（一）甲状腺激素及抗体测定

甲状腺功能检查一般是正常的,部分患者 TT_4 正常低值或轻度下降,但 T_3/T_4 比值常增高,这可能是患者甲状腺球蛋白的碘化作用有缺陷所致。弥漫性甲状腺肿患者血清促甲状腺激素和促甲状腺激素释放激素兴奋试验正常,甲状腺素抑制试验阳性。病程较长的单纯性多结节性甲状腺肿患者,其功能自主性的倾向可表现为基础促甲状腺激素水平降低或促甲状腺激素释放激素兴奋试验时促甲状腺激素反应减弱或缺乏。部分患者甲状腺素抑制试验可不受抑制。病程长者还可有甲状腺激素水平的降低。抗甲状腺球蛋白抗体和抗微粒体抗体阴性。大多数单纯性甲状腺肿患者的血清甲状腺球蛋白水平增高,增高的程度与甲状腺肿的体积呈正相关。

（二）甲状腺摄碘率

放射性碘摄取率一般正常,但部分患者由于轻度碘缺乏或甲状腺激素生物合成缺陷,甲状腺摄碘率增高,但高峰不提前,可被 T_3 所抑制,但当甲状腺结节有自主性功能时,可不被其抑制。

（三）甲状腺 B 超

可示甲状腺弥漫性肿大,部分血流丰富;病程长者,可见有结节。

（四）甲状腺扫描

甲状腺放射性核素显像可见甲状腺弥漫性肿大,放射性分布均匀,如为结节性甲状腺肿,放射性分布不均,可呈现有功能的或无功能的结节。

六、诊断

（一）初步诊断

根据甲状腺肿大及实验室检查、影像学检查特点,基本可以确定诊断。

(1)在非地方性甲状腺肿地区,甲状腺肿大无明显症状者,首先应考虑散发性甲状腺肿。

(2)血清 T_3 和 T_4 水平正常,促甲状腺激素水平正常或稍低,促甲状腺激素释放激素兴奋试验促甲状腺激素反应正常或减弱。为明确是否伴有功能亢进,还是由于缺乏甲状腺激素或缺碘引起,还可做甲状腺素抑制试验。TRAb、TPOAb 阴性。

(3)放射性碘摄取率一般正常,少数患者可呈现[131]I 摄取率增高,但高峰无前移。

(4)影像学检查显示甲状腺弥漫性肿大,结节性患者质地常不均匀。

（二）病因诊断

在诊断了甲状腺肿后,还要根据病史、临床检查等特点,明确甲状腺肿的病因。

有长期服用抑制甲状腺激素合成的药物史者,考虑为药物性甲状腺肿。青春期、妊娠期、哺乳期、外伤及慢性消耗性疾病所致者,常有明显的生理、病理特征。对一些代谢缺陷引起的甲状腺肿,则需行进一步的实验室检查才能确诊为何种缺陷。如碘摄取缺陷时,做放射性碘摄取率检查,发现甲状腺不能浓集碘,唾液中也缺乏碘的浓集;过氧化物酶缺陷时,过氯酸钾释放试验为阳性,血中甲状腺激素水平降低;耦联缺陷时,层析测定甲状腺组织标本可发现甲状腺内大量碘化酪氨酸;碘化酪氨酸脱卤素酶缺陷时,在给患者示踪剂量的放射性碘后,用层析法可显示血浆及尿中碘化酪氨酸;正丁醇不溶性蛋白缺陷时,血清蛋白结合碘及正丁醇提取碘,或蛋白结合碘及血清甲状腺激素碘间差别超过 20%;碘和异常蛋白质结合时,可在给放射性碘后于血浆及尿中测得碘和异常蛋白结合的复合物。

七、鉴别诊断

(一)慢性淋巴细胞性甲状腺炎

慢性淋巴细胞性甲状腺炎也称为桥本病,表现为甲状腺弥漫性肿大,但是质地较韧,查甲状腺过氧化物酶抗体和球蛋白抗体常明显增高,提示是一种自身免疫性的甲状腺炎。特别是儿童患者,当抗甲状腺球蛋白抗体和抗微粒体抗体阳性者,应考虑慢性淋巴细胞性甲状腺炎。

(二)甲状腺癌

甲状腺癌时甲状腺肿大,质地韧或偏硬,表面不光滑,有结节,且结节活动度差,周围可有肿大的淋巴结。查B超可示多个不规则结节,甲状腺扫描显示冷结节,查血甲状腺球蛋白、降钙素可升高,甲状腺针吸活检有助于诊断。

(三)亚急性甲状腺炎

多在病毒、细菌感染后引发了自身免疫反应。患者可有发热、咽痛,甲状腺肿大,质地韧或偏硬,压痛明显。查甲状腺功能可以升高,而甲状腺扫描示甲状腺区域显影差,摄碘率降低,这是诊断亚急性甲状腺炎的重要依据。亚急性甲状腺炎时红细胞沉降率快,合并感染时血象可升高。

(四)结节性甲状腺肿

病史多较长,甲状腺呈结节样肿大,可以发生 T_3 型甲亢,也可以出现甲减。单纯性甲状腺肿随着病程延长,进展至多结节阶段时,自主性功能的病灶可出现,部分患者可从临床甲状腺功能正常逐渐发展为甲状腺功能亢进(毒性多结节性甲状腺肿)。

(五)Graves 病

单纯性甲状腺肿的弥漫性肿大阶段类似于 Graves 病或桥本病的甲状腺特点。如果 Graves 病未处于活动的甲状腺毒症阶段和缺乏眼征表现,单纯性甲状腺肿很难与其区分开,后者 TRAb 多升高。

八、治疗

(一)内科治疗

大多数单纯性甲状腺肿患者无明确病因可寻,但无论何因,其共同发病机制是甲状腺素合成减少,所以甲状腺激素是最为有效的药物治疗。治疗前必须检测促甲状腺激素基础水平或促甲状腺激素释放激素兴奋试验,只有无血清促甲状腺激素浓度降低,或促甲状腺激素对促甲状腺激素释放激素反应良好时,才可以用甲状腺激素治疗。较年轻的单纯性弥漫性甲状腺肿患者的血清促甲状腺激素水平多正常或稍增高,是使用甲状腺激素治疗的指征。常用左甲状腺素治疗,根据病情选择用药剂量,如每天 50~100 μg,能取得较好效果,使甲状腺逐渐缩小。病程长的多结节性甲状腺肿患者,血清基础促甲状腺激素浓度常<0.5 mU/L,应做促甲状腺激素释放激素兴奋试验,如促甲状腺激素反应降低或无反应,表示甲状腺已有自主性功能,不宜用甲状腺激素治疗。

使用甲状腺激素替代治疗,所给予的剂量应不使促甲状腺激素浓度降低至与甲状腺毒症者相似为宜,即稍小于促甲状腺激素完全抑制的剂量(<0.1 mU/L)。早期单纯性弥漫性甲状腺肿阶段的年轻患者,可每天用 50~100 μg 的左甲状腺素治疗。对老年患者,每天 50 μg 的左甲状腺素足以使促甲状腺激素抑制到适宜的程度(0.2~0.5 mU/L)。

对有明确病因者,应针对病因治疗。如对缺碘或使用致甲状腺肿物质者,应补充碘或停用致甲状腺肿物质,甲状腺肿自然消失。对单纯性甲状腺肿患者补碘应慎重,对无明确证据证实为碘缺乏者,补碘不但无效,而且还有可能引起甲状腺毒症。治疗结果极多样化。早期较小弥漫性增生的甲状腺肿反应良好,3~6个月内消退或者消失。晚期,较大的多结节性甲状腺肿,自主性生长的滤泡细胞比例较高,故药物治疗反应较差,仅约1/3的病例腺体体积明显缩小;而其他2/3病例中,抑制治疗可防止腺体进一步生长。结节间组织退化,比结节本身的退化更为常见。因此,在治疗期间结节可显现得似乎更为突出。甲状腺最大限度地恢复后,抑制药物可减少到最小剂量,长期维持或有时停止服用。甲状腺肿可保持缩小,也可以复发,难以预测。如复发,应重新开始并无限期地进行抑制性治疗。对甲状腺功能正常的多结节性甲状腺肿患者,至少应每年复查甲状腺功能,并做全面体检,根据需要行影像学检查。

(二)放射性^{131}I治疗

对于血清促甲状腺激素浓度降低的、甲状腺激素水平偏高的单纯性甲状腺肿可给予小剂量放射性^{131}I治疗。治疗前除测定甲状腺的^{131}I摄取率外,还应作甲状腺扫描,以估计甲状腺的功能情况,有放射性^{131}I治疗适应证者方可进行治疗。单纯性甲状腺肿一般不需快速治疗,因此可采取小剂量给予放射性碘。由于患者多为老年人,故应警惕放射性碘所引起的甲状腺激素急剧释放这一少见但可能发生的治疗并发症。如患者有冠心病等不能耐受一时性甲亢的疾病,可于放射性碘治疗前先给予抗甲状腺药物。

(三)外科治疗

对单纯性甲状腺肿的外科治疗无生理学依据,一般而言,不应行外科手术治疗,因为甲状腺的部分切除将更进一步限制甲状腺对激素需要增多的适应能力。但若出现压迫阻塞症状,且给予甲状腺激素治疗无效时,手术是指征。有些患者有肿瘤迹象时,应做相应检查,怀疑有恶变时有手术适应证。术后应给予甲状腺激素替代治疗。替代剂量为左甲状腺素约1.8 μg/kg,以抑制再生性增生和进一步的致甲状腺肿作用。

九、单纯性甲状腺肿的预防

减少单纯性甲状腺肿发生的根本在于预防。多年来,我国为了降低缺碘地区甲状腺肿的发生率,提倡食用碘盐。通过补碘,使缺碘性甲状腺肿的发病率明显降低。少部分患者是由高碘引起的甲状腺肿,在明确病因后可得到较好的预防。如由缺碘引起者,尤其在青春期、妊娠期、哺乳期等生理性需碘量增加时应注意碘的补充,多吃一些海带、紫菜等含碘的食物,防止在这些时期发生甲状腺肿。服用的药物应避免对甲状腺摄碘的影响。

第十节 结节性甲状腺肿

结节性甲状腺肿是一种常见的甲状腺病症,又称腺瘤样甲状腺肿,发病率很高,有学者报道可达人群中的4%,以中年女性多见。多数患者在发现结节性甲状腺肿时,已有多年的病史;部分是由单纯性甲状腺肿发展而来,患者可能无不适感觉,仅少数患者诉说有颈部胀感,待甲状腺肿大至一定程度时才发现。部分是地方性甲状腺肿和散发性甲状腺肿晚期所形成的多发结节。

临床表现为甲状腺肿大,并可见到或触及大小不等的多个结节,结节的质地多为中等硬度。临床症状不多,仅为颈前区不适。甲状腺功能多数正常。甲状腺扫描,甲状腺 B 超可以明确诊断。

一、病因与发病机制

结节性甲状腺肿是一种良性疾病,由于机体内甲状腺激素相对不足,致使垂体促甲状腺激素分泌增多,在这种增多的促甲状腺激素长时期的刺激下,甲状腺反复增生,伴有各种退行性变,最终形成结节。甲状腺结节的发病机制与病因目前仍不明了,很可能系多因素所致,如遗传、放射、免疫、地理环境因素、致甲状腺肿因素、碘缺乏、化学物质刺激及内分泌变化等多方面综合刺激所致。

致甲状腺肿物质包括某些食物、药物、水源污染、土壤污染及环境污染等;碘缺乏地区有甲状腺肿伴结节性甲状腺肿流行;放射性损伤可以致癌,但应用^{131}I治疗后数十年经验与统计证明,放射性^{131}I治疗的主要不良反应不是致癌,而是甲状腺功能减退,尤其是远期功能低下。在某些多结节性甲状腺肿患者的甲状腺球蛋白抗体及抗甲状腺微粒体抗体检测中发现有54.7%的阳性率,单结节阳性率为16.9%。结节性甲状腺肿患者有先天性代谢性缺陷,导致甲状腺肿代偿性增生过度。环境中缺少硒、氟、钙、氯及镁等微量元素的摄入等。

有人提出"触发因子-促进因子"理论,系由于甲状腺本身在致甲状腺肿物质与放射性损伤或致癌物质促进下,引起患者甲状腺组织细胞内 DNA 性质变化,促使促甲状腺激素或其他免疫球蛋白物质基因突变,不断发展变化,可导致甲状腺组织增生,甚至癌变。早期未发生自主性功能变化以前,经过治疗可获良效,增生的甲状腺结节可以消退,晚期由于自主性功能结节形成或发生其他变化,则用药物治疗难以取效,必须手术切除结节为宜。总之,结节性甲状腺肿发病机制比较复杂,目前仍不确切,有待研究。

二、临床表现

(1)患者有长期单纯性甲状腺肿的病史,发病年龄一般>30 岁。女性多于男性。甲状腺肿大程度不一,多不对称。结节数目及大小不等,一般为多发性结节,早期也可能只有一个结节。结节质软或稍硬,光滑,无触痛。有时结节境界不清,触摸甲状腺表面仅有不规则或分叶状感觉。病情进展缓慢,多数患者无症状。较大的结节性甲状腺肿可引起压迫症状,出现呼吸困难、吞咽困难和声音嘶哑等。结节内急性出血可致肿块突然增大及疼痛,症状可于几天内消退,增大的肿块可在几周或更长时间内减小。主要表现为甲状腺肿大,并可触及大小不等的多个结节,结节的质地多为中等硬度,活动度好,无压痛;在少数患者仅能扪及单个结节。

(2)结节性甲状腺肿出现甲状腺功能亢进(Plummer 病),患者有乏力、体重下降、心悸、心律失常、怕热多汗、易激动等症状,但甲状腺局部无血管杂音及震颤,突眼少见,手指震颤亦少见。老年患者症状常不典型。

(3)注意患者有无接受放射线史,口服药物史及家族史,患者来自地区是否为地方性甲状腺肿流行区等。一般结节性甲状腺肿病史较长,无压迫症状,无甲状腺功能亢进症状,患者多不在意,无意中发现甲状腺结节而来就诊检查。

(4)如为热结节又称毒性结节时,患者年龄多在 40～50 岁,结节性质为中等硬度,有甲亢症状,甚至发生心房纤维性颤动及其他心律失常表现,如有出血时可有痛感,甚至发热。结节较大时可出现压迫症状,如发音障碍,呼吸不畅,胸闷、气短及刺激性咳嗽等症状。

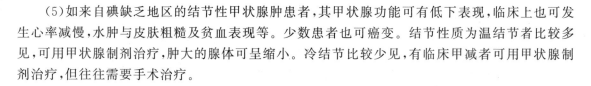

(5)如来自碘缺乏地区的结节性甲状腺肿患者,其甲状腺功能可有低下表现,临床上也可发生心率减慢,水肿与皮肤粗糙及贫血表现等。少数患者也可癌变。结节性质为温结节者比较多见,可用甲状腺制剂治疗,肿大的腺体可呈缩小。冷结节比较少见,有临床甲减者可用甲状腺制剂治疗,但往往需要手术治疗。

三、辅助检查

发现甲状腺呈结节性肿大时,需做以下检查。

(一)甲状腺 B 超

可显示甲状腺肿大,有多个低回声区,还可显示甲状腺结节的大小,有无钙化等。甲状腺 B 超可以明确甲状腺结节为实质性或囊性,诊断率达 95%。伴有囊性的甲状腺结节多为良性结节,可用抽吸治愈或缩小结节。实质性结节者还应进行甲状腺扫描或穿刺病理检查等。具有高分辨力的超声图像检查可以显示结节至 1 mm 病灶,临床上认为单结节者,常可发现为多结节,接近于尸检所见,大多数囊性病变并非真正囊肿,而是具有实性组织的病变,并能显示混合性回声波群。

(二)甲状腺扫描

常用的甲状腺扫描有放射性核素^{131}I和^{99m}Tc,即^{131}I扫描、^{99m}Tc扫描。甲状腺结节因对碘的摄取能力不同而图像不同,^{99m}Tc可像碘一样被甲状腺所摄取,但不能转化。甲状腺扫描可显示甲状腺的吸碘率,有利于判断甲状腺功能;结节性甲状腺肿时可显示有多个稀疏区,稍大的结节可呈凉结节或冷结节。恶性结节不能摄取碘,恶变区将出现放射稀疏区,根据其摄碘能力,可分为无功能的冷结节,正常功能的温结节和高功能的热结节。放射性核素或^{99m}Tc扫描的缺点是不能完全区分良性或恶性结节,而仅是一个初步判断分析。

(三)甲状腺功能

测定甲状腺功能大多正常。但是要注意促甲状腺激素,如升高提示甲状腺功能偏低,需要补充甲状腺激素治疗;如降低需排除合并甲亢的可能。如甲状腺球蛋白抗体或甲状腺过氧化物酶抗体(TPOAb)升高,提示有桥本病的可能。

(四)血甲状腺球蛋白和降钙素测定

这两项指标有助于排除甲状腺癌。当甲状腺有结节时,需进行测定。甲状腺癌时甲状腺球蛋白可升高;降钙素升高是甲状腺髓样癌的特异性指标。

(五)甲状腺计算机断层扫描或磁共振成像

当怀疑有甲状腺癌的可能时,需做甲状腺计算机断层扫描或磁共振成像辅助诊断。

(六)甲状腺吸^{131}I率

结节性甲状腺肿吸^{131}I率正常或增高,但无高峰前移。出现 Plummer 病时,吸^{131}I率升高,或虽在正常范围内而高峰前移。

(七)甲状腺穿刺组织病理检查

应用细针针吸活检术检查,对甲状腺结节的诊断有一定价值,比较安全。穿刺结果有助于判断是否有手术治疗指征,其细胞学准确度达 50%~97%。但也可取样有误,特别是有囊性变患者及结节较小者,如<1 cm 的病变,穿刺准确度可有困难。细针活检不能确定,还可用粗针再穿刺活检,其结果可能更加准确。但穿刺针进入恶性结节癌肿以后,可将癌细胞扩散为其害处,应特别注意。为了术前明确结节性质,也可采用开放性甲状腺组织活检,以利全面分析。

四、鉴别诊断

(一)甲状腺腺瘤

尤其是与多发性腺瘤鉴别。结节性甲状腺肿患者年龄较大,病史较长,甲状腺肿大呈分叶状或多个大小不等的结节,边界不清,甲状腺激素治疗,腺体呈对称性缩小。多发甲状腺腺瘤甲状腺肿大不对称,可触及多个孤立性结节,如合并单纯性甲状腺肿,腺瘤结节边界亦较清楚,质地较周围组织略坚韧,甲状腺激素治疗,腺体组织缩小,结节更加突出。

(二)结节性甲状腺肿伴甲亢

与 Graves 病鉴别。前者地方性甲状腺肿流行区多见,年龄一般较大,多在 40 岁以上,常在出现结节多年后发病,甲状腺功能亢进症状较轻而不典型。Graves 病发病年龄多在 20~40 岁,两侧甲状腺弥漫肿大,眼球突出,手指震颤,甲状腺局部可触及震颤及听到血管杂音。甲状腺扫描发现一个或数个"热结节"。

(三)其他

1.甲状腺囊肿

甲状腺扫描为"冷结节",B 超检查为囊性结节,细针穿刺可明确诊断。

2.甲状腺腺瘤

多数为单发,生长缓慢,无症状。甲状腺扫描为"温结节"。若为毒性腺瘤表现为"热结节"。腺瘤也可发生出血、坏死液化呈"冷结节"。

3.甲状腺癌

甲状腺癌早期除甲状腺结节外可无任何症状,此时与结节性甲状腺肿鉴别困难。可做针刺活组织检查,尤其粗针穿刺诊断意义很大。

4.毒性结节性甲状腺肿

老年人多见,无突眼,心脏异常多见。甲状腺扫描可见多个摄碘功能增强的结节,夹杂不规则的浅淡显影区。

5.滤泡性甲状腺肿瘤

滤泡性甲状腺癌分泌甲状腺激素引起甲亢。局部可扪及肿块,核素扫描、超声检查及细针穿刺细胞学检查可协助诊断。

五、治疗

(一)甲状腺激素抑制治疗

促甲状腺激素是甲状腺细胞生长增殖的主要刺激因子。甲状腺激素治疗可以抑制垂体促甲状腺激素的分泌,减少对甲状腺的刺激,使结节性甲状腺肿停止发展并缩小。一般单纯性结节性甲状腺肿,无论是单结节及多发性结节,如果是温结节或冷结节都可使用甲状腺制剂进行治疗。给甲状腺粉(片)每天 40~80 mg 口服;或用左甲状腺素钠片,每天 50~100 μg 口服。治疗后肿大的结节缩小者可继续使用至完全消失,有效的甲状腺激素治疗应能抑制促甲状腺激素的分泌,使其维持在正常范围的低限为宜,但不宜过度抑制引起甲亢。对老年人特别是有心脏病者应适当减量。治疗时间一般 3~6 个月。实质性甲状腺结节用甲状腺素治疗效果尚不理想,仅有 30%~40%的患者有效,结节缩小。如治疗过程中结节变大应考虑手术治疗。

（二）手术治疗

当结节性甲状腺肿通过相应鉴别诊断的检查，或做甲状腺针吸活检怀疑有恶变时，目前主张手术治疗。

手术指征：①结节性甲状腺肿较大，有压迫症状者；②结节迅速增大，或有颈淋巴结肿大，疑恶变者。尽管诊断手段不断改进，多数手术治疗的甲状腺结节均为良性病变。因手术的并发症随手术范围扩大而增加，病变恶性程度的估计在计划手术范围中起主要作用。经细针穿刺、病理检查诊断为恶性者，应进行甲状腺全切；如穿刺结果为良性、而临床疑为恶性者可进行甲状腺叶切除。穿刺结果可疑者根据手术中冷冻切片结果决定手术范围。

（三）Plummer 病治疗

主要用手术治疗和放射性碘治疗。手术治疗效果好，不易复发。手术前需用抗甲状腺药物治疗控制甲亢病情后再行手术治疗。该类甲状腺肿患者因只有结节具有较高的摄^{131}I功能，结节以外的甲状腺处于抑制状态，所以放射性碘治疗不会造成结节以外的甲状腺组织损伤。可用于老年患者，特别是有心脏病者。对于老年患者或有其他严重疾患而不能耐受手术者，可用抗甲状腺药物治疗。

第十一节 甲状腺腺瘤

甲状腺腺瘤是起源于甲状腺滤泡细胞的良性肿瘤，目前认为本病多为单克隆性，是由与甲状腺癌相似的刺激所致。临床分滤泡状和乳头状实性腺瘤两种，前者多见。常为甲状腺囊内单个边界清楚的结节，有完整的包膜。

一、病因及发病机制

甲状腺腺瘤的病因未明，可能与性别、遗传因素、射线照射、促甲状腺激素过度刺激有关，也可能与地方性甲状腺肿有关。

（一）性别

甲状腺腺瘤在女性的发病率为男性的 5～6 倍，提示可能性别因素与发病有关，但目前没有发现雌激素刺激肿瘤细胞生长的证据。

（二）癌基因

甲状腺腺瘤中可发现癌基因 c-myc 的表达。腺瘤中还可发现癌基因 H-ras 第 12、13、61 密码子的活化突变和过度表达。高功能腺瘤中还可发现促甲状腺激素-G 蛋白腺嘌呤环化酶信号传导通路所涉及蛋白的突变，包括促甲状腺激素受体跨膜功能区的胞外和跨膜段的突变和刺激型尿苷三磷酸（GTP）结合蛋白的突变。上述发现均表明腺瘤的发病可能与癌基因有关，但上述基因突变仅见于少部分腺瘤中。

（三）家族性肿瘤

甲状腺腺瘤可见于一些家族性肿瘤综合征中，包括 Cowden 病和 Catney 联合体病等。

（四）外部射线照射

幼年时期头、颈、胸部曾经进行过 X 线照射治疗的人群，其甲状腺癌发病率约增高 100 倍，而甲状腺腺瘤的发病率也明显增高。

（五）促甲状腺激素过度刺激

在部分甲状腺腺瘤患者可发现其血促甲状腺激素水平增高，可能与其发病有关。实验发现，促甲状腺激素可刺激正常甲状腺细胞表达前癌基因 c-myc，从而促使细胞增生。

二、病理类型

（一）滤泡状腺瘤

滤泡状腺瘤是最常见的一种甲状腺良性肿瘤，根据其腺瘤实质组织的构成分为以下几种。

1.胚胎型腺瘤

由实体性细胞巢和细胞条索构成，无明显的滤泡和胶体形成。瘤细胞多为立方形，体积不大，细胞大小一致。胞浆少，嗜碱性，边界不甚清；胞核大，染色质多，位于细胞中央。间质很少，多有水肿。包膜和血管不受侵犯。

2.胎儿型腺瘤

主要由体积较小而均匀一致的小滤泡构成。滤泡可含或不含胶质。滤泡细胞较小，呈立方形，胞核染色深，其形态、大小和染色可有变异。滤泡分散于疏松水肿的结缔组织中，间质内有丰富的薄壁血管，常见出血和囊性变。

3.胶性腺瘤

胶性腺瘤又称巨滤泡性腺瘤，最多见，瘤组织由成熟滤泡构成，其细胞形态和胶质含量皆和正常甲状腺相似。但滤泡大小悬殊，排列紧密，亦可融合成囊。

4.单纯性腺瘤

滤泡形态和胶质含量与正常甲状腺相似。但滤泡排列较紧密，呈多角形，间质很少。

5.嗜酸性腺瘤

嗜酸性腺瘤又称 Hurthle 细胞瘤。瘤细胞大，呈多角形，胞浆内含嗜酸颗粒，排列成条或成簇，偶成滤泡或乳头状。

（二）乳头状腺瘤

良性乳头状腺瘤少见，多呈囊性，故又称乳头状囊腺病。甲状腺腺瘤中，具有乳头状结构者有较大的恶性倾向，良性乳头状腺瘤少见，多呈囊性，故又称乳头状囊腺瘤。乳头由单层立方或低柱状细胞覆于血管及结缔组织来构成，细胞形态和正常静止期的甲状腺上皮相似，乳头较短，分支较少，有时见乳头中含有胶质细胞。乳头突入大小不等的囊腔内，腔内有丰富的胶质。瘤细胞较小，形态一致，无明显多形性和核分裂象。甲状腺腺瘤中，具有乳头状结构者有较大的恶性倾向。

（三）不典型腺瘤

比较少见，腺瘤包膜完整，质地坚韧，切面细腻而无胶质光泽。镜下细胞丰富，密集，常呈片块状、巢状排列，结构不规则，多不形成滤泡。间质甚少。细胞具有明显的异形性，形状、大小不一致，可呈长方形、梭形；胞核也不规则，染色较深，亦可见有丝分裂象，故常疑为癌变，但无包膜、血管及淋巴管浸润。

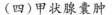

（四）甲状腺囊肿

根据内容物不同可分为胶性囊肿、浆液性囊肿、坏死性囊肿、出血性囊肿。

（五）功能自主性甲状腺腺瘤

瘤实质区可见陈旧性出血、坏死、囊性变、玻璃样变、纤维化、钙化。瘤组织边界清楚,周围甲状腺组织常萎缩。

三、临床表现

甲状腺腺瘤可发生于任何年龄,但以青年女性多见;多数无自觉症状,往往在无意中发现颈前区肿块;大多为单个,无痛;包膜感明显,可随吞咽移动。肿瘤增长缓慢,一旦肿瘤内出血或囊变,体积可突然增大,且伴有疼痛和压痛,但过一时期又会缩小,甚至消失。少数增大的肿瘤逐渐压迫周围组织,引起气管移位,但气管狭窄罕见;患者会感到呼吸不畅,特别是平卧时为甚。胸骨后的甲状腺腺瘤压迫气管和大血管后可引起呼吸困难和上腔静脉压迫症。少数腺瘤可因钙化斑块使瘤体变得坚硬。典型的甲状腺腺瘤很容易做出临床诊断,甲状腺功能检查一般正常;核素扫描常显示温结节,但如有囊变或出血就显示冷结节。自主性高功能甲状腺腺瘤可表现不同程度的甲亢症状。

四、实验室及相关辅助检查

（一）甲状腺功能检查

血清 TT_3、FT_3、TT_4、FT_4、促甲状腺激素均正常。自主性高功能甲状腺腺瘤患者血清 TT_3、FT_3、TT_4、FT_4 增高,促甲状腺激素降低。

（二）X 线检查

如腺瘤较大,颈胸部 X 线检查可见气管受压移位,部分患者可见瘤体内钙化等。

（三）核素扫描

90% 的腺瘤不能聚集放射性锝或碘,核素扫描多显示为"冷结节",少数腺瘤有聚集放射性碘的能力,核素扫描示"温结节";自主性高功能腺瘤表现为放射性浓聚的"热结节";腺瘤发生出血、坏死等囊性变时则均呈"冷结节"。

（四）B 超检查

对诊断甲状腺腺瘤有较大价值,超声波下腺瘤和周围组织有明显界限,有助于辨别单发或多发,囊性或实性。

（五）甲状腺穿刺活检

有助于诊断,特别在区分良恶性病变时有较大价值,但属创伤性检查,不易常规进行。

五、诊断与鉴别诊断

甲状腺腺瘤的诊断可参考以下要点:①颈前单发结节,少数亦可为多发的圆形或椭圆形结节,表面光滑、质韧,随吞咽活动,多无自觉症状;②甲状腺功能检查正常;③颈部淋巴结无肿大;④服用甲状腺激素3～6个月后,肿块不缩小或更明显突出。

甲状腺腺瘤需要与以下疾病相鉴别。

（一）结节性甲状腺肿

甲状腺腺瘤主要与结节性甲状腺肿相鉴别。后者虽有单发结节,但甲状腺多呈普遍肿大,在此情况下易于鉴别。一般来说,腺瘤的单发结节长期病程之后仍属单发,而结节性甲状腺肿经长期病程之后多成为多发结节。另外,甲状腺肿流行地区多诊断为结节性甲状腺肿,非流行地区多诊断为甲状腺腺瘤。在病理上,甲状腺腺瘤的单发结节有完整包膜,界限清楚。而结节性甲状腺肿的单发结节无完整包膜,界限也不清楚。

（二）甲状腺癌

甲状腺腺瘤还应与甲状腺癌相鉴别,后者可表现为甲状腺质硬,结节表面凹凸不平,边界不清,颈淋巴结肿大,并可伴有声嘶、霍纳综合征等。

六、治疗

（一）甲状腺激素治疗

能抑制垂体促甲状腺激素的分泌,减少促甲状腺激素对甲状腺腺瘤的刺激,从而使腺瘤逐渐缩小,甚至消失。从小剂量开始,逐渐加量。可用左甲状腺素 $50\sim150~\mu g/d$ 或干甲状腺片 $40\sim120~mg/d$,治疗 $3\sim4$ 个月。适于多发性结节或温结节、热结节等单结节患者。如效果不佳,应考虑手术治疗。

（二）手术治疗

甲状腺腺瘤有癌变可能的患者、或引起甲亢者,应行手术切除腺瘤。伴有甲亢的高功能腺瘤,需要先用抗甲状腺药物控制甲亢,待甲状腺功能正常后,行腺瘤切除术,可使甲亢得到治愈。

对于甲状腺腺瘤,手术切除是最有效的治疗方法,无论肿瘤大小,目前多主张做患侧腺叶切除或腺叶次全切除而不宜行腺瘤摘除术。其原因是临床上甲状腺腺瘤和某些甲状腺癌特别是早期甲状腺癌难以区别。另外约25%的甲状腺腺瘤为多发,临床上往往仅能查到较大的腺瘤,单纯腺瘤摘除会遗留小的腺瘤,日后造成复发。因甲状腺腺瘤有引起甲亢(发生率约为20%)和恶变(发生率约为10%)的可能,故应早期行包括腺瘤的患侧,甲状腺大部或部分(腺瘤小)切除。切除标本必须立即行冷冻切片检查,以判定有无恶变。

第十二节 甲状腺癌

甲状腺恶性肿瘤是最常见的内分泌恶性肿瘤。按照组织学特征,起源于甲状腺滤泡细胞可以分为分化型甲状腺癌和未分化甲状腺癌,占所有甲状腺癌的95%以上。分化型甲状腺癌包括乳头状甲状腺癌和滤泡型甲状腺癌,这类甲状腺癌通常是可治愈的。相反,未分化甲状腺癌来势凶猛,预后很差。近年来,甲状腺癌发病率逐年上升。年龄是一个影响甲状腺癌的重要因素,>45 岁的患者预后较差。甲状腺癌多见于女性,但男性患者预后较差。另外的危险因素包括颈部放射治疗史,直径>4 cm 的肿瘤,原发灶外侵,淋巴结及远处转移。

起源于甲状腺滤泡旁 C 细胞的恶性肿瘤称为甲状腺髓样癌,占所有甲状腺癌的 3% 左右,其分为散发性髓样癌、家族性髓样癌、多发性内分泌瘤(MEN)综合征。

一、概述

（一）甲状腺癌分期

2010 年甲状腺癌国际抗癌联盟分期如下。

1.TNM 分期

（1）T 分期。

T_x：无法对原发肿瘤做出估计。

T_0：未发现原发肿瘤。

T_1：原发肿瘤≤2 cm，局限于甲状腺内。

T_2：2 cm＜原发肿瘤≤4 cm，局限于甲状腺内。

T_3：肿瘤＞4 cm，肿瘤局限在甲状腺内或有少量延伸到甲状腺外。

T_{4a}：肿瘤蔓延至甲状腺包膜以外，并侵犯皮下软组织、喉、气管、食管或喉返神经。

T_{4b}：肿瘤侵犯椎前筋膜、或包绕颈动脉或纵隔血管。

未分化癌均为 T_4。

T_{4a}：未分化癌，肿瘤限于甲状腺内，尚可外科切除。

T_{4b}：未分化癌，肿瘤已侵出包膜，外科难以切除。

（2）N 分期。

N_0：无淋巴结转移。

N_{1a}：肿瘤转移至Ⅵ区（气管前、气管旁和喉前淋巴结）。

N_{1b}：肿瘤转移至单侧、双侧、对侧颈部或上纵隔淋巴结。

（3）M 分期。

M_0：无远处转移。

M_1：远处有转移。

2.不同甲状腺癌的临床分期

（1）甲状腺乳头状腺癌或滤泡状腺癌（45 岁以下）。

Ⅰ期：任何 T，任何 NM_0。

Ⅱ期：任何 T，任何 NM_1。

（2）甲状腺乳头状腺癌或滤泡状腺癌（45 岁以上）及髓样癌（任何年龄）。

Ⅰ期：$T_1N_0M_0$。

Ⅱ期：$T_2N_0M_0$。

Ⅲ期：$T_3N_0M_0$，$T_{1\sim3}N_{1a}M_0$。

$Ⅳ_A$ 期：$T_{1\sim3}N_{1b}M_0$，$T_{4a}N_{0\sim1}M_0$。

$Ⅳ_B$ 期：T_{4b}任何 NM_0

$Ⅳ_C$ 期：任何 T 任何 NM_1。

（3）未分化癌（全部归Ⅳ期）。

$Ⅳ_A$ 期：T_{4a}任何 NM_0。

$Ⅳ_B$ 期：T_{4b}任何 NM_0。

$Ⅳ_C$ 期：任何 T 任何 NM_1。

（二）甲状腺癌危险因素

放射接触史，碘的不适当摄入，淋巴细胞性甲状腺炎，激素原因和家族史都是可能引起甲状腺癌的危险因素。

1.放射接触史

放射接触史能够增加甲状腺乳头状癌的发生。这一现象，在广岛和长崎的原子弹爆炸，马绍尔群岛和内华达的核试验失误，以及切尔诺贝利核泄漏事件后都被观察及证实。尤其是在切尔诺贝利核泄漏事件后，受到核辐射的儿童发生了更多的乳头状甲状腺癌，这可能与儿童甲状腺更易受放射线影响，或者儿童食用了更多受核污染的牛奶有关。儿童时期因头颈部肿瘤接受过放射治疗，也会导致乳头状甲状腺癌发生风险的增加。

2.缺碘

碘是合成甲状腺激素的必需原料。缺碘引起甲状腺滤泡细胞代偿性增生，导致甲状腺肿。在缺碘地区，甲状腺滤泡性肿瘤发病率升高；而在碘摄入过多的地区，乳头状甲状腺癌则更易发生。在动物实验中，碘的过量摄入，能导致甲状腺癌由滤泡型向乳头状表型转换。但是碘的不适量摄入如何导致甲状腺癌发生依旧不明。

3.免疫因素

乳头状甲状腺癌中通常可见淋巴细胞浸润，这一现象提示免疫因子可能参与恶性肿瘤的发生发展。分子生物学分析提示淋巴细胞性甲状腺炎可能是甲状腺恶性肿瘤的早期表现。但其确切机制依旧不明。

4.年龄因素

大多数分化型甲状腺癌发生于 20～50 岁患者，女性患者为男性患者的 2～4 倍。这一现象提示女性激素可能参与甲状腺癌的发生。并且，雌激素受体在甲状腺滤泡细胞膜上表达，雌激素可导致滤泡细胞的增殖。同样并没有明确的动物模型能够复制，甲状腺癌与妊娠或外源性雌激素使用的关系。

5.遗传因素

遗传性因素对于甲状腺癌的发生也是同样重要的。若父母患有甲状腺癌，则患肿瘤风险增加 3.2 倍；若同胞兄妹患有甲状腺癌，则患肿瘤风险增加 6.2 倍。非家族性髓样癌发生率为 3.5％～6.2％。

二、乳头状甲状腺癌

乳头状甲状腺癌是最常见的甲状腺癌，占所有甲状腺癌的 70％～90％。乳头状癌有着其特征的组织学表现："砂粒体"和"营养不良性钙化"。甲状腺乳头状癌以淋巴结转移为主，常以颈部肿大淋巴结为首发症状。

（一）临床表现

患者以女性为多，男女之比为 1∶2.7，年龄 6～72 岁，20 岁以后明显增多，31～40 岁组患病最多，占 30％，50 岁以后明显减少。乳头状癌淋巴结转移机会多，临床触不到淋巴结的患者，经选择性颈清扫术后，病理检查结果有 46％～72％的病例有淋巴结转移。有些患者以颈部淋巴结肿大来就诊，甲状腺内肿物可能已经数月或数年。因甲状腺内肿物发展较慢，且无特殊体征，常被误诊为良性，肿物可以很小，仅0.5～1.0 cm。晚期可以明显肿大，直径可达 10 cm 以上。呈囊性或部分呈囊性，侵犯气管或其他周围器官时肿物固定。侵犯喉返神经出现声音嘶哑，压迫气管移位或肿瘤侵入气管内出现呼吸困难。淋巴结转移多至颈深中组及颈深下组,晚期可转移至上纵隔。血行转移较少,有 $4\%\sim8\%$,多见于肺或骨。

(二)辅助检查

1.原发病变的诊断

无淋巴结转移的情况下,对甲状腺肿物的性质难以判断,在治疗前应进行如下的检查以明确病变的范围、与周围器官的关系、甲状腺功能的损伤程度、促甲状腺激素的分泌状况等。

(1)甲状腺核素扫描:大多数滤泡型腺癌和乳头状腺癌有吸碘功能,以往为术前主要手段,目前随着其他临床检查的发展已少用。

(2)B超检查:可发现甲状腺内肿物是多发或单发、有否囊性变、颈部有否淋巴结转移、颈部血管受侵情况等。

(3)计算机断层扫描检查:显示甲状腺内肿瘤的位置、内部结构情况、钙化情况,无包膜恶性可能性大。虽不能做出定性诊断但对医师手术操作很有帮助,计算机断层扫描能显示肿物距大血管的远近,距喉返神经、甲状旁腺、颈段食管的远近,肿瘤是否侵犯气管壁及侵入气管内、向胸骨后及上纵隔延伸情况,纵隔内淋巴转移情况。使外科医师术前心中有数,减少盲目性,能重建三维成像的计算机断层扫描更好。

(4)磁共振成像:在对碘过敏患者中,不推荐使用。

(5)PET/计算机断层扫描:可判断肿瘤代谢情况,主要判断远处转移情况。

(6)针吸细胞学检查:近年来由于针吸细胞学诊断的进步,广泛应用于临床,但应用于甲状腺肿物的诊断有一定限度。

2.颈淋巴结转移的诊断

(1)临床触不到淋巴结而甲状腺内肿物高度怀疑为癌变,此为 N_0 病例,这类患者不一定没有淋巴结转移,应做B超或计算机断层扫描检查以发现手摸不到的肿大淋巴结。因有些患者脂肪厚,肌肉发达,淋巴结虽已很大且呈串也不易触及,如B超及计算机断层扫描检查怀疑转移,且甲状腺内肿物证实为癌应按联合根治术准备。

(2)甲状腺肿物合并颈淋巴结肿大时,淋巴结位于中、下颈深部较多,位于胸锁乳突肌前缘或被覆盖,活动或固定,大致可判断为甲状腺癌颈淋巴结转移,以乳头状癌为多见。如针吸细胞学阳性则可确诊。

(三)治疗

1.放射治疗

分化型甲状腺癌对放射治疗敏感性差,以手术治疗为主要手段,单纯体外放射对甲状腺癌的治疗并无好处。[131]I治疗用于手术不能切除的分化型甲状腺癌或远处转移的甲状腺癌。

2.手术治疗

(1)原发癌的处理:①一侧腺叶切除加峡部切除加Ⅵ区淋巴结清扫为单侧甲状腺癌治疗的最小手术方式。②全甲状腺切除,当病变涉及两侧腺叶时行全甲状腺切除术。考虑到甲状腺多灶性癌的存在,应注意同侧腺叶多灶肿瘤,易出现对侧甲状腺内微小病灶的发生。③高分化侵袭性甲状腺癌,应积极地予以手术治疗,治疗越早,预后越好。④微小癌的治疗,目前甲状腺乳头状微癌的治疗方式尚不统一。

(2)淋巴结转移癌的处理:不论是传统式的颈清扫术还是保留功能的改良根治术都应将各区淋巴结不论大小彻底切除。

三、甲状腺滤泡型腺癌

滤泡型癌较乳头状癌发病率低,占甲状腺癌的 10％～15％,较乳头状癌发病年龄大,常见于中年人,平均年龄 45～50 岁,男女之比为 1∶3。其恶性程度介于乳头状癌和未分化癌之间,易出现血行转移,如肺、骨、肝、脑等处。很少出现淋巴结转移。转移的组织,很像正常甲状腺,因此有人称为"异位甲状腺"。

临床表现大多数是单发的,少数也可是多发的。容易误诊为甲状腺腺瘤。预后较乳头状癌差。影响预后的决定因素是远处转移,不是甲状腺包膜的侵犯。

四、甲状腺未分化癌

甲状腺未分化癌在甲状腺癌中比例较少,占 3％～8％。

(一)临床表现

本病发病年龄较高,男性发病率较高。病情发展较快,出现颈部肿物后增长迅速,1～2 周内肿物固定,声音嘶哑,呼吸困难。有 1/3 患者颈部肿物多年,近几个月来迅速增大,因此有学者认为此部分病例是在原有分化型甲状腺癌或良性肿物基础上的恶变。

(二)辅助检查

计算机断层扫描及颈部 X 线片常见气管受压,或前后径变窄或左右径变窄,或气管受压移位,偏于一侧,椎前软组织增厚,表明肿瘤从食管后椎前包绕了气管、食管。常有颈淋巴结转移,有时颈部转移淋巴结和甲状腺的原发灶融合在一起。根据肿物形态及硬度常可确诊。

(三)治疗

大多数患者来诊较晚,失去根治性治疗机会。有时手术目的是为了解决呼吸道梗阻,仅做气管切开。对少部分原发肿瘤较小的病例,尽量给予切除,然后行气管切开或气管造瘘,术后给予放射治疗及化学治疗,有的患者有一定疗效,有 40％的患者可获完全缓解。

五、甲状腺髓样癌

甲状腺髓样癌起源于甲状腺滤泡旁细胞或称 C 细胞。癌细胞可分泌多种胺类和多肽类激素、降钙素等,此外还有 5-羟色胺、组胺、前列腺素及促肾上腺皮质激素样物质,导致部分患者出现顽固性腹泻,多为水样泄,但肠吸收障碍不严重,常伴有面部潮红。当肿瘤切除后腹泻即可消失,癌复发或转移时腹泻又可出现。

甲状腺髓样癌可分为散发性及家族性两种,前者约占 80％,不伴有其他内分泌腺部位的肿瘤,没有特殊的临床表现;后者占 20％,有明显家族史。分为两种类型:一类叫多发内分泌肿瘤ⅡA 型,此型包括甲状腺髓样癌、嗜铬细胞瘤和甲状旁腺功能亢进,因是三十年前 Sipple 首先描述,被称为 Sipple 综合征;另一类叫多发内分泌肿瘤ⅡB 型,此型包括甲状腺髓样癌、嗜铬细胞瘤及伴有多发性黏膜神经瘤,并有特征性的面部表现(嘴唇肥厚、宽鼻梁、睑外翻等)。

(一)临床表现

甲状腺髓样癌占甲状腺恶性肿瘤的 6％～8％。除少数合并内分泌综合征外,大多数与其他类型的甲状腺癌相似,主要是甲状腺区肿块,有时有淋巴结肿大,可出现双侧颈转移,多数生长缓慢,病程长达 10～20 年,大多数 1 年左右。

（二）辅助检查

血清降钙素升高伴甲状腺结节患者,首先考虑甲状腺髓样癌,若无其他内分泌综合征及肿瘤可确诊。部分甲状腺髓样癌患者可有血清癌胚抗原升高。

（三）治疗

手术是治疗的有效手段。有淋巴结转移时行颈清扫手术,对于是否行预防性颈清扫术,目前有一定争议。目前有靶向药物针对甲状腺髓样癌,但疗效不明确。

六、甲状腺其他恶性肿瘤

甲状腺还有其他恶性肿瘤,如血管肉瘤、纤维肉瘤、癌肉瘤、骨肉瘤、恶性纤维组织细胞瘤等,均少见。其中值得注意的是恶性淋巴瘤,近年来文献报道有增多趋势。

恶性淋巴瘤少见,占所有甲状腺恶性肿瘤的 0.6%～5%,占所有淋巴瘤的 2.2%～2.5%。文献报道甲状腺恶性淋巴瘤合并慢性淋巴细胞性甲状腺炎高达 95%～100%。所以细针穿刺应多方位、多点穿刺。可疑者应做诊断性探查手术,术中制冷冻切片检查,确诊后根据情况行峡部切除或一叶切除,以免将来病变进一步发展压迫气管造成呼吸困难。

甲状腺恶性淋巴瘤治疗是以放射为主的综合治疗,配合以化学治疗。有低度恶性及高度恶性两种。其治疗效果优于甲状腺未分癌。

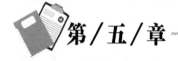

第/五/章

胃肠外科疾病

第一节　急性胃扩张

急性胃扩张是指短期内由于大量气体和液体积聚,胃和十二指肠上段高度扩张而致的一种综合征。通常为某些内外科疾病或麻醉手术的严重并发症,临床并不常见。

一、病因与发病机制

器质性疾病和功能性因素均可导致急性胃扩张,常见者归纳为四类。

(一)饮食过量或饮食不当

尤其是狂饮暴食,是引起急性胃扩张的最常见病因。短时间内大量进食使胃突然过度充盈,胃壁肌肉受到过度牵拉而发生反射性麻痹,食物积聚于胃内,胃持续扩大。

(二)麻醉和手术

尤其是腹盆腔手术及迷走神经切断术,均可直接刺激躯体或内脏神经,引起胃自主神经功能失调,胃壁反射性抑制,胃平滑肌弛缓,进而形成扩张。麻醉时气管插管,术后给氧和胃管鼻饲,亦可使大量气体进入胃内,形成扩张。

(三)疾病状态

胃扭转、嵌顿性食管裂孔疝、各种原因所致的十二指肠淤滞、十二指肠肿瘤、异物等均可引起胃潴留和急性胃扩张。幽门附近的病变,如脊柱畸形、环状胰腺、胰腺癌等偶可压迫胃的输出管道引起急性胃扩张。躯体上石膏套后1～2 d发生急性胃扩张,即"石膏管型综合征",可能是脊柱伸展过度,十二指肠受肠系膜上动脉压迫的结果。情绪紧张、精神抑郁、营养不良均可引起自主神经紊乱,使胃的张力减低和排空延迟,在有诱发因素时发生急性胃扩张。糖尿病神经血管病变,使用抗胆碱能药物,水、电解质平衡紊乱,严重感染均可影响胃的张力和排空,导致急性胃扩张。

(四)创伤应激

尤其是上腹部挫伤或严重复合伤,可引起胃的急性扩张。其发生与腹腔神经丛受强烈刺激有关。

发生急性胃扩张时,由于胃黏膜的表面积剧增,胃壁受压,血液循环受阻,加之食物发酵刺激胃黏膜发生炎症,使胃黏膜有大量液体渗出。同时,胃窦扩张和胃内容物刺激使胃窦分泌胃泌素增多,刺激胃液分泌。小肠受扩张胃的推移而使肠系膜受到牵拉,一方面影响腹腔神经丛而加重胃的麻痹,另一方面使十二指肠水平部受肠系膜上动脉压迫,空肠上部亦受到牵拉而出现梗阻。幽门松弛等因素使十二指肠液反流增多。胃扩张后与食管角度发生改变,使胃内容物难以经食管排出。这些因素互为因果,形成恶性循环,终使胃急性进行性扩大,形成急性胃扩张。如病情继续发展,胃壁血液循环状况将进一步恶化,胃、十二指肠腔可出现血性渗出,最终发生胃壁坏死穿孔。

二、临床表现

(一)症状和体征

术后患者常于开始进流质饮食后2~3 d发病。初期仅进食后持续上腹饱胀和隐痛,可有阵发性加剧,少有剧烈腹痛。随后出现频繁呕吐,初为小口,以后量逐渐增加,呕吐物为混浊棕绿色或咖啡色液体,无粪臭味。呕吐为溢出性,不费力,吐后腹痛腹胀不缓解。腹部呈不对称性膨隆(以上腹为重),可见无蠕动的胃轮廓,局部有压痛,并可查见振水音。也可呈全腹膨隆。脐右侧偏上可出现局限性包块,外观隆起,触之光滑而有弹性,轻压痛,此为极度扩张的胃窦,称"巨胃窦征",是急性胃扩张的特有体征。腹软,可有位置不定的轻压痛,肠鸣音减弱。随病情进展患者全身情况进行性恶化,严重者可出现脱水、酸中毒或碱中毒,并表现为烦躁不安、呼吸急促、手足抽搐、血压下降和休克。晚期可突然出现剧烈腹痛和腹膜炎体征,提示胃穿孔。救治不及时将导致死亡。

(二)辅助检查

1.实验室检查

常规血液、尿液实验室检查可发现血液浓缩,低钾、低钠、低氯血症和碱中毒,脱水严重致肾衰竭者,可出现血肌酐、尿素氮升高。血白细胞多不升高。呕吐物隐血试验为强阳性。

2.X线检查

立位腹部平片可见左上腹巨大液平面和充满腹腔的特大胃影,左膈肌抬高。

3.B超检查

胃肠道气体含量较多,一般不适合B超检查,但对于一些暴饮暴食导致的急性胃扩张,B超是一项直接、简便的检查,可见胃内大量食物残留及无回声暗区。

4.计算机断层扫描

计算机断层扫描可见极度扩大的胃腔及大量胃内容物,胃壁变薄。

三、诊断和鉴别诊断

根据病史、体征,结合实验室检查和影像学检查,诊断一般不难。手术患者进食后初期或过分饱食后,如出现多次溢出性呕吐,并发现上腹部膨隆,振水音,即应怀疑为急性胃扩张。置入胃管后如吸出大量混浊棕绿色或咖啡色液体,诊断即可成立,不应等到大量呕吐和虚脱症状出现后,才考虑本病可能。在严重创伤和感染的危重患者,如出现以上征象也应想到本病可能。

鉴别诊断主要包括幽门梗阻,肠梗阻和肠麻痹,胃瘫。幽门梗阻有胃窦及幽门部的器质性病变,如肿瘤、溃疡瘢痕狭窄等,可表现为上腹饱胀和呕吐,呕吐物为酸臭宿食,胃扩张程度及全身症状较轻。肠梗阻和肠麻痹主要累及小肠,腹胀以腹中部明显,胃内不会有大量积液积气,立位

X线腹平片可见多个阶梯状液平。弥漫性腹膜炎导致的肠麻痹具有腹膜炎体征。但需注意急性胃扩张穿孔导致弥漫性腹膜炎的情况。胃瘫在外科主要发生在腹部大手术后，由胃动力缺乏所致，表现为恢复饮食后的上腹饱胀和呕吐，呕吐多在餐后 4～6 h，呕吐物为食物或宿食，不含血液，腹胀较急性胃扩张轻，消化道稀钡造影可显示胃蠕动波消失，胃潴留，但多没有严重的胃腔扩张。

四、治疗

急性胃扩张若早期诊断和治疗，预后良好。及至已发生休克或胃坏死穿孔时，手术死亡率高，早年文献记载可达 75%。暴饮暴食导致的急性胃扩张病死率仍高，可达 20%，早期诊断和治疗是降低病死率的关键。

（一）对于手术后急性胃扩张的措施

1.留置鼻胃管

吸出胃内全部积液，用温等渗盐水洗胃，禁食，并持续胃管减压，至吸出液为正常性质为止，然后开始少量流质饮食，如无潴留，可逐渐增加。

2.调整体位

目的是解除十二指肠水平部的受压，应避免长时间仰卧位，如病情许可，可采用俯卧位，或将身体下部略垫高。

3.液体和营养支持

根据实验室检查经静脉液体治疗调整水、电解质和酸碱平衡。恢复流质饮食前进行全肠外营养支持，恢复进食后逐渐减少营养支持剂量。给予充分液体支持维持尿量正常。

（二）对于暴饮暴食所致的急性胃扩张的措施

胃内常有大量食物和黏稠液体，不易用一般胃管吸出，需要使用较粗胃管并反复洗胃才能清除，但应注意避免一次用水量过大或用力过猛而造成胃穿孔（图 5-1）。若洗胃无效则需考虑手术治疗，切开胃壁清除内容物后缝合，术后应继续留置胃管减压，并予经静脉液体和营养支持，逐渐恢复流质饮食。

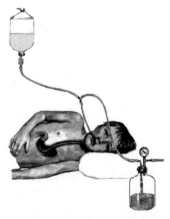

图 5-1　洗胃示意图

（三）并发症的治疗

对于已出现腹膜炎或疑有胃壁部分坏死的患者，应积极准备后尽早手术治疗。手术方法以简单有效为原则,如胃切开减压、穿孔修补、胃壁部分切除术等。术后应继续留置胃管减压,并予经静脉液体和营养支持,逐渐恢复流质饮食。

第二节 急性胃扭转

胃因各种原因而发生沿其纵轴或横轴的过度转位称为胃扭转,但先天性内脏反位除外。胃扭转可发生于任何年龄,但以 40～60 岁多见。胃扭转在临床并不常见,有急性和慢性之分,慢性较急性常见。急性胃扭转与解剖异常有密切关系,发展迅速,不易诊断,常导致治疗延误,以往报道死亡率可高达30％～50％,但随现代诊疗技术的进步,病死率已降至 1％～6％。

一、病因

急性胃扭转多数存在解剖学因素,在不同诱因激发下致病。胃的正常位置主要依靠食管下端和幽门固定,其他部位由肝胃韧带、胃结肠韧带、胃脾韧带以及十二指肠制约,故不能作 180° 的转动。若韧带松弛或缺如,在某些诱因下即可发生部分或全部胃扭转。暴饮暴食、急性胃扩张、胃下垂等都是胃扭转的诱发因素。较大的食管裂孔疝、膈疝、膈肌膨出、周边脏器如肝脏或胆囊的炎性粘连等,都可使胃的解剖位置变化或韧带松弛,而发生继发性胃扭转。

二、临床分型

根据扭转方式不同,可分为以下 3 型。

(一)纵轴型或器官轴型

胃沿贲门与幽门的连线(纵轴)发生旋转,胃大弯向上向右翻转,致小弯向下,大弯向上。胃可自前方或后方发生旋转,有时横结肠亦随大弯向上移位。

(二)横轴型或系膜轴型

即胃沿小弯中点至大弯的连线(横轴)发生旋转。幽门向上向左旋转,胃窦转至胃体之前,或胃底向下向右旋转,胃体转至胃窦之前。胃前后壁对折而形成两个腔。

(三)混合型

混合型扭转兼有上述两型不同程度的扭转,约占 10％。3 种类型中以横轴型扭转常见,纵轴型次之,混合型少见。

三、临床表现

急性胃扭转起病突然,有突发的上腹部疼痛,程度剧烈,并放射至背部或左胸肋部。常伴频繁呕吐,量不多,不含胆汁。如为胃近端梗阻则为干呕。胃管常难以插入。体检见上腹膨胀而下腹柔软平坦。急性胃扭转造成较完全的贲门梗阻时,上腹局限性膨胀疼痛、反复干呕和胃管不能插入三联征被认为是诊断依据。如扭转程度较轻,则临床表现很不典型。

四、辅助检查

（一）实验室检查

血常规可出现白细胞、中性粒细胞升高，出现并发症如上消化道大出血时，则出现急性血红蛋白下降。亦可出现低钠、低钾血症等。

（二）影像学检查

1.X 线检查

立位胸腹部平片可见左上腹有宽大液平的胃泡影，胃角向右上腹或向后固定，不随体位改变，左侧膈肌抬高或有膈疝表现，犹如胃泡位于下胸腔。

2.上消化道钡剂检查

在胃扭转早期可见十二指肠无钡剂充盈，典型表现为钡剂不能通过贲门。若经胃管减压成功，缓解急症状态后再行钡剂造影检查，纵轴型扭转可见胃上下颠倒，胃大弯位于胃小弯之上，胃底液平面不与胃体相连，胃体变形，幽门向下，胃黏膜皱襞可呈扭曲走行；横轴型扭转可见胃食管连接处位于膈下的异常低位，而远端胃位于头侧，胃体、胃窦重叠，贲门和幽门可在同一水平，食管下端梗阻，呈尖削阴影。

（三）内镜检查

急性胃扭转时行胃镜检查具有难度，可发现镜头插入受阻，胃内解剖关系失常，包括胃大弯侧纵行皱襞在上方，而胃小弯在下方，胃前后位置颠倒，胃形态改变或消失，无法看见幽门等。在有些患者可发现食管炎、胃肿瘤或胃溃疡。经内镜充气或旋转镜身等操作后部分胃扭转可复位，成为胃扭转良好的非手术治疗选择。

五、治疗

急性胃扭转少见于临床，且其临床表现与其他急腹症有混淆之处，容易发生误诊。发生急性胃扭转时应先试行放置胃管，若能抽出部分液体和气体，可以缓解急性症状，为进一步检查和治疗创造条件。胃镜已成为诊断和治疗本病的主要手段。

胃镜复位方法：胃镜通过贲门后先注气扩张胃体腔，然后循腔进镜，以确定胃扭转的类型、部位、方向、程度，依胃扭转的类型采取不同方法复位。若胃腔潴留液过多，应首先吸出再注气循腔进镜，根据扭转方向逆时针或顺时针旋转镜身并向前推进，若能看见幽门，继续注气即可复位，有时需要旋转数次方能复位。若侧卧位胃镜不易进入胃腔，让患者变换为仰卧可能容易将胃镜置入。复位后可给患者腹部加压，进流质饮食 3 d。

急性胃扭转若胃管减压和内镜诊疗未成功，即应急诊手术治疗。胃扭转可能导致胃壁缺血坏死，但少见。多数情况下术前诊断难以明确，而是以急腹症诊断剖腹探查，在术中明确诊断。若胃扩张明显，应先抽除积气积液后再探查。若发现导致胃扭转的病因，如膈疝、胃肿瘤和溃疡、粘连带、周围韧带松弛等，应针对病因进行手术治疗，如膈疝修补和胃固定术等。若需行胃切除术或较复杂的手术，必须评估患者整体情况，在可耐受的情况下进行。否则应遵循损伤控制原则（DC），以最简单迅速的方式结束手术，病情好转后再行后期治疗。围术期需纠正水、电解质紊乱，给予液体和营养支持，术后应持续胃肠减压数天。

第三节　胃肠道异物

胃肠道异物主要见于误食,进食不当或经肛门塞入。美国消化内镜学会 2011 年《消化道异物和食物嵌塞处理指南》指出,异物摄入和食物团嵌塞在临床上并非少见,80％以上的异物可以自行排出,无须治疗。但故意摄入的异物 63％～76％需要行内镜治疗,12％～16％需要外科手术取出。经肛途径异物常见于借助器具的经肛门性行为,医源性(纱布、体温计等)遗留,外伤或遭恶意攻击塞入,绝大多数可通过手法取出,少数需外科手术治疗。下文按两种途径分别阐述。

一、经口吞入异物

(一)病因

1.发病对象

多数异物误食发生在儿童,好发年龄段在 6 个月至 6 岁;成年人误食异物多发生于精神障碍,酒精中毒以及在押人员等,可一次吞入多种异物,也可有多次吞入异物病史;牙齿缺如的老年人易吞入没有咀嚼的大块食物或义齿。

2.异物种类

报道种类相当多,多为动物骨刺、牙签、果核、别针、鱼钩、食品药品包装、义齿、硬币、纽扣电池等,也有磁铁、刀片、缝针、毒品袋及各种易于拆卸吞食的物品,笔者曾手术取出订书机、门扣、钢笔等。在押人员吞食的尖锐物品较多,常用纸片、塑料等包裹后再吞下,但仍存在风险。

(二)诊断

1.临床表现

多数病例并无明显症状。完全清醒、有沟通能力的儿童和成人,一般都能确定吞食的异物,指出不适部位。一些患者并不知道他们吞食了异物,而在数小时、数天甚至数年后出现并发症。幼儿及精神病患者可能对病史陈述不清,如果突然出现呛咳、拒绝进食、呕吐、流涎、哮鸣、血性唾液或呼吸困难等症状时,应考虑到吞食异物的可能。颈部出现肿胀、红斑、触痛或捻发音提示口咽部损伤或上段食管穿孔。腹痛、腹胀、肛门停止排气应考虑肠梗阻。发热、剧烈腹痛,腹膜炎体征提示消化道穿孔可能。在极少数情况下可出现脸色苍白、四肢湿冷、心悸、口渴,焦虑不安或淡漠以至昏迷,可能为异物刺破血管,造成失血性休克。

2.体格检查

对于消化道异物病例,病史、辅助检查远较体格检查重要。多数患者无明显体征。当出现穿孔、梗阻及出血时,相应出现腹膜炎、腹胀或休克等体征。

3.辅助检查

(1)胸腹正侧位 X 线片:可诊断大多数消化道异物及位置,了解有无纵隔和腹腔游离气体,然而鱼刺、木块、塑料、大多数玻璃和细金属不容易被发现。不推荐常规钡餐检查,因有误吸危险,且造影剂裹覆异物和食管黏膜,可能会给内镜检查造成困难。

(2)计算机断层扫描:可提高异物检出的阳性率,且更好地显示异物位置和与周围脏器的关系,但是对透 X 线的异物为阴性。

（3）手持式金属探测仪：可检测多数吞咽的金属异物，对儿童可能是非常有用的筛查工具。

（4）内镜检查：结肠镜和胃镜是消化道异物诊疗的最常用方法，且可以直接取出部分小异物。

需特别指出的是，一些在押人员为逃避关押，常用乳胶避孕套或透明薄膜包裹尖锐金属异物后吞食，或将金属异物贴于后背造成 X 线片假象，应当予以鉴别。

（三）治疗

首先了解通气情况，保持呼吸道通畅。

1.非手术治疗

非手术治疗包括等待或促进异物自行排出和内镜治疗。

（1）处理原则：消化道异物一旦确诊，必须决定是否需要治疗、紧急程度和治疗方法。影响处理方法的因素包括患者年龄，临床状况，异物大小、形状和种类，存留部位，内镜医师技术水平等。内镜介入的时机，取决于发生误吸或穿孔的可能性。锋利物体或纽扣电池停留在食管内，需紧急进行内镜治疗。异物梗阻食管，为防止误吸，也需紧急内镜处理。圆滑无害的小型异物则很少需要紧急处理，大多可经消化道自发排出。任何情况下异物或食团在食管内的停留时间都不能超过 24 h。儿童患者异物存留于食管的时间可能难以确定，因此可发生透壁性糜烂、瘘管形成等并发症。喉咽部和环咽肌水平的尖锐异物，可用直接喉镜取出。而环咽肌水平以下的异物，则应用纤维胃镜。胃镜诊治可以在患者清醒状态下或是在静脉基础麻醉下进行，取决于患者年龄、配合能力、异物类型和数量。

（2）器械：取异物必须准备的器械包括鼠齿钳、鳄嘴钳、息肉圈套器、息肉抓持器、Dormier 篮、取物网、异物保护帽等。有时可先用类似异物在体外进行模拟操作，以设计适当的方案。在取异物时使用外套管可以保护气道，防止异物掉入，取多个异物或食物嵌塞时允许内镜反复通过，取尖锐异物时可保护食管黏膜免受损伤。对于儿童外套管则并不常用。异物保护帽用于取锋利的或尖锐的物体。为确保气道通畅，气管插管是一备选方法。

（3）钝性异物的处理：使用异物钳、鳄嘴钳、圈套器或者取物网，可较容易地取出硬币。光滑的球形物体最好用取物网或取物篮。在食管内不易抓取的物体，可以推入胃中以更易于抓取。有报道在透视引导下使用 Foley 导管取不透 X 线的钝性物体的方法，但取出异物时 Foley 导管不能控制异物，不能保护气道，亦不能评估食管损伤状况，故价值有限。如果异物进入胃中，大多在 4～6 d 内排出，有些异物可能需要长达 4 周。在等待异物自行排出的过程中，要指导患者日常饮食，可以增服一些富有纤维素的食物（如韭菜），以利异物排出，并注意观察粪便以发现排出的异物。小的钝性异物，如果未自行排出，但无症状，可每周进行一次 X 线检查，以跟踪其进程。在成人，直径＞2.5 cm 的圆形异物不易通过幽门，如果 3 周后异物仍在胃内，就应进行内镜处理。异物一旦通过胃，停留在某一部位超过 1 周，也应考虑手术治疗。发热、呕吐、腹痛是紧急手术探查的指征（图 5-2）。

（4）长形异物的处理：长度超过 6～10 cm 的异物，诸如牙刷、汤勺，很难通过十二指肠。可用长型外套管（＞45 cm）通过贲门，用圈套器或取物篮抓住异物拉入外套管中，再将整个装置（包括异物、外套管和内镜）一起拉出（图 5-3）。

（5）尖锐异物的处理：因为许多尖锐和尖细异物在 X 线下不易显示，所以，X 线检查阴性的患者必须行内镜检查。停留在食管内的尖锐异物应急诊治疗。环咽肌水平或以上的异物也可用直接喉镜取出。尖锐异物虽然大多数能够顺利通过胃肠道而不发生意外，但其并发症率仍高达 35%。故尖锐异物如果已抵达胃或近端十二指肠，应尽量用内镜取出，否则应每天行 X 线检查确定其位置,并告诉患者在出现腹痛、呕吐、持续体温升高、呕血、黑便时立即就诊。对于连续 3 d 不前行的尖锐异物,应考虑手术治疗。使用内镜取出尖锐异物时,为防黏膜损伤,可使用外套管或在内镜端部装上保护兜。

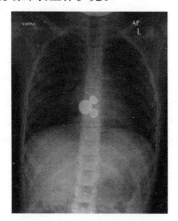

图 5-2　X 线检查见钝性异物

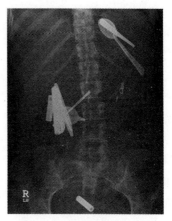

图 5-3　X 线见长形异物

(6)纽扣电池的处理:对吞入纽扣电池的患者要特别关注,因纽扣电池可能在被消化液破坏外壳后有碱性物质外泄,直接腐蚀消化道黏膜,很快发生坏死和穿孔,导致致命性并发症(图 5-4),故应急诊处理。通常用内镜取石篮或取物网都能成功。另一种方法是使用气囊,空气囊可通过内镜工作通道,到达异物远端,将气囊充气后向外拉,固定住电池一起取出。操作过程中应使用外套管或气管插管保护气道。如果电池不能从食管中直接取出,可推入胃中用取物篮取出。若电池在食管以下,除非有胃肠道受损的症状和体征,或反复 X 线检查显示较大的电池(直径>20 mm)停留在胃中超过 48 h,否则没有必要取出。电池一旦通过十二指肠,85% 会在 72 h 内排出。这种情况下每 3~4 d 进行一次 X 线检查是适当的。使用催吐药处理吞入的纽扣电池并无益处,还会使胃中的电池退入食管。胃肠道灌洗可能会加快电池排出,泻药和抑酸剂并未证明对吞入的电池有任何作用。

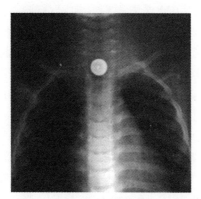

图 5-4　食管内纽扣电池的 X 线表现

(7)毒品袋的处理:"人体藏毒"是现代毒品犯罪的常见运送方法,运送人常将毒品包裹在塑料中或乳胶避孕套中吞入。这种毒品包装小袋在 X 线下通常可以看到,计算机断层扫描检查也可帮助发现。毒品袋破损会致命,用内镜取出时有破裂危险,所以禁用内镜处理。毒品袋在体内若不能向前运动,出现肠梗阻症状,或怀疑毒品袋有破损可能时,应行外科手术取出。

(8)磁铁的处理:吞入磁铁可引起严重的胃肠道损伤和坏死。磁铁之间或与金属物体之间的引力,会压迫肠壁,导致坏死、穿孔、肠梗阻或肠扭转,因此应及时去除所有吞入的磁铁。

(9)硬币的处理:最常见于幼儿吞食。如果硬币进入食管内,可观察 12～24 h,复查 X 线检查,通常可自行排出且无明显症状。若出现流涎、胸痛、喘鸣等症状,应积极处理取出硬币。若吞入大量硬币,还需警惕并发锌中毒。

(10)误食所致直肠肛管异物的处理:多因小骨片、鱼刺、小竹签等混在食物中,随进食时大口吞咽而进入消化道,随粪便进入直肠,到达狭窄的肛管上口时,因位置未与直肠肛管纵轴平行而嵌顿,可刺伤或压迫肠壁过久,导致直肠肛管损伤。小骨片等直肠异物经肛门钳夹取出一般不难,但有时异物大部分刺入肠壁,肛窥直视下不易寻找,需用手指仔细触摸确定部位,取出异物后还需仔细检查防止遗漏。

2.手术治疗

(1)处理原则。需手术治疗的情况包括:①尖锐异物停留在食管内,或已抵达胃或近端十二指肠,内镜无法安全取出者,或已通过近端十二指肠,每天行 X 线检查连续 3 d 不前行;②钝性异物停留胃内 3 周以上,内镜无法取出,或已通过胃,但停留在某一部位超过 1 周;③长形异物很难通过十二指肠,内镜也无法取出;④出现梗阻、穿孔、出血等症状及腹膜炎体征。

(2)手术方式。进入消化道的异物可停留在食管、幽门、回盲瓣等生理性狭窄处,需根据不同部位采取不同手术方式。①开胸异物取出术:尖锐物体停留在食管内,内镜无法取出,或已造成胸段食管穿孔,甚至气管割伤,形成气管-食管瘘,继发纵隔气肿、脓肿、肺脓肿等,均应行开胸探查术,酌情可采用食管镜下取出异物加一期食管修补术、食管壁切开取出异物或加空肠造瘘术。②胃前壁切开异物取出术:适用于胃内尖锐异物,或钝性异物停留胃内 3 周以上,内镜无法取出者,术中全层切开胃体前壁,取出异物后再间断全层缝合胃壁切口,并作浆肌层缝合加固。③幽门切开异物取出术:适用于近端十二指肠内尖锐异物,或钝性异物停留近端十二指肠 1 周以上,或长形异物无法通过十二指肠,内镜无法取出者。沿胃纵轴全层切开幽门,使用卵圆钳探及近端十二指肠内的异物并钳夹取出,过程中注意避免损伤肠壁,不可强行拉出,取出异物后沿垂直胃纵轴方向横行全层缝合幽门切口,并作浆肌层缝合加固,行幽门成形术。④小肠切开异物取出术:适用于尖锐异物位于小肠内,连续 3 d 不前行,或钝性异物停留小肠内 1 周以上时。术中于异物所在部位沿小肠纵轴全层切开小肠壁,取出异物后,垂直小肠纵轴全层缝合切口,并作浆肌层缝合加固。⑤结肠异物取出术:适用于尖锐异物位于结肠内连续 3 d 不前行,或钝性异物停留结肠内 1 周以上,肠镜无法取出者。绝大多数结肠钝性异物可推动,对于降结肠、乙状结肠的钝性异物多可开腹后顺肠管由肛门推出,对于升结肠、横结肠的钝性异物可挤压回小肠,再行小肠切开异物取出术。对于结肠内尖锐异物,可在其所处部位切开肠壁取出,根据肠道准备情况决定是否一期缝合,也可将缝合处外置,若未愈合则打开成为结肠造瘘,留待以后行还纳手术,若顺利愈合则可避免结肠造瘘,3 个月后再将外置肠管还纳腹腔。⑥特殊情况:对于梗阻、穿孔、出血等并发症,如梗阻严重术中可行肠减压术、肠造瘘术等;穿孔至腹腔者,需行肠修补术(小肠)或肠造瘘术(结肠),并彻底清洗腹腔,放置引流;肠坏死较多者需切除坏死肠段,酌情一期吻合(小肠)或肠造瘘(结肠);尖锐异物刺破血管者予相应止血处理。

二、经肛门置入异物

（一）病因

1.发病对象

多由非正常性行为引起，患者多见为 30～50 岁男性。偶有外伤造成异物插入，体内藏毒，或因排便困难用条状物抠挖过深难以取出等，极少数为医疗操作遗留。

2.异物种类

多为条状物和瓶状物，种类繁多，曾见于临床的有按摩棒、假阳具、黄瓜、衣架、茄子、苹果、雪茄、灯泡、圣诞饰品、啤酒瓶、扫帚、钢笔、木条等，也有因外伤插入的钢条，极少数情况为医源性纱布、体温计等（图 5-5）。

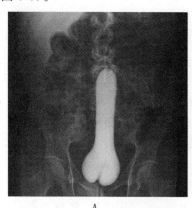
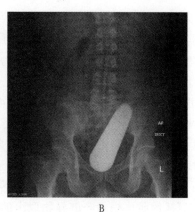

A   B

图 5-5　经肛塞入直肠的异物（X 线腹平片）

（二）诊断

1.临床表现

异物部分或全部进入直肠，造成肛门疼痛、腹胀，直肠黏膜和肛门括约肌损伤者有疼痛及出血，若导致穿孔可出现剧烈腹痛、会阴坠胀、发热等症状，合并膀胱损伤者有血尿、腹痛、排尿困难等症状。一部分自行取出异物的患者，仍有可能出现出血和穿孔，此类患者往往羞于讲述病因，可能为医师诊断带来困难。较轻的异物性肛管直肠损伤，由于就诊时间晚，多数发生局部感染症状。

2.体格检查

由于患者多羞于就医，就医前多自行反复试图取出异物，就医后也可能隐瞒部分病史，因此体格检查尤为重要。腹部体检有腹膜炎体征者，应怀疑穿孔和腹腔脏器损伤，肛门指诊为必需项目，可触及异物，探知直肠和括约肌损伤情况。

3.辅助检查

体格检查怀疑穿孔可能时，血常规检查白细胞计数和中性粒细胞比值升高有助于帮助判断。放射学检查尤为重要，腹部立卧位 X 线片可显示异物形状、位置，计算机断层扫描有助于判断是否穿孔及发现其他脏器损伤。

（三）治疗

1.处理原则

（1）对直肠异物病例首先需明确是否发生直肠穿孔,向腹腔穿孔将造成急性腹膜炎,腹膜返折以下穿孔将引起直肠周围间隙严重感染。X线腹平片可显示异物位置和游离气体,可帮助诊断穿孔。若患者出现低血压、心动过速、严重腹痛或会阴部红肿疼痛、发热,体查发现腹膜炎体征,X线腹平片存在游离气体,可诊断为直肠穿孔。应立即抗休克和抗生素治疗,尽快完善术前准备,放置导尿管,急诊手术。若病情稳定,生命体征正常,但不能排除穿孔,可行计算机断层扫描检查以协助诊断。此类穿孔通常发生于腹膜返折以下,计算机断层扫描可发现直肠系膜含气、积液,周围脂肪模糊。当异物被取出或进入乙状结肠,行肛门镜或肠镜检查可明确乙状结肠直肠损伤或异物位置。

（2）对于没有穿孔和腹膜炎,生命体征稳定的患者,大多数异物可在急诊室或手术室内取出。近肛门处异物可直接或在骶麻下取出。对远离肛门进入直肠上段或乙状结肠的异物不可使用泻剂和灌肠,这可能造成直肠损伤,甚至可能将异物推至更近端的结肠,可尝试在肛门镜或肠镜下取出,否则只能手术取出异物。

（3）取出异物后,应再次检查直肠,以排除缺血坏死或肠壁穿孔。

（4）应当指出的是,直肠异物患者中同性恋者较多,为人类免疫缺陷病毒感染高危人群,在处理直肠异物尤其是尖锐异物时,医务人员应注意自身防护。

2.经肛异物取出

多采用截石位,有利于暴露肛门,而且便于下压腹部,以助取出异物。

使直肠和肛门括约肌放松是经肛异物取出的关键,可以用腰麻、骶麻或静脉麻醉,配合充分扩肛,以利于暴露和观察。如果异物容易被手指触到,可在扩肛后使用 Kocher 钳或卵环钳夹持住异物,将其拉至肛缘取出。之后需用乙状结肠镜或肠镜检查远端结肠和直肠有无损伤。直肠异物种类很多,需根据具体情况设计不同方式取出。

（1）钝器:如前所述,在患者充分镇静、扩肛、异物靠近肛管的情况下,使用器械钳夹或手指可较为容易地取出异物。在操作过程中可要求患者协助做用力排便动作,使异物下降靠近肛管,以便取出(图 5-6)。

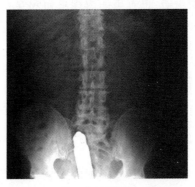

图 5-6　直肠内钝器的 X 线表现

（2）光滑物体:光滑物体如酒瓶、水果等不易抓取,水果等破碎后无伤害的物体可以破碎后取出,但酒瓶、灯泡等破裂后可造成损伤的物体应小心避免其破碎。光滑异物与直肠黏膜紧密贴合,将异物向下拉扯时可形成真空吸力妨碍取出,此时可尝试放置 Foley 尿管在异物与直肠壁之间,扩张导尿管球囊,使空气进入,去除真空状态,取出异物(图5-7)。

(3)尖锐物体:尖锐物体的取出比较困难,而且存在黏膜撕裂、出血、穿孔等风险,需要外科医师在直视或内镜下仔细、耐心操作。异物取出后应再次检查直肠以排除损伤(图5-8)。

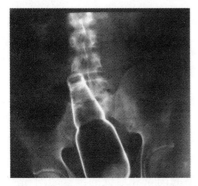

图5-7 直肠内光滑物体X线表现

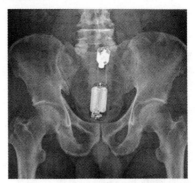

图5-8 直肠内尖锐物体X线表现

3.肠镜下异物取出

适用于上段直肠或中下段乙状结肠,肠镜可提供清晰的画面,可观察到细小的直肠黏膜损伤。有报道使用肠镜可顺利取出45%的乙状结肠异物和76%的直肠异物,而避免了外科手术。常用方法是用息肉圈套套住异物取出。使用肠镜还可起到去除真空状态的作用,适用于光滑异物的取出。成功取出异物后应在肠镜下再次评估结直肠损伤情况。

4.手术治疗

经肛门或内镜多次努力仍无法取出异物时需手术取出。有穿孔、腹膜炎等情况也是明确的手术适应证。在开腹或腹腔镜手术中,可尝试将异物向远端推动,以尝试经肛门取出。不能成功则须开腹切开结肠取出异物,之后可根据结肠清洁程度一期缝合,或将缝合处外置。若异物已导致结直肠穿孔,则按结直肠损伤处理。还应注意勿遗漏多个异物,或已破碎断裂的异物部分。

(四)并发症及术后处理

直肠异物最危险的并发症是直肠或乙状结肠穿孔,接诊医师应作三方面的判断:①患者全身情况;②是否存在穿孔,穿孔部位位于腹腔还是腹膜返折以下;③腹腔穿刺是否存在粪样液体。治疗的4D原则是:粪便转流,清创,冲洗远端和引流。

若发现直肠黏膜撕裂,最重要的是确认有否肠壁全层裂伤,若排除后,较小的撕裂出血一般为自限性,无须特殊处理,而撕裂较大时需在麻醉下缝合止血,或用肾上腺素生理盐水纱布填塞。术后3d内应调整饮食或经肠外营养支持,尽量减少大便。

开腹取异物术后易发切口感染,对切口的处理可采用甲硝唑冲洗、切口内引流,或采用全层减张缝合关腹,并预防性使用抗生素。

若因肛门括约肌损伤或断裂导致不同程度大便失禁,需进行结肠造瘘术、括约肌修补或成形术和造瘘还纳术的多阶段治疗。

第四节 胃 癌

胃癌是我国最常见的恶性肿瘤之一,死亡率居恶性肿瘤首位。胃癌多见于男性,男女之比约为 2∶1。平均死亡年龄为 61.6 岁。

一、病因

尚不十分清楚,与以下因素有关。

(一)地域环境

地域环境不同,胃癌的发病率也大不相同,发病率最高的国家和最低的国家之间相差可达数十倍。在世界范围内,日本发病率最高,美国则很低。我国的西北部及东南沿海各省的胃癌发病率远高于南方和西南各省。生活在美国的第二、三代日本移民由于地域环境的改变,发病率逐渐降低。而苏联靠近日本海地区的居民胃癌的发病率则是苏联中、西部的 2 倍之多。

(二)饮食因素

饮食因素是胃癌发生的最主要原因。具体因素如下所述。

(1)含有致癌物:如亚硝胺类化合物、真菌毒素、多环烃类等。

(2)含有致癌物前体:如亚硝酸盐,经体内代谢后可转变成强致癌物亚硝胺。

(3)含有促癌物:如长期高盐饮食破坏了胃黏膜的保护层,使致癌物直接与胃黏膜接触。

(三)化学因素

(1)亚硝胺类化合物:多种亚硝胺类化合物均致胃癌。亚硝胺类化合物在自然界存在的不多,但合成亚硝胺的前体物质亚硝酸盐和二级胺却广泛存在。亚硝酸盐及二级胺在 pH 1～3 或细菌的作用下可合成亚硝胺类化合物。

(2)多环芳烃类化合物:最具代表性的致癌物质是 3,4-苯并芘。污染、烘烤及熏制的食品中3,4-苯并芘含量增高。3,4-苯并芘经过细胞内粗面内质网的功能氧化酶活化成二氢二醇环氧化物,并与细胞的 DNA、RNA 及蛋白质等大分子结合,致基因突变而致癌。

(四)幽门螺旋杆菌

1994 年世界卫生组织国际癌症研究机构得出"幽门螺旋杆菌是一种致癌因子,在胃癌的发病中起病因作用"的结论。幽门螺旋杆菌感染率高的国家和地区常有较高的胃癌发病率,且随着幽门螺旋杆菌抗体滴度的升高胃癌的危险性也相应增加。幽门螺旋杆菌感染后是否发生胃癌与年龄有关,儿童期感染幽门螺旋杆菌发生胃癌的危险性增加;而成年后感染多不足以发展成胃癌。幽门螺旋杆菌致胃癌的机制有如下提法:①促进胃黏膜上皮细胞过度增生;②诱导胃黏膜细胞凋亡;③幽门螺旋杆菌的代谢产物直接转化胃黏膜;④幽门螺旋杆菌的 DNA 转换到胃黏膜细胞中致癌变;⑤幽门螺旋杆菌诱发同种生物毒性炎症反应,这种慢性炎症过程促使细胞增生和增加自由基形成而致癌。

(五)癌前疾病和癌前病变

这是两个不同的概念,胃的癌前疾病指的是一些发生胃癌危险性明显增加的临床情况,如慢性萎缩性胃炎、胃溃疡、胃息肉、胃黏膜巨大皱襞症、残胃等;胃的癌前病变指的是容易发生癌变的胃黏膜病理组织学变化,但其本身尚不具备恶性改变。现阶段得到公认的是不典型增生。不典型增生的病理组织学改变主要是细胞的过度增生和丧失了正常的分化,在结构和功能上部分地丧失了与原组织的相似性。不典型增生分为轻度、中度和重度三级。一般而言重度不典型增生易发生癌变。不典型增生是癌变过程中必经的一个阶段,癌症的发生过程是一个谱带式的连续过程,即正常→增生→不典型增生→原位癌→浸润癌。

此外,遗传因素、免疫监视机制失调、癌基因(如 *C-met*、*K-ras* 基因等)的过度表达和抑癌基因(如 *p*53、*APC*、*MCC* 基因等)突变、重排、缺失、甲基化等变化都与胃癌的发生有一定的关系。

二、病理

(一)肿瘤位置

1.初发胃癌

将胃大弯、胃小弯各等分为 3 份,连接其对应点,可分为上 1/3(U)、中 1/3(M)和下 1/3(L)。每个原发病变都应记录其二维的最大值。如果 1 个以上的分区受累,所有的受累分区都要按受累的程度记录,肿瘤主体所在的部位列在最前如 LM 或 UML 等。如果肿瘤侵犯了食管或十二指肠,分别记为 E 或 D。胃癌一般以 L 区最为多见,约占半数,其次为 U 区,M 区较少,广泛分布者更少。

2.残胃癌

肿瘤在吻合口处(A)、胃缝合线处(S)、其他位置(O)、整个残胃(T)、扩散至食管(E)、十二指肠(D)、空肠(J)。

(二)大体类型

1.早期胃癌

早期胃癌指病变仅限于黏膜和黏膜下层,而不论病变的范围和有无淋巴结转移。癌灶直径 10 mm 以下称小胃癌,5 mm 以下称微小胃癌。早期胃癌分为三型(图 5-9):Ⅰ型,隆起型;Ⅱ型,表浅型,包括三个亚型,Ⅱa 型,表浅隆起型;Ⅱb 型,表浅平坦型;Ⅱc 型,表浅凹陷型;Ⅲ型,凹陷型。如果合并两种以上亚型时,面积最大的一种写在最前面,其他依次排在后面。如 Ⅱc＋Ⅲ。Ⅰ型和Ⅱa 型鉴别如下:Ⅰ型病变厚度超过正常黏膜的 2 倍,Ⅱa 型的病变厚度不到正常黏膜的 2 倍。

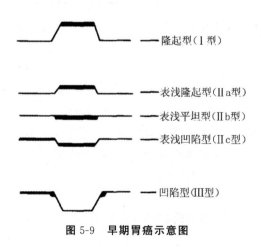

图 5-9　早期胃癌示意图

2.进展期胃癌

进展期胃癌指病变深度已超过黏膜下层的胃癌。按 Borrmann 分型法分为四型(图 5-10):Ⅰ型,息肉(肿块)型;Ⅱ型,无浸润溃疡型,癌灶与正常胃界限清楚;Ⅲ型,有浸润溃疡型,癌灶与正常胃界限不清楚;Ⅳ型,弥漫浸润型。

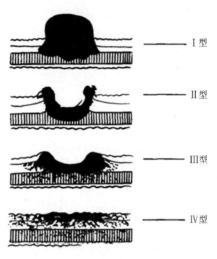

图 5-10　胃癌的 Borrmann 分型

(三)组织类型

(1)世界卫生组织(1990 年)将胃癌归类为上皮性肿瘤和类癌两种,其中前者又包括:①腺癌(包括乳头状腺癌、管状腺癌、低分化腺癌、黏液腺癌及印戒细胞癌);②腺鳞癌;③鳞状细胞癌;④未分化癌;⑤不能分类的癌。

(2)日本胃癌研究会(1999 年)将胃癌分为以下三型。①普通型:包括乳头状腺癌、管状腺癌(高分化型、中分化型)、低分化性腺癌(实体型癌和非实体型癌)、印戒细胞癌和黏液细胞癌;②特殊型:包括腺鳞癌、鳞状细胞癌、未分化癌和不能分类的癌;③类癌。

(四)转移扩散途径

1.直接浸润

直接浸润是胃癌的主要扩散方式之一。当胃癌侵犯浆膜层时,可直接浸润腹膜、邻近器官或组织,主要有胰腺、肝脏、横结肠及其系膜等,也可借黏膜下层或浆膜下层向上浸润至食管下端、向下浸润至十二指肠。

2.淋巴转移

淋巴转移是胃癌的主要转移途径,早期胃癌的淋巴转移率近 20%,进展期胃癌的淋巴转移率高达 70%左右。一般情况下按淋巴流向转移,少数情况也有跳跃式转移。胃周淋巴结分为以下 23 组(图 5-11),具体如下:除了上述胃周淋巴结外,还有 2 处淋巴结在临床上很有意义,一是左锁骨上淋巴结,如触及肿大为癌细胞沿胸导管转移所致;二是脐周淋巴结,如肿大为癌细胞通过肝圆韧带淋巴管转移所致。淋巴结的转移率=转移淋巴结数目/受检淋巴结数目。

3.血行转移

胃癌晚期癌细胞经门静脉或体循环向身体其他部位播散,常见的有肝、肺、骨、肾、脑等,其中以肝转移最为常见。

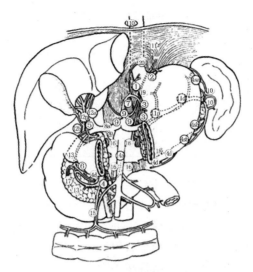

图 5-11　胃周淋巴结分组

1.贲门右区;2.贲门左区;3.沿胃小弯;4sa.胃短血管旁;4sb.胃网膜左血管旁;4 d.胃网膜右血管旁;
5.幽门上区;6.幽门下区;7.胃左动脉旁;8a.肝总动脉前;8p.肝总动脉后;9.腹腔动脉旁;10.脾门;
11p.近端脾动脉旁;11 d.远端脾动脉旁;12a.肝动脉旁;12p.门静脉后;12b.胆总管旁;13.胰头后;
14a.肠系膜上动脉旁;15.结肠中血管旁;16.腹主动脉旁(a1,膈肌主动脉裂孔至腹腔干上缘;a2,腹腔
干上缘至左肾静脉下缘;b1,左肾静脉下缘至肠系膜下动脉上缘;b2,肠系膜下动脉上缘至腹主动脉
分叉处);17.胰头前;18.胰下缘;19.膈下;20.食管裂孔;110.胸下部食管旁;111.膈上

4.种植转移

当胃癌浸透浆膜后,癌细胞可自浆膜脱落并种植于腹膜、大网膜或其他脏器表面,形成转移
性结节,黏液腺癌种植转移最为多见。若种植转移至直肠前凹,直肠指诊可能触到肿块。胃癌卵
巢转移占全部卵巢转移癌的50%左右,其机制除以上所述外,也可能是经血行转移或淋巴逆流
所致。

5.胃癌微转移

胃癌微转移是近几年提出的新概念,定义为治疗时已经存在但目前常规病理学诊断技术还
不能确定的转移

(五)临床病理分期

国际抗癌联盟1987年公布了胃癌的临床病理分期,尔后经多年来的不断修改已日趋合理。

1.肿瘤浸润深度

用 T 来表示,可以分为以下几种情况:T_1,肿瘤侵及黏膜和/或黏膜肌(M)或黏膜下层
(SM),SM 又可分为 SM_1 和 SM_2,前者是指癌肿越过黏膜肌不足 0.5 mm,而后者则超过了
0.5 mm。T_2,肿瘤侵及肌层(MP)或浆膜下(SS)。T_3,肿瘤浸透浆膜(SE)。T_4,肿瘤侵犯邻近
结构或经腔内扩展至食管、十二指肠。

2.淋巴结转移

无淋巴结转移用 N_0 表示,其余根据肿瘤的所在部位,区域淋巴结分为三站,即 N_1、N_2、N_3。超出
上述范围的淋巴结归为远隔转移(M_1),与此相应的淋巴结清除术分为 D_0、D_1、D_2 和 D_3(表5-1)。

表 5-1　肿瘤部位与淋巴结分站

肿瘤部位	N$_1$	N$_2$	N$_3$
L/LD	3 4 d 5 6	1 7 8a 9 11p 12a 14v	4sb 8p 12b/p 13 16a$_2$/b$_1$
LM/M/ML	1 3 4sb 4 d 5 6	7 8a 9 11p 12a	2 4sa 8p 10 11 d 12b/p 13 14v 16a$_2$/b$_1$
MU/UM	1 2 3 4sa 4sb 4 d 5 6	7 8a 9 10 11p 11 d 12a	8p 12b/p 14v 16a$_2$/b$_1$ 19 20
U	1 2 3 4sa 4sb	4 d 7 8a 9 10 11p 11 d	5 6 8p 12a 12b/p 16a$_2$/b$_1$ 19 20
LMU/MUL/MLU/UML	1 2 3 4sa 4sb 4 d 5 6	7 8a 9 10 11p 11 d 12a 14v	8p 12b/p 13 16a$_2$/b$_1$ 19 20

表 5-1 中未注明的淋巴结均为 M$_1$,如肿瘤位于 L/LD 时 4sa 为 M$_1$。

考虑到淋巴结转移的个数与患者的 5 年生存率关系更为密切,国际抗癌联盟在新 TNM 分期中(1997 年第 5 版),对淋巴结的分期强调转移的淋巴结数目而不考虑淋巴结所在的解剖位置,规定如下:N$_0$ 无淋巴结转移(受检淋巴结个数须≥15);N$_1$ 转移的淋巴结数为 1～6 个;N$_2$ 转移的淋巴结数为 7～15 个;N$_3$ 转移的淋巴结数在 16 个以上。

3.远处转移

M$_0$ 表示无远处转移;M$_1$ 表示有远处转移。

4.胃癌分期

见表 5-2。

表 5-2　胃癌的分期

	N$_0$	N$_1$	N$_2$	N$_3$
T$_1$	ⅠA	ⅠB	Ⅱ	
T$_2$	ⅠB	Ⅱ	ⅢA	
T$_3$	Ⅱ	ⅢA	ⅢB	
T$_4$	ⅢA	ⅢB		
H$_1$P$_1$CY$_1$M$_1$				Ⅳ

表 5-2 中Ⅳ期胃癌包括如下几种情况:N$_3$ 淋巴结有转移、肝脏有转移(H$_1$)、腹膜有转移(P$_1$)、腹腔脱落细胞检查阳性(CY$_1$)和其他远隔转移(M$_1$),包括胃周以外的淋巴结、肺脏、胸膜、骨髓、骨、脑、脑脊膜、皮肤等。

三、临床表现

(一)症状

早期患者多无症状,以后逐渐出现上消化道症状,包括上腹部不适、心窝部隐痛、食后饱胀感等。胃窦癌常引起十二指肠功能的改变,可以出现类似十二指肠溃疡的症状。如果上述症状未得到患者或医师的充分注意而按慢性胃炎或十二指肠溃疡病处理,患者可获得暂时性缓解。随着病情的进一步发展,患者可逐渐出现上腹部疼痛加重、食欲减退、消瘦、乏力等;若癌灶浸润胃周血管则引起消化道出血,根据患者出血速度的快慢和出血量的大小,可出现呕血或黑便;若幽门被部分或完全梗阻则可致恶心与呕吐,呕吐物多为隔宿食和胃液;贲门癌和高位小弯癌可有进食哽噎感。此时虽诊断容易但已属于晚期,治疗较为困难且效果不佳。因此,外科医师对有上述临床表现的患者,尤其是中年以上的患者应细加分析,合理检查以避免延误诊断。

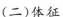

（二）体征

早期患者多无明显体征，上腹部深压痛可能是唯一值得注意的体征。晚期患者可能出现：上腹部肿块、左锁骨上淋巴结肿大、直肠指诊在直肠前凹触到肿块、腹水等。

四、诊断

胃镜和 X 线钡餐检查仍是目前诊断胃癌的主要方法，胃液脱落细胞学检查现已较少应用。此外，利用连续病理切片、免疫组化、流式细胞分析、反转录聚合酶链反应等方法诊断胃癌微转移也取得了一些进展，本节也将做一简单介绍。

（一）纤维胃镜

纤维胃镜优点在于可以直接观察病变部位，且可以对可疑病灶直接钳取小块组织做病理组织学检查。胃镜的观察范围较大，从食管到十二指肠都可以观察及取活检。检查中利用刚果红、亚甲蓝等进行活体染色可提高早期胃癌的检出率。若发现可疑病灶应进行活检，为避免漏诊，应在病灶的四周钳取 4～6 块组织，不要集中一点取材或取材过少。

（二）X 线钡餐检查

X 线钡餐检查通过对胃的形态、黏膜变化、蠕动情况及排空时间的观察确立诊断，痛苦较小。近年随着数字化胃肠造影技术逐渐应用于临床使影像更加清晰，分辨率大为提高，因此 X 线钡餐检查仍是目前胃癌的主要诊断方法之一。其不足是不能取活检，且不如胃镜直观，对早期胃癌诊断较为困难。进展期胃癌 X 线钡餐检查所见与 Borrmann 分型一致，即表现为肿块（充盈缺损）、溃疡（龛影）或弥漫性浸润（胃壁僵硬、胃腔狭窄等）三种影像。早期胃癌常需借助于气钡双重对比造影。

（三）影像学检查

影像学检查常用的有腹部超声、超声内镜、多层螺旋计算机断层扫描等。这些影像学检查除了能了解胃腔内和胃壁本身（如超声内镜可将胃壁分为 5 层，对浸润深度做出判断）的情况外，主要用于判断胃周淋巴结，胃周器官肝、胰及腹膜等部位有无转移或浸润，是目前胃癌术前 TNM 分期的首选方法。分期的准确性普通腹部超声为 50%，超声内镜与多层螺旋相近，在 76% 左右，但多层螺旋在判断肝转移、腹膜转移和腹膜后淋巴结转移等方面优于超声内镜。此外，多层螺旋扫描三维立体重建模拟内镜技术近年也开始用于胃癌的诊断与分期，但尚需进一步积累经验。

（四）胃癌微转移的诊断

胃癌微转移的诊断主要采用连续病理切片、免疫组化、反转录聚合酶链反应、流式细胞术、细胞遗传学、免疫细胞化学等先进技术，检测淋巴结、骨髓、周围静脉血及腹腔内的微转移灶，阳性率显著高于普通病理检查。胃癌微转移的诊断可为医师判断预后、选择术式、确定淋巴结清扫范围、术后确定分期及建立个体化的化学治疗方案提供依据。

五、鉴别诊断

大多数胃癌患者经过外科医师初步诊断后，通过 X 线钡餐或胃镜检查都可获得正确诊断。在少数情况下，胃癌需与胃良性溃疡、胃肉瘤、胃良性肿瘤及慢性胃炎相鉴别。

（一）胃良性溃疡

胃良性溃疡与胃癌相比较，胃良性溃疡一般病程较长，曾有典型溃疡疼痛反复发作史，抗酸剂治疗有效，多不伴有食欲减退。除非合并出血、幽门梗阻等严重的并发症，多无明显体征，不会出现近期明显消瘦、贫血、腹部包块甚至左锁骨上窝淋巴结肿大等。更为重要的是,X 线钡餐和胃镜检查,良性溃疡常小于 2.5 cm,圆形或椭圆形龛影,边缘整齐,蠕动波可通过病灶;胃镜下可见黏膜基底平坦,有白色或黄白色苔覆盖,周围黏膜水肿、充血,黏膜皱襞向溃疡集中。而癌性溃疡与此有很大的不同,详细特征参见胃癌诊断部分。

（二）胃良性肿瘤

胃良性肿瘤多无明显临床表现,X 线钡餐为圆形或椭圆形的充盈缺损,而非龛影。胃镜则表现为黏膜下包块。

六、治疗

（一）手术治疗

手术治疗是胃癌最有效的治疗方法。胃癌根治术应遵循以下 3 点要求:①充分切除原发癌灶;②彻底清除胃周淋巴结;③完全消灭腹腔游离癌细胞和微小转移灶。胃癌的根治度分为 3 级,A 级:D>N,即手术切除的淋巴结站别大于已有转移的淋巴结站别;切除胃组织切缘 1 cm 内无癌细胞浸润;B 级:D=N,或切缘 1 cm 内有癌细胞浸润,也属于根治性手术;C 级:仅切除原发灶和部分转移灶,有肿瘤残余,属于非根治性手术。

1.早期胃癌

20 世纪 50 至 60 年代曾将胃癌标准根治术定为胃大部切除加 D_1 淋巴结清除术,小于这一范围的手术不列入根治术。但是多年来经过多个国家的大宗病例的临床和病理反复实践与验证,发现这一原则有所欠缺,并由此提出对某些胃癌可行缩小手术,包括缩小胃的切除范围、缩小淋巴结的清除范围和保留一定的脏器功能。这样使患者既获得了根治又有效地减小了手术的侵袭、提高了手术的安全性和手术后的生存质量。常用的手术方式有:①内镜或腔镜下黏膜切除术:适用于黏膜分化型癌,隆起型<20 mm、凹陷型(无溃疡形成)<10 mm,该术式创伤小但切缘癌残留率较高,达 10%;②其他手术:根据病情可选择各种缩小手术,常用的有腹腔镜下或开腹胃部分切除术、保留幽门的胃切除术、保留迷走神经的胃部分切除术和 D_1 手术等,病变范围较大的则应行 D_2 手术。早期胃癌经合理治疗后黏膜癌的 5 年生存率为 98.0%、黏膜下癌为 88.7%。

2.进展期胃癌

根治术后 5 年生存率一般在 40% 左右。对局限性胃癌未侵犯浆膜或浆膜为反应型、胃周淋巴结无明显转移的患者,以 D_2 手术为宜。局限型胃癌已侵犯浆膜、浆膜属于突出结节型,应行 D_2 手术或 D_3 手术。NF 阳性时,在不增加患者并发症的前提下,选择 D_2 手术。一些学者认为扩大胃周淋巴结清除能够提高患者术后 5 年生存率,并且淋巴结的清除及病理学检查对术后的正确分期、正确判断预后、指导术后监测和选择术后治疗方案都有重要的价值。

3.胃癌根治术

胃癌根治术包括根治性远端或近端胃大部切除术和全胃切除术 3 种。根治性胃大部切除术的胃切断线依胃癌类型而定,Borrmann Ⅰ型和 Borrmann Ⅱ型可少一些、Borrmann Ⅲ型则应多一些,一般应距癌外缘 4～6 cm 并切除胃的 3/4～4/5;根治性近端胃大部切除术和全胃切除术应在贲门上 3～4 cm 切断食管;根治性远端胃大部切除术和全胃切除术应在幽门下 3～4 cm 切断十二指肠。以 L 区胃癌,D_2 根治术为例说明远端胃癌根治术的切除范围:切除大网膜、小网膜、横结肠系膜前叶和胰腺被膜;清除 N_1 淋巴结 3、4 d、5、6 组;N_2 淋巴结 1、7、8a、9、11p、12a、

14v 组;幽门下 3～4 cm 处切断十二指肠;距癌边缘 4～6 cm 切断胃。根治性远端胃大部切除术后消化道重建与胃大部切除术后相同。根治性近端胃大部切除术后将残胃与食管直接吻合,要注意的是其远侧胃必须保留全胃的 1/3 以上,否则残胃将无功能。根治性全胃切除术后消化道重建的方法较多,常用的有(图 5-12):①食管空肠 Roux-en-Y 法,应用较广泛并在此基础上演变出多种变法;②食管空肠襻式吻合法,常用 Schlatter 法,也有多种演变方法。全胃切除术后的主要并发症有:食管空肠吻合口瘘、食管空肠吻合口狭窄、反流性食管炎、排空障碍、营养性并发症等。

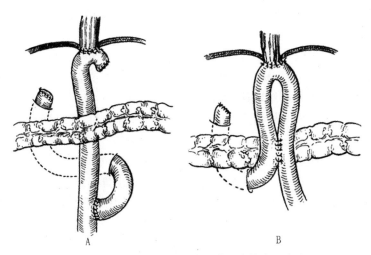

图 5-12　全胃切除术后消化道重建的常用方法
A.Roux-en-Y 法;B.Schlatter 法

4.扩大胃癌根治术与联合脏器切除术

扩大胃癌根治术是指包括胰体、胰尾及脾在内的根治性胃大部切除术或全胃切除术。联合脏器切除术是指联合肝或横结肠等脏器的切除术。联合脏器切除术损伤大、生理干扰重,故不应作为姑息性治疗的手段,也不宜用于年老体弱,心、肺、肝、肾功能不全或营养、免疫状态差的患者。

5.姑息手术

其目的有二:一是减轻患者的癌负荷;二是解除患者的症状,如幽门梗阻、消化道出血、疼痛或营养不良等。术式主要有以下几种:①姑息性切除,即切除主要癌灶的胃切除术;②旁路手术,如胃空肠吻合术;③营养造口,如空肠营养造口术。

6.腹腔游离癌细胞和微小转移灶的处理

术后腹膜转移是术后复发的主要形式之一。已浸出浆膜的进展期胃癌随着受侵面积的增大,癌细胞脱落的可能性也增加,为消灭脱落到腹腔的游离癌细胞,可采取如下措施。

(1)腹腔内化学治疗:可在门静脉内、肝脏内和腹腔内获得较高的药物浓度,而外周血中的药物浓度则较低,这样药物的毒副作用就随之减少。腹腔内化学治疗的方法主要有两种:①经皮腹腔内置管;②术中皮下放置植入式腹腔泵或 Tenckhoff 导管。

(2)腹腔内高温灌洗:在完成根治术后应用封闭的循环系统,以 42 ℃～45 ℃的蒸馏水恒温下行腹腔内高温灌洗,蒸馏水内可添加各种抗癌药物,如 ADM、DDP、MMC、醋酸氯己定等。一般用 4 000 mL 左右的液体,灌洗 3～10 min。早期胃癌无须灌洗。T_2 期胃癌虽未穿透浆膜,但考虑到胃周淋巴结转移在 40% 以上,转移癌可透过淋巴结被膜形成癌细胞的二次脱落、术中医源性脱落以及 T_2 期胃癌患者死于腹膜转移的达 1.2%～1.8%,所以也主张行腹腔内高温灌洗。至于 T_3 期与 T_4 期胃癌,腹腔内高温灌洗则能提高患者的生存期。

(二)化学治疗

胃癌对化学治疗药物有低度至中度的敏感性。胃癌的化学治疗可于术前、术中和术后进行,本节主要介绍常用的术后辅助化学治疗。术后化学治疗的意义在于在外科手术的基础上杀灭亚临床癌灶或脱落的癌细胞,以达到降低或避免术后复发、转移的目的。目前对胃癌术后化学治疗的疗效仍存在较大的争议,一些荟萃分析显示术后化学治疗患者的生存获益较小。

1.适应证

(1)根治术后患者:早期胃癌根治术后原则上不必辅以化学治疗,但具有下列一项以上者应辅助化学治疗:癌灶面积>5 cm²、病理组织分化差、淋巴结有转移、多发癌灶或年龄<40 岁。进展期胃癌根治术后无论有无淋巴结转移,术后均需化学治疗。

(2)非根治术后患者:如姑息性切除术后、旁路术后、造瘘术后、开腹探查未切除以及有癌残留的患者。

(3)不能手术或再发的患者:要求患者全身状态较好、无重要脏器功能不全。4 周内进行过大手术、急性感染期、严重营养不良、胃肠道梗阻、重要脏器功能严重受损、血白细胞低于 $3.5\times10^9/L$、血小板低于$80\times10^9/L$等不宜化学治疗。化学治疗过程中如出现上述情况也应终止化学治疗。

2.常用化学治疗方案

已证实胃癌化学治疗联合用药优于单一用药。临床上常用的化学治疗方案及疗效如下。

(1)FAM 方案:由 5-FU(氟尿嘧啶)、ADM(多柔比星)和 MMC(丝裂霉素)三药组成,用法:5-FU(600 mg/m²),静脉滴注,第 1 天、8 天、29 天、36 天;ADM 30 mg/m²,静脉注射,第 1 天、29 天;MMC 10 mg/m²,静脉注射,第 1 天。每 2 个月重复一次。有效率为 21%～42%。

(2)UFTM 方案:由 UFT(尿嘧啶替加氟)和 MMC 组成,用法:UFT 600 mg/d,口服;MMC 6～8 mg,静脉注射,1 次/周。以上两药连用 8 周,有效率为 9%～67%。

(3)替吉奥(S-1)方案:由替加氟(FT)、吉莫斯特(CDHP)和奥替拉西钾三药按一定比例组成,前者为 5-FU 前体药物,后两者为生物调节剂。用法为:40 mg/m²,2 次/天,口服。6 周为 1 个疗程,其中用药 4 周,停药 2 周。有效率为 44.6%。

近年胃癌化学治疗新药如紫杉醇类(多西他赛,Docetaxel)、拓扑异构酶Ⅰ抑制药(伊立替康,Irinotecan)、口服氟化嘧啶类(卡培他滨,Capecitabine)、第三代铂类(奥沙利铂,Oxaliplatin)等备受关注,含新药的化学治疗方案呈逐年增高趋势,这些新药单药有效率>20%,联合用药疗效更好,可达 50% 以上。此外,分子靶向药物联合化学治疗也在应用和总结经验中。

(三)放射治疗

胃癌对放射线敏感性较低,因此多数学者不主张术前放射治疗。因胃癌复发多在癌床和邻近部位,故术中放射治疗有助于防止胃癌的复发。术中放射治疗的优点为:①术中单次大剂量(20～30 Gy)放射治疗的生物学效应明显高于手术前、后相同剂量的分次照射;②能更准确地照射到癌复发危险较大的部位,即肿瘤床;③术中可以对周围的正常组织加以保护,减少放射线的不良反应。术后放射治疗仅用于缓解由狭窄、癌浸润等所引起的疼痛以及对残癌处(非黏液细胞癌)银夹标志后的局部治疗。

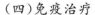

(四)免疫治疗

生物治疗在胃癌综合治疗中的地位越来越受到重视。主要包括：①非特异性免疫增强剂，临床上应用较为广泛的主要有卡介苗、短小棒状杆菌、香菇多糖等；②过继性免疫制剂，属于此类的有淋巴因子激活的杀伤细胞、细胞毒性 T 细胞等以及一些细胞因子，如白细胞介素-2、肿瘤坏死因子、干扰素等。

(五)中药治疗

中药治疗是通过"扶正"和"驱邪"来实现的，如人参、黄芪、六味地黄丸等具有促进骨髓有核细胞及造血干细胞的增生、激活非特异性吞噬细胞和自然杀伤细胞、加速 T 淋巴细胞的分裂、诱导产生干扰素等"扶正"功能。再如健脾益肾冲剂具有清除氧自由基的"祛邪"功能。此外，一些中药可用于预防和治疗胃癌化学治疗中的不良反应，如恶心、呕吐、腹胀、食欲减退、白细胞、血小板减少和贫血等。

(六)基因治疗

基因治疗主要有抑癌基因治疗、自杀基因治疗、反义基因治疗、核酶基因转染治疗和基因免疫治疗等。虽然这些治疗方法目前多数还仅限于动物实验，但正逐步走向成熟，有望将来成为胃癌治疗的新方法。

第五节　十二指肠良性肿瘤

十二指肠良性肿瘤少见，良、恶性比例为 1：(2.6～6.8)。据国内 1 747 例与国外 2 469 例十二指肠良恶性肿瘤综合统计，十二指肠良性肿瘤分别占 21% 与 33%。十二指肠良性肿瘤本身虽属良性，但部分肿瘤有较高的恶变倾向，有的本身就介于良、恶性之间，甚至在镜下均难于鉴别。尤其肿瘤生长的位置常与胆、胰引流系统有密切关系，位置固定，十二指肠的肠腔又相对较窄，因此常常引起各种症状，甚至发生严重并发症而危及生命。由于十二指肠位置特殊，在这些肿瘤的手术处理上十分棘手。

一、十二指肠腺瘤

十二指肠腺瘤是常见的十二指肠良性肿瘤，约占小肠良性肿瘤的 25%。从其发源可分为 Brunner 腺瘤和息肉样腺瘤两种。

(一)Brunner 腺瘤

Brunner 腺瘤系十二指肠黏液腺(Brunner 腺)腺体增生所致，故有人认为它并非真正的肿瘤。该腺体位于十二指肠黏膜下层，可延伸至黏膜固有层，其导管通过 Lieberkuhn 腺陷窝开口于十二指肠腔，分泌含黏蛋白的黏液和碳酸氢盐。此腺体绝大多数位于十二指肠球部，降部和水平部依次减少。

Brunner 腺瘤有三种类型：①腺瘤样增生最多见，为单个瘤样物突出肠腔内，有蒂或无蒂，质较硬，呈分叶状，国外报道其直径多不超过 1 cm，国内报道肿瘤均较大，最大达 8 cm；②局限性增生，表面呈结节状，多位于十二指肠乳头上部；③弥漫性结节增生，呈不规则的多发性小结节，分布于十二指肠的大部分。

Brunner腺瘤显微镜下所见无明显包膜,由纤维组织、平滑肌分隔成大小不等的小叶结构,可见腺泡、腺管和潘氏细胞,故认为属错构瘤,极少恶变。

1.临床表现

十二指肠Brunner腺瘤常无明显临床症状,当肿瘤生长到一定程度可出现上腹部不适、饱胀、疼痛或梗阻,约45%病例有上消化道出血,以黑便为主,伴贫血,少有呕血。

2.诊断

十二指肠Brunner腺瘤常由上消化道辅助检查发现十二指肠黏膜下隆起性病变,而获得临床诊断,最后确诊常依赖病理组织检查。

常用辅助检查手段为钡餐或气钡双重造影和十二指肠镜。前者见球后有圆形充盈缺损或呈光滑的"空泡征",若为弥漫性结节样增生,则呈多个小充盈缺损,如鹅卵石样改变。十二指肠镜则可见肿瘤位于黏膜下,向肠腔内突出,质较硬,黏膜表面有炎症、糜烂,偶见溃疡,行活体组织病理检查时必须取材较深方能诊断。

3.治疗

理论上Brunner腺瘤属错构瘤性质,很少恶变,加之有学者认为Brunner腺瘤系胃酸分泌过多的反应。因而认为可经药物治疗消退,或长期追踪,但因于术前很难对Brunner腺病定性,而且腺瘤发展到一定大小常致出血、贫血等,因此绝大多数学者认为仍应手术治疗,特别是对单个或乳头旁局限性增生的腺瘤应予切除。处理方法如下。

(1)肿瘤小且蒂细长者可经内镜切除。

(2)肿瘤较大,基底较宽应经十二指肠切除。

(3)球部肿瘤直径>3 cm,基底宽,切除后十二指肠壁难以修复者,可行胃大部切除。

(4)肿瘤位于乳头周围,引起胆、胰管梗阻或疑有恶变经快速病理检查证实者,应做胰头十二指肠切除。

(二)十二指肠腺瘤性息肉

十二指肠腺瘤多属此类。源于十二指肠黏膜腺上皮,有别于Brunner腺瘤。由于腺瘤的结构形态不同,表现各异,预后亦有较大的差异。目前按腺瘤不同结构和形态将其分为3类。①绒毛状腺瘤:腺瘤内有大量上皮从管腔黏膜表面突起,呈绒毛状或乳头状,表面如菜花样,基底部、质软、易出血,恶变率高达63%,临床较少见;②管状腺瘤:较多见,肿瘤多数较小、有蒂、质较硬,肿瘤内以管腔为主,少见绒毛状上皮,恶变率较低,约14%;③管状绒毛状腺瘤:其形状结构和恶变率居前两者之间。

1.临床表现

早期多无症状,肿瘤发展到一定大小则可有上腹部不适、隐痛等胃十二指肠炎表现。病史较长者可出现贫血,大便隐血阳性,其中尤以绒毛状腺瘤表现突出。位于乳头部腺瘤可因阻塞胆总管而致黄疸,或诱发胰腺炎。较大的肿瘤可致十二指肠梗阻,但较罕见。

2.诊断

同其他十二指肠肿瘤诊断方法一样,依赖于十二指肠低张造影和十二指肠镜检查,前者表现为充盈缺损;后者则可见向肠腔突起的肿块、呈息肉样或乳头状,病理学检查常可明确诊断。

B超及计算机断层扫描等检查对诊断较大的腺瘤也有一定参考价值。

值得注意的是,十二指肠腺瘤可伴发于家族性息肉、Gardner综合征等,因而对十二指肠腺

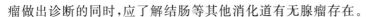

瘤做出诊断的同时,应了解结肠等其他消化道有无腺瘤存在。

3.治疗

十二指肠腺瘤被认为是十二指肠腺癌的癌前期病变,恶变率高。因此,一旦诊断确定应争取手术治疗。具体方法如下。

(1)经内镜切除:适用于单发、较小、蒂细长、无恶变可能的腺瘤。蒂较宽、肿瘤较大则不宜采用。应注意电灼或圈套切除易发生出血和穿孔。切除后复发率为28%~43%,故应每隔半年行内镜复查,1~2年后每年复查1次。

(2)经十二指肠切除:适用于基底较宽、肿瘤较大经内镜切除困难者。乳头附近的肿瘤亦可采用此法。切除后同样有较高的复发率,要求术后内镜定期随访。

手术方法是切开十二指肠侧腹膜(Kocher切口),游离十二指肠,用双合诊方法判断肿瘤部位和大小,选定十二指肠切开的部位,纵行切开相应部位侧壁至少4 cm,显露肿瘤并切取部分肿瘤行术中快速病理切片检查。如肿瘤位于乳头附近,则经乳头逆行插管以判断肿瘤与乳头和胆管的关系,如有黄疸则应切开胆总管,经胆管内置管以显露十二指肠乳头。注意切除肿瘤时距瘤体外周0.3~0.5 cm切开黏膜,于肌层表面游离肿瘤。乳头附近肿瘤常要求连同瘤和乳头一并切除,因而应同时重做胆胰管开口。其方法是:在胆管开口前壁切断Oddi括约肌,用两把蚊式钳夹住胆管和胰管开口相邻处,在两钳之间切约0.5 cm,分别结扎缝合,使胆、胰管出口形成一共同通道,细丝线间断缝合十二指肠黏膜缘与胆、胰管共同开口处的管壁,分别于胆管和胰管内插入相应大小的导管,以保证胆汁、胰液引流通畅,亦可切开胆总管,内置T管,下壁穿过胆管十二指肠吻合口达十二指肠,胰管内置管,经T形管引出体外,缝合十二指肠切口,肝下置引流,将胃肠减压管前端置入十二指肠。本法虽然术后胆胰管开口狭窄、术后胰腺炎、十二指肠瘘等并发症较少,但切除范围有限。

(3)胃大部切除:适用于球部腺瘤,蒂较宽,周围有炎症,局部切除后肠壁难以修复者。

(4)胰头十二指肠切除:适用于十二指肠乳头周围单个或多发腺瘤,或疑有恶变者。十二指肠良性肿瘤是否应行胰头十二指肠切除术尚有争议。

二、其他十二指肠良性肿瘤

十二指肠良性肿瘤有的前面已经提到(如平滑肌瘤、脂肪瘤等),有的十分罕见(如神经源性肿瘤、错构瘤、纤维瘤、内分泌肿瘤等),以及一些组织的异位等在本节中不再阐述。

(一)十二指肠血管瘤(肉瘤)

血管瘤90%以上见于空肠与回肠,十二指肠少见,通常来自黏膜下血管丛。多数为很小的息肉状肿瘤,呈红色或紫血色,向肠腔内突出,可单发,也可多发,可呈局限性生长,也可弥漫性分布。可分为三型:①毛细血管瘤,无包膜,呈浸润性生长,在肠黏膜内呈蕈状突起的鲜红色或仅呈暗红色或紫红色斑;②海绵状血管瘤,由扩张的血窦构成,肿瘤切面呈海绵状;③混合型血管瘤。常并发出血,在诊断与治疗上均感棘手。极少数血管瘤可恶变为血管肉瘤。

血管肉瘤亦来自十二指肠的血管组织,除了能转移外,临床表现与血管瘤相似,但血管肉瘤的血管丰富,易向黏膜生长而形成溃疡与出血。

(二)十二指肠纤维瘤(肉瘤)

纤维瘤好发于回肠黏膜,十二指肠纤维瘤很少见,常为单发,也可多发。由肠黏膜纤维组织发生的良性肿瘤,也可发生在黏膜下、肌层、浆膜下。外观呈结节状,有包膜、界限清楚的肿瘤,切面呈灰白色,可见编织状的条纹,质地韧。镜下由胶原纤维和纤维细胞构成,其间是血管和其周围少量疏松的结缔组织。瘤组织内纤维排列成索状,纤维间含有血管的细胞,一般不见核分裂象。纤维肉瘤镜下瘤细胞大小不一,呈梭形或圆形,分化程度差异很大,瘤细胞核大深染,核分裂象多见,生长快,预后不佳。术后易复发。

临床表现:主要症状为腹痛、恶心、呕吐、食欲缺乏、消瘦等,偶可发生梗阻与出血。

十二指肠肿瘤可引起严重并发症,少数可发生恶变,故一旦确诊,应以手术治疗为主。切除率一般可达98%以上,切除方案应根据病灶所在十二指肠的部位、大小、形态、肿瘤的类型而定,一般肿瘤较小,且距十二指肠乳头有一定的距离时,可行局部肠壁楔形切除,或局部摘除,有学者主张经十二指肠将肿瘤做黏膜下切除;肿瘤较大或多发性者,可行部分肠段切除术;肿瘤累及壶腹部或有恶变倾向时,应行部分十二指肠切除术。术中一定要注意将切除的肿瘤标本送冰冻切片检查,才能根据病理结果确定切除的范围。对十二指肠小的、单发的、带蒂的良性肿瘤可在内镜下用圈套器切除,或用微波、激光凝固摘除。

第六节　十二指肠恶性肿瘤

本节主要讨论的十二指肠恶性肿瘤指原发于十二指肠组织结构的恶性肿瘤,即原发性十二指肠恶性肿瘤,较少见,国外报道尸检发现率为0.02%～0.05%,约占胃肠道恶性肿瘤的0.35%,但小肠肿瘤以十二指肠发生率最高,约占全部小肠肿瘤的41%。其中恶性肿瘤多于良性肿瘤,前后两者比例约为6.8:1。

一、十二指肠腺癌

十二指肠腺癌是指起源于十二指肠黏膜的腺癌。其发病率国外文献报道占十二指肠恶性肿瘤的80%,占全消化道恶性肿瘤的1%偏低。国内报道占十二指肠恶性肿瘤的65%左右,占全消化道肿瘤的0.3%,占小肠恶性肿瘤的25%～45%。好发于50～70岁,男性稍多于女性。笔者查阅中南大学湘雅二医院病历资料,近10年来仅发现十二指肠腺癌18例,占同期内十二指肠恶性肿瘤的70%左右。

(一)病因病理

目前对十二指肠腺癌的病因不甚清楚。胆汁和胰腺中分泌出来的可能是致癌原的一些物质如石胆酸等二级胆酸对肿瘤的形成起促进作用。十二指肠腺癌与下列疾病有关:家族性息肉病、Gardner和Turcot综合征、Von Reeklinghausen综合征、Lynch综合征、良性上皮肿瘤如绒毛状腺瘤等。另有报道与溃疡或憩室的恶变以及遗传等因素也有一定关系。

根据癌瘤发生的部位可将十二指肠腺癌分为壶腹上段、壶腹段(不包括发生于胰头、壶腹本身及胆总管下段的癌)及壶腹下段。以发生于壶腹周围者最多,约占50%。其次为壶腹下段,壶腹上段最少。

十二指肠癌大体形态分为息肉型、溃疡型、环状溃疡型和弥漫浸润型,以息肉型多见,约占60%,溃疡型次之。镜下所见多属乳头状腺癌或管状腺癌,位于十二指肠乳头附近以息肉型乳头

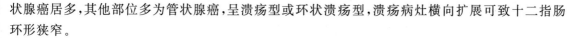

状腺癌居多,其他部位多为管状腺癌,呈溃疡型或环状溃疡型,溃疡病灶横向扩展可致十二指肠环形狭窄。

（二）分期

国内对十二指肠腺癌尚未进行详细分期,其分期方法多沿引美国癌症联合会制订的分期法,即:临床分期为第Ⅰ期,肿瘤局限于十二指肠壁;第Ⅱ期,肿瘤已穿透十二指肠壁;第Ⅲ期,肿瘤有区域淋巴结转移;第Ⅳ期,肿瘤有远处转移。

1.TNM 分期

（1）T:原发肿瘤。

（2）T_0:没有原发肿瘤证据。

（3）T_{is}:原位癌。

（4）T_1:肿瘤侵犯固有层或黏膜下层。

（5）T_2:肿瘤侵犯肌层。

（6）T_3:肿瘤穿破肌层浸润浆膜或穿过无腹膜覆盖的肌层处(如系膜或后腹膜处)并向外浸润≤2 cm。

（7）T_4:肿瘤侵犯毗邻器官和结构,包括胰腺。

2.N:局部淋巴结。

（1）N_0:无局部淋巴结转移。

（2）N_1:局部淋巴结有转移。

3.M:远处转移。

（1）M_0:无远处转移。

（2）M_1:有远处转移。

（三）临床表现

早期症状一般不明显,或仅有上腹不适、疼痛、无力、贫血等。其症状、体征与病程的早晚及肿瘤部位有关。根据文献统计现将常见症状、体征分述如下。

1.疼痛

多类似溃疡病,表现为上腹不适或钝痛,进食后疼痛并不缓解,有时疼痛可向背部放射。

2.厌食、恶心、呕吐

此类消化道非特异性症状在十二指肠腺癌的发生率为30％～40％,如呕吐频繁,呕吐内容物多,大多是由于肿瘤逐渐增大堵塞肠腔,引起十二指肠部分或完全梗阻所致。呕吐内容物是否含有胆汁可判别梗阻部位。

3.贫血、出血

贫血、出血为最常见症状,其出血主要表现为慢性失血,如大便隐血、黑便;大量失血则可呕血。

4.黄疸

黄疸系肿瘤阻塞壶腹所致,此种肿瘤引起黄疸常因肿瘤的坏死、脱落而使黄疸波动,常见于大便隐血阳性后黄疸也随之减轻;另外,黄疸常伴有腹痛。以上两点有别于胰头癌常见的进行性加重的无痛性黄疸。

5.体重减轻

此种症状亦较常见,但进行性体重下降常预示治疗效果不佳。

6.腹部包块

肿瘤增长较大或侵犯周围组织时,部分病例可扪及右上腹包块。

(四)诊断、鉴别诊断

由于本病早期无特殊症状、体征,故诊断主要依赖于临床辅助检查,其中以十二指肠低张造影和纤维十二指肠镜是术前确诊十二指肠肿瘤的主要手段。

十二指肠低张造影是首选的检查方法,如行气钡双重造影可提高诊断率。因癌肿形态不同,其 X 线影像有不同特征,一般可见部分黏膜粗、紊乱或皱襞消失,肠壁僵硬。亦可见息肉样充盈缺损、龛影、十二指肠腔狭窄。壶腹部腺癌与溃疡引起的壶腹部变形相似,易误诊。十二指肠纤维内镜检查因难以窥视第 3、4 段,故可能遗漏诊断。临床可采用超长内镜或钡餐弥补其不足。镜下见病变部位黏膜破溃,表面附有坏死组织。如见腺瘤顶部黏膜粗糙、糜烂,应考虑癌变,对可疑部位需取多块组织行病理检查,以免漏诊。

B 超、超声内镜和计算机断层扫描检查可见局部肠壁增厚,并可了解肿瘤浸润范围、深度、周围区域淋巴结有无转移,以及肝脏等腹内脏器情况。

对上述检查仍未能确诊者,行选择性腹腔动脉和肠系膜上动脉造影,有助于诊断。

由于发生在壶腹部癌可原发于十二指肠壁黏膜、胰管或胆管,而来源部位不同其预后可能不同,因此,Dauson 和 Connolly 对肿瘤产生的黏蛋白进行分析来提示肿瘤组织来源,唾液黏蛋白来自真正的壶腹的肿瘤是胆管上皮和十二指肠黏膜的特征,中性黏蛋白是 Bruner 腺特征性分泌蛋白;硫酸黏蛋白则主要由胰管产生。

需与十二指肠腺癌相鉴别的疾病繁多,但根据主要临床征象不同,考虑不同疾病的鉴别:①表现为梗阻性黄疸者,需与其鉴别的常见疾病有胰头癌、胆管癌、胆管结石、十二指肠降部憩室等;②表现为呕吐或梗阻者,则需与十二指肠结核、溃疡病幽门梗阻、环状胰腺、肠系膜上动脉综合征相鉴别;③消化道出血者,需与胃、肝胆系、结肠、胰腺、右肾和腹膜后等肿瘤相鉴别;④上腹隐痛者,需与溃疡病、胆石症等相鉴别。

(五)治疗

十二指肠腺癌原则上应行根治切除术,其术式可根据癌肿的部位和病期选用十二指肠节段切除或胰头十二指肠切除等术式。对于不能切除的肿瘤可采用姑息性胆肠引流或胃肠引流等术式。据文献报道,20 世纪 90 年代以后,因十二指肠腺癌而行胰头十二指肠切除率上升至 62%～90%,使术后 5 年生存率达到 25%～60%。由于胰头十二指肠切除符合肿瘤手术治疗、整块切除和达到淋巴清除的原则,同时有良好的治疗效果,目前已基本被公认为治疗十二指肠癌的标准术式。现对几种常用术式及注意事项介绍如下。

1.胰头十二指肠切除术

十二指肠腺癌手术时,淋巴结转移率为 50%～65%,尽管很多医者认为淋巴结阳性并不影响术后生存率,但胰头十二指肠切除因其能广泛清除区域淋巴结而倍受推崇。随着手术技巧的提高和围术期管理的加强,胰头十二指肠切除术后死亡率降至 10% 以下。胰头十二指肠切除术包括保留幽门和不保留幽门两种基本术式,应根据肿瘤所在部位和生长情况加以选择。但应注意的是,十二指肠腺癌行胰头十二指肠切除术后较之胰腺或胆管病变行胰头十二指肠切除有更高的并发症发生率,如胰漏等,其机制可能与软胰结构即胰腺质地正常、胰管通畅有关。一般认为,原发十二指肠癌行胰头十二指肠切除术应注意下列各点:①采用套入式法的胰空肠端端吻合为好,特别是胰管不扩张者更为适宜。②十二指肠肿瘤侵及胰腺钩突部机会较少因此,处理钩突部时在不影响根治的原则下,可残留薄片胰腺组织贴附于门静脉,较有利于手术操作;另外,分离其与门静脉和肠系膜上静脉间细小血管支时,不可过度牵拉,避免撕破血管或将肠系膜上动脉拉入术野将其损伤;门静脉保留侧的血管支需结扎牢固,采用缝合结扎更加妥善。③不伴梗阻性黄疸者,胆胰管常不扩张;因此,经胆管放置细 T 形管引流,其横臂一端可经胆肠吻合口放入旷置的空肠襻内,另一端放在近侧胆管,有助于减少胆肠、胰肠吻合口瘘的发生。④伴有营养不良、贫血、低蛋白血症者,除考虑短期 TPN 治疗外,术中宜于空肠内放置饲食管(经鼻或行空肠造瘘置管)备术后行肠内营养,灌注营养液或(和)回收的消化液如胆、胰液等,颇有助于术后患者的恢复。⑤对高龄或伴呼吸系统疾病者,应行胃造瘘术。⑥术后应加强防治呼吸系统并发症,尤其是肺炎、肺不张等,采用有效的抗生素,鼓励咳嗽和床上活动等措施。

2.节段性十二指肠管切除术

本术式选择适当,能达到根治性切除的目的,其 5 年生存率不低于胰头十二指肠切除术的效果,且创面小,并发症少,手术死亡率低。此术式主要适用于水平部、升部早期癌,术前及术中仔细探查,必须确定肠壁浆膜无浸润,未累及胰腺,区域淋巴结无转移。充分游离十二指肠外侧缘,切断十二指肠悬韧带,游离十二指肠水平部和升部,切除包括肿瘤在内的十二指肠段及淋巴引流区域组织,在肠系膜上血管后方将空肠远侧端拉至右侧,与十二指肠降部行端端吻合。若切除较广泛,不可能将十二指肠行端端吻合时,也可行 Roux-en-Y,即空肠、十二指肠和空肠、空肠吻合术。

3.乳头部肿瘤局部切除术

对肿瘤位于乳头部的高龄患者或全身情况欠佳不宜行胰头十二指肠切除术者,可行乳头部肿瘤局部切除术。手术要点为:①纵行切开胆总管下段,探查并明确乳头及肿瘤的部位。通过胆总管切口送入乳头部的探条顶向十二指肠前壁做标志,在其上方 1 cm 处切开做一长 5 cm 的纵行切口,也可做横行切口,在肠腔内进一步辨认乳头和肿瘤的关系。②在十二指肠后壁乳头肿瘤上方,可见到胆总管的位置,在牵引线支持下,距肿瘤约 1 cm 处切开十二指肠后壁和胆总管前壁,并用细纯丝线将两者的近侧切端缝合,其远侧切端亦予以缝合作牵引乳头部肿瘤;用相同的方法,距肿瘤 1 cm 的周边行边切开边缝合十二指肠后壁和胆总管,直至将肿瘤完整切除;在12 点至 3 点方向可见胰管开口,分别将其与胆总管和十二指肠后壁缝合,在切除肿瘤的过程中,小出血点可缝扎或用电凝止血;切除肿瘤后,创面需彻底止血。③经胰管十二指肠吻合口置一口径适宜、4～5 cm 长的细硅胶管,纳入胰管内支撑吻合口,并用可吸收缝线将其与胰管缝合一针固定;经胆总管切口置 T 管,其横壁一端置入近侧肝管,另一端伸向并通过胆总管十二指肠吻合口,入十二指肠腔内,起支撑作用;横行缝合十二指肠前壁切口和胆总管切口,T 管从后者引出。④切除胆囊,放置腹腔引流管关腹。⑤乳头部肿瘤局部切除,不仅要求完整切除肿瘤,而且边缘不残留肿瘤组织,应行冰冻切片检查协助诊断。⑥在完成胆总管、胰管与十二指肠后壁吻合之后,如果已放置 T 管,可不必再行胆总管十二指肠侧侧吻合术;但应保留 T 形管 3～6 个月。⑦术后应加强预防胰瘘、胆瘘、胰腺炎和出血等并发症,使用生长抑素、H_2 受体阻滞剂等。编者曾有一例十二指肠乳头部腺癌经局部切除后 3 年复发,再次手术局部切除后共生存近 5 年。

4.胃大部分切除术

对十二指肠球部的早期癌,病灶靠近幽门可采用本术式。注意切缘必须距肿瘤 2 cm 以上,不要误伤周围重要结构。

放射治疗、化学治疗对十二指肠腺癌无显著疗效,个别报道化学治疗能延长存活时间,可在术中或术后配合使用。

（六）预后

十二指肠腺癌总的预后较胰头癌与胆总管下段癌好。其手术切除率70％以上，根治性切除后5年生存率为25％～60％。但不能切除的十二指肠癌预后差，生存时间一般为4～6个月，几乎无长期生存病例。而十二指肠癌根据发生的部位不同其预后亦有差异，一般认为发生于十二指肠第3、4段的腺癌预后比发生于第1、2段者预后好，其原因认为有如下三点：①生物学特征不同，第3、4段肿瘤生物学特征表现为中肠特性而第1、2段表现为前肠特性；②第3、4段肿瘤临床发现常相对较早，即使肿瘤虽已突破固有肌层，但常不侵犯周围器官而仅侵及周围脂肪组织；③第3、4段腺癌由于可行肠段切除而手术死亡率低。有很多资料显示，十二指肠腺癌预后与淋巴结阳性与否、肿瘤浸润的深度、组织学分化程度及性别等无关。但有胰腺等侵犯，被认为是导致局部复发和致死的原因。

二、十二指肠类癌

类癌是消化道低发性肿瘤，仅占消化道肿瘤的0.4％～1.8％，而十二指肠类癌发病率更低，仅占全胃肠类癌的1.3％，占小肠类癌的5％。十二指肠第二段多见，第一段次之。

（一）病理

十二指肠类癌是起源于肠道Kultschitzsky细胞（肠嗜铬细胞），能产生多种胺类激素肽，是胺前体摄取和脱羧细胞肿瘤，属神经内分泌肿瘤范畴。肿瘤一般较小，单发或多发。随肿瘤增长可出现恶性肿瘤浸润生长的特征，诸如浸润和破坏黏膜、肌层，继而侵及浆膜和周围脂肪结缔组织、淋巴管和血管。十二指肠类癌一般属于低度恶性肿瘤，生长缓慢。转移较少，最常见的转移部位是肝脏，其次是肺。判断类癌的良、恶性不全取决于细胞形态，主要取决于有无转移。一般认为肿瘤的转移与其大小有关，肿瘤小于1 cm者转移率为2％，1～2 cm者转移率为50％，超过2 cm者则80％～90％有转移。

十二指肠类癌多发生于降部黏膜下，质硬、表面平滑，易发生黏膜浅表溃疡。肿瘤切面呈灰白色，置于甲醛溶液固定后转为鲜黄色。如肿瘤呈环形浸润可引起十二指肠肠腔狭窄；位于十二指肠乳头附近者可压迫胆管出现黄疸；若向浆膜外生长，则可浸润周围脏器。

（二）临床表现

十二指肠类癌一方面有十二指肠肿瘤的共同表现，如黑便、贫血、消瘦、黄疸或十二指肠梗阻症状；另一方面由于类癌细胞分泌多种具有生物活性的物质，如5-羟色胺、血管舒张素、组胺、前列腺素、生长抑素、胰高血糖素、胃泌素等，当这些生物活性物质进入血循环时，尤其是类癌肝转移时这些生物活性物质直接进入体循环，可出现类癌综合征，表现为发作性面、颈、上肢和躯干上部皮肤潮红和腹泻等。腹泻严重时有脱水、营养不良、哮喘，甚至出现水肿、右心衰竭等。

但应注意的是，个别绒毛管状腺瘤患者也可分泌5-羟色胺，使5-HIAA（5-Hyaroxyindoleaceticacid，5-羟基吲哚乙酸）升高，从而产生中肠（midgut）型类癌症。

（三）诊断

胃肠钡剂造影和纤维十二指肠镜检查有助于诊断，但X线和镜检所见有时难以与腺癌鉴别，需行活体组织病理检查。

测定24 h尿5-HIAA排出量是目前诊断类癌和判定术后复发的重要依据之一。类癌患者排出量超过正常1～2倍，类癌综合征患者排出量更高。

B超和计算机断层扫描检查主要用于诊断有无肝脏或腹腔淋巴转移灶。

（四）治疗

以手术治疗为主。局部切除适用于<1 cm、远离十二指肠乳头的肿瘤,如肿瘤较大呈浸润性发生,或位于十二指肠乳头周围,应行胰头十二指肠切除术。

对类癌肝转移,可在切除原发灶同时切除转移灶。肝内广泛转移者可行肝动脉结扎或栓塞治疗。

类癌综合征病例可用二甲麦角新碱和磷酸可待因控制症状,前者易引起腹膜后纤维化。腹泻难以控制可用对氯苯丙氨酸,每天 4.0 g,但可能引起肌肉痛和情绪低落。

广泛转移病例可用阿霉素、5-FU、长春花碱、氨甲蝶呤、环磷酰胺等有一定疗效。最近研究表面链佐星(链脲霉素)疗效最好,单独用赛庚啶亦有疗效。放射治疗可缓解骨转移所引起的疼痛,但不能使肿瘤消退。

三、十二指肠恶性淋巴瘤

原发性十二指肠恶性淋巴瘤,是指原发于十二指肠肠壁淋巴组织的恶性肿瘤,这有别于全身恶性淋巴瘤侵及肠道的继发性病变。Dawson 提出原发性小肠恶性淋巴瘤的 5 项诊断标准:①未发现体表淋巴结肿大;②血白细胞计数及分类正常;③胸部 X 线片无纵隔淋巴结肿大;④手术时未发现受累小肠及肠系膜区域淋巴结以外的病灶;⑤肝、脾无侵犯。

原发性小肠恶性淋巴瘤发病率的地区差异很大,中东国家的发生率甚高,但美国仅占小肠恶性肿瘤的 1%,而我国的小肠恶性淋巴瘤占小肠恶性肿瘤的 20%~30%。据国内 1 389 例小肠恶性淋巴瘤统计,发生于十二指肠者有 218 例,占 15.7%,国外 908 例中有 102 例,占 11.2%。虽然恶性淋巴瘤占全部小肠恶性肿瘤的一半以上,但其主要发生于回肠,约占 47%,其次为空肠,十二指肠少见。

（一）病理

原发性十二指肠恶性淋巴瘤起源于十二指肠黏膜下淋巴组织,可向黏膜层和肌层侵犯,表现为息肉状或为黏膜下肿块或沿小肠管纵轴在黏膜下弥漫性浸润,常伴有溃疡。肿瘤常为单发,少有多发。按组织学形态可分为淋巴细胞型、淋巴母细胞型、网织细胞型、巨滤泡型以及 Hodgkin 病。按大体病理形态可分为:①肿块型或息肉型;②溃疡型;③浸润型;④结节型。按组织学类型可分为:霍奇金病与非霍奇金淋巴瘤两大类,以后者最多见。转移途径可经淋巴道、血运以及直接蔓延,淋巴结转移较腺癌为早。

（二）临床表现

原发性十二指肠恶性淋巴瘤好发于 40 岁左右,比其他恶性肿瘤发病年龄较轻,男女发病率比例为(1~3):1。该病在临床上表现无特异性,可因肿瘤的类型和部位而异。Noqvi(1969)提出临床病理分期标准:Ⅰ期,病灶局限,未侵犯淋巴结;Ⅱ期,病灶局限,已侵犯淋巴结;Ⅲ期,邻近器官组织受累;Ⅳ期,有远处转移。

1.腹痛

腹痛大多由于肠梗阻;肿瘤的膨胀、牵拉;肠管蠕动失调;肿瘤本身的坏死而继发感染、溃疡、穿孔等因素所致。腹痛为该病的最常见症状,据国内资料统计,发生率约为 65%。出现较早,轻重不一,隐匿无规律,呈慢性过程。初起为隐痛或钝痛,随病情的发展逐渐加重,转为阵发性挛性绞痛,晚期疼痛呈持续性,药物不能缓解。腹痛多数位于中腹部、脐周及下腹部,有时可出现在左上腹或剑突下。一旦肿瘤穿孔而引起急性腹膜炎时,可出现全腹剧痛。

2.肠梗阻

肿瘤阻塞肠腔或肠壁浸润狭窄均可引起肠梗阻,临床常见,出现较早。多为慢性、部分性梗阻,反复发作的恶心、呕吐、进餐后加重。乳头部以上梗阻者,呕吐物中不含胆汁;乳头部以下梗阻者,呕吐物中含大量胆汁。腹胀不明显。

3.腹部肿块

因有 $60\%\sim70\%$ 的肿瘤直径超过 5 cm,大者有 10 cm 以上,故临床上据国内资料统计约 25.5% 的患者可扪及腹部包块,有的以该病为主诉。

4.黄疸

因恶性肿瘤侵犯或阻塞胆总管开口部或因转移淋巴结压迫胆总管而引起梗阻性黄疸。黄疸发生率远远低于腺癌。大约为 2%。

5.肠穿孔与腹膜炎

因肿瘤侵犯肠壁发生溃疡,坏死、感染而致穿孔,急性穿孔引起弥漫性腹膜炎,慢性穿孔可以引起炎性包块、脓肿、肠瘘。在十二指肠恶性淋巴瘤中的发生率为 $15\%\sim20\%$,北京协和医院统计发生率为 19.4%,比其他恶性肿瘤发生率高。

6.其他

十二指肠恶性淋巴瘤尚可出现上消化道出血、消瘦、贫血、腹泻、乏力、食欲下降、发热等一些非特异性临床表现。

(三)诊断与鉴别诊断

该病的早期诊断十分困难,往往被误诊为胃十二指肠炎、消化性溃疡、慢性胰腺炎、胆管疾病等。经常延误诊断超过数月之久。误诊率可高达 $70\%\sim90\%$。具体原因分析:①缺乏特异性临床表现;②医师对该病的认识不足,甚至缺乏这方面的知识,故警惕性不高;③该病往往以急症就诊,常被急腹症的临床表现所掩盖;④该病的诊断方法,尤其在基层医院常常没有有效的诊断手段。出现未能查明原因的发热、恶心、呕吐、食欲下降、消瘦、贫血、肠道出血、上腹部疼痛、慢性肠梗阻等临床表现时,应警惕有该病的可能性。应进行以下检查。

1.实验室检查

缺乏特异性,血常规可能出现红细胞数与血红蛋白量下降,呕吐物与大便隐血试验阳性。

2.X 线检查

X 线平片可能显示十二指肠梗阻的表现,或软组织块影。胃肠道钡餐双重对比造影对十二指肠肿瘤的诊断准确率达 $42\%\sim75\%$,主要表现为十二指肠黏膜皱襞变形、破坏、消失、肠壁僵硬,充盈缺损、龛影或环状狭窄。十二指肠恶性淋巴瘤 X 线表现更具有一定特征。因该病破坏肌层中肠肌神经丛,故肠管可能出现局限性囊样扩张,呈动脉瘤样改变,肠壁增厚,肠管变小,呈多发性结节状狭窄。十二指肠低张造影,更有利于观察黏膜皱襞的细微改变,使其诊断准确率提高到 93% 左右。

3.内腔镜检查

十二指肠镜对该病可以直接进行观察病灶的大小、部位、范围、形态等,同时可进行摄像、照相、刷检脱落细胞和活检以获病理确诊。

4.其他

B 超、计算机断层扫描和数字减影血管造影等对该病的诊断有一定作用,但价值不大。

（四）治疗

该病应以手术治疗为主,手术有诊断与治疗的双重作用。国内报告原发性十二指肠恶性肿瘤的手术率约为 60%。手术方案根据该肿瘤所在部位、病变的范围而决定。可以考虑局部切除,但应行胰十二指肠根治性切除为妥。

该病对放射治疗和化学治疗有不同程度的敏感性。故术前和术后可以配合进行。疗效优于单纯手术治疗。一般放射治疗的剂量为 40 Gy(4 000 rad)左右为宜。化学治疗一般采用 VCR、ADM、MTX、PCB 及泼尼松等药组成的各种联合化学治疗方案。

四、十二指肠平滑肌肉瘤

十二指肠平滑肌肉瘤是起源于十二指肠黏膜肌层或固有肌层或肠壁血管壁的肌层肿瘤,根据其组织学特征,分为平滑肌瘤、平滑肌肉瘤和上皮样平滑肌瘤(或称平滑肌母细胞肌瘤),后者罕见。平滑肌瘤和平滑肌肉瘤分别居十二指肠良、恶性肿瘤发病率的第二位,但也有统计认为淋巴瘤发生率稍高于平滑肌肉瘤者。由于临床上平滑肌瘤和平滑肌肉瘤表现无明显差异,大体观难以区别其性质,因而列入一并讨论。

（一）病理

十二指肠平滑肌肉瘤根据其生长方式可分为腔外型、腔内型、腔内外型和壁间型等四型。平滑肌肉瘤主要见于腔外型、腔内外型。平滑肌肉瘤的特点是肿瘤较大,瘤内易发生出血、坏死、囊变,形成多个内含黄色液体的囊腔,若囊内继发感染,破溃后与肠腔相通形成假性憩室,若向腹腔破溃、穿孔则形成局限性脓肿。区分良恶性肿瘤缺乏统一标准。一般认为肿瘤直径大于 10 cm或已有转移者,可诊断为肉瘤;直径大于 8 cm、质脆、血供丰富者,肉瘤可能性大。

术中快速切片病理检查有时难以正确判定其良、恶性,应以石蜡切片观察核分裂象的数目作为诊断的主要依据,判定标准有如下几种:①每个高倍镜视野下核分裂象多于 2 个则为恶性;②每10 个高倍镜视野下核分裂象超过 5 个为肉瘤;③每 25 个高倍镜视野下核分裂象 1~5 个为低度恶性,多于 5 个为肉瘤;④镜下有不典型核分裂象,核的多形性和染色深是肉瘤的基本特征;⑤每 25 个高倍镜视野下核分裂象数≥4 个,圆形核超过 20% 为肉瘤。平滑肌瘤能否恶变尚不清楚。上皮样平滑肌瘤的大多数瘤细胞呈圆形或多边形,胞质内有空泡或核周有透明区,以此可与平滑肌瘤和平滑肌肉瘤鉴别。以往认为上皮样平滑肌瘤属良性肿瘤,有恶性趋向,现认为此型肿瘤存在良性和恶性两种,恶性较少,后者多向肝转移或腹膜种植。平滑肌肉瘤多向肝转移或腹腔瘤床种植。少有淋巴转移。

（二）临床表现

十二指肠平滑肌肿瘤所产生的症状、体征与其他十二指肠良、恶性肿瘤相似,但以出血、腹部肿块较为突出。有统计肉瘤的出血发生率约为 80%,肌瘤约为 50%,可为少量、持续或间歇大出血,出血与否和出血程度与肿瘤大小无直接关系。肿块多在右上腹,表面较光滑,硬或囊性感,活动度差,个别肿块可在右下腹触及。

（三）诊断

十二指肠平滑肌肿瘤首选的检查方法:①胃肠道钡剂造影,其 X 线特征视肿瘤生长方式和大小而异。腔内型肿瘤可表现为表面光滑、边界清楚的充盈缺损,如形成溃疡则于充盈缺损部有龛影;腔外型肿瘤见十二指肠受压,黏膜皱襞紊乱;如肿瘤破溃与肠腔相通时,有巨大憩室征。②十二指肠内镜检查可见肠壁外压性改变或黏膜下隆起病变,黏膜糜烂。十二指肠降部以下病变易被漏诊,活检亦因取材受限难以明确诊断。③计算机断层扫描检查在十二指肠部位有边界清楚的实质性肿块影,若肿瘤内有对比造影剂和气体,更有助于诊断。增强扫描为中等血供或血供较丰富的肿瘤,应与胰头部肿瘤鉴别。

（四）治疗

该病一旦确诊,即使肿瘤局部复发,或转移病灶,均应积极手术探查,不应轻易放弃手术机会。力争根治性切除,对于晚期的或复发的病例,只要全身情况和局部解剖条件许可即积极做估息性切除或其他手术,这样可以延长生存期,有时甚至可以达到意想不到的效果。其手术方案应根据肿瘤大小、生长部位和生长方式决定。局部切除仅适用于十二指肠外侧壁腔外型肿瘤。由于肉瘤术后复发主要是瘤床和腹腔内肿瘤种植,因此,术中避免瘤体包膜破裂是预防复发的关键之一。术毕于瘤床部位可用蒸馏水浸泡和冲洗。胰头十二指肠切除术适用于较大或位于十二指肠乳头周围的肿瘤。

平滑肌肉瘤肝转移病灶的边界较清楚可沿肿块边缘切除。若有多个转移灶局限于一叶,宜予肝叶切除。对不能切除的肝转移灶,可行肝动脉插管和门静脉插管化学治疗。笔者遇到1例46岁的男性患者,因十二指肠平滑肌肉瘤（约4 cm直径）同时右肝后叶有一直径5 cm的转移灶,而行肉瘤所在十二指肠段的切除以及不规则的右肝后叶切除,术后3年因肿瘤复发,再次行肝肿瘤切除,痊愈出院。

五、十二指肠脂肪肉瘤（瘤）

临床上十二指肠脂肪瘤与脂肪肉瘤表现无明显差异,大体观乃至镜下均难以区别其性质,因而列入一并讨论。脂肪肉瘤（瘤）来自原始间叶组织,多发生于腹膜后。小肠脂肪瘤占全消化道脂肪瘤的50%以上,占小肠良性肿瘤的20%,发病率次于平滑肌瘤,60%发生于回肠,十二指肠与空肠各占20%左右,多见于老年人,男性略多于女性。

脂肪瘤外观呈黄色,质软,有一层极薄的外膜,有油脂样光泽,瘤组织分叶规则,并有纤维组织间隔存在。其镜下结构与正常脂肪组织基本一样,有包膜。脂肪肉瘤极少数由脂肪瘤恶变而来,而且一开始即具有恶性特征。肉眼观大体标本差异较大,有的似一般脂肪瘤,有的呈鱼肉样外观或黏液样外观。镜下组织学分类有:①分化良好型;②黏液样型;③圆形细胞型;④多形性脂肪瘤等四型。

十二指肠脂肪肉瘤（瘤）早期无特异性临床表现,根据肿瘤的大小、部位、范围而异,有肠梗阻、腹痛、黄疸、呕吐、食欲下降、乏力、消瘦等不同表现,少有肠套叠与出血的发生。绝大多数患者是通过消化道钡餐检查或十二指肠镜发现肿瘤的。笔者曾遇到1例十二指肠脂肪瘤曾在当地施行局部切除,8个月后又因肿瘤复发而致十二指肠梗阻并出现黄疸,故行胰十二指肠切除,病理诊断为十二指肠脂肪肉瘤。术后恢复良好。现已生存4年多,尚未见复发与转移。

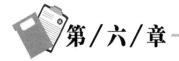

第/六/章

肝胆外科疾病

第一节　肝脏外伤

　　肝脏外伤是指由锐性或钝性暴力而引起的肝脏完整性被破坏,病理学可分类为被膜下肝破裂、中央型肝破裂和真性肝破裂。病因分为因锐性外力所致的开放性肝外伤和钝性暴力所致的闭合性肝外伤。肝外伤的临床表现因肝脏损伤的病理类型、损伤范围和严重程度而不同。最常见的为右上腹痛和腹膜刺激征,严重者会有休克表现。休克发生率及病情分级与肝外伤的严重性呈正相关。严重肝外伤导致肝内的大量血液和胆汁的混合液积聚在肝脏周围,可刺激膈肌、放射致右下胸及右肩痛。腹膜刺激征较胃穿孔等消化液直接刺激为轻。积血量大者可伴明显腹胀。肝脏外伤较轻者仅有局限性小的裂伤或肝被膜下破裂,患者症状局限,可仅表现为右上腹疼痛和不明显的压痛。

　　注意:肝右叶比肝左叶更易遭受外伤,平均高达 4~7 倍。以右膈顶部外伤最多见。肝内血肿若与胆道相通可致胆道出血,血肿的继发感染可出现肝脓肿,血肿压迫可致肝组织缺血坏死。

一、诊断要点

（一）病史与体检

（1）病史:①上腹痛为主,可伴有腹胀、恶心、呕吐;②往往有暴力或锐器直接或间接作用于胸腹部的外伤史;③不断加重的腹腔内出血和腹膜刺激征。注意:肝硬化及肝癌患者,仅需轻度外伤即可破裂;部分肝癌患者甚至出现自发性肝破裂。

（2）体格检查:①右上腹出现压痛、反跳痛,伴随局限性甚至全腹肌紧张;②被膜下的血肿可表现为右上腹胀痛、肝区包块、肝脏浊音区扩大;③积血量大者可有腹部移动性浊音和直肠刺激症状;④右上腹、右下胸或右腰部皮肤挫伤及右胸部第六肋以下骨折应考虑肝外伤。

（二）辅助检查

（1）腹部超声及超声造影:彩超可检查腹腔和腹膜后积血,显示肝脏被膜连续性破坏的部位和形态。发现可疑无回声区,有凝血块出现时显示异常高回声。超声造影能更清晰地显示肝脏创面,尤其通过静脉造影剂发现肝脏异常增强区可判断活动性出血的部位和出血量。注意:超声造影相较于超声更易检测出创面的活动性出血,可显著提高肝外伤的诊断率。

（2）诊断性腹腔穿刺术、腹腔穿刺灌洗术：诊断性腹腔穿刺术抽出不凝血证实腹腔内出血的正确率达80％以上，腹腔穿刺灌洗术的正确率几乎为100％。腹腔内出血是手术探查的重要指征。

注意：腹腔穿刺术出血量少可能有假阴性的结果。一次结果阴性不能除外肝脏损伤可能，怀疑肝脏创伤者，需在不同位置及时间，重新穿刺检查。

（3）实验室检查：疾病早期可有血白细胞计数、血清丙氨酸氨基转移酶（谷丙转氨酶）和天冬氨酸氨基转移酶（谷草转氨酶）升高。随病情加重，红细胞计数、血红蛋白和血细胞比容会逐渐下降。注意：血清谷丙转氨酶在肝中选择性浓缩，肝损伤后大量释放，所以肝外伤时谷丙转氨酶较谷草转氨酶更有诊断意义。怀疑腹腔内出血时需定期复查血常规，以免延误病情。

（4）X线检查：X线征象多为间接表现。肝创伤时可能显示肝区阴影增大，右侧膈肌升高，右侧胸腔积液，甚至右侧肋骨骨折。X线透视可见膈肌运动减弱。

（5）计算机断层扫描：肝脏被膜下破裂会在肝被膜与肝实质之间形成新月形或凸透镜形低密度区。中央型肝破裂显示肝实质内边缘模糊的异常低密度区。真性肝破裂可见肝脏一处或多处不规则线性低密度影。

（6）磁共振成像：磁共振成像能更精确地显示肝损伤程度。急性肝外伤 T_2WI 出现明显高信号，6～8 d后转变为血肿外缘高信号并逐渐向中心转变。注意：当血流动力学不稳定时，切忌苛求完善各种影像学检查而延误诊治。

（7）肝动脉造影：肝动脉造影既是检查手段又是治疗方法，必要时可及时栓塞外伤所致的出血动脉以控制出血。

（三）分级标准

较为通用的是美国创伤外科学会（AAST）的肝外伤分级标准，共分6级。

（1）Ⅰ级：包膜下血肿，＜10％表面积的非膨胀性血肿；裂伤，包膜下涉及实质深度＜1 cm的撕裂。

（2）Ⅱ级：包膜下血肿，占肝脏表面积10％～50％的实质内血肿；直径＜10 cm的非膨胀性血肿；裂伤，包膜撕裂长度＜10 cm，深度在1～3 cm。

（3）Ⅲ级：包膜下血肿：大于肝脏50％表面积的血肿或进行性扩张的膨胀性血肿；实质内血肿，直径＞10 cm的血肿或膨胀性血肿；裂伤，实质裂伤深度＞3 cm。

（4）Ⅳ级：裂伤，实质裂伤累及25％～75％肝叶，或在一肝叶中累及1～3个肝段。

（5）Ⅴ级：裂伤，实质裂伤累及＞75％肝叶，或在同一肝叶内累及3个以上肝段；血管，近肝静脉的损伤。

（6）Ⅵ级：肝血管性撕脱伤。

（四）鉴别诊断

（1）胸腹壁挫伤：局限性的压痛，皮下淤血、血肿。做腹肌收缩动作时疼痛加重，屈身侧卧位时疼痛减轻。鉴别要点：胸腹壁挫裂伤症状往往更局限，病情变化波动小，少有全身症状，挫伤广泛时可有发热。

（2）脾脏破裂：左上腹腹痛为主，左上腹体征明显，腹式呼吸受限。鉴别要点：脾脏破裂可扪及左上腹固定包块，伴脾大的Balance征。

（3）小肠损伤：腹胀、腹痛症状明显，伴恶心、呕吐，腹膜刺激征强烈。创伤后肠鸣音消失。鉴别要点：小肠破裂时，诊断性腹腔穿刺可抽出肠液、胆汁以及食物残渣。

(4)结直肠损伤:腹膜内结肠破裂,诊断性腹腔穿刺液呈粪便样液体,腹膜外结肠破裂者腰部压痛较腹部疼痛更明显,影像学检查发现腹膜后积气及腰大肌阴影模糊。直肠损伤时直肠指诊指套染血。

(5)胰腺损伤:上腹部深入腹腔的损伤都要考虑。腹腔穿刺或腹腔灌洗液淀粉酶升高。彩超及计算机断层扫描方便证实。鉴别要点:胰腺损伤后血清淀粉酶测定缺乏特异性。

二、治疗

(一)非手术治疗

卧硬板床休息,加强腰背肌锻炼,辅以理疗、非甾体抗炎药及牵引治疗。

非手术治疗指征包括以下几点:①患者血流动力学稳定;②患者神志清楚,无昏迷、休克;③有影像学资料证实肝实质裂伤轻微或肝内血肿,无活动性出血;④未合并其他需手术的腹内脏器损伤。

注意:血流动力学稳定且无腹膜刺激征的患者,无论损伤程度,应以保守治疗为主。

方法:绝对卧床休息,禁食,胃肠减压,预防性广谱抗生素应用(以减少形成肝脓肿和腹腔脓肿),定期监测肝功,定期腹部计算机断层扫描检查,选择性肝动脉造影。

(二)手术治疗

(1)适应证:①肝脏外伤休克患者;②积极补液治疗,血流动力学仍不稳定者;③创伤性肝血肿进行性增大者;④创伤性肝血肿并发感染者;⑤经观察,病情不好转甚至加重者。

(2)禁忌证:高龄体弱及血友病患者慎行手术治疗。

(3)术前准备:①完善常规术前检查;②肝脏及腹部彩超或计算机断层扫描等影像学诊断依据;③迅速建立输液通道;④积极交叉配血并术中备血。

(4)手术方式:①单纯缝合术;②局部清创加大网膜填塞及缝合修补术;③筛网肝修补术;④肝动脉结扎术;⑤填塞法;⑥肝切除术;⑦肝移植术;⑧腹腔镜破裂修补术。

(5)手术常见并发症:①感染;②出血;③创伤性胆道出血;④胆漏⑤创伤性肝囊肿⑥肝肾综合征。

(6)术后康复:①开腹手术术后2~3 d可下地活动;②腹腔镜破裂修补患者,术后1 d可下地活动;③排气后即可拔除胃肠减压管;④术后第1天间断性夹闭尿管,患者有憋尿感后拔除导尿管;⑤排气后即可进食,如无合并腹腔内其他脏器损伤,建议早期进食或肠内营养;⑥术后1个月可适当进行轻体力劳动。

三、健康教育

了解患者一般状况,把握患者心理动态,客观阐述病情,指导患者及家属配合。

因急诊入院,术前无充足时间详细指导,故术后应加强指导呼吸功能锻炼,重视消毒卫生重要性,练习有效排痰,加强活动及卧床指导,加强营养指导。

注意:尤其是钝性暴力所致肝外伤,诊断难度较大,病死率高于开放性肝外伤,更要敦促患者积极就诊。

四、转诊条件

(1)涉及医疗服务内容超出医疗机构核准登记的诊疗科目范围的。

（2）依据卫生计生委规定,基层医疗卫生机构不具备相关医疗技术临床应用资质或手术资质的。

（3）重大伤亡事件中伤情较重及急危重症,病情难以控制的。

（4）在基层医疗卫生机构就诊3次以上(含3次)仍不能明确诊断,需要进一步诊治的。

（5）病情复杂,医疗风险大、难以判断预后的。

第二节　肝　脓　肿

一、细菌性肝脓肿

（一）流行病学

细菌性肝脓肿通常指由化脓性细菌引起的感染,故亦称化脓性肝脓肿。本病病原菌可来自胆管疾病(占16%～40%),门静脉血行感染(占8%～24%),经肝动脉血行感染报道不一,最多者为45%,直接感染者少见,隐匿性感染占10%～15%。致病菌以革兰氏阴性菌最多见,其中2/3为大肠埃希菌,粪链球菌和变形杆菌次之;革兰氏阳性球菌以金黄色葡萄球菌最常见。临床常见多种细菌的混合感染。细菌性肝脓肿70%～83%发生于肝右叶,这与门静脉分支走行有关。左叶者占10%～16%;左右叶均感染者为6%～14%。脓肿多为单发且大,多发者较少且小。少数细菌性肝脓肿患者的肺、肾、脑及脾等亦可有小脓肿。尽管目前对本病的认识、诊断和治疗方法都有所改进,但病死率仍为30%～65%,其中多发性肝脓肿的病死率为50%～88%,而孤立性肝脓肿的病死率为12.5%～31%。本病多见于男性,男女比例约为2∶1。但目前的许多报道指出,本病的性别差异已不明显,这可能与女性胆管疾病发病率较高,而胆源性肝脓肿在化脓性肝脓肿发生中占主导地位有关。本病可发生于任何年龄,但中年以上者约占70%。

（二）病因

肝由于接受肝动脉和门静脉双重血液供应,并通过胆管与肠道相通,发生感染的机会很多。但是在正常情况下由于肝的血液循环丰富和单核吞噬细胞系统的强大吞噬作用,可以杀伤入侵的细菌并且阻止其生长,不易形成肝脓肿。但是如各种原因导致机体抵抗力下降时,或当某些原因造成胆管梗阻时,入侵的细菌便可以在肝内重新生长引起感染,进一步发展形成脓肿。化脓性肝脓肿是一种继发性病变,病原菌可由下列途径进入肝。

1.胆管系统

这是目前最主要的侵入途径,也是细菌性肝脓肿最常见的原因。当各种原因导致急性梗阻性化脓性胆管炎,细菌可沿胆管逆行上行至肝,形成脓肿。胆管疾病引起的肝脓肿占肝脓肿发病率的21.6%～51.5%,其中肝胆管结石并发肝脓肿更多见。胆管疾病引起的肝脓肿常为多发性,以肝左叶多见。

2.门静脉系统

腹腔内的感染性疾病,如坏疽性阑尾炎、内痔感染、胰腺脓肿、溃疡性结肠炎及化脓性盆腔炎等均可引起门脉属支的化脓性门静脉炎,脱落的脓毒性栓子进入肝形成肝脓肿。近年来由于抗生素的应用,这种途径的感染已大为减少。

3.肝动脉

体内任何部位的化脓性疾病,如急性上呼吸道感染、亚急性细菌性心内膜炎、骨髓炎和痈等,病原菌由体循环经肝动脉侵入肝。当机体抵抗力低下时,细菌可在肝内繁殖形成多发性肝脓肿,多见于小儿败血症。

4.淋巴系统

与肝相邻部位的感染如化脓性胆囊炎、膈下脓肿、肾周围脓肿、胃及十二指肠穿孔等,病原菌可经淋巴系统进入肝,亦可直接侵及肝。

5.肝外伤后继发感染

开放性肝外伤时,细菌从创口进入肝或随异物直接从外界带入肝引发脓肿。闭合性肝外伤时,特别是中心型肝损伤患者,可在肝内形成血肿,易导致内源性细菌感染。尤其是合并肝内小胆管损伤,则感染的机会更高。

6.医源性感染

近年来,由于临床上开展了许多肝脏手术及侵入性诊疗技术,如肝穿刺活检术、经皮肝穿刺胆管造影术、内镜逆行胰胆管造影术等,操作过程中有可能将病原菌带入肝形成肝的化脓性感染。肝脏手术时由于局部止血不彻底或术后引流不畅,形成肝内积血积液时均可引起肝脓肿。

7.其他

有一些原因不明的肝脓肿,如隐源性肝脓肿,可能肝内存在隐匿性病变。当机体抵抗力减弱时,隐匿病灶"复燃",病菌开始在肝内繁殖,导致肝的炎症和脓肿。Ranson指出,25%隐源性肝脓肿患者伴有糖尿病。

（三）临床表现

细菌性肝脓肿并无典型的临床表现,急性期常被原发性疾病的症状所掩盖,一般起病较急,全身脓毒性反应显著。

1.寒战和高热

寒战和高热多为最早也是最常见的症状。患者在发病初期骤感寒战,继而高热,热型呈弛张型,体温在38 ℃～40 ℃,最高可达41 ℃,伴有大量出汗,脉率增快,一天数次,反复发作。

2.肝区疼痛

由于肝增大和肝被膜急性膨胀,肝区出现持续性钝痛;出现的时间可在其他症状之前或之后,亦可与其他症状同时出现,疼痛剧烈者常提示单发性脓肿;疼痛早期为持续性钝痛,后期可呈剧烈锐痛,随呼吸加重者提示脓肿位于肝膈顶部;疼痛可向右肩部放射,左肝脓肿也可向左肩部放射。

3.乏力、食欲缺乏、恶心和呕吐

由于伴有全身毒性反应及持续消耗,患者可出现乏力、食欲缺乏、恶心、呕吐等消化道症状。少数患者还出现腹泻、腹胀以及顽固性呃逆等症状。

4.体征

肝区压痛和肝增大最常见。右下胸部和肝区叩击痛;若脓肿移行于肝表面,则其相应部位的皮肤呈红肿,且可触及波动性肿块。右上腹肌紧张,右季肋部饱满,肋间水肿并有触痛。左肝脓肿时上述症状出现于剑突下。并发于胆管梗阻的肝脓肿患者常出现黄疸。其他原因的肝脓肿,一旦出现黄疸,表示病情严重,预后不良。少数患者可出现右侧反应性胸膜炎和胸腔积液,可查及肺底呼吸音减弱、啰音和叩诊浊音等。晚期患者可出现腹水,这可能是由于门静脉炎以及周围脓肿的压迫影响门静脉循环及肝受损,长期消耗导致营养性低蛋白血症引起。

(四)诊断

1.病史及体征

在急性肠道或胆管感染的患者中,突然发生寒战、高热、肝区疼痛、压痛和叩击痛等,应高度怀疑本病的可能,做进一步详细检查。

2.实验室检查

血白细胞计数明显升高,总数达$(10～20)×10^9/L$或以上,中性粒细胞在90%以上,并可出现核左移或中毒颗粒,谷丙转氨酶、碱性磷酸酶升高,其他肝功能检查也可出现异常。

3.B超检查

B超检查是诊断肝脓肿最方便、简单又无痛苦的方法,可显示肝内液性暗区,区内有"絮状回声"并可显示脓肿部位、大小及距体表深度,并用以确定脓腔部位作为穿刺点和进针方向,或为手术引流提供进路。此外,还可供术后动态观察及追踪随访。能分辨肝内直径2 cm以上的脓肿病灶,可作为首选检查方法,其诊断阳性率可达96%以上。

4.X线片和计算机断层扫描检查

X线片检查可见肝阴影增大、右侧膈肌升高和活动受限,肋膈角模糊或胸腔少量积液,右下肺不张或有浸润,以及膈下有液气面等。肝脓肿在计算机断层扫描图像上均表现为密度减低区,吸收系数介于肝囊肿和肝肿瘤之间。计算机断层扫描可直接显示肝脓肿的大小、范围、数目和位置,但费用昂贵。

5.其他

如放射性核素肝扫描(包括E计算机断层扫描)、选择性腹腔动脉造影等对肝脓肿的诊断有一定价值。但这些检查复杂、费时,因此在急性期患者最好选用操作简便、安全、无创伤性的B超检查。

(五)鉴别诊断

1.阿米巴性肝脓肿

阿米巴性肝脓肿的临床症状和体征与细菌性肝脓肿有许多相似之处,但两者的治疗原则有本质上的差别,前者以抗阿米巴和穿刺抽脓为主,后者以控制感染和手术治疗为主,故在治疗前应明确诊断。阿米巴肝脓肿常有阿米巴肠炎和脓血便的病史,发生肝脓肿后病程较长,全身情况尚可,但贫血较明显。肝显著增大,肋间水肿,局部隆起和压痛较明显。若粪便中找到阿米巴原虫或滋养体,则更有助于诊断。此外,诊断性肝脓肿穿刺液为"巧克力"样,可找到阿米巴滋养体。

2.胆囊炎、胆石症

此类病有典型的右上腹绞痛和反复发作的病史,疼痛放射至右肩或肩胛部,右上腹肌紧张,胆囊区压痛明显或触及增大的胆囊,X线检查无膈肌抬高,运动正常。B超检查有助于鉴别诊断。

3.肝囊肿合并感染

这些患者多数在未合并感染前已明确诊断。对既往未明确诊断的患者合并感染时,需详细询问病史和仔细检查,亦能加以鉴别。

4.膈下脓肿

膈下脓肿往往有腹膜炎或上腹部手术后感染史,脓毒血症和局部体征较化脓性肝脓肿为轻,

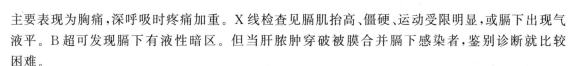

主要表现为胸痛,深呼吸时疼痛加重。X线检查见膈肌抬高、僵硬、运动受限明显,或膈下出现气液平。B超可发现膈下有液性暗区。但当肝脓肿穿破被膜合并膈下感染者,鉴别诊断就比较困难。

5.原发性肝癌

巨块型肝癌中心区液化坏死而继发感染时易与肝脓肿相混淆。但肝癌患者的病史、发病过程及体征等均与肝脓肿不同,如能结合病史、B超和甲胎蛋白检测,一般不难鉴别。

6.胰腺脓肿

有急性胰腺炎病史,脓肿症状之外尚有胰腺功能不良的表现;肝无增大,无触痛;B超以及计算机断层扫描等影像学检查可辅助诊断并定位。

（六）并发症

细菌性肝脓肿如得不到及时、有效的治疗,脓肿破溃后向各个脏器穿破可引起严重并发症。右肝脓肿可向膈下间隙穿破形成膈下脓肿;亦可再穿破膈肌而形成脓肿;甚至能穿破肺组织至支气管,脓液从气管排出,形成支气管胸膜瘘;如脓肿同时穿破胆管则形成支气管胆瘘。左肝脓肿可穿破入心包,发生心包积脓,严重者可发生心脏压塞。脓肿可向下穿破入腹腔引起腹膜炎。有少数病例,脓肿穿破入胃、大肠,甚至门脉、下腔静脉等;若同时穿破门静脉或胆管,大量血液由胆管排入十二指肠,可表现为上消化道大出血。细菌性肝脓肿一旦出现并发症,病死率成倍增加。

（七）治疗

细菌性肝脓肿是一种继发疾病,如能及早重视治疗原发病灶可起到预防的作用。即便在肝脏感染的早期,如能及时给予大剂量抗生素治疗,加强全身支持疗法,也可防止病情进展。

1.药物治疗

对急性期,已形成而未局限的肝脓肿或多发性小脓肿,宜采用此法治疗。即在治疗原发病灶的同时,使用大剂量有效抗生素和全身支持治疗,以控制炎症,促使脓肿吸收自愈。全身支持疗法很重要,由于本病的患者中毒症状严重,全身状况较差,故在应用大剂量抗生素的同时应积极补液、纠正水、电解质紊乱,给予B族维生素、维生素C、维生素K,反复多次输入少量新鲜血液和血浆以纠正低蛋白血症,改善肝功能和输注免疫球蛋白。目前多主张有计划地联合应用抗生素,如先选用对需氧菌和厌氧菌均有效的药物,待细菌培养和药敏结果明确再选用敏感抗生素。多数患者可望治愈,部分脓肿可局限化,为进一步治疗提供良好的前提。多发性小脓肿经全身抗生素治疗不能控制时,可考虑在肝动脉或门静脉内置管滴注抗生素。

2.B超引导下经皮穿刺抽脓或置管引流术

适用于单个较大的脓肿,在B超引导下以粗针穿刺脓腔,抽吸脓液后反复注入生理盐水冲洗,直至抽出液体清亮,拔出穿刺针。亦可在反复冲洗吸净脓液后,置入引流管,以备术后冲洗引流之用,至脓腔直径小于1.5 cm时拔除。这种方法简便,创伤小,疗效亦满意。特别适用于年老体虚及危重患者。操作时应注意:①选择脓肿距体表最近点穿刺,同时避开胆囊、胸腔或大血管;②穿刺的方向对准脓腔的最大径;③多发性脓肿应分别定位穿刺。但是这种方法并不能完全替代手术,因为脓液黏稠,会造成引流不畅,引流管过粗易导致组织或脓腔壁出血,对多分隔脓腔引流不彻底,不能同时处理原发病灶,厚壁脓肿经抽脓或引流后,脓壁不易塌陷。

3.手术疗法

（1）脓肿切开引流术:适用于脓肿较大或经非手术疗法治疗后全身中毒症状仍然较重或出现并发症者,如脓肿穿入腹腔引起腹膜炎或穿入胆管等。常用的手术途径有以下几种。①经腹腔切开引流术:取右肋缘下斜切口,进入腹腔后,明确脓肿部位,用湿盐水垫保护手术野四周以免脓液污染腹腔。先试穿刺抽得脓液后,沿针头方向用直血管钳插入脓腔,排出脓液,再用手指伸进脓腔,轻轻分离腔内间隔组织,用生理盐水反复冲洗脓腔。吸净后,脓腔内放置双套管负压吸引。脓腔内及引流管周围用大网膜覆盖,引流管自腹壁戳口引出。脓液送细菌培养。这种入路的优点是病灶定位准确,引流充分,可同时探查并处理原发病灶,是目前临床最常用的手术方式。②腹膜外脓肿切开引流术:位于肝右前叶和左外叶的肝脓肿,与前腹膜已发生紧密粘连,可采用前侧腹膜外入路引流脓液。方法是做右肋缘下斜切口或右腹直肌切口,在腹膜外间隙,用手指推开肌层直达脓肿部位。此处腹膜有明显的水肿,穿刺抽出脓液后处理方法同上。③后侧脓肿切开引流术:适用于肝右叶膈顶部或后侧脓肿。患者左侧卧位,左侧腰部垫一沙袋。沿右侧第12肋稍偏外侧做一切口,切除一段肋骨,在第1腰椎棘突水平的肋骨床区做一横切口,显露膈肌,有时需将膈肌切开到达肾后脂肪囊区。用手指沿肾后脂肪囊向上分离,显露肾上极与肝下面的腹膜后间隙直达脓肿。将穿刺针沿手指方向刺入脓腔,抽得脓液后,用长弯血管钳顺穿刺方向插入脓腔,排出脓液。用手指扩大引流口,冲洗脓液后,置入双套管或多孔乳胶管引流,切口部分缝合。

(2)肝叶切除术。适用于:①病期长的慢性厚壁脓肿,切开引流后脓肿壁不塌陷,长期留有无效腔,伤口经久不愈合者;②肝脓肿切开引流后,留有窦道长期不愈者;③合并某肝段胆管结石,因肝内反复感染、组织破坏、萎缩,失去正常生理功能者;④肝左外叶内多发脓肿致使肝组织严重破坏者。肝叶切除治疗肝脓肿应注意术中避免感染扩散到术野或腹腔,特别对肝断面的处理要细致妥善,术野的引流要通畅,一旦局部感染,将导致肝断面的胆瘘、出血等并发症。肝脓肿急诊切除肝叶,有使炎症扩散的危险,应严格掌握手术指征。

(八)预后

本病的预后与年龄、身体素质、原发病、脓肿数目、治疗及时与合理以及有无并发症等密切相关。有人报道多发性肝脓肿的病死率明显高于单发性肝脓肿。年龄超过50岁者的病死率为79%,而50岁以下则为53%。手术病死率为10%~33%。全身情况较差,肝明显损害及合并严重并发症者预后较差。

二、阿米巴性肝脓肿

(一)流行病学

阿米巴性肝脓肿是肠阿米巴病最多见的主要并发症。本病常见于热带与亚热带地区。好发于20~50岁的中青年男性,男女比例约为10:1。脓肿以肝右后叶最多见,占90%以上,左叶不到10%,左右叶并发者亦不罕见。脓肿单腔者为多。国内临床资料统计,肠阿米巴病并发肝脓肿者占1.8%~20%,最高者可达67%。综合国内外报道4 819例中,男性为90.1%,女性为9.9%。农村高于城市。

(二)病因

阿米巴性肝脓肿是由溶组织阿米巴原虫所引起,有的在阿米巴痢疾期间形成,有的发生于痢疾之后数周或数月。据统计,60%发生在阿米巴痢疾后4~12周,但也有在长达20~30年或之后发病者。溶组织阿米巴是人体唯一的致病型阿米巴,在其生活史中主要有滋养体型和虫卵型。前者为溶组织阿米巴的致病型,寄生于肠壁组织和肠腔内,通常可在急性阿米巴痢疾的粪便中查到,在体外自然环境中极易被破坏死亡,不易引起传染;虫卵仅在肠腔内形成,可随粪便排出,对外界抵抗力较强,在潮湿低温环境中可存活 12 d,在水中可存活 9~30 d,在低温条件下其寿命可为 6~7 周。虽然没有侵袭力,但为重要的传染源。当人吞食阿米巴虫卵污染的食物或饮水后,在小肠下段,由于碱性肠液的作用,阿米巴原虫脱卵而出并大量繁殖成为滋养体,滋养体侵犯结肠黏膜形成溃疡,常见于盲肠、升结肠等处,少数侵犯乙状结肠和直肠。寄生于结肠黏膜的阿米巴原虫,分泌溶组织酶,消化溶解肠壁上的小静脉,阿米巴滋养体侵入静脉,随门静脉血流进入肝;也可穿过肠壁直接或经淋巴管到达肝内。进入肝的阿米巴原虫大多数被肝内单核-吞噬细胞消灭;仅当侵入的原虫数目多、毒力强而机体抵抗力降低时,其存活的原虫即可繁殖,引起肝组织充血炎症,继而原虫阻塞门静脉末梢,造成肝组织局部缺血坏死;又因原虫产生溶组织酶,破坏静脉壁,溶解肝组织而形成脓肿。

(三)临床表现

本病的发展过程一般比较缓慢,急性阿米巴肝炎期较短暂,如不能及时治疗,继之为较长时期的慢性期。其发病可在肠阿米巴病数周至数年之后,甚至可长达 30 年后才出现阿米巴性肝脓肿。

1.急性肝炎期

在肠阿米巴病过程中,出现肝区疼痛、肝增大、压痛明显,伴有体温升高(持续在 38 ℃~39 ℃),脉速、大量出汗等症状亦可出现。此期如能及时、有效治疗,炎症可得到控制,避免脓肿形成。

2.肝脓肿期

临床表现取决于脓肿的大小、位置、病程长短及有无并发症等。但大多数患者起病比较缓慢,病程较长,此期间主要表现为发热、肝区疼痛及肝增大等。

(1)发热:大多起病缓慢,持续发热(38 ℃~39 ℃),常以弛张热或间歇热为主;在慢性肝脓肿患者体温可正常或仅为低热;如继发细菌感染或其他并发症时,体温可高达 40 ℃以上;常伴有畏寒、寒战或多汗。体温大多晨起低,在午后上升,夜间热退时有大汗淋漓;患者多有食欲缺乏、腹胀、恶心、呕吐,甚至腹泻、痢疾等症状;体重减轻、虚弱乏力、消瘦、精神不振、贫血等亦常见。

(2)肝区疼痛:常为持续性疼痛,偶有刺痛或剧烈疼痛;疼痛可随深呼吸、咳嗽及体位变化而加剧。疼痛部位因脓肿部位而异,当脓肿位于右膈顶部时,疼痛可放射至右肩胛或右腰背部;也可因压迫或炎症刺激右膈肌及右下肺而导致右下肺肺炎、胸膜炎,产生气急、咳嗽、肺底湿啰音等。如脓肿位于肝的下部,可出现上腹部疼痛症状。

(3)局部水肿和压痛:较大的脓肿可出现右下胸、上腹部膨隆,肋间饱满,局部皮肤水肿发亮,肋间隙因皮肤水肿而消失或增宽,局部压痛或叩痛明显。右上腹部可有压痛、肌紧张,有时可扪及增大的肝脏或肿块。

(4)肝增大:肝往往呈弥漫性增大,病变所在部位有明显的局限性压痛及叩击痛。右肋缘下常可扪及增大的肝,下缘钝圆有充实感,质中坚,触痛明显,且多伴有腹肌紧张。部分患者的肝有局限性波动感,少数患者可出现胸腔积液。

(5)慢性病例:慢性期疾病可迁延数月甚至 1~2 年。患者呈消瘦、贫血和营养性不良性水肿甚至胸腔积液和腹水;如不继发细菌性感染,发热反应可不明显。上腹部可扪及增大坚硬的包块。少数患者由于巨大的肝脓肿压迫胆管或肝细胞损害而出现黄疸。

（四）并发症

1.继发细菌感染

继发细菌感染多见于慢性病例,致病菌以金黄色葡萄球菌和大肠埃希菌多见。患者表现为症状明显加重,体温上升至 40 ℃以上,呈弛张热,白细胞计数升高,以中性粒细胞为主,抽出的脓液为黄色或黄绿色,有臭味,光镜下可见大量脓细胞。但用抗生素治疗难以奏效。

2.脓肿穿破

巨大脓肿或表面脓肿易向邻近组织或器官穿破。向上穿破膈下间隙形成膈下脓肿;穿破膈肌形成脓胸或肺脓肿;也有穿破支气管形成肝-支气管瘘,常突然咳出大量棕色痰,伴胸痛、气促,胸部 X 线检查可无异常,脓液自气管咳出后,增大的肝可缩小;肝左叶脓肿可穿破至心包,呈化脓性心包炎表现,严重时引起心脏压塞;穿破胃时,患者可呕吐出血液及褐色物;肝右下叶脓肿可与结肠粘连并穿入结肠,表现为突然排出大量棕褐色黏稠脓液,腹痛轻,无里急后重症状,肝迅速缩小,X 线显示肝脓肿区有积气影;穿破至腹腔引起弥漫性腹膜炎。Warling 等报道 1 122 例阿米巴性肝脓肿,破溃293 例,其中穿入胸腔29％,肺27％,心包15.3％,腹腔11.9％,胃3％,结肠2.3％,下腔静脉2.3％,其他9.25％。国内资料显示,发生破溃的276 例中,破入胸腔37.6％,肺27.5％,支气管10.5％,腹腔16.6％,其他7.6％。

3.阿米巴原虫血行播散

阿米巴原虫经肝静脉、下腔静脉到肺,也可经肠道至静脉或淋巴道入肺,双肺呈多发性小脓肿。在肝或肺脓肿的基础上易经血液循环至脑,形成阿米巴性脑脓肿,其病死率极高。

（五）辅助检查

1.实验室检查

(1)血液常规检查:急性期白细胞总数可达$(10～20)\times10^9/L$,中性粒细胞在 80％以上,明显升高者应怀疑合并有细菌感染。慢性期白细胞升高不明显。病程长者贫血较明显,红细胞沉降率可增快。

(2)肝功能检查:肝功能多数在正常范围内,偶见谷丙转氨酶、碱性磷酸酶升高,清蛋白下降。少数患者血清胆红素可升高。

(3)粪便检查:仅供参考,因为阿米巴包囊或原虫阳性率不高,仅少数患者的新鲜粪便中可找到阿米巴原虫,国内报道阳性率约为 14％。

(4)血清补体结合试验:对诊断阿米巴病有较大价值。有报道结肠阿米巴期的阳性率为15.5％,阿米巴肝炎期为 83％,肝脓肿期可为 92％～98％,且可发现隐匿性阿米巴肝病,治疗后即可转阴。但由于在流行区内无症状的带虫者和非阿米巴感染的患者也可为阳性,故诊断时应结合具体患者进行分析。

2.超声检查

B超检查对肝脓肿的诊断有肯定的价值,准确率在 90％以上,能显示肝脓性暗区。同时 B超定位有助于确定穿刺或手术引流部位。

3.X 线检查

由于阿米巴性肝脓肿多位于肝右叶膈面,故在 X 线透视下可见到肝阴影增大,右膈肌抬高,运动受限或横膈呈半球形隆起等征象。有时还可见胸膜反应或积液,肺底有云雾状阴影等。此外,如在 X 线片上见到脓腔内有液气平面,则对诊断有重要意义。

4.计算机断层扫描

计算机断层扫描可见脓肿部位呈低密度区,造影强化后脓肿周围呈环形密度增高带影,脓腔内可有气液平面。囊肿的密度与脓肿相似,但边缘光滑,周边无充血带;肝肿瘤的计算机断层扫描值明显高于肝脓肿。

5.放射性核素肝扫描

放射性核素肝扫描可发现肝内有占位性病变,即放射性缺损区,但直径小于 2 cm 的脓肿或多发性小脓肿易被漏诊或误诊,因此仅对定位诊断有帮助。

6.诊断性穿刺抽脓

这是确诊阿米巴肝脓肿的主要证据,可在 B 超引导下进行。典型的脓液呈巧克力色或咖啡色,黏稠无臭味。脓液中查滋养体的阳性率很低(为 3%～4%),若将脓液按每毫升加入链激酶 10 U,在 37 ℃条件下孵育 30 min 后检查,可提高阳性率。从脓肿壁刮下的组织中,几乎都可找到活动的阿米巴原虫。

7.诊断性治疗

如上述检查方法未能确定诊断,可试用抗阿米巴药物治疗。如果治疗后体温下降,肿块缩小,诊断即可确立。

(六)诊断及鉴别诊断

对中年男性患有长期不规则发热、出汗、食欲缺乏、体质虚弱、贫血、肝区疼痛、肝增大并有压痛或叩击痛,特别是伴有痢疾病史时,应疑为阿米巴性肝脓肿。但缺乏痢疾史,也不能排除本病的可能性,因为 40%阿米巴肝脓肿患者可无阿米巴痢疾史,应结合各种检查结果进行分析。应与以下疾病相鉴别。

1.原发性肝癌

同样有发热、右上腹痛和肝大等,但原发性肝癌常有传染性肝炎病史,并且合并肝硬化占 80%以上,肝质地较坚硬,并有结节。结合 B 超检查、放射性核素肝扫描、计算机断层扫描、肝动脉造影及甲胎蛋白检查等,不难鉴别。

2.细菌性肝脓肿

细菌性肝脓肿病程急骤,脓肿以多发性为主,且全身脓毒血症明显,一般不难鉴别(表 6-1)。

表 6-1　细菌性肝脓肿与阿米巴性肝脓肿的鉴别

鉴别点	细菌性肝脓肿	阿米巴性肝脓肿
病史	常先有腹内或其他部位化脓性疾病,但近半数不明	40%～50%有阿米巴痢疾或"腹泻"史
发病时间	与原发病相连续或隔数天至 10 d	与阿米巴痢疾相隔 1～2 周,数月至数年
病程	发病急并突然,脓毒症状重,衰竭发生较快	发病较缓,症状较轻,病程较长
肝	肝增大一般不明显,触痛较轻,一般无局部隆起,脓肿多发者多	增大与触痛较明显,脓肿多为单发且大,常有局部隆起
血液检查	白细胞和中性粒细胞计数显著增高,少数血细菌培养阳性	血细胞计数增高不明显,血细菌培养阴性,阿米巴病血清试验阳性
粪便检查	无溶组织阿米巴包囊或滋养体	部分患者可查到溶组织内阿米巴滋养体
胆汁	无阿米巴滋养体	多数可查到阿米巴滋养体

鉴别点	细菌性肝脓肿	阿米巴性肝脓肿
肝穿刺	黄白或灰白色脓液能查到致病菌,肝组织为化脓性病变	棕褐色脓液可查到阿米巴滋养体,无细菌,肝组织可有阿米巴滋养体
试验治疗	抗阿米巴药无效	抗阿米巴药有效

3.膈下脓肿

膈下脓肿常继发于腹腔继发性感染,如溃疡病穿孔、阑尾炎穿孔或腹腔手术之后。本病全身症状明显,但腹部体征轻;X线检查肝向下推移,横膈普遍抬高和活动受限,但无局限性隆起,可在膈下发现液气平面;B超提示膈下液性暗区而肝内则无液性区;放射性核素肝扫描不显示肝内有缺损区;磁共振成像检查在冠状切面上能显示位于膈下与肝间隙内有液性区,而肝内正常。

4.胰腺脓肿

本病早期为急性胰腺炎症状。脓毒症状之外可有胰腺功能不良,如糖尿、粪便中有未分解的脂肪和未消化的肌纤维。肝增大亦甚轻,无触痛。胰腺脓肿时膨胀的胃挡在病变部前面。B超扫描无异常所见,计算机断层扫描可帮助定位。

（七）治疗

本病的病程长,患者的全身情况较差,常有贫血和营养不良,故应加强营养和支持疗法,给予高糖类、高蛋白、高维生素和低脂肪饮食,必要时可补充血浆及蛋白,同时给予抗生素治疗,最主要的是应用抗阿米巴药物,并辅以穿刺排脓,必要时采用外科治疗。

1.药物治疗

(1)甲硝唑(灭滴灵):为首选治疗药物,视病情可给予口服或静脉滴注,该药疗效好,毒性小,疗程短,除妊娠早期均可适用,治愈率为70%～100%。

(2)依米丁(吐根碱):由于该药毒性大,目前已很少使用。对阿米巴滋养体有较强的杀灭作用,可根治肠内阿米巴慢性感染。本品毒性大,可引起心肌损害、血压下降、心律失常等。此外,还有胃肠道反应、肌无力、神经疼痛、吞咽和呼吸肌麻痹。故在应用期间,每天测量血压。若发现血压下降应停药。

(3)氯喹:本品对阿米巴滋养体有杀灭作用。口服后肝内浓度高于血液200～700倍,毒性小,疗效佳,适用于阿米巴性肝炎和肝脓肿。成人口服第1天、2天每天0.6 g,以后每天服0.3 g,3～4周为1个疗程,偶有胃肠道反应、头痛和皮肤瘙痒。

2.穿刺抽脓

经药物治疗症状无明显改善者,或脓腔大或合并细菌感染病情严重者,应在抗阿米巴药物应用的同时,进行穿刺抽脓。穿刺应在B超检查定位引导下和局部麻醉后进行,取距脓腔最近部位进针,严格无菌操作。每次尽量吸尽脓液,每隔3～5 d重复穿刺,穿刺术后应卧床休息。如合并细菌感染,穿刺抽脓后可于脓腔内注入抗生素。近年来也加用脓腔内放置塑料管引流,收到良好疗效。患者体温正常,脓腔缩小为5～10 mL后,可停止穿刺抽脓。

3.手术治疗

常用术式有两种。

(1)切开引流术:下列情况可考虑该术式。①经抗阿米巴药物治疗及穿刺抽脓后症状无改善者;②脓肿伴有细菌感染,经综合治疗后感染不能控制者;③脓肿穿破至胸腔或腹腔,并发脓胸或腹膜炎者;④脓肿深在或由于位置不好不宜穿刺排脓治疗者;⑤左外叶肝脓肿,抗阿米巴药物治疗不见效,穿刺易损伤腹腔脏器或污染腹腔者。在切开排脓后,脓腔内放置多孔乳胶引流管或双套管持续负压吸引。引流管一般在无脓液引出后拔除。

(2)肝叶切除术:对慢性厚壁脓肿,引流后腔壁不易塌陷者,遗留难以愈合的无效腔和窦道者,可考虑做肝叶切除术。手术应与抗阿米巴药物治疗同时进行,术后继续抗阿米巴药物治疗。

（八）预后

本病预后与病变的程度、脓肿大小、有无继发细菌感染或脓肿穿破以及治疗方法等密切相关。根据国内报道,抗阿米巴药物治疗加穿刺抽脓,病死率为 7.1%,但在兼有严重并发症时,病死率可增加 1 倍多。本病是可以预防的,主要在于防止阿米巴痢疾的感染。只要加强粪便管理,注意卫生,对阿米巴痢疾进行彻底治疗,阿米巴肝脓肿是可以预防的;即使进展到阿米巴肝炎期,如能早期诊断、及时彻底治疗,也可预防肝脓肿的形成。

第三节 肝 囊 肿

肝囊肿按其病因是否为寄生虫引起和多发或单发分为以下几种:①非寄生虫性孤立性肝囊肿;②非寄生虫性多发性肝囊肿,即多囊肝;③寄生虫性肝囊肿,即肝棘球蚴。

一、非寄生虫性孤立性肝囊肿

以往认为非寄生虫性孤立性肝囊肿发病率较低,如今随着腹部影像技术的不断发展和普及,肝囊肿发病率逐渐增加,无症状的肝囊肿并不少见,尸检检出率为 1%,B 超及计算机断层扫描检出率不同文献报道为 2.5%～4.75%,其中 61.2% 为单纯性肝囊肿,其中 92% 以上患者的年龄超过 40 岁,而 60 岁以上的发病率明显增加。女性更为常见,无症状患者女性与男性的比率为1.5∶1,有症状患者女性与男性的比率为 9∶1。

（一）病因与病理

非寄生虫性孤立性肝囊肿的病因可分为先天性、肿瘤性、外伤性及炎症性 4 种,其中先天性多见,其他原因所致者均少见。囊肿又有单房与多房之分,以单房囊肿为多见。

先天性肝囊肿病因目前尚未完全清楚,多数学者认为在胚胎发育时局部胆管或淋巴管因炎症上皮增生阻塞,导致管腔内容物潴留,逐渐形成囊肿。肿瘤性囊肿主要包括囊腺瘤和囊腺癌。外伤性囊肿为肝挫伤后肝实质产生血肿,血肿液化坏死后形成一假性囊肿,囊肿壁无上皮内衬。炎症性肝囊肿为肝内胆管多发结石阻塞或炎症狭窄梗阻,在梗阻以上或两段梗阻之间的胆管囊性扩张,乃肝内结石的并发症。后两种均系假性囊肿,治疗方法亦不同,在诊断时需加以鉴别。

非寄生虫性孤立性肝囊肿多发生于肝右叶。囊肿的大小差异很大,囊内为浆液,不与胆管相通,所含液体由数毫升至十余升。此种囊肿发生于肝实质内,较大囊肿突出于肝表面。囊肿突出肝脏部分的表面为肝脏腹膜所覆盖,表面光滑呈圆形或椭圆形,有少数囊肿与肝脏脏面相连呈悬垂状。囊壁内衬以柱状或立方上皮,外层为纤维组织。周围肝组织因受压而发生萎缩变性。囊内液体多为清亮透明,不含胆汁;若肝囊肿曾经合并囊内出血、感染等并发症,囊液可变为棕褐色混浊液。

（二）临床表现

本病虽多为先天原因，中年女性多见，因需相当长时间囊内液体才能达到足够数量。

大多数非寄生虫性孤立性肝囊肿是无症状的。多为无意中或查体时被医师发现右肋缘下或上腹有一肿物。较大囊肿可能出现压迫症状，如压迫胃肠道可出现饭后上腹不适，向上压迫胸腔可能有气短，不能平卧等。囊肿压迫下腔静脉可引起双下肢水肿，压迫门静脉可导致门静脉高压症，囊肿压迫胆管引起黄疸。囊肿若发生出血、继发感染可有上腹痛及发热等。

查体可发现在上腹或右上腹可触及一无痛性肿块，随呼吸移动，表面光滑有韧性或囊性；有时可触及肝边缘，因囊肿将肝向下推移所致。化验室检查无异常，肝功能试验一般为正常。

（三）影像学检查

1.B超

B超是最简单而准确的诊断方法，典型表现为肝内单个或多发圆形边界清楚的无回声区，壁薄且光滑。它可明确囊肿的部位、大小，并可与腹腔囊肿、肝棘球囊肿等相鉴别。其敏感性和特异性均超过90%，是首选的诊断方法。

2.计算机断层扫描

计算机断层扫描平扫单纯性肝囊肿呈单发或多发低密度影像，边缘光滑锐利，其计算机断层扫描值范围在10～15 Hu，增强后扫描肝囊肿不强化。如发现囊肿分隔多腔或囊腔内有乳头状突起，并有强化时，应考虑囊腺瘤或囊腺癌的可能。

3.磁共振成像

肝囊肿具有很长的 T_1 和 T_2 弛豫时间，在 T_1 加权图像上较大肝囊肿一般呈极低信号区，信号强度均匀，边界清楚锐利，T_2 加权图像上，肝囊肿呈均匀高信号，边界清楚。

（四）治疗

本病发展缓慢，绝大多数单纯性肝囊肿保持无症状，较小囊肿可用 B 超检查定期观察。较大囊肿因能压迫邻近肝组织导致萎缩，具有压迫症状或感染、出血等并发症时，以手术治疗为宜。

1.手术方法

手术方法包括开腹或腹腔镜下手术。腹腔镜技术日益成熟，具有微创、恢复快、复发率低等优点，目前已被广泛应用于有症状的单纯性肝囊肿的治疗。①囊肿切除术：囊肿多与正常肝组织之间有较清楚的界限，能较容易地从肝脏解剖出来将囊肿完全切除，将肝断面缝合；适于单纯性肝囊肿诊断不够明确、不能排除胆管囊腺瘤（癌）以及合并感染出血等情况患者。②肝叶切除术：囊肿如位于左外侧叶可将左外侧叶与囊肿一并切除；因肝叶切除手术风险较高尤其适于考虑囊腺瘤或囊腺癌患者。③囊肿开窗术：适用于较表浅的囊肿。如囊肿与周围肝组织粘连紧密不易分离，或囊肿位置接近肝门或第2肝门处可将囊肿壁剪开，吸尽囊内容，再用甲醛溶液涂布在囊内壁，破坏囊内壁上皮，用生理盐水洗净后，放粗硅胶管于囊腔内引流，以后囊壁受腹腔内脏器压迫自然闭合，引流管无分泌物后拔除。肝囊肿开窗术中应尽量选择低位、无肝实质的囊壁处，尽量切除多一些囊壁（>1/3）；应先穿刺抽液确认不含胆汁后才能实施；囊壁应以氩氦刀、电凝等破坏内皮细胞，消除其分泌功能。

2.B超、计算机断层扫描定位引导经皮穿刺注射硬化剂治疗肝囊肿

B超、计算机断层扫描定位引导经皮穿刺注射硬化剂治疗肝囊肿在很多单位已经成为常规治疗方法，是经 B 超、计算机断层扫描定位引导经皮穿刺至囊腔，将囊内液体抽吸后注入无水乙

醇,方法简便,尤其在彩色多普勒超声显像,更具有优越性,因囊内分隔,产生大量强回声干扰,往往影响辨别针尖位置,彩色多普勒超声波显像则可克服这一不足,而且还可以避开血管及重要脏器结构,降低出血等严重并发症发生机会。该方法具有创伤小、恢复快、简便易行等优点。缺点是治疗后肝囊肿复发率仍较高,反复治疗有并发感染可能,尤其是对巨大肝囊肿。囊液内含有胆汁疑与胆道相通者则不适于此方法治疗;合并感染或压迫胆道引起黄疸患者,可先穿刺减压,病情明确后再进一步处理。

二、非寄生虫性多发性肝囊肿

非寄生虫性多发性肝囊肿又叫多囊肝或肝囊性病。本病为先天性原因,多囊肝是一种常染色体显性遗传病。目前已知与多囊肝相关基因包括:独立型多囊肝基因 *PRCKSH* 、*SEC63*,多囊肾病基因有 *PKD1* 与 *PKD2*。多囊肝好发于女性。因肝内管道系统的连接异常,在肝内形成无数的潴留性囊肿。管道畸形主要为淋巴管异常,囊内液体为淋巴性。

(一)临床表现

患者多无黄疸,此与先天性肝内胆管闭锁不同。本病有时合并其他脏器的多发性囊肿,如肾、胰、肺、脾等。本病与单发囊肿相似,出现症状多在中年以后。首先出现的症状是上腹及右肋下肿块,不痛,除囊肿很大能出现压迫症状外无其他异常。随着病情进展,肝内囊肿不断增大、增多,患者逐渐出现加重的腹胀、餐后饱胀、食欲减退、恶心甚至呕吐,可扪及上腹部包块;囊肿压迫胆管可引起黄疸;压迫下腔静脉时,患者可出现下肢水肿等症状;晚期可引起肝衰竭。

(二)影像学检查

B超和计算机断层扫描检查可见到肝内有无数大小不等的囊肿,囊肿彼此相连,多呈簇状分布,多房融合或分隔,之间多无正常肝组织,囊肿所占肝体积50%以上。

(三)分型

Gigot 等于 1997 年提出根据计算机断层扫描所显示的肝内囊肿数目、大小及剩余肝实质量将多囊肝分为以下 3 型:①Ⅰ型是指肝内有数目<10 个的大囊肿(直径>10 cm);②Ⅱ型是指肝内弥漫分布多发、中等大小的囊肿,数目>10 个,但还剩余较多量正常的肝实质;③Ⅲ型是指肝内弥漫分布多发、小至中等大小的囊肿,且仅剩余少量正常的肝实质。

(四)治疗

本病的最后转归多为囊肿压迫肝组织萎缩最后导致肝功能不全,外科手术不能得到根治。超声引导肝囊肿穿刺抽液、硬化剂注射治疗,起到暂时缓解症状的目的。对囊肿较大有压迫症状者可做开腹或腹腔镜手术,对大囊肿逐一做开窗术,以后囊内液体溢至腹腔内可通过腹膜吸收,能达到延缓病程和解除压迫的作用。可用于 Gigot Ⅰ型、部分Ⅱ型的多囊肝患者,为暂时姑息治疗。开腹或腹腔镜下肝囊肿切除术,适用于肝功能好、至少有部分肝脏没有明显病变的 Gigot Ⅱ型、Ⅲ型的多囊肝患者;多囊肝有肝功能不全的威胁,不合并其他器官多囊性变者,是肝移植的适应证。合并多囊肾导致肾功能不全者必要时可行肝肾联合移植术。

三、寄生虫性肝囊肿

寄生虫性肝囊肿主要指肝棘球蚴病,又称肝包虫病。棘球蚴病 70% 发生于肝脏;约 20% 发生于肺部;发于心、脑、肾脏、眼眶、骨髓腔者约占 10%。肝棘球蚴病包括囊型与泡型两类:大多数为囊型棘球蚴病,即细粒棘球绦虫的蚴侵入肝脏引起的单房型棘球蚴病;少部分为多房型棘球绦虫的蚴引起的多房型棘球蚴病,即泡型棘球蚴病。本病在世界范围内均有流行,为畜牧区常见病,好发地区包括中亚、我国西北和西南地区、俄罗斯、澳洲、南美、地中海区域、中东及非洲等地。近年随着旅游贸易发展,频繁的人口流动等影响,分布更加广泛,使该病逐渐成为全球性公共卫生问题。

(一)病因与病理

棘球蚴病是由棘球属虫种的幼虫所致的疾病。目前被公认的致病虫种有细粒棘球绦虫、多房棘球绦虫、伏氏棘球绦虫、少节棘球绦虫。其形态、宿主和分布地区略有不同,我国主要以细粒棘球绦虫最为常见,少部分为多房棘球绦虫。

细粒棘球绦虫终末宿主是犬,羊、猪、牛以及人为其中间宿主。主要感染途径为与犬的密切接触。成虫长数厘米,具有头节、颈、一个未成熟体节、一个已成熟体节与一个妊娠体节。成虫寄生于犬小肠,妊娠体节破溃后,虫卵随粪便排出、常附着于犬的皮毛。与犬接触的人类容易经口直接感染,或通过人畜共饮水源间接感染。虫卵经小肠孵化后进入门静脉,70%在肝脏中被滤出,形成囊肿,其余可能透过肝脏侵入,发于肺、心、脑、肾脏、眼眶、骨髓等处。细粒棘球绦虫引起的囊型棘球蚴病多为囊球形、充满无色囊液的单房型囊肿。囊壁分为内囊与外囊,内囊分为内外两层,内层为白色具有弹性的生发层,外层为非上皮细胞化的角皮层。这种寄生虫性囊肿逐渐生长,导致宿主组织异物反应,遂包裹空囊周围形成很厚的纤维组织层,也就是外囊。

囊内充满无色液体,上层漂浮着大量带蒂、有生殖细胞的子囊与头节,称为囊沙,子囊由生发层生出,子囊又生出头节。囊液内营养成分被子囊与头节消耗,导致虫体死亡,囊壁钙化。囊液也含有毒素,使宿主产生变态反应。包虫囊生长缓慢,病程较长,临床多见囊肿小至 200~500 mL,大至超过 10 000 mL。随着囊肿生长,囊壁可能破裂,头节排出至周围组织形成继发性囊肿,此外,还经常会形成囊内分隔及母囊周围的囊肿。

关于细粒棘球绦虫病的免疫反应机制已经有大量研究,早期囊肿发展过程中,细胞免疫主要涉及巨噬细胞、中性粒细胞及嗜酸性粒细胞,感染早期的 IgE,IgG2 与 IgG4 水平显著增高,IgE水平增高与变态反应相关,会引起包括皮肤瘙痒、荨麻疹、过敏性休克等症状。细粒棘球绦虫病还可以诱导 TH_1 与 TH_2 反应,TH_1 细胞因子,尤其干扰素 γ 水平升高;而 TH_2 细胞因子,例如白细胞介素-4,白细胞介素-5 与白细胞介素-6 水平也显示升高。但是通常来说,TH_1 与 TH_2 反应为互相抑制的,因此二者为何均被诱导机制尚不明确。而在患者经过化学治疗、外科手术后,TH_2 反应迅速下降,TH_1 反应占据主要地位。

(二)临床表现

1.症状与体征

本病多见于畜牧区居民,患者常有多年病史,男性居多。因为囊肿生长缓慢,在肝脏内直径每年大概生长 1~5 mm,所以大多数患者早期没有症状,逐渐长大则可能产生各种压迫感,具体症状与囊肿的大小、数目、位置及周围器官组织有关。例如位于肝上部的囊肿,因横膈上抬可能影响呼吸,而位于肝下部囊肿则可能压迫胆道、胃肠道、门静脉而相应引起黄疸、胆囊增大、恶心呕吐、门脉高压症等表现。

囊肿破裂除了可能引起变态反应外,还会导致继发性囊肿。如果破裂入胆道引起剧烈胆绞痛和黄疸,破入腹腔引起剧烈腹痛和腹膜炎,破入胸腔引起胸膜炎或支气管瘘或支气管-胆管瘘。5%~40%患者的囊肿会出现感染并发展为肝脓肿。有部分学者统计胆道穿孔发生率在 90%以上。此外,还会出现荨麻疹、皮肤瘙痒、呼吸困难、咳嗽、发绀等现象,晚期患者可有贫血、消瘦、乏力等表现。

2.实验室检查

血常规嗜酸性粒细胞计数增多,若囊肿破入消化道,则粪便或呕吐物中可能发现虫卵。包虫囊液皮内试验具有简单、易行、阳性率高(90%～95%)等优点。间接血凝试验可显示包虫囊液或膜的特异性 IgM 抗体,阳性率为 89%,敏感性与特异性较高,交叉反应少,假阳性率低,目前已经广泛应用。Weiberg 补体结合试验阳性率为 80%～90%,缺点为囊肿切除后半年左右或棘球蚴死亡时,该实验结果可靠性较差。

(三)影像学检查

1.B 超检查

超声检查简单、便宜,敏感性比较高,但特异性稍差,浆液性良性囊肿、脓肿、肿瘤可能会显示出相似影像。因此可作为对疫区筛查及术后检测的首选手段。根据发育阶段的不同,可将肝包虫囊肿分为五型:①Ⅰ型,单纯囊液积聚;②Ⅱ型,Ⅰ型伴有囊壁分裂;③Ⅲ型,Ⅰ型伴有囊内分隔;④Ⅳ型,囊内杂乱回声;⑤Ⅴ型,囊壁增厚。声像图为囊肿壁呈内外双层结构,囊腔一般为无回声区。若内囊破裂,可见囊液中弯曲折叠的回声带,形似"水百合花"形,液性暗区充于内外囊间,塌陷或浮动于囊液中的内囊壁;单纯型囊壁底部可见细小光点堆积(棘球蚴砂),改变体位可移动,一个大的囊腔内,可出现大小不一、数目不等的圆形或椭圆形小囊,此为棘球蚴病特有的囊中囊征象;囊壁呈强回声甚至"蛋壳样"改变提示为钙化。

2.计算机断层扫描

计算机断层扫描可对囊肿进行准确定位,泡球蚴型肝棘球蚴病计算机断层扫描下无明显界限,常呈类实质斑块状,其内可见弥散分布的点状、斑片状钙化影及病灶内坏死腔呈岩洞样改变。若囊肿破入胆管,则计算机断层扫描显示肝内胆管扩张,肝实质内树枝状低密度影,胆总管内可显示"串球"样低密度影。若囊肿破裂,则内囊分离形成双层囊壁"双边征"内囊。

3.磁共振成像

T_1 加权图像上呈单发或多发,圆形或卵圆形低密度影,边界清晰。T_2 加权图像上呈高信号,母囊信号强度高于子囊。磁共振成像检查具有比计算机断层扫描更好的特异性,该检查能够更好地显示囊肿的形态与密度。在对泡型棘球蚴病的影像学评估中,磁共振成像也能更好地显示其相对于计算机断层扫描的优越性。

(四)诊断

肝棘球蚴病的诊断一般根据有无疫区生活史,有上腹部囊性肿块,病程较久而健康状况可者,应怀疑肝棘球蚴病。结合包虫抗体实验和影像学诊断即可诊断肝棘球蚴病。在鉴别诊断中,需注意囊肿合并感染者往往诊断为肝脓肿而忽视肝棘球蚴病,若囊肿破入胆道后子囊与碎屑堵塞胆道时,可误诊为胆石症,以上情况需结合病史。

(五)治疗

肝棘球蚴病的治疗目标包括:①彻底清除寄生虫;②阻止复发;③降低病死率及发病率。因此要对患者的病情进行准确评估。包括囊肿的数量、大小、部位、囊肿胆管是否相通等,此外还要考虑患者的身体条件以及外科与介入科医师技能熟练度。

肝囊型棘球蚴病的治疗方法主要有三种:药物治疗、手术(开腹或腹腔镜)治疗与穿刺治疗。手术仍被认为是治疗肝棘球蚴病最有效的方法,也是唯一有望根治肝棘球蚴病的方法。

1.穿刺治疗

当患者已经不能耐受手术,且包虫侵犯多个器官,又伴有感染,可以采用经皮穿刺囊肿引流缓解症状;对于泡型肝包虫无法根治性切除,又不具备做肝移植的条件但又造成胆道梗阻者,可以行经皮肝穿刺胆道引流缓解症状。

2.手术治疗

手术方法:包括非根治性手术与根治性手术。

(1)非根治性手术:①内囊摘除术与外囊部分切除术,切口一般选择在上腹包块隆起较显著处,充分显露病变部位后,先用过氧化氢溶液(或10％甲醛溶液)纱布垫在包虫周围,避免在手术操作过程中囊液外流导致过敏性休克。用包虫穿刺针穿刺包虫囊腔,并用吸引器连接于穿刺针将其囊液吸出,将囊壁切开取出内囊,然后用过氧化氢溶液(双氧水)反复冲洗包虫囊腔并擦洗囊壁,注意有无胆汁,缝合囊壁内的毛细胆管,将大网膜填入以消灭残腔,可在残腔内放置孔胶管一根引于体外,术后引流管内无明显引流物,夹闭引流管2 d左右若患者无明显不适即可拔管。该术式简单安全,但因残留部分外囊,故复发率高,且易发生胆漏。②肝脏部分切除术,其优势在于切除病灶彻底,没有残腔的产生。适用于局部多发病灶和大病灶,包虫囊壁厚,合并囊内感染或者囊壁并发其他病症,能够耐受此手术患者均可行肝脏部分切除术。治疗囊型棘球蚴病时,相对于保守的手术,积极的肝切除术应该是优先被考虑的。病灶巨大,剩余肝脏不能够代偿者,是该手术的禁忌。③姑息切除术,该法是针对晚期复杂的泡型肝棘球蚴病,包虫已侵犯重要血管或胆道系统,造成胆道梗阻或静脉回流障碍,患者又不具备做肝脏移植的条件,通过切除大部分病灶后再配合药物治疗,使患者的症状得到缓解,甚至临床症状消失。目前通过观察,做姑息切除的患者生存时间和生活质量并不低于做肝脏移植的患者,但姑息切除患者的治疗费用要远远低于肝脏移植所需要的巨额费用。

(2)根治性手术:肝切除术为根治性方法,囊性和泡型均适用。由于肝泡状棘球蚴病行为方式类似慢性生长的肝癌,故又称虫癌,自1985年起肝移植被广泛应用于治疗该病,Koch等报道5年生存率为71％,无复发的6年生存率可达58％,肝棘球蚴病外科处理失败或多次手术导致肝衰竭者也可考虑行肝移植术。

3.药物治疗

在肝脏广泛受损,高龄孕妇,存在其他合并症,难以手术的复杂囊肿,部分稳定或已经钙化的囊肿以及患者拒绝手术的情况下,可以考虑药物治疗。苯并咪唑的复合衍生药物,阿苯达唑(Albendazole,ALB)和甲苯达唑(Mebendazole,MBZ)已经被7个随机对照临床试验所研究。从1984年到1986年,世界卫生组织在欧洲进行了2个多中心研究,比较ALB与MBZ,发现两者的临床疗效相似,但MBZ需要更高的剂量,且疗程不固定。Franchi等的随机对照临床试验结果提示ALB的临床疗效优于MBZ。在一篇系统评价中,我们可以认为ALB优于安慰剂,该药可以使疗程缩短,在口服3个月的疗效后,通过影像学观察囊肿减小程度,发现具有更好的疗效与治愈率。当然,已经发表的7篇文献中,有5篇认为单独应用ALB治疗肝棘球蚴病,治愈率不到60％。而联合手术治疗,则治愈率大于90％,因此可以认为,苯并咪唑衍生物单独应用无法消除病灶。ALB剂型分乳剂、胶囊和片剂等,一般乳剂效果好于片剂和胶囊。

第四节 肝良性肿瘤

一、肝细胞腺瘤

肝细胞腺瘤是一种女性多发的肝脏良性肿瘤,通常由类似正常的肝细胞所组成。

(一)病因与病理

主要与口服避孕药的广泛应用有关。在口服避孕药没有问世以前该病的发生率相当低,Edmondson 统计,1918—1954 年洛杉矶总医院的 5 000 例尸检,仅发现 2 例。20 世纪 60—70 年代,该病的发病率显著增高。1973 年 Baum 报道了口服避孕药与肝细胞腺瘤的关系,发现避孕药及同类药物均与肝细胞腺瘤有明显的关系,在美国肝细胞腺瘤几乎都发生于服避孕药物 5 年以上的妇女,发生率约为3.4%,据认为雌激素能使肝细胞增生,孕激素使肝血管肥大。该病晚期易恶变。但在临床上往往还可见到一些并无服避孕药物历史的成年男性、婴儿、儿童等患者。

肝细胞腺瘤多发生于无肝硬化的肝右叶内,左叶少见。多为单发的孤立结节,可有或无包膜,境界清楚、质软,表面有丰富的血管,直径从 1~2 cm 到 10 cm 大小,切面呈棕黄色,内有暗红色或棕色出血或梗死区,无纤维基质。少数有蒂,有时可见不规则坏死后所遗留的瘢痕标志。往往可见较粗的动静脉内膜增生性改变。光镜所见肝细胞腺瘤由分化良好的肝细胞所组成,细胞较正常肝细胞为大,因为有较多的糖原或脂肪,胞质常呈空虚或空泡状。细胞排列成片状或条索状,无腺泡结构。很少有分裂象,核浆比正常。无明显的狄氏腔,无胆管。电镜检查瘤细胞内细胞器缺乏。有时瘤体由分化不同的肝细胞组成,若有明显的异型性应警惕同时并有肝细胞癌的可能。

(二)临床表现

肝细胞腺瘤生长缓慢,早期多无临床症状,往往于体检或剖腹手术时发现。该病多发生于 15~45 岁服避孕药的育龄妇女,其中以 20~39 岁最为多见。男性及儿童也可发病。随着肿瘤逐渐增大,可出现腹胀、隐痛或恶心等压迫症状。肝细胞腺瘤有明显的出血倾向。当瘤内出血时可有急性腹痛,甚至出现黄疸。遇外伤瘤体破裂,可造成腹腔内大出血,出现低血容量性休克及贫血,甚至引起循环衰竭而死亡。

1.肝功能、甲胎蛋白、碱性磷酸酶

通常都在正常范围。

2.影像学检查

(1)B 超示肿瘤边界清楚、光滑。常可见明显包膜,小的肝腺瘤多呈分布均匀的低回声,大的肝腺瘤亦是分布欠均匀的低回声或间以散在边缘清晰的增强回声,部分还可呈较强的回声斑,但后方不伴声影,肿瘤后方多无增强效应,较大的肝腺瘤内常伴有出血或坏死液化,超声图像上显示有不规则的液性暗区。

(2)计算机断层扫描表现如下。①平扫:肝内低密度或等密度占位性病变,出血、钙化可为不规则高密度,边缘光滑,周围可见"透明环"影,常为特征性表现。病理基础一般是由瘤周被挤压的肝细胞内脂肪空泡增加而致。②增强:早期可见均匀性增强,之后,密度下降与正常肝组织呈等密度,晚期呈低密度。其瘤周之透明环无增强表现。③肿瘤恶变可呈大的分叶状肿块或大的坏死区,偶尔可见钙化。

(3)放射性核素^{67}Ga扫描表现为冷结节,^{99m}Tc-PMT表现为早期摄入、排泄延迟以及放射性稀疏。

(4)细针穿刺细胞学检查能明确诊断,但有出血的可能,应慎重对待。

(三)诊断

首先要引起注意的是男性也可以患肝腺瘤,其次就是与肝癌的鉴别诊断。根据患者病史、实验室检查以及影像学综合检查,多数患者可做出诊断。

(四)治疗

手术切除为最好的治疗方法,因肝细胞腺瘤有出血及恶变的危险,且常与肝癌不易相区别。故有学者主张一旦发现,均应行手术治疗。又因有学者发现在停用口服避孕药后有些肝细胞腺瘤患者肿瘤可发生退化,故多数学者认为对于大于 5 cm 的肝细胞腺瘤应积极手术治疗;小于5 cm 的肿瘤,若无症状或症状较轻者,在停用口服避孕药的情况下,定期行计算机断层扫描或 B 超检查,若继续增大,则行手术治疗。对于因肝细胞腺瘤破裂所致腹腔内出血者,应根据患者情况酌情处理。对于手术切除有困难的患者应做活检确诊,并长期随访。

二、肝脏良性间叶肿瘤

(一)平滑肌瘤

平滑肌瘤是一种极为少见的肝脏良性肿瘤。迄今文献共报道 10 例。

1.病因与病理

病因迄今不明,有文献报道与 EB 病毒感染有关,但仅限于个案报道。大体上肿瘤为单发病灶,周边有包膜,肿瘤切面呈纵横条束编织状。光镜下肿瘤由大量胶原组织及平滑肌细胞组成,部分细胞可见玻璃样变,间质少,血管较丰富。免疫组化提示波形蛋白(Vimentin)、平滑肌肌动蛋白、增生细胞核抗体阳性,其他均为阴性。

2.临床表现

临床上缺少特异性表现,症状多与肿瘤大小有关。患者可出现上腹不适或肝区疼痛,体检可表现为肝、脾大。影像学检查:B 超有呈类似肝癌的低回声占位,但不会出现癌栓、子灶。计算机断层扫描有类似肝海绵状血管瘤的增强表现,但无局限性持续显著增强的表现。磁共振成像 T_2 加权像示大片低信号伴中央不规则极高信号。血管造影可显示出异常肿块效应,有供应血管的伸展,瘤体内可见散在血管湖。

3.诊断

术前不易确诊,主要依靠术后病理进行诊断。通常认为肝脏原发性平滑肌瘤的诊断必须符合 2 个标准:①肿瘤必须由平滑肌细胞组成;②无肝脏以外部位的平滑肌瘤存在。

4.治疗

肝脏原发性平滑肌瘤为良性肿瘤,无论瘤体大小均与正常肝组织分界明显,手术切除的概率大,切除后预后良好。

(二)肝脂肪瘤

肝脂肪瘤由 Stretton 于 1951 年报道,是较为罕见的肝良性肿瘤。

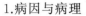

1.病因与病理

本病病因不明,部分脂肪瘤可伴有髓外造血,称髓脂肪瘤。大体肿瘤呈单发,主要由成熟的脂肪细胞组成,可被纤维组织束分成叶状,色黄质软,周围有完整的薄层纤维组织包膜,除肿瘤部位外,肝脏大小、色泽均可正常或仅轻度肝大。光镜下分化成熟的脂肪细胞大小较一致,核无异形,周边包膜无侵犯。免疫组化 S-100 散在阳性,平滑肌肌动蛋白和 HMB45 阴性。

2.临床表现

肝脂肪瘤可发生于各年龄组,以成人多见,文献报道男女之比为 1∶(2.3～2.5),以女性多见。临床上多无症状或仅有轻微右上腹不适,大多数为单个病灶,少数有多个病灶或肝左、右叶均有,文献报道最小有 0.3 cm,最大直径有 36 cm,但大多为 5 cm 左右。影像学检查 B 超呈极强回声,光点特别细小、致密,内有血管通过,边缘锐利,略有分叶感,但瘤体后部回声强度明显低于前部,衰减明显。计算机断层扫描呈极低密度,达－95 Hu 至水样密度。

3.诊断

患者临床症状多无特异性,一般无嗜酒及肝炎史,化验检查肝功能及甲胎蛋白多正常,但影像特点的特殊表现可与其他肝占位性病变相区别。

4.治疗

最有效的治疗方法是手术切除,尤其是不能与含脂肪较多的肝细胞癌相鉴别时,应首先考虑手术治疗。

三、肝脏良性血管淋巴性肿瘤

(一)海绵状血管瘤

肝海绵状血管瘤是最常见的肝脏良性肿瘤,发病率为 1％～7％,约占肝脏良性肿瘤的 74％。该病可发生于任何年龄,通常从儿童期开始发病,于成年期得到诊断,多见于女性,男女比例为 1∶5。

1.病因与病理

本病的病因有多种说法,有人认为是先天性病变,可能与血管发育迷路有关;也有人强调本病为后天发生,与服用类固醇激素、避孕药以及妇女怀孕有关。最近的研究还发现,肥大细胞与本病的发生有关。

肿瘤多为单发病灶,约 10％病例为多发,肝左、右两叶发生率无明显差别。病灶大小不一,最大者重 18 kg,最小者需在显微镜下才能确定。肝海绵状血管瘤呈膨胀性生长,表面为红色、暗红色或紫红色,可分叶,表面有纤维包膜包裹,质软,或兼有硬斑区。切面呈海绵状或蜂窝状,组织相对较少,部分患者若有血栓形成则常有炎症改变,偶尔可见钙化灶,进一步纤维化,海绵状血管瘤可形成纤维硬化结节,称为"硬化性血管瘤"。光镜下肝海绵状血管瘤由众多大小不等、相互交通的血管腔组成,管腔衬以扁平的内皮细胞,腔内充满血液。血管之间有厚度不等的纤维隔,为细长条束状,血管腔中可见新鲜或机化血栓,少数血栓有成纤维细胞长入,瘤体外围常有一纤维包膜,与正常肝组织形成明显的分界。免疫组化检查 CD34 及 F-Ⅷ 阳性。

2.临床表现

大多数肝海绵状血管瘤即使瘤体较大也无临床症状,常因体检或其他疾病作 B 超、计算机断层扫描或同位素扫描以及剖腹探查时发现。有症状者仅表现为一些非特异性的症状,如腹胀、上腹钝痛、餐后饱胀、恶心、呕吐或长期低热,极少表现为梗阻性黄疸或自发破裂出血。根据临床表现及瘤体大小,临床上可将其归纳为四种类型。①无症状型:肿瘤小于 4 cm,B 超、计算机断层扫描等影像检查或剖腹手术发现;②腹块型:肿瘤增长至一定大小,虽未产生自觉症状,但患者无意中发现肿块;③肿瘤压迫型:占 50%～60%,肿瘤生长至相当程度,压迫邻近脏器及组织,出现上腹胀满、疼痛,有时食欲缺乏、恶心、乏力等,值得注意的是疼痛往往并非因肝血管瘤直接引起;④内出血型:肿瘤发生破裂,腹腔内出血,心悸、出汗、头昏、低血压、休克等症状,同时伴有剧烈腹痛、腹肌紧张,此型死亡率相当高,偶有肿瘤带蒂者,当发生扭转时也可出现急腹症症状。

血管瘤患者体检可扪及肿大的肝脏,表面光滑,质地柔软,触及肿块有囊性感,压之能回缩,有时可闻及血管杂音。实验室检查肝功能试验多正常,对于诊断无明显价值。

(1)影像学检查中 B 超是最为常用的方法。典型的小血管瘤,因血管组织较为致密,呈中等回声光团,密度均匀,界线清晰,形状规则。而海绵状血管瘤内部回声强弱不等,可呈条索状或蜂窝状,并有形态不规则、大小不等的无回声区,如有钙化灶可见强回声伴声影。彩色多普勒检查于病变中间可见散在斑点状彩色血流信号,较大血管瘤可见周围血管受压、移位现象。

(2)E 计算机断层扫描检查:对肝海绵状血管瘤诊断有重要价值,用 ^{99m}Tc 标记红细胞,有血流的地方即可显像,血流丰富或淤积者同位素浓聚,即肝血流-血池显像,能检出小至 1 cm 的病灶。肝海绵状血管瘤在血池扫描上表现为 5 min 开始在血管瘤部位有放射性浓聚,逐渐增浓充填,1 h 后仍不消散,这种缓慢的放射性过度填充现象是诊断肝海绵状血管瘤的特征性依据,对血管瘤的诊断符合率可达 90%,目前认为其效率要优于计算机断层扫描、B 超。

(3)计算机断层扫描:平扫时为低密度病灶,境界清楚,外形光滑或轻度分叶,多数密度均匀,但血管瘤较大时,中心部可见不规则形更低密度区,计算机断层扫描值在 4.7～10 Hu,少数中心有钙化影。增强扫描有以下特点:①增强早期(60 s 内),低密度的血管瘤边缘出现分散的、高密度的增强灶,增强灶的密度与同层的主动脉相等;②随着时间的推移,增强灶的范围逐渐扩大,而密度逐渐降低;③延迟期,分散的增强灶逐渐融合,最后整个低密度灶变为等密度。

(4)磁共振成像:能检出小于 1 cm 的肿瘤,T_1 加权像表现为内部均匀的低信号结构,质子加权表现为稍高于肝实质的信号,T_2 加权像呈高密度信号区,称"灯泡征"。

(5)肝动脉造影:此项检查对肝血管瘤的敏感性达 96.9%,特异性 100%,准确性 97.7%。其特征性表现为显影早,消失慢。即早期注药后 2～3 s 病灶周边即有致密染色,但造影剂清除缓慢,可充盈持续达 30 s,造影剂的这种充盈快而排出慢的现象是血管瘤的典型图像,称之为"早出晚归征"。

3.诊断

肝血管瘤的诊断主要依赖于影像诊断,目前认为凡 B 超检查发现肝内有直径约 3 cm 大小的局灶占位,应以计算机断层扫描或磁共振成像来验证,必要时可进一步行血池扫描或血管造影检查。

4.治疗

肝海绵状血管瘤的治疗取决于肿瘤的大小、部位、生长速度、有无临床症状及诊断的准确性。对于巨大的肝海绵状血管瘤,应手术切除。目前多认为直径大于 5 cm 才能称之为巨大血管瘤,但也有不同的观点。

有学者将海绵状血管瘤分为三级:①瘤体直径小于 4 cm 者称小海绵状血管瘤;②瘤体直径在5～10 cm者称大海绵状血管瘤;③巨大海绵状血管瘤的瘤体直径应在10 cm 以上。而对于小血管瘤,无临床症状的可暂不做处理。

但若有下列情况应考虑手术治疗：①不能排除恶性病变者；②有明显症状者；③生长速度较快者；④位于肝门部的血管瘤。对于肿瘤极度生长侵犯主要血管或多发性血管瘤无法手术切除的病例可考虑肝动脉结扎、肝动脉栓塞或放射治疗。

切除血管瘤的最大困难是控制出血，为了防止术中发生难以控制的大出血，可采用以下三点措施：①切线处先做大的褥式缝合或手持压迫控制出血；②可考虑全肝或半肝血流阻断；③采用吸刮法断肝，所遇管道可在直视下一一结扎切断。对于手术中意外发现的肝小血管瘤在不影响其主要治疗的前提下，可一并切除。肝海绵状血管瘤切除范围应视瘤体大小及其所占据的肝脏部位而定。局限于肝段、肝叶的血管瘤采取相应肝段、肝叶的切除，对于病变占据整个肝叶或半肝或近三个主叶而健侧肝叶代偿正常时，可作规则性肝切除术。不宜手术或不愿手术者可选用肝动脉栓塞、冷冻治疗、微波固化或放射治疗等。

本病发展较慢，预后良好，但妊娠可促使瘤体迅速增大，如此时遇意外分娩或分娩时腹压上升因素，有增加自发性破裂的机会，但肝海绵状血管瘤自发性破裂的病例极为罕见，国外多为肝穿刺活检所致。肝海绵状血管瘤切除术后复发较为常见，主要原因是肿瘤为多发性或术中切除不彻底。复发后可再手术或选用动脉栓塞、放射或局部注射硬化治疗。

（二）婴儿血管内皮瘤

婴儿血管内皮瘤又称毛细胞血管瘤，是婴儿中一种常见的肝良性肿瘤，多数患者发生于 1 岁以下，有自愈倾向，有严重并发症，经久不愈可发生恶变。

1.病因与病理

本病与皮肤的毛细胞血管瘤一样，由毛细血管内皮细胞所组成，若经正常的增生、成熟及退化阶段后发生消退，则不会形成肝脏的占位性病变。此外，本病还可与一些疾病相伴出现，如 Kasabach-Merritt 综合征、一些先天性心脏病、21-三体综合征、肝左位胸腔异位等。

55%的肿瘤为单发，以右叶多见，直径为 0.5～15 cm；45%的肿瘤为多发，弥漫性，散布于肝内。肿瘤切面可见暗红色富含血液的毛细血管腔，发生坏死时为黄白色。肿瘤与周围组织分界不清，局部可有浸润。

病理上可分为两型。①Ⅰ型：肿瘤的周边区由密集增生的不规则薄壁毛细血管样腔隙组成，管腔内衬以单层内皮细胞，细胞形态较为一致，肿瘤间质成分少，可含残留的胆管、肝细胞及门管区，肿瘤的中央部分可为大片纤维间质区；肿瘤内可见坏死、出血及钙化。②Ⅱ型：大体结构与Ⅰ型相似，肿瘤细胞为多形性内皮细胞，可多层排列，缺少整齐一致，细胞异型，胞核不规则，深染，此型侵袭性强。免疫组化检查 CD34，CD31，UEA-1 及 FⅧ阳性。

2.临床表现

小的血管内皮瘤一般无症状，大者可在出生后一周出现上腹部肿块，肝大，腹部膨隆伴腹痛，个别患儿有发热、黄疸、溶血性贫血、血小板计数减少以及肝衰竭等。30%的患儿可同时伴有皮肤、淋巴结、脾、胃肠道、胸膜、前列腺、肺和骨的血管内皮瘤。此外，血管内皮瘤可出现动-静脉交通，部分患者还可出现高排出量型的心力衰竭。

实验室检查甲胎蛋白可升高，可高达 400 μg/L。X 线腹部平片可见肝区阴影，膈肌抬高及结肠、胃移位，偶见瘤体钙化点。B 超见肝大，肝区内有流动缓慢或不规则的液性暗区，多数为边界光滑的低回声占位，较大的瘤体则为均匀的强回声。计算机断层扫描检查肿瘤多为低密度影，多伴有钙化。单光子发射计算机断层扫描可出现病灶的早期充填，对诊断有一定帮助。

3.诊断

临床上发现新生儿皮肤血管瘤在几周内迅速增大,然后退变,伴有进行性加深的黄疸,以及肝大、肝区震颤及血管杂音,心力衰竭等体征应考虑该病的存在。进一步行 X 线腹部平片、B 超、计算机断层扫描、磁共振成像、血管造影可明确诊断。

4.治疗

本病为良性肿瘤,5%～10%的肿瘤可能自然消退,但伴有严重并发症者未经及时治疗多数于数月内死亡。因此对于已确诊的患者,无论是单发或者多发,均应对患者行手术切除治疗。对于部分不可手术切除的患者,采用冷冻治疗法和放射治疗法也可改善患者预后。

此外,大剂量激素疗法对病程的改善也起到一定的作用。对于心力衰竭患者,最直接有效的办法是阻断动-静脉瘘,方法有肝动脉栓塞或肝动脉结扎,对于极为衰竭或瘤体巨大难以手术切除的患儿,可使瘤体缩小、心力衰竭得以控制,且此项治疗损伤小,可重复进行,可有效阻断新生的侧支循环。

本病预后大多数良好,未经治疗的患儿可死于心力衰竭、弥散性血管内凝血、肝衰竭等,部分患者还有转变为肝血管肉瘤的报道。

(三)淋巴管瘤

淋巴管瘤为含淋巴液的管腔构成的良性肿瘤,多发生于颈部及腋窝,身体其他部位的发生率仅占 5%,淋巴管瘤原发于肝脏更是罕见,多与其他脏器合并发病。

1.病因与病理

淋巴管瘤是淋巴系统先天性畸形及局部淋巴管梗阻所致的淋巴系统良性肿瘤,十分罕见。单独发生于肝脏者称为肝淋巴管瘤。肝淋巴管瘤缺少典型的大体形态学特征,肝脏明显大,肿瘤可弥漫分布,瘤体多呈海绵状或囊状改变,其内充满浆液或乳糜样液体。镜下可见肝实质内出现大量囊性扩张的淋巴管,管腔大小不一,内含淋巴细胞,无红细胞,瘤体囊壁由网状淋巴管组成,腔内衬以扁平内皮细胞。基质多为疏松的黏液样结缔组织。临床上还可见肝淋巴管瘤与血管瘤并存的病例,免疫组化提示 CD34、CD31 及 F-Ⅷ因子阳性。

2.临床表现

本病多见于儿童及青年人,男女之比为 1∶2。临床上缺少特异性表现,与病变累及的器官数量及部位有关。若肿瘤生长过大可引起上腹不适或肝区疼痛,部分患者可有胸腔积液、腹水和受累器官的功能障碍。体检可表现为肝、脾大,外生型可扪及柔软的肿块。影像学检查可出现类似肝囊肿性病变的表现。

3.诊断

术前不易确诊,主要依赖影像检查,B 超及计算机断层扫描可显示肝脏囊性占位病灶,典型的肝淋巴管瘤表现为囊性或多个囊性病灶组合成的中央有分隔的块影。肝淋巴管瘤应与转移性肝肿瘤伴液化坏死以及肝包虫囊肿相鉴别,特别是后者与肝淋巴管瘤有时在影像学表现相似,易于混淆,应引起重视,肝穿刺活检可以明确诊断,但仍应慎重进行。

4.治疗

本病无恶变趋势,预后良好,对已确诊且无明显临床症状的患者,可以不做特殊处理,为防止感染、出血及肿瘤的增大,对局限于肝脏的淋巴管瘤,可以手术切除治疗。若淋巴管瘤累及多个脏器,尤其是胸膜和肺时,预后较差。

第五节　原发性肝癌

肝癌即肝脏恶性肿瘤,可分为原发性和继发性两大类。原发性肝脏恶性肿瘤起源于肝脏的上皮或间叶组织,前者称为原发性肝癌,是我国高发的、危害极大的恶性肿瘤;后者称为肉瘤,与原发性肝癌相比较较为少见。继发性或称转移性肝癌系指全身多个器官起源的恶性肿瘤侵犯至肝脏。一般多见于胃、胆道、胰腺、结直肠、卵巢、子宫、肺、乳腺等器官恶性肿瘤的肝转移。近年,肝癌外科治疗的主要进展包括:早期切除、难切部位肝癌的一期切除和再切除、不能切除肝癌的二期切除、姑息性外科治疗、肝移植等。小肝癌治疗已由单一切除模式转变为切除为主的多种方法的合理选用。

一、流行病学

(一)发病率

原发性肝癌较之继发性肝癌虽为罕见,但在我国其实际发病率却远较欧美为高。据Charache统计:美洲原发性肝癌与继发性肝癌之比例在1:(21~64),Bockus 估计则在1:40左右;但在我国,原发性肝癌与继发性肝癌之比则通常在1:(2~4)。

患者大多为男性,其与女性之比为(6~10):1。患者年龄则多在中年前后,以 30~50 岁最多见,20~30 岁者次之,其发病年龄较一般癌瘤为低。文献中报道的原发性肝癌,最幼患者仅为4 个月的婴儿。徐品琏等报道,男女之比为3.3:1,年龄最小者为 12 岁,最大者 70 岁,绝大多数患者(50/57 例,87.7%)在 30~59 岁。

(二)病因

不同地区肝癌的致病因素不尽相同。在我国病毒性肝炎(乙型和丙型)、食物黄曲霉毒素污染以及水污染,被认为是主要的危险因素。另外,北部地区的饮酒、肥胖、糖尿病、吸烟、遗传等因素,亦可能发挥重要作用。

1.肝炎病毒

在已知的肝炎病毒中,除甲型、戊型肝炎病毒外,均与肝癌有关。乙肝病毒感染与肝癌发生的密切关系已被诸多研究证实。在发达国家肝癌患者血清中丙肝病毒流行率超过 50%。对于乙肝病毒与丙肝病毒合并感染者,发生肝癌的危险性进一步增加,因为两者在发生过程中具有协同作用。

2.慢性炎症

任何病变可导致肝脏广泛炎症和损害者,均可能引起肝脏的一系列变化,并最后导致肝癌之发生。Sanes 曾观察到在肝内胆管结石及胆管炎的基础上发生胆管细胞癌的事实。Stewart 等则曾结扎实验动物的肝胆管使发生胆汁积滞,结果导致胆管黏膜的乳头状及腺瘤样增生,且伴有明显的核深染色及丝状分裂现象。

3.肝寄生虫病

肝寄生虫病与肝癌的发生可能有关。它可能先引起肝脏的硬变,再进而发生癌变;也可能是由于肝细胞直接受到刺激的结果。但不少学者也注意到在印度尼西亚爪哇地方肝癌很常见,而该地既无肝蛭亦无血吸虫流行；在埃及则血吸虫病颇多而肝癌鲜见；因此肝寄生虫病与肝癌的关系尚有待进一步研究。

4.非酒精性脂肪性肝炎

近年的研究表明，肥胖、2型糖尿病和非酒精性脂肪性肝炎，导致肝脏脂肪浸润，进而造成非酒精性脂肪性肝炎，并与肝癌的发生发展有关。美国学者报道，非酒精性脂肪性肝炎致肝硬化患者的肝癌发生危险率增加，多因素回归分析显示，年龄大和酒精饮用量是非酒精性脂肪变性肝炎炎相关肝硬化患者发生肝癌的独立影响因素，与非饮酒者相比，规律饮酒者的肝癌发生危险率更高（风险比为3.6）。

5.营养不良

长期的营养不良，特别是蛋白质和B族维生素的缺乏，使肝脏易受毒素作用，最终导致肝癌。

6.其他因素

霉菌毒素中的黄曲霉毒素对实验动物有肯定的致癌作用，故人类如食用被黄曲霉毒素污染的花生或其他粮食制品，也可引起肝癌。先天性缺陷及种族或家族的影响，亦曾疑与某些肝癌的发生有关。

二、病理

（一）大体分型

1.结节型

肝脏多呈硬变，但有结节性肿大；其结节为数众多，常在肝内广泛分布，直径自数毫米至数厘米不等，颜色亦有灰黄与暗绿等不同。

2.巨块型

肝脏往往明显增大，且包有一个巨大的肿块；该肿块大多位于肝右叶，在肿块的周围或表面上则有继发的不规则突起。

3.弥散型

肝大小多正常，有时甚至反而缩小，似有广泛的瘢痕收缩；肝表面有无数的细小结节，外观有时与单纯的肝硬化无异，只有用显微镜检查方可确认。

我国最新的肝癌诊治专家共识，将肝癌分为：①弥漫型；②巨块型，瘤体直径＞10 cm；③块状型，瘤体直径在5～10 cm；④结节型，瘤体直径在3～5 cm；⑤小癌型，瘤体直径＜3 cm。

（二）组织学分型

以组织学论之，则原发性肝癌也可以分为以下3类。

1.肝细胞癌（恶性肝瘤）

一般相信系由实质细胞产生，占肝癌病例的90%～95%，主要见于男性。其典型的细胞甚大，呈颗粒状，为嗜酸性，排列成索状或假叶状，于同一病例中有时可见结节性增生、腺瘤和肝癌等不同病变同时存在，且常伴有肝硬化。

2.胆管细胞癌（恶性胆管瘤）

可能由肝内的胆管所产生，患者以女性为多。其肿瘤细胞呈圆柱状或立方形，排列成腺状或泡状。

3.混合型

混合型即上述两种组织之混合,临床上甚为罕见。

上述组织学上之不同类别与肉眼所见的不同类型之间并无明显关系;不论是何种组织类型,肿瘤都可呈巨块型,或者分布在整个肝脏中。总的说来,原发性肝癌绝大多数是肝细胞癌,主要见于男性,而在女性则以胆管细胞癌为多见。

由于肿瘤细胞的侵袭,肝内门静脉和肝静脉内可有血栓形成,因此约 1/3 的肝癌病例可有肝外的远处转移;以邻近的淋巴结和肺内最多,肋骨或脊柱次之,其他的远处转移则属罕见。远处转移,亦以肝细胞癌发生较早,而胆管细胞癌发生肝外转移者少见。

三、临床表现

原发性肝癌的临床病像极不典型,其症状一般多不明显,特别是在病程早期;而其病势的进展则一般多很迅速,通常在数星期内即呈现恶病质,往往在几个月至 1 年内衰竭死亡。临床病像主要是两个方面:①肝硬化的表现,如腹水、侧支循环的发生、呕血及肢体的水肿等;②肿瘤本身所产生的症状,如体重减轻、周身乏力、肝区疼痛及肝脏肿大等。

根据患者的年龄不同、病变之类型各异,是否会并有肝硬化等其他病变亦不一定,故总的临床表现亦可以有甚大差别。一般患者可以分为 4 个类型。①肝硬化型:患者原有肝硬化症状,但近期出现肝区疼痛、肝脏肿大、肝功能衰退等现象;或者患者新近发生类似肝硬化的症状如食欲减退、贫血清瘦、腹水、黄疸等,而肝脏的肿大则不明显。②肝脓肿型:患者有明显的肝脏肿大,且有显著的肝区疼痛,发展迅速和伴有发热及继发性贫血现象,极似肝脏的单发性脓肿。③肝肿瘤型:此型较典型,患者本属健康而突然出现肝大及其他症状,无疑为一种恶性肿瘤。④癌转移型:临床上仅有肿瘤远处转移的表现,而原发病灶不显著,不能区别是肝癌或其他恶性肿瘤;即使肝脏肿大者亦往往不能鉴别是原发性还是继发性的肝癌。

上述几种类型以肝肿瘤型最为多见,约半数患者是以上腹部肿块为主诉,其次则为肝脓肿型,1/3 以上的病例有上腹部疼痛和肝大。肝癌的发生虽与肝硬化有密切关系,但临床上肝癌患者有明显肝硬化症状者却不如想象中多见。

(一)症状

肝癌患者虽有上述各种不同的临床表现,但其症状则主要表现在全身和消化系统两个方面。60%～80%的患者有身体消瘦、食欲减退、肝区疼痛及局部肿块等症状;其次如乏力、腹胀、发热、腹泻等亦较常见,30%～50%的患者有此现象;而黄疸和腹水则较国外报道者少,仅约 20%的患者有此症状。此外,还可以有恶心、呕吐、水肿、皮肤或黏膜出血、呕血及便血等症状。

(二)体征

患者入院时约半数有明显的慢性病容(少数可呈急性病容)。阳性体征中以肝大最具特征:几乎每个病例都有肝大,一般在肋下 5～10 cm,少数可达脐平面以下。有时于右上腹或中上腹可见饱满或隆起,扪之有大小不等的结节(或肿块)存在于肝脏表面,质多坚硬,并伴有各种程度的压痛和腹肌紧张,有时局部体征极似肝脓肿。唯当腹内有大量腹水或血腹和广泛性的腹膜转移时,可使肝脏的检查发生困难,而上述的体征就不明显。约 1/3 的患者伴有脾脏肿大,多数仅可扪及,少数亦可显著肿大至脐部以下。20%的患者有黄疸,大多为轻、中度。其余肝硬化的体征如腹水、腹壁静脉曲张、蜘蛛痣及皮肤黏膜出血等亦时能发现;约 40%的患者可出现腹水,比较常见。

上述症状和体征不是每例原发性肝癌患者都具有，相反有些病例常以某几个征象为其主要表现，因而于入院时往往被误诊为其他疾病。了解肝癌可以有不同类型的表现，当可减少误诊。

（三）少见的临床表现

旁癌综合征为肝癌的少见症状，如红细胞增多症、低血糖等。红细胞增多症占肝癌患者中的10％左右，可能与肝细胞癌产生促红细胞生成素有关。低血糖发生率亦为10％左右，可能与肝癌细胞可异位产生胰岛素或肝癌巨大影响肝糖的储备有关。但近年临床上肝癌合并糖尿病者并不少见。

（四）转移

肝癌的血路转移较多。侵犯肝内门静脉可致肝内播散；侵入肝静脉则可播散至肺及全身其他部位。肺转移常为弥散多个肺内小圆形病灶，亦有粟粒样表现或酷似肺炎和肺梗死者；如出现在根治性切除后多年者，则常为单个结节。肺转移早期常无症状，以后可出现咳嗽、痰中带血、胸痛、气急等症状。骨转移在晚期患者中并不少见，肾上腺、脑、皮下等转移亦可见到。骨转移常见于脊椎骨、髂骨、股骨、肋骨等，表现为局部疼痛、肿块、功能障碍等，病理性骨折常见。脑转移可出现一过性神志丧失而易误为脑血管栓塞。肝癌亦可经淋巴道转移至附近的淋巴结或远处淋巴结，常先见于肝门淋巴结，左锁骨上淋巴结转移亦时有发现。肝癌还可直接侵犯邻近器官组织，如膈、胃、结肠、网膜等。如有肝癌结节破裂，则可出现腹膜种植。

（五）并发症

常见的并发症包括肝癌结节破裂、上消化道出血、肝功能障碍、胸腔积液、感染等。

（六）自然病程

过去报道肝癌的平均生存期仅2～5个月，但小肝癌研究提示，肝癌如同其他实体瘤一样也有一个较长的发生、发展阶段。复旦大学肝癌研究所资料显示，肝癌的自然病程至少两年。如果从患者患肝炎开始，由最早证实乙型肝炎开始至亚临床肝癌的发生，中位时间为10年左右。

四、实验室检查

肝癌的实验室检查包括肝癌及其转移灶，肝病背景，患者的免疫功能，其他重要脏器的检查等，其中肝癌标记物占最重要的地位。

（一）甲胎蛋白

1956年Bergstrand和Czar在人胎儿血清中发现一种胚胎专一性甲种球蛋白，现称甲胎蛋白。这种存在于胚胎早期血清中的甲胎蛋白在出生后即迅速消失，如重现于成人血清中则提示肝细胞癌或生殖腺胚胎癌，此外妊娠、肝病活动期、继发性肝癌和少数消化道肿瘤也能测得甲胎蛋白。至今，甲胎蛋白仍为肝细胞癌诊断中最好的肿瘤标记物，其引申包括甲胎蛋白的异质体与单抗。我国肝癌患者60％～70％甲胎蛋白高于正常值。如用免疫反应或其他方法测得患者血内含有此种蛋白，要考虑有原发性肝细胞癌可能，而在胆管细胞癌和肝转移性癌则不会出现此种异常蛋白。试验的准确性仅为70％～80％，但本试验一般只有假阴性而极少假阳性；换言之，原发性肝癌患者甲胎蛋白测定有可能为阴性，而试验阳性者则几乎都是肝癌患者，这对肝细胞癌与其他肝病的鉴别诊断有重要意义。

（二）其他实验室检查

随着病情的发展，多数患者可有不同程度贫血现象。血白细胞计数虽多数正常，但有些病例可有明显的增加。林兆耆报道的207例肝癌中有2例呈类白血病反应，中性粒细胞分别占95％

与 99％，且细胞内出现毒性颗粒。

各种肝功能试验在早期的原发性肝癌病例多无明显变化，仅于晚期病例方见有某种减退。总体来说，肝功能试验对本病的诊断帮助不大。

五、影像学检查

(一)超声波检查

肝癌常呈"失结构"占位，小肝癌常呈低回声占位，周围常有声晕；大肝癌或呈高回声，或呈高低回声混合，并常有中心液化区。超声可明确肝癌在肝内的位置，尤其是与肝内重要血管的关系，以利指导治疗方法的选择和手术的进行；有助了解肝癌在肝内以及邻近组织器官的播散与浸润。通常大肝癌周边常有卫星结节，或包膜不完整；超声显像还有助了解门静脉及其分支、肝静脉和下腔静脉内有无癌栓，对指导治疗选择和手术帮助极大。

(二)计算机断层扫描

计算机断层扫描在肝癌诊断中的价值：有助于提供较全面的信息，除肿瘤大小、部位、数目外，还可了解肿瘤内的出血与坏死，其分辨力与超声显像相仿；有助于提示病变性质，尤其增强扫描，有助于鉴别血管瘤。通常肝癌多呈低密度占位，增强扫描后期病灶更为清晰；近年出现的螺旋计算机断层扫描，对多血管的肝癌，动脉相时病灶明显填充；肝癌典型的计算机断层扫描强化方式为"早出早归"或"快进快出"型；计算机断层扫描肝动脉-门静脉显像在肝癌诊断中的价值也得到重视；碘油计算机断层扫描有可能显示 0.5 cm 的肝癌，即经肝动脉注入碘油后 7～14 d 再做计算机断层扫描，则常可见肝癌结节呈明显填充，既有诊断价值，又有治疗作用；计算机断层扫描还有助了解肝周围组织器官是否有癌灶。计算机断层扫描的优点是提供的信息比较全面，缺点是有放射线的影响，且价格比超声高。

(三)磁共振成像检查

磁共振成像检查的优点是：能获得横断面、冠状面和矢状面三维图像；对软组织的分辨力较好；无放射线影响；对与肝血管瘤的鉴别有特点；不需要增强即可显示门静脉和肝静脉分支。通常肝癌结节在 T_1 加权像呈低信号强度，在 T_2 加权像示高信号强度。但亦有不少癌结节在 T_1 示等信号强度，少数呈高信号强度。肝癌有包膜者在 T_1 加权像示肿瘤周围有一低信号强度环，而血管瘤、继发性肝癌则无此包膜。有癌栓时 T_1 呈中等信号强度，而 T_2 呈高信号强度。

(四)放射性核素显像

正电子发射计算机断层扫描的问世是核医学发展的一个新的里程碑，是一种无创性探测生理、生化代谢的显像方法。有助了解肿瘤代谢，研究细胞增殖，进行抗癌药物的评价以及预测复发等。正电子发射计算机断层扫描是将正电子发射断层扫描与计算机断层扫描融为一体的成像系统，既可由正电子发射计算机断层扫描功能显像反映肝占位的生化代谢信息，又可通过计算机断层扫描形态显像进行病灶精确解剖定位。[11]C-醋酸盐与[18]F(氟)-脱氧葡萄糖结合可将肝癌探测敏感性提升到 100％。

(五)肝动脉和门静脉造影

由于属侵入性检查，近年已不如超声显像与计算机断层扫描常用。通常仅在超声与计算机断层扫描仍未能定位的情况下使用。近年出现数字减影血管造影使其操作更为简便。肝癌的肝动脉造影的特征为：肿瘤血管、肿瘤染色、肝内动脉移位、动静脉瘘等。目前肝癌作肝血管造影的指征通常为：临床疑肝癌或甲胎蛋白阳性，而其他影像学检查阴性；多种显像方法结果不一；疑有卫星灶需做计算机断层血管造影者;需做经导管化学治疗栓塞者。

六、临床分期

国际抗癌联盟的肝癌 TNM 分期 2002 年第 6 版做了一些修改。T、N、M 分类主要依据体检、医学影像学和/或手术探查。

(1)T_0:无肿瘤。

(2)T_1:单发肿瘤,无血管浸润。

(3)T_2:单个肿瘤,有血管浸润;多个肿瘤,最大者直径≤5 cm。

(4)T_3:多发肿瘤,最大者直径>5 cm,侵及门静脉或肝静脉的主要属支。

(5)T_4:侵及除胆囊以外的邻近器官,穿透脏腹膜。

(6)N_0:无区域淋巴结转移。

(7)N_1:有区域淋巴结转移。

(8)M_0:无远处转移。

(9)M_1:有远处转移。

进一步分为Ⅰ~Ⅳ期。①Ⅰ期:$T_1N_0M_0$;②Ⅱ期:$T_2N_0M_0$;③ⅢA 期:$T_3N_0M_0$;④ⅢB 期:$T_4N_0M_0$;⑤ⅢC 期:任何 TN_1M_0;⑥Ⅳ期:任何 T 任何 NM_1。

七、治疗

(一)外科治疗手术适应证

肝癌外科治疗中的基本原则是既要最大限度切除肿瘤又要最大限度地保护剩余肝脏的储备功能。肝癌手术适应证具体如下。

(1)患者一般情况好,无明显心、肺、肾等重要脏器器质性病变。

(2)肝功能正常或仅有轻度损害,肝功能分级属Ⅰ级;或肝功能分级属Ⅱ级,经短期护肝治疗后有明显改善,肝功能恢复到Ⅰ级。

(3)肝储备功能正常范围。

(4)无广泛肝外转移性肿瘤。

(5)单发的微小肝癌(直径≤2 cm)。

(6)单发的小肝癌(2 cm<直径≤5 cm)。

(7)单发的向肝外生长的大肝癌(5 cm<直径≤10 cm)或巨大肝癌(直径>10 cm),表面较光滑,界限较清楚,受肿瘤破坏的肝组织少于30%。

(8)多发性肿瘤,肿瘤结节少于3个,且局限在肝脏的一段或一叶内。

(9)3~5个多发性肿瘤,超越半肝范围者,作多处局限性切除或肿瘤局限于相邻2~3个肝段或半肝内,影像学显示,无瘤肝脏组织明显代偿性增大,达全肝的50%以上。

(10)左半肝或右半肝的大肝癌或巨大肝癌;边界清楚,第一、第二肝门未受侵犯,影像学显示,无瘤侧肝脏明显代偿性增大,达全肝组织的50%以上。

(11)位于肝中央区(肝中叶,或Ⅳ、Ⅴ、Ⅷ段)的大肝癌,无瘤肝脏组织明显代偿性增大,达全肝的50%以上。

(12)Ⅰ段的大肝癌或巨大肝癌。

(13)肝门部有淋巴结转移者,如原发肝脏肿瘤可切除,应做肿瘤切除,同时进行肝门部淋巴结清扫;淋巴结难以清扫者,术后可进行放射治疗。

(14)周围脏器(结肠、胃、膈肌或右肾上腺等)受侵犯,如原发肝脏肿瘤可切除,应连同做肿瘤和受侵犯脏器一并切除。远处脏器单发转移性肿瘤,可同时做原发肝癌切除和转移瘤切除。

以上适应证中,符合第(5)~(8)项为根治性肝切除术,符合第(9)~(14)项属姑息性肝切除术。

(二)手术操作要点

1.控制术中出血

目前方法有第一肝门暂时阻断法、褥式交锁缝扎法、半肝暂时阻断法、常温下全肝血流阻断法等,其中常用者为第一肝门暂时阻断法,采用乳胶管或普通导尿管套扎肝十二指肠韧带,方法简单且控制出血较满意。

2.无瘤手术原则

由于肝脏在腹腔内位置较高且深,暴露较困难。现虽有肝拉钩协助术野显露,但在游离肝脏过程中,有时难免使肝脏和肿瘤受到挤压,有可能增加肿瘤转移的机会。但外科医师在肝肿瘤切除过程中仍需尽量遵循无瘤手术原则,尽量不直接挤压肿瘤部位,在切肝前可在切除范围内切线和肿瘤边缘之间缝合2~3针牵引线,既有利于切线内管道显露和处理,又有利于牵拉肝实质后减少肝断面渗血,而避免术者直接拿捏肿瘤。

3.肝断面处理

肝断面细致止血后上下缘或左右缘对拢缝合,对小的渗血点亦可达压迫止血作用。如肝断面对拢缝合张力大,或邻近肝门缝合后有可能影响出入肝脏的血流者,可采用大网膜或镰状韧带覆盖后缝合固定。近来,我们对此类肝断面常涂布医用止血胶再用游离或带蒂大网膜覆盖,止血效果满意。

(三)术后并发症的预防和处理

1.术后出血

与术中止血不周、肝功能不佳引起的出血倾向、断面覆盖或对拢不佳等有关。术前要注意患者的凝血功能,术中要争取缩短手术时间,对较大的血管要妥善结扎,断面对拢给予一定的压力且不留无效腔。一般保守治疗,若出血不止需探查。

2.功能失代偿

主要原因为肝硬化条件下肝切除量过大、术中失血过多、肝门阻断时间过长。处理包括足够的氧供,血与蛋白质的及时和足量的补充及保肝治疗。

3.胆漏

左半肝和肝门区肝癌切除后多见。术中处理肝创面前必须检查有无胆漏,处理主要是充分地引流。

4.膈下积液或脓肿

膈下积液或脓肿多见于右肝的切除,尤其是位于膈下或裸区者。主要与止血不佳,有胆漏或引流不畅有关。治疗主要是超声引导下穿刺引流。胸腔积液需考虑有无膈下积液或脓肿。

5.胸腔积液

胸腔积液多见右侧肝切除后。治疗主要是补充清蛋白和利尿,必要时抽胸腔积液。

6.腹水

腹水多见肝硬化严重者或肝切除量大者。处理为补充清蛋白和利尿。

第六节　继发性肝癌

　　肝脏恶性肿瘤可分为原发性肝癌和继发性肝癌两大类。原发性肝癌包括常见的肝细胞肝癌，少见的胆管细胞癌，罕见的肝血管肉瘤等。身体其他部位的癌肿转移到肝脏，并在肝内继续生长、发展，其组织学特征与原发性癌相同，称之为肝转移癌或继发性肝癌。在西方国家，继发性肝癌的发生率远高于原发性肝癌，造成这种情况的原因是多方面的，而后者的发病率低是其中的影响因素之一；我国由于原发性肝癌的发病率较高，继发性肝癌发生率相对低于西方国家，两者发病率相近。国内统计两者之比为(2～4)∶1，西方国家高达 20∶1 以上。在多数情况下，肝转移癌的发生可被看成是原发性肿瘤治疗失败的结果。目前，虽然肝转移癌的综合治疗已成为共识，但外科治疗依然被看作治疗继发性肝癌最重要、最常见的手段，尤其是对结直肠癌肝转移而言，手术治疗已被认为是一种更积极、更有效的治疗措施，其 5 年生存率目前可达 20%～40%。近年来，随着对肝转移癌生物学特性认识的加深，肝脏外科手术技巧的改进以及围术期支持疗法的改善，肝转移癌手术切除的安全性和成功率已大大提高，手术死亡率仅为 1.8%，5 年生存率达33.6%。因此，早期发现、早期诊断、早期手术治疗是提高肝转移癌远期疗效的重要途径，手术切除肝转移癌灶可使患者获得痊愈或延长生命的机会，因此对肝转移癌的外科治疗需持积极态度。

一、肝转移癌的发病机制及临床诊断

(一)肝转移癌的病理基础及来源

　　肝脏是全身最大的实质性器官，也是全身各种肿瘤转移的高发区域，这与肝脏本身的解剖结构、血液供应和组织学特点有关。

　　肝脏的显微结构表现为肝小叶，肝小叶是肝脏结构和功能的基本单位。小叶中央是中央静脉，围绕该静脉为放射状排列的单层细胞索(肝细胞板)，肝板之间形成肝窦，肝窦的壁上附有Kupffer 细胞，它具有吞噬能力。肝窦实际上是肝脏的毛细血管网，它的一端与肝动脉和门静脉的小分支相通，另一端与中央静脉相连接。肝窦直径为 9～13 mm，其内血流缓慢，肝窦内皮细胞无基底膜，只有少量网状纤维，不形成连续结构，因此，在血液和肝细胞之间没有严密的屏障结构，有助于癌细胞的滞留、浸润。此外，肝窦通透性高，许多物质可以自由通过肝窦内皮下间隙(Disse 间隙)。Disse 间隙有富含营养成分的液体，间隙大小不等，肝细胞膜上的微绒毛伸入该间隙，癌细胞进入 Disse 间隙后可逃避 Kuffer 细胞的"捕杀"。这些结构特点有助于癌细胞的滞留、生长与增生。

　　在血液循环方面，肝脏同时接受肝动脉和门静脉双重的血液供应，血流极为丰富，机体多个脏器的血液经门静脉回流至此，为转移癌的快速生长提供了较为充足的营养。有关转移癌的血供研究表明：当瘤体小于 1 mm 时，营养主要来源于周围循环的扩散；瘤体直径达 1～3 mm 时，由肝动脉、门静脉、混合的毛细血管在肿瘤周围形成新生的血管网；当瘤体进一步增大，直径超过1.5 cm，从血管造影等观察，血液供应 90% 主要来自肝动脉，瘤体边缘组织的部分血供可能来自门静脉，也有少部分肝脏转移癌的血液供应主要来自门静脉。

　　这些因素都在肝转移性肿瘤的形成中起着决定作用，使肝脏成为肿瘤容易侵犯、转移、生长的高发区域。在全身恶性肿瘤中,除淋巴结转移外,肝转移的发病率最高。据 Pickren 报道。在 9 700 例尸体解剖中共发现恶性肿瘤 10 912 个,其中有肝转移者 4 444 例,占 41.4%,是除淋巴结转移(57%)外转移部位最多的器官。

继发性肝癌的发生与原发肿瘤类型、部位有关,全身各部位的癌肿,以消化道及盆腔部位(如胃、小肠、结肠、胆囊、胰腺、前列腺、子宫和卵巢等)的癌肿转移至肝脏者较为多见,临床统计继发性肝癌中腹腔内脏器癌肿占 50%~70%,有 40%~65% 的结直肠癌、16%~51% 的胃癌、25%~75% 的胰腺癌、65%~90% 的胆囊癌产生肝转移,临床资料还表明结直肠癌与其肝转移癌同时发现者为 16%~25%,大多数是在原发处切除后 3 年内出现肝转移;其次是造血系统肿瘤,占 30%;胸部肿瘤(包括肺、食管肿瘤)占 20%;还有少数来自女性生殖系、乳腺、软组织、泌尿系的肿瘤等,如 52% 的卵巢癌、27% 的肾癌、25%~74% 的支气管癌、56%~65% 的乳腺癌、20% 的黑色素瘤、10% 的霍奇金病出现肝转移。肾上腺、甲状腺、眼和鼻咽部的癌肿转移至肝脏者亦不少见。中国医学科学院肿瘤医院经病理检查发现,在 83 例继发性肝癌中,原发灶来源于结直肠癌占 24%,乳腺癌占 16%,胃癌占 13%,肺癌占 8%,其他尚有食管癌、鼻咽癌、淋巴瘤、胸腺瘤、子宫内膜癌等。资料还显示,随着年龄增大,继发性肝癌发生率降低。按系统划分,继发性肝癌来源依次为消化、造血、呼吸及泌尿生殖系统等。

(二)转移途径

人体各部位癌肿转移至肝脏的途径有门静脉、肝动脉、淋巴和直接浸润四种。

1.门静脉转移

凡血流汇入门静脉系统的脏器,如食管下端、胃、小肠、结直肠、胰腺、胆囊及脾等的恶性肿瘤均可循门静脉转移至肝脏,这是原发癌播散至肝脏的重要途径。有人报道门静脉血流存在分流现象,即脾静脉和肠系膜下静脉的血流主要进入左肝,而肠系膜上静脉的血流主要汇入右肝,这些门静脉所属脏器的肿瘤会因不同的血流方向转移至相应部位的肝脏。但临床上这种肿瘤转移的分流情况并不明显,而以全肝散在性转移多见。其他如子宫、卵巢、前列腺、膀胱和腹膜后组织等部位的癌肿,亦可通过体静脉和门静脉的吻合支转移至肝;也可因这些部位的肿瘤增长侵犯门静脉系统的脏器,再转移至肝脏;或先由体静脉至肺,然后再由肺到全身循环而至肝脏。经此途径转移的肿瘤占肝转移癌的 35%~50%。

2.肝动脉转移

任何血行播散的癌肿均可循肝动脉转移到肝脏,如肺、肾、乳腺、肾上腺、甲状腺、睾丸、卵巢、鼻咽、皮肤及眼等部位的恶性肿瘤均可经肝动脉而播散至肝脏。眼的黑色素瘤转移至肝脏者也较常见。

3.淋巴转移

盆腔或腹膜后的癌肿可经淋巴管至主动脉旁和腹膜后淋巴结,然后倒流至肝脏。消化道癌肿也可经肝门淋巴结循淋巴管逆行转移到肝脏。乳腺癌或肺癌也可通过纵隔淋巴结而逆行转移到肝脏,但此转移方式较少见。临床上更多见的是胆囊癌沿着胆囊窝的淋巴管转移到肝脏。

4.直接浸润

肝脏邻近器官的癌肿,如胃癌、横结肠癌、胆囊癌和胰腺癌等,均可因癌肿与肝脏粘连使癌细胞直接浸润而蔓延至肝脏,右侧肾脏和肾上腺癌肿也可以直接侵犯肝脏。

(三)病理学特点

转移癌的大小、数目和形态多变,少则 1~2 个微小病灶,多则呈多结节甚至弥漫性散在生长,也有形成巨块的,仅有约 5％的肝转移灶是孤立性结节或局限于单叶。转移灶可发生坏死、囊性变、病灶内出血以及钙化等。继发性肝癌组织可位于肝脏表面,也可位于肝脏中央。癌结节外观多呈灰白色,质地硬,与周围肝组织常有明显分界,肝转移癌灶多有完整包膜,位于肝脏表面者可有凸起或凹陷,癌结节中央可有坏死和出血。多数肝转移癌为少血供肿瘤,少数肝转移癌血供可相当丰富,如肾癌肝转移。来自结、直肠癌的肝转移癌可发生钙化,钙化也可见于卵巢、乳腺、肺、肾脏和甲状腺癌肿的转移。来自卵巢与胰腺癌(特别是腺癌或囊腺癌)的转移灶可发生囊变。肉瘤的肝转移灶常表现为巨大肿块,并伴有坏死、出血等。继发性肝癌的病理组织学变化和原发病变相同,如来源于结直肠的腺癌组织学方面可显示腺状结构,来自恶性黑色素瘤的肝转移癌组织中含有黑色素。但部分病例由于原发性癌分化较好,使肝脏转移灶表现为间变而无法提示原发病灶。与原发性肝癌不同,继发性肝癌很少合并肝硬化,一般也无门静脉癌栓形成,而已产生肝硬化的肝脏则很少发生转移性肿瘤。Jorres 等报道 6 356 例癌症患者尸体解剖发现有300 例肝转移癌中,仅有 2 例伴有肝硬化,认为其原因可能是硬化的肝脏血液循环受阻和结缔组织改变限制了肿瘤转移和生长。肝转移癌切除术后肝内复发率为 5％～28％,低于原发性肝癌切除术后肝内复发率。

临床上根据发现继发性肝癌和原发肿瘤的先后分为同时转移、异时转移以及先驱性肝转移。同时转移是指初次诊断或者外科治疗原发性肿瘤时发现转移病灶,发生率为 10％～25％。资料显示,年龄、性别与肝转移无关,但大城市患者发生肝转移少于小城市和农村地区,这与在大城市易得到早期检查、早期发现有关。同时性肝转移癌发生率和临床病理分期明显相关,晚期患者中发病率较高,且多呈分散性多结节病灶。异时转移是指原发性肿瘤手术切除或局部控制后一段时间在随访中发现肝转移病灶,大多数在原发灶切除后 2～3 年内发现,其发生率尚不清楚。同时转移和异时转移可占肝转移的 97％。先驱性肝转移是指肝转移病灶早于原发肿瘤发现,其发生率较低。

(四)肝转移癌的分期

判明肿瘤分期对治疗方案选择、预后判断、疗效考核、资料对比极为重要,近几十年来国内外对肝转移癌的分期提出了多种分类标准。

Fortner 对术后证实的肝转移进行了以下分级。①Ⅰ级:肿瘤局限在切除标本内,切缘无癌残留;②Ⅱ级:肿瘤已局部扩散,包括肿瘤破溃、直接蔓延至周围邻近器官、镜下切缘癌阳性、直接浸润至大的血管或胆管;③Ⅲ级:伴有肝外转移者,包括肝外淋巴结转移、腹腔内其他器官转移、腹腔外远处转移。

Petlavel 提出肝转移癌的分期需要兼顾转移灶的大小、肝功能状态和肝大情况,依此将肝转移癌分为四期。资料表明Ⅰ期预后最好,中位生存期为 21.5 个月,Ⅱ、Ⅲ、Ⅳ期中位生存期分别为 10.4 个月、4.7 个月和 1.4 个月。

Genneri 认为肝转移癌的预后主要与肝实质受侵犯的程度有关。根据转移灶的数目和肝实质受侵犯程度将肝转移癌分为三期:①Ⅰ期为单发性肝转移,侵犯肝实质 25％以下;②Ⅱ期为多发性肝转移,侵犯肝实质 25％以下或单发性肝转移累计侵犯肝实质 25％～50％;③Ⅲ期为多发性肝转移,侵犯肝实质25％～50％或超过 50％。他认为Ⅰ期最适合手术治疗,Ⅱ期、Ⅲ期则应侧重于综合治疗。

Petreli 进一步肯定了肝实质被侵犯的程度是影响预后最重要的因素。肝实质受侵犯程度可以通过测量肝脏被肿瘤侵犯的百分比、肝脏大小和肝功能试验(包括碱性磷酸酶和胆红素水平)来判断,其他影响预后的因素主要为肝转移癌结节的数目以及分布(单叶或双叶)、大小、能否手术切除、出现时间(与原发灶同时或异时)、有无肝外转移、肝外侵犯的类型、患者功能状况、有无症状或并发症等。

（五）继发性肝癌的临床表现

继发性肝癌常以肝外原发性癌肿所引起的症状为主要表现,但因无肝硬化,病情发展常较后者缓慢,症状也较轻。临床表现主要包括:①原发性肿瘤的临床表现;②肝癌的临床表现;③全身状况的改变。

1.原发性肿瘤的临床表现

早期主要表现为原发肿瘤的症状,肝脏本身的症状并不明显,大多在原发肿瘤术前检查、术中探查或者术后随访时候发现。如结直肠癌出现大便性状改变,黑便、血便等;肺癌出现刺激性干咳和咯血等。部分原发性肿瘤临床表现不明显或晚于肝转移癌,是造成肝转移癌误诊、延诊的主要因素。继发性肝癌的临床表现常较轻,病程发展较缓慢,诊断的关键在于查清原发癌灶。

2.肝癌的临床表现

随着病情的发展,转移性肝癌增大,肝脏转移的病理及体外症状逐渐表现出来,出现了如消瘦、乏力、发热、食欲缺乏、肝区疼痛、肝区结节性肿块、腹水、黄疸等中晚期肝癌的常见症状。也有少数患者出现继发性肝癌的症状以后,其原发癌灶仍不易被查出或隐匿不现,因此,有时与原发性肝癌难以鉴别。消瘦与恶性肿瘤的代谢消耗、进食少、营养不良有关;发热多是肿瘤组织坏死、合并感染以及肿瘤代谢产物引起,多不伴寒战;肝区疼痛是由于肿瘤迅速生长使肝包膜紧张所致;食欲缺乏是由于肝功能损害,肿瘤压迫胃肠道所致;肝区疼痛部位和癌肿部位有密切关系,如突然发生剧烈腹痛并伴腹膜刺激征和休克,多有肝转移癌结节破裂的可能;腹部包块表现为左肝的剑突下肿块和/或右肝的肋缘下肿块,也可因肝转移癌占位导致肝大;黄疸常由于癌肿侵犯肝内主要胆管,或肝门外转移淋巴结压迫肝外胆管所引起,癌肿广泛破坏肝脏可引起肝细胞性黄疸。

3.全身状况的改变

由于机体消耗增多和摄入减少,患者往往出现体重减轻,严重者出现恶病质。如发生全身多处转移,还可出现相应部位的症状,如肺转移可引起呼吸系统的临床表现。

（六）诊断方法

1.实验室检查

(1)肝功能检查:肝转移癌患者在癌肿浸润初期肝功能检查多属正常,乙肝、丙型肝炎病毒感染指标往往呈阴性。随肿瘤的发展,患者血清胆红素、碱性磷酸酶、乳酸脱氢酶、γ-谷氨酰转肽酶、天门冬氨酸转氨酶等升高,但由于肝转移癌多数不伴肝炎、肝硬化等,所以肝脏的代偿功能较强。在原发性肝癌中常出现的白/球蛋白比例倒置、凝血酶原时间延长等异常,在肝转移癌中则极少出现。在无黄疸和骨转移时,碱性磷酸酶活性增高对诊断肝转移癌具有参考价值。

(2)甲胎蛋白:肝转移癌中甲胎蛋白的阳性反应较少,主要见于胃癌伴肝转移。大约15%的胃癌患者甲胎蛋白阳性,其中绝大多数患者在 $100~\mu g/L$ 以下,仅 1%~2% 患者超过200$\mu g/L$。切除原发病灶后即使保留转移癌,甲胎蛋白也可以降至正常水平。

(3)癌胚抗原:消化道肿瘤,特别是结直肠癌肿瘤患者的癌胚抗原检查,对于肝转移癌的诊断十分重要。目前多数学者认为癌胚抗原检查可作为肝转移癌的辅助诊断指标,尤其是对无肿瘤病史、肝内出现单个肿瘤病灶、无明确肝炎病史、甲胎蛋白阴性的患者,必须复查癌胚抗原等指标,以警惕肝转移癌的发生。一般认为癌胚抗原水平迅速升高或癌胚抗原超过 20 μg/L 是肝转移的指征,但其变化与肿瘤大小并无正相关。若癌胚抗原阳性,需复查 B 超、计算机断层扫描、结肠镜等寻找原发病灶以明确诊断或随访。肝转移癌术后动态监测癌胚抗原对于手术切除是否彻底、术后辅助化学治疗疗效、肿瘤复发具有重要意义。在清除所有癌灶后,癌胚抗原可降至正常水平。原发性结直肠癌术后 2 年应定期监测,可 3 个月 1 次,如果癌胚抗原升高,应高度怀疑肿瘤复发,同时有碱性磷酸酶、乳酸脱氢酶、癌胚抗原明显增高提示肝转移。癌胚抗原升高时,有时影像学检查并无转移迹象,此时常需通过核素扫描或剖腹探查才能发现。此外,国外文献报道胆汁中的癌胚抗原敏感性远较血清癌胚抗原高。Norton 等研究发现,结直肠癌肝转移患者,胆汁癌胚抗原水平是血清的 29 倍,这对原发病灶在术后肝转移以及隐匿性癌灶的发现尤为重要。

(4)其他肿瘤标志物测定:其他部位的肿瘤患者如出现 5′-核苷磷酸二酯酶同工酶 V(5′-NPDV)阳性常提示存在肝内转移的可能,同时它也可以作为肝转移癌术后疗效和复发监测的指标,但不能区分原发性和转移性肝肿瘤。其他临床常用的肿瘤标志物还有酸性铁蛋白、CA 19-9、CA50、CA242 等,它们在多种肿瘤特别是消化系统肿瘤中均可增高,但组织特异性低,可作为肝转移癌检测的综合判断指标。

2.影像学检查

影像学检查方法同原发性肝癌。继发性肝癌在影像学上可有某些特征性表现:①病灶常为多发且大小相仿。②由于病灶中央常有液化坏死,在 B 超和磁共振成像上可出现"靶征"或"牛眼征"。③计算机断层扫描上病灶密度较低,有时接近水的密度,对肝内微小转移灶(<1 cm)普通的影像学检查常难以发现而漏诊,可采用计算机断层扫描加动脉、门静脉造影(计算机断层扫描 AP),其准确率可达 96%;对这些微小转移灶的定性诊断,目前以正电子发射断层扫描特异性最强,后者以 ^{18}F-氟脱氧葡萄糖(^{18}F-FDG)作为示踪剂,通过评价细胞的葡萄糖代谢状况确定其良恶性。

(七)诊断

肝转移癌的诊断关键在于确定原发病灶,其特点是:①多数有原发性肿瘤病史,以结直肠癌、胃癌、胰腺癌等最常见;②常无慢性肝病病史,如乙肝病毒、丙肝病毒标志物多阴性;③由于肝转移癌很少合并肝硬化,所以体检时癌结节病灶多较硬而肝脏质地较软;④影像学显示肝内多个散在、大小相仿的占位性病变,B 超可见"牛眼"征,且多无肝硬化影像,肝动脉造影肿瘤血管较少见。

临床上诊断的依据主要有:①有原发癌病史或依据;②有肝脏肿瘤的临床表现;③实验室肝脏酶学改变,癌胚抗原增高而甲胎蛋白可呈阴性;④影像学发现肝内占位性病变,多为散在、多发;⑤肝脏穿刺活检证实。

对于某些组织学上证实为肝转移癌,但不能明确或证实原发性肿瘤起源的情况,临床上并不少见,如 Kansaa 大学医院所记载的 21 000 例癌症患者中,有 686 例(3.2%)未明确原发癌的部位。对于此类病例需要通过更仔细的病史询问、更细致的体格检查以及相关的影像学和实验室检查来判断。例如原发肿瘤不明时,乳腺、甲状腺及肺可能是原发灶;粪便潜血阳性提示胃肠道癌,胃镜、结肠镜、钡餐及钡灌肠检查对诊断有帮助;疑有胰体癌时,应行胰腺扫描及血管造影等。

(八)鉴别诊断

1.原发性肝癌

患者多来自肝癌高发区,有肝癌家族史或肝病病史,多合并肝硬化,肝功能多异常,肝癌的并发症较常见,病情重且发展迅速,甲胎蛋白等肿瘤标志呈阳性,影像学呈"失结构"占位性病变,孤立性结节型也较多见;肝转移癌多有原发肿瘤病史和症状,很少合并肝硬化,肝功能多正常,病情发展相对缓慢,甲胎蛋白多正常,癌胚抗原多增高,影像学发现肝脏多个散在占位结节,可呈"牛眼征"。但甲胎蛋白阴性的原发性肝癌和原发灶不明确的肝转移癌之间的鉴别诊断仍有一定困难,有时需依靠肝活检,当组织学检查发现有核居中央的多角形细胞、核内有胞质包涵体、恶性细胞被窦状隙毛细血管分隔、胆汁存留、肿瘤细胞群周围环绕着内皮细胞等表现时,提示为原发性而非继发性肝癌。

2.肝血管瘤

一般容易鉴别。女性多见,病程长,发展慢。临床症状多轻微,实验室酶学检查常属正常。B超见有包膜完整的与正常肝脏有明显分界的影像,其诊断符合率达85%;计算机断层扫描表现为均匀一致的低密度区,在快速增强扫描中可见特征性增强,其对血管瘤的诊断阳性率近95%;血管造影整个毛细血管期和静脉期持续染色,可见"早出晚归"征象。

3.肝囊肿

病史较长,一般情况好,囊肿常多发,可伴多囊肾,B超提示肝内液性暗区,可见分隔,血清标志物甲胎蛋白、癌胚抗原阴性。

4.肝脓肿

肝脓肿多有肝外感染病史,临床可有或曾有发热、肝痛、血白细胞计数增高等炎症表现,抗感染治疗有效。超声检查可见液平,穿刺为脓液,细胞培养阳性。

5.肝脏肉瘤

此病极少见,患者无肝脏外原发癌病史。多经病理证实。

二、治疗

(一)手术切除

与原发性肝癌一样,继发性肝癌的治疗也是以手术切除为首选,这是唯一能使患者获得长期生存的治疗手段,如大肠癌肝转移切除术后5年生存率可达25%～58%,而未切除者2年生存率仅为3%,4年生存率为0。

继发性肝癌的手术适应证近年来有逐渐放宽的趋势。最早对继发性肝癌的手术价值还存在怀疑,直到1980年Adson和VanHeerdon报道手术切除大肠癌肝脏孤立性转移灶取得良好效果,才确定手术切除是孤立性肝转移癌的首选治疗方法。以后有许多研究发现,多发性与孤立性肝转移癌切除术后在生存率上并无明显差异,因而近年来手术切除对象不只是限于孤立病灶,位于肝脏一侧或双侧的多发转移灶也包括在手术适应证内,至于可切除多发转移灶数目的上限,以往通常定为3～4个,有学者认为以转移灶的数目作为手术适应证的依据没有足够理由,不可机械从事,只要保证有足够的残肝量和手术切缘,任何数目的肝转移癌均为手术切除的适应证。有肝外转移者以往被认为是手术禁忌证,近年来的研究发现,只要肝外转移灶能得到根治性切除,可获得与无肝外转移者一样好的疗效,故也为手术治疗的适应证。目前临床上掌握继发性肝癌的手术指征为:①原发灶已切除并无复发,或可切除,或已得到有效控制(如鼻咽癌行放射治疗后);②单发或多发肝转移灶,估计切除后有足够的残肝量并可保证足够的切缘;③无肝外转移或肝外转移灶可切除;④无其他手术禁忌证。

继发性肝癌的手术时机,原则上一经发现应尽早切除。但对原发灶切除后近期内刚发现的较小转移灶(如<2 cm)是否需要立即手术,有学者认为不必急于手术,否则很可能在手术后不久就有新的转移灶出现,对这样的病例可密切观察一段时间(如3个月)或在局部治疗下[如无水酒精消融(PEI)]观察,若无新的转移灶出现再做手术切除。对同时转移癌的手术时机也是一个存在争议的问题,如大肠癌在原发灶手术的同时发现肝转移者占8.5%~26%,是同期手术还是分期手术尚有意见分歧,有学者认为只要肝转移灶可切除、估计患者能够耐受、可获得良好的切口显露,应尽可能同期行肝癌切除。

继发性肝癌的手术方式与原发性肝癌相似,但有如下几个特点:①由于继发性肝癌常为多发,术中B超检查就显得尤为重要,可以发现术前难以发现的隐匿于肝实质内的小病灶,并因此改变手术方案;②因很少伴有肝硬化,肝切除范围可适当放宽以确保阴性切缘,切缘一般要求超过1 cm,因为阴性切缘是决定手术远期疗效的关键因素;③由于继发性肝癌很少侵犯门静脉形成癌栓,肝切除术式可不必行规则性肝叶切除,确保阴性切缘的非规则性肝切除已为大家所接受,尤其是多发转移灶的切除更为适用;④伴肝门淋巴结转移较常见,手术时应做肝门淋巴结清扫。

继发性肝癌术后复发也是一个突出的问题,如大肠癌肝转移切除术后60%~70%复发,其中50%为肝内复发,是原转移灶切除后的复发还是新的转移灶在临床上难以区别。与原发性肝癌术后复发一样,继发性肝癌术后复发的首选治疗也是再切除,其手术指征基本同第一次手术。再切除率文献报道差别较大,为13%~53%,除其他因素外,这与第一次手术肝切除的范围有关,第一次如为局部切除则复发后再切除的机会较大,而第一次为半肝或半肝以上的切除则再切除的机会明显减小。

(二)肝动脉灌注化学治疗

虽然手术切除是继发性肝癌的首选治疗方法,但可切除病例仅占10%~25%,大多数患者则因病灶广泛而失去手术机会,此时肝动脉灌注化学治疗便成为这类患者的主要治疗方法。继发性肝癌的血供来源基本同原发性肝癌,即主要由肝动脉供血,肿瘤周边部分有门静脉参与供血。与全身化学治疗相比,肝动脉灌注化学治疗可提高肿瘤局部的化学治疗药物浓度,同时降低全身循环中的药物浓度,因而与全身化学治疗相比,可提高疗效而降低药物毒性作用,已有多组前瞻性对照研究证明,肝动脉灌注化学治疗对继发性肝癌的有效率显著高于全身化学治疗。肝动脉灌注化学治疗一般经全置入性药物的传递系统(DDS)实施,后者可于术中置入;也可采用放射介入的方法置入,化学治疗药物多选择氟尿嘧啶(5-FU)或氟尿嘧啶脱氧核苷(FudR),后者的肝脏清除率高于前者。文献报道,肝动脉灌注化学治疗继发性肝癌的有效率为40%~60%,部分病例可因肿瘤缩小而获得二期切除,对肿瘤血供较为丰富者加用碘油栓塞可使有效率进一步提高。但继发性肝癌多为相对低血供,这与原发性肝癌有所不同,为了增加化学治疗药物进入肿瘤的选择性,临床上有在肝动脉灌注化学治疗给药前给予血管收缩药(如血管紧张素Ⅱ等)或可降解性淀粉微球暂时使肝内血流重新分布,以达到相对增加肿瘤血流量、提高化学治疗药物分布的癌/肝比值之目的,从而进一步提高肝动脉灌注化学治疗的有效率。

前瞻性对照研究表明,与全身化学治疗相比,肝动脉灌注化学治疗虽然显著提高了治疗的有效率,但未能显著提高患者的生存率,究其原因主要是由于肝动脉灌注化学治疗未能有效控制肝外转移的发生,使得原来死于肝内转移的患者死于肝外转移。因此,对继发性肝癌行肝动脉灌注化学治疗应联合全身化学治疗(5-FU+四氢叶酸),或加大化学治疗药物的肝动脉灌注剂量,以使部分化学治疗药物因超过肝脏的清除率而"溢出"肝脏进入全身循环,联合使用肝脏清除率低的化学治疗药物,如丝裂霉素亦可达到相同作用。

（三）其他

治疗继发性肝癌的方法还有许多,如射频、微波、局部放射治疗、肝动脉化学治疗栓塞、瘤体无水酒精注射、氩氦刀等。

第七节 胆道出血

一、诊断

（一）症状

感染性胆道出血最多见,常发生在有严重的胆道感染或胆道蛔虫的基础上,突发上腹剧痛,后出现消化道大出血,经治疗后可暂时停止,但数天至两周的时间,出血又复发,大量出血可伴有休克。其次是肝外伤后发生的胆道出血,另外,还有医源性的损伤,如肝穿刺组织活检、肝穿刺置管引流、胆道手术及肝手术等。

（二）体检

面色苍白,皮肤、巩膜黄染,右上腹可有压痛,肠鸣音亢进,伴休克时,血压明显下降。

（三）实验室检查

血红蛋白和红细胞计数下降,白细胞及中性粒细胞计数升高。

（四）辅助检查

选择性肝动脉造影作为首选的方法可确定出血部位,增强计算机断层扫描对出血部位的定位也有帮助。

二、鉴别诊断

胃及十二指肠出血:常有慢性"胃病"史,出血后腹痛常减轻;胆道出血患者常有胆管炎反复发作病史,出血后腹痛常加剧,腹腔动脉造影可明确出血部位。

三、治疗原则

全身支持治疗:补充血容量,应用止血药物,纠正水电解质平衡紊乱,抗生素预防胆道感染,解痉止痛。

经皮选择性肝动脉造影及栓塞术是首选的治疗方法,特别是对病情危重、手术后胆道出血的患者,因为此种情况下实施手术的危险性较大,技术上亦较困难。

当不具备肝动脉栓塞的条件,而有大量出血时,需在较短时间的准备之后,应积极手术探查,术中清除血凝块,解除胆道梗阻,行胆总管引流,根据情况不同,目前常用的控制出血的方法如下。

（1）结扎出血的肝叶肝动脉支,当定位不够明确时,亦可结扎肝固有动脉。

（2）肝部分或肝叶切除术 对于肝外胆管出血,手术可以查清出血的来源,若出血来自胆囊,应行胆囊切除术;若出血来自肝动脉,则应切除或结扎该破溃的肝动脉支,单纯缝合胆管黏膜上的溃疡,一般不能达到止血的目的,很快又再破溃出血。手术时应同时处理胆道的病变,建立充分的胆道引流以控制感染。

第八节　慢性胆囊炎

慢性胆囊炎是胆囊慢性炎症性病变。大多数合并胆囊结石,也有少数为非结石性胆囊炎。临床上可表现为慢性反复发作性上腹部隐痛、消化不良等症状。

一、病因和发病机制

（一）病因

慢性胆囊炎多发生于胆石症的基础上,且常为急性胆囊炎的后遗症。其病因主要是细菌感染和胆固醇代谢失常。常见的病因如下。

1.胆囊结石

结石可刺激和损伤胆囊壁,引起胆汁排泌障碍。约70%慢性胆囊炎的患者胆囊内存在结石。

2.感染

感染源常通过血源性、淋巴途径、邻近脏器感染的播散和寄生虫钻入胆道而逆行带入。细菌、病毒、寄生虫等各种病原体均可引起胆囊慢性感染。慢性炎症可引起胆管上皮及纤维组织增生,引起胆管狭窄。

3.急性胆囊炎的延续

急性胆囊炎反复迁延发作,使胆囊纤维组织增生和增厚,病变较轻者,仅有胆囊壁增厚,重者可以显著肥厚、萎缩、囊腔缩小以至功能丧失。

4.化学刺激

当胆总管和胰管的共同通道发生梗阻时,胰液反流进入胆囊,胰酶原被胆盐激活并损伤囊壁的黏膜上皮。另外,胆汁排泌发生障碍,浓缩的胆盐又可刺激囊壁的黏膜上皮造成损害。

5.代谢紊乱

由于胆固醇的代谢发生紊乱,而致胆固醇沉积于胆囊的内壁上,引起慢性炎症。

（二）发病机制

1.胆管嵌顿

胆囊是胆囊管末端的扩大部分,可容胆汁30～60 mL,胆汁进入胆囊或自胆囊排出都要经过胆囊管,胆囊管长3～4 cm,直径2～3 mm,胆囊管内黏膜又形成5～7个螺旋状皱襞,使得管腔较为狭小,这样很容易使胆石、寄生虫嵌入胆囊管。嵌入后,胆囊内的胆汁就排不出来,这样,多余的胆汁在胆囊内积累,长期滞留和过于浓缩,对胆囊黏膜直接刺激而引起发炎。

2.胆囊壁缺血、坏死

供应胆囊营养的血管是终末动脉,当胆囊的出路阻塞时,由于胆囊黏膜仍继续分泌黏液,造成胆囊内压力不断增高使胆囊膨胀、积水。当胆囊缺血时，胆囊抵抗力下降，细菌就容易生长繁殖，趁机活动起来而发生胆囊炎。

3.胆汁蓄积

由于胆囊有储藏胆汁和浓缩胆汁的功能，因此胆囊与胆汁的接触时间比其他胆道长，而且，接触的胆汁浓度亦高，当此时人的胆道内有细菌时，就会发生感染，形成胆囊炎的机会当然也就增多了。

二、临床表现

（一）症状

许多慢性胆囊炎患者可无临床症状，只是在手术、体格检查时发现，称为无痛性胆囊炎。本病的主要症状为反复发作性上腹部疼痛。腹痛多发于右上腹或中上腹部，常发生于晚上和饱餐后，常呈持续性疼痛。当胆总管或胆囊管发生胆石嵌顿时，则可发生胆绞痛，疼痛一般经过 1～6 h 可自行缓解。可伴有反射性恶心、呕吐等症状，但发热和黄疸不常见，于发作的间歇期可有右上腹饱胀不适或胃部灼热、嗳气、反酸，厌油腻食物、食欲缺乏等症状。当慢性胆囊炎伴急性发作或胆囊内浓缩的黏液或结石进入胆囊管或胆总管而发生梗阻，呈急性胆囊炎或胆绞痛的典型症状。

（二）体征

体格检查可发现右上腹部压痛，发生急性胆囊炎时可有胆囊触痛或 Murphy 征阳性。当胆囊膨胀增大时，右上腹部可扪及囊性包块。

三、诊断要点

（一）症状和体征

有部分患者可无特殊症状，一般主要症状为反复发作性上腹痛。可伴有恶心呕吐等症状，于间歇期有胃部灼热、反酸等胃肠道症状，但发热黄疸不常见。查体上腹部压痛，当胆囊膨胀增大时，右上腹部可扪及囊性包块。

（二）实验室检查

血常规：白细胞总数升高。

（三）影像学检查

1.超声检查

超声检查是最重要的辅助手段，可测定胆囊和胆总管的大小，胆石的存在及囊壁的厚度，尤其对结石的诊断比较准确可靠。见图 6-1。

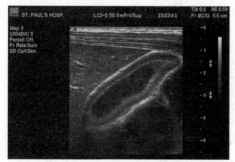

图 6-1　慢性胆囊炎

2.放射学检查

腹部 X 片可显示胆囊膨胀和阳性结石的征象,罕见的胆囊钙化(瓷瓶胆囊)有并发胆囊癌的特殊临床意义。胆囊、胆道造影术可以发现胆石胆囊变形缩小及胆囊浓缩和收缩功能不良等慢性胆囊炎征象,口服双倍量造影剂有利于胆囊显影及测定胆囊浓缩和收缩功能。

(四)放射性核素扫描

用^{99m}Tc-PMT 静脉注射行肝胆动态显像,如延迟超过 1～4 h 才显示微弱影像,而肠道排泄正常,首先考虑慢性胆囊炎。如静脉注射辛卡利特(Sincalide,人工合成缩胆囊素)0.02 mg/kg,或缩胆囊素(Cholecystokinin,CCK)后 30 min,如胆囊排除率＜40％,支持慢性胆囊炎伴胆囊收缩功能障碍的诊断。

四、治疗原则

(一)内科治疗

非结石性慢性胆囊炎患者以及结石性慢性胆囊炎患者症状较轻无反复发作者,可内科保守治疗。嘱患者平时低脂饮食,可口服消炎利胆片 6 片,每天 3 次或 33％～50％硫酸镁 10 mL,每天 3 次,另外可口服一些溶石或排石的中药。腹痛明显者可用抗胆碱能药物解除平滑肌痉挛。经常保持愉快的心情,注意劳逸结合,寒温适宜。劳累、气候突变、悲观忧虑均可诱发慢性胆囊炎急性发作。

(二)外科治疗

对于有症状特别是反复急性发作的慢性胆囊炎,伴有较大结石,胆囊积水或有胆囊壁钙化者以及反复发作胆绞痛、胆囊无功能者行胆囊切除术是一个合理的根本治疗方法,但对仅有胆绞痛的胆囊病变较轻的患者,行胆囊切除后症状多不能缓解。手术适应证有以下几点。

(1)临床症状严重,药物治疗无效,病情继续恶化,非手术治疗不易缓解的患者。

(2)胆囊肿大或逐渐增大,腹部压痛明显,腹肌严重紧张或胆囊坏疽及穿孔,并发弥漫性腹膜炎者。

(3)急性胆囊炎反复发作,诊断明确,经治疗后腹部体征加重,有明显腹膜刺激征者。

(4)化验检查,血中白细胞计数明显升高,总数在 $20×10^9$/L 以上者。

(5)黄疸加深,属胆总管结石梗阻者。

(6)畏寒、寒战、高热并有中毒休克倾向者。

第九节　胆囊结石

一、发病情况

胆囊结石是世界范围的常见病、多发病,其发病总体呈上升趋势,而且近些年的研究提示胆囊结石与胆囊癌的关系密切,因而,对胆囊结石的发病研究越来越重视,目的是找出与其发病相关的因素,以便更好地预防其发生,同时减少并发症,也可能对降低胆囊癌的发病率起到一定作用。我国胆石症的平均发病率为 8％左右，个别城市普查可高达 10％以上，而且胆石症中 80％以上为胆囊结石。

胆囊结石的发病与年龄、性别、肥胖、生育、种族和饮食等因素有关，也受用药史、手术史和其他疾病的影响。

（一）发病年龄

大多的流行病学研究表明，胆囊结石的发病率随着年龄的增长而增加。本病在儿童期少见，其发生可能与溶血或先天性胆管疾病有关。一项调查表明，年龄在 40～69 岁的 5 年发病率是低年龄组的 4 倍，高发与低发的分界线为 40 岁，各国的报道虽有一定差异，但发病的高峰年龄都在 40～50 岁这一年龄段。

（二）发病性别差异

近年来超声诊断研究结果男女发病率之比约为 1∶2，性别比例的差异主要体现在胆固醇结石发病方面，胆囊的胆色素结石发病率无明显性别差异。女性胆固醇结石高发可能与雌激素增加胆汁中胆固醇分泌、降低总胆汁酸量和活性，以及孕酮影响胆囊动力、使胆汁淤滞有关。

（三）发病与肥胖的关系

临床和流行病学研究显示，肥胖是胆囊胆固醇结石发病的一个重要危险因素，肥胖人发病率为正常体重人群的 3 倍。肥胖人更易患胆囊结石的原因在于其体内的胆固醇合成量绝对增加，或者比较胆汁酸和磷脂相对增加，使胆固醇过饱和。

（四）发病与生育的关系

妊娠可促进胆囊结石的形成，并且妊娠次数与胆囊结石的发病率呈正相关，这种观点已经临床和流行病学研究所证明。妊娠易发生结石的原因有：①孕期的雌激素增加使胆汁成分发生变化，可增加胆汁中胆固醇的饱和度；②妊娠期的胆囊排空滞缓，B 超显示，孕妇空腹时，胆囊体积增大，收缩后残留体积增大，胆囊收缩速率减小；③孕期和产后的体重变化也影响胆汁成分，改变了胆汁酸的肠肝循环促进了胆固醇结晶的形成。

（五）发病的地区差异

不同国家和地区发病率存在一定差别，西欧、北美和澳大利亚人胆石症患病率高，而非洲的许多地方胆石症罕见；我国以北京、上海、西北和华北地区胆囊结石发病率较高。国家和地区间的胆石类型亦不同，在瑞典、德国等国家以胆固醇结石为主，而英国则碳酸钙结石比其他国家发病率高。

（六）发病与饮食因素

饮食习惯是影响胆石形成的主要因素，进食精制食物、高胆固醇食物者胆囊结石的发病率明显增高。因为精制碳水化合物增加胆汁胆固醇饱和度。我国随着生活水平提高，胆囊结石发病已占胆石症的主要地位，且以胆固醇结石为主。

（七）发病与遗传因素

胆囊结石发病在种族之间的差异亦提示遗传因素是胆石症的发病机制之一。即凡有印第安族基因的人群，其胆石发病率就高。以单卵双胎为研究的对象证明，胆石症患者的亲属中发生胆石的危险性亦高，而胆石症家族内的发病率，其发病年龄亦提前，故支持胆石症可能具有遗传倾向。

（八）其他因素

胆囊结石的发病亦与肝硬化、糖尿病、高脂血症、胃肠外营养、手术创伤和应用某些药物有关。如肝硬化患者胆石症的发病率为无肝硬化的 3 倍,而糖尿病患者胆石症的发病率是无糖尿病患者的 2 倍。

二、病因及发病机制

胆囊结石成分主要以胆固醇为主,而胆囊结石的形成原因至今尚未完全清楚,目前考虑与脂类代谢、成核时间、胆囊运动功能、细菌基因片段等多种因素密切相关。

人类对于胆囊结石形成机制的研究已有近百年历史,并且在很长的一段时间内一直处于假说的水平。20 世纪 60 年代 Small 等人提出胆囊结石中胆固醇的主要成分是其单水结晶,胆囊结石的形成实际上是单水结晶形成、生长、凝固和固化的结果。他们并对胆汁中胆固醇的溶解过程进行了详细的研究,最终发现胆固醇与胆盐、磷脂酰胆碱三者以微胶粒的形式溶解于胆汁中,并且于 1968 年提出了著名的"Admriand-Small"三角理论。1979 年 Holan 等在实验中将人体胆汁进行超速离心,用偏光显微镜观察胆汁中出现单水结晶所需的时间即"成核时间",发现胆囊结石患者胆汁的成核时间要明显短于正常胆汁成核时间,在正常的胆囊胆汁其成核时间平均长达 15 d,因而胆汁中的胆固醇成分可通过胆管系统而不致被析出;相反,胆囊结石患者的胆汁,其成核时间可能缩短至 2.9 d。目前显示胆汁中的黏液糖蛋白、免疫球蛋白等均有促成核的作用。至于抑制成核时间的物质可能与蛋白质成分有关,多为小分子蛋白质,但具体性质尚未确定。因而初步发现胆囊结石的形成与胆汁中胆固醇过饱和的程度无关。其实验结果明显与 Small 等研究结果相矛盾,这样使胆石成因的研究工作一度处于停顿状态。

在以后的胆石成因探讨中,人们发现胆囊结石的形成不仅与胆固醇有关,而且与细菌感染存在一定的联系,细菌在胆石形成中的作用开始被重视。过去的结果显示细菌在棕色结石的病因发生中具有至关重要的作用,较典型的证据是细菌多在胆总管而非胆囊中发生。然而形成鲜明对照的是进行胆囊结石手术的患者 10%~25% 可得到胆汁阳性细菌培养结果,并发胆囊炎时则更高。但由于过去人们把研究目标集中到胆囊结石中的主要成分胆固醇上,细菌在其发生中的作用被忽略了。Vitetta 终于注意到了这一点,并在胆囊结石相关胆汁中发现了胆色素沉积,他通过进一步研究发现近半数的胆囊结石尽管胆固醇是其主要成分,但在其核心都存在着类似胆色素样的沉积,这其中一部分甚至是胆汁细菌培养阴性的患者。Stewart 用扫描电镜也发现细菌不仅存在于色素型胆囊结石中,而且也存在于混合型胆囊结石中。在这诸多探讨中,Goodhart 的研究应当说是最为接近的,在他实验中约半数无症状胆囊结石患者的胆石、胆汁及胆囊壁培养出有丙酸杆菌生长,但最为可惜的是当时由于培养出的细菌浓度较低和缺乏应有的生物学性状,最终把实验结果归结于细菌污染而没有进行更深入的探讨。

无论前人的研究如何接近,由于受研究方法的限制一直没有从胆囊结石中可靠地繁殖到大量细菌,而且用传统方法所培养出来的细菌往往不能代表原始的菌群,因此只有在方法上改进才能使这一研究得以深入。现代分子生物学的飞速发展为胆囊结石成因的探讨提供了新途径,尤其是具有细菌"活化石"之称的 16S rRNA 的发现,为分析胆囊结石形成中的细菌序列同源性提供了有力手段。Swidsinsk 通过对 20 例胆汁培养阴性患者的胆囊结石标本行聚合酶链式反应扩增,结果在胆固醇含量 70%~80% 的 17 例中 16 例发现有细菌基因片段存在,而胆固醇含量在 90% 以上的 3 例患者则未发现细菌 DNA。此后细菌在胆囊结石形成中的作用才真正被人们所关注,有关该方面的报道日渐增多。由此认为细菌是胆石症患者结石中一个极其重要的分离物,初步揭示了细菌在胆石症的形成初期具有重要作用。然而由于 16S rRNA 的同源性分析仅适合属及属以上细菌菌群的亲缘关系,因此该方法并不能彻底确定细菌的具体种类,也就无法确定不同细菌在胆囊结石形成中的不同作用。因此确定胆囊结石形成中细菌的种类成为胆石成因研究中的关键问题。而目前只有在改良传统培养方法的基础上,确定常见的胆囊结石核心细菌菌种,才能设计不同的引物,进行更深入的探讨。

国内学者通过对胆固醇结石与载脂蛋白 B 基因多态性的关系研究,发现胆固醇组 X$^+$ 等位基因频率明显高于对照组,并且具有 X$^+$ 等位基因者其血脂总胆固醇、低密度脂蛋白胆固醇及 ApoB 水平显著高于非 X$^+$ 者,提示 X$^+$ 等位基因很可能是胆固醇结石的易感基因。

三、临床表现

约 60% 的胆囊结石患者无明显临床表现,于查体或行上腹部其他手术而被发现。当结石嵌顿引起胆囊管梗阻时,常表现为右上腹胀闷不适,类似胃炎症状,但服用治疗胃炎药物无效,患者多厌油腻食物;有的患者于夜间卧床变换体位时,结石堵塞于胆囊管处暂时梗阻而发生右上腹和上腹疼痛,因此部分胆囊结石患者常有夜间腹痛。

因胆囊结石多伴有轻重不等的慢性胆囊炎,疼痛可加剧而不缓解,可引起化脓性胆囊炎或胆囊坏疽、穿孔,而出现相应的症状与体征。胆囊结石可排入胆总管而形成继发性胆总管结石、胆管炎。

当胆囊结石嵌顿于胆囊颈或胆囊管压迫肝总管和胆总管时,可引起胆管炎症、狭窄、胆囊胆管瘘,也可引起继发性胆总管结石及急性重症胆管炎,这是一种少见的肝外梗阻性黄疸,国外报道其发生率为0.7%～1.8%,国内报道为 0.5%～0.8%。

四、鉴别诊断

(一)慢性胃炎

慢性胃炎主要症状为上腹闷胀疼痛、嗳气、食欲减退及消化不良史。纤维胃镜检查对慢性胃炎的诊断极为重要,可发现胃黏膜充血、水肿、黏膜色泽变为黄白或灰黄色、黏膜萎缩。肥厚性胃炎可见黏膜皱襞肥大,或有结节并可见糜烂及表浅溃疡。

(二)消化性溃疡

有溃疡病史,上腹痛与饮食规律性有关,而胆囊结石及慢性胆囊炎往往于进食后疼痛加重,特别进高脂肪食物。溃疡病常于春秋季节急性发作,而胆石性慢性胆囊炎多于夜间发病。钡餐检查及纤维胃镜检查有明显鉴别价值。

(三)胃神经官能症

虽有长期反复发作病史,但与进食油腻无明显关系,往往与情绪波动关系密切。常有神经性呕吐,每于进食后突然发生呕吐,一般无恶心,呕吐量不多且不费力,吐后即可进食,不影响食欲及食量。本病常伴有全身性神经官能症状,用暗示疗法可使症状缓解,鉴别不难。

(四)胃下垂

本病可有肝、肾等其他脏器下垂。上腹不适以饭后加重,卧位时症状减轻,立位检查可见中下腹部胀满,而上腹部空虚,有时可见胃型并可有振水音,钡餐检查可明确诊断。

(五)肾下垂

常有食欲不佳、恶心呕吐等症状,并以右侧多见,但其右侧上腹及腰部疼痛于站立及行走时加重,可出现绞痛,并向下腹部放射。体格检查时分别于卧位、坐位及立位触诊,如发现右上腹肿物因体位改变而移位则对鉴别有意义,卧位及立位肾 X 线平片及静脉尿路造影有助于诊断。

（六）迁延性肝炎及慢性肝炎

本病有急性肝炎病史,尚有慢性消化不良及右上腹不适等症状,可有肝大及肝功不良,并在慢性肝炎可出现脾肿大、蜘蛛痣及肝掌,B 超检查胆囊功能良好。

（七）慢性胰腺炎

常为急性胰腺炎的后遗症,其上腹痛向左肩背部放射,X 线平片有时可见胰腺钙化影或胰腺结石,纤维十二指肠镜检查及逆行胆胰管造影对诊断慢性胰腺炎有一定价值。

（八）胆囊癌

本病可合并有胆囊结石。本病病史短,病情发展快,很快出现肝门淋巴结转移及直接侵及附近肝组织,故多出现持续性黄疸。右上腹痛为持续性,症状明显时多数患者于右上腹肋缘下可触及硬性肿块,B 超及计算机断层扫描检查可帮助诊断。

（九）肝癌

原发性肝癌如出现右上腹或上腹痛多已较晚,此时常可触及肿大并有结节的肝脏。B 超检查,放射性核素扫描及计算机断层扫描检查分别可发现肝脏有肿瘤图像及放射缺损或密度减低区,甲胎蛋白阳性。

五、治疗

胆囊结石的治疗方法很多,自 1882 年 Langenbuch 在德国实行了第一例胆囊切除术治疗胆囊结石以来,已沿用了一百多年,目前仍不失为一种安全有效的治疗方法。但对患者和医师来讲,手术毕竟不是最理想的方案,因此这一百多年来,医务工作者不断探讨非手术治疗胆囊结石的方法,如溶石、碎石、排石等,但均有其局限性和不利因素。

（一）非手术治疗

1.溶石治疗

自 1891 年 Walker 首创乙醚溶石治疗以来,医务工作者不断探讨溶石药物如辛酸甘油三酯、甲基叔丁醚等。它们在体外溶石试验具有一定的疗效,但体内效果不佳,且具有一定的毒性,而这种灌注溶石的药物在临床适用术后由 T 管灌注治疗胆管残余结石,而对胆囊结石进行溶解则需要穿刺插管再灌注的方法,其复杂性不亚于手术,且溶石后易再复发。

1972 年美国的 Danzinger 等用鹅去氧胆酸溶解胆囊结石取得成功以来,鹅去氧胆酸、熊去氧胆酸作为口服溶石方法一直被人们沿用,其机制是通过降低胆固醇合成限速酶、还原酶的活性,降低内源性胆固醇的合成,扩大胆酸池,减少胆固醇吸收与分泌,因而使胆固醇结晶在不饱和胆汁中得以溶解,达到溶石目的。但溶石率较低且用药时间长,费用高。1983 年全美胆石协作组报道连续服药 2 年完全溶石率只达 5%～13%,停药后复发率达 50%,且多在 1～2 年内复发,此二药对肝脏具有一定的毒性,可导致 GTP 升高、腹泻、肝脏和血浆胆固醇的蓄积。

2.体外冲击波碎石术

20 世纪 70 年代中期慕尼黑大学医学院首先采用体外冲击波碎石方法治疗肾结石以来,得到广泛应用。在此基础上 1984 年医务工作者对胆石也采用体外冲击波碎石的方法治疗胆囊结石,但实验和临床结果表明其与肾结石碎后排石截然不同,胆结石不易排出体外,其原因有:胆汁量明显少于尿量而较黏稠;胆囊管较细,一般内径在 0.3 cm 左右,内有多数螺旋瓣,而且多数有一定的迂曲,阻碍了破碎结石的排出;体外震波碎石后,胆囊壁多半受到冲击导致水肿充血,影响胆囊的收缩,进而导致胆囊炎发作,所以部分病例,在碎石后常因同时发生急性胆囊炎而行急诊胆囊切除术,所以体外震波碎石术对胆囊结石的治疗目前已较少应用,对肝内结石、胆总管单发结石尚有一定疗效。

(二)手术治疗

鉴于上述非手术治疗未获满意的效果,所以一百多年来胆囊切除术治疗胆囊结石一直被公认为有效措施。

1.胆囊切开取石术

简化手术方法的同时治疗外科疾病,一直是外科医师努力奋斗的目标。胆囊切开取石与胆囊切除相比确实创伤小、简便,但对于胆囊结石的治疗是一个不可取的方法。因为胆囊结石的形成是多因素作用的结果,一是胆汁成分的改变,二是胆囊运动功能的障碍,三是感染因素。另外胆囊本身分泌的黏蛋白等多种因素导致胆石的形成,胆囊切开取石术后胆囊周围的粘连无疑增加了胆囊运动功能的障碍,影响胆囊的排空,同时增加了感染因素,所以切开取石术后胆石复发率较高。因此,笔者认为胆囊切开取石只适用于严重的急性胆囊结石,胆囊壁的炎症和周围粘连,导致手术时大量渗血,胆囊三角解剖关系不清,易造成胆管损伤。这种患者可采用切开取石胆囊造瘘,待手术3个月到半年后再次行胆囊切除术。目前随着影像学的发展,有人采用硬质胆管镜在B超定位下经皮肝胆囊穿刺取石,虽然手术创伤进一步缩小,但仍存在着上述缺点,且操作难度大,故不易推广,适应证与胆囊切开取石相同。

2.开腹胆囊切除术

(1)适应证:胆囊结石从临床症状上大致分为三类。第一类为无症状胆囊结石;第二类具有消化不良表现,如食后腹胀、剑下及右季肋隐痛等症状的胆囊结石;第三类具有典型胆绞痛的胆囊结石。从临床角度上讲,除第一类无症状的胆囊结石外,第二、第三类患者均为手术适应证。所谓无症状胆囊结石是指无任何上腹不适的症状,而是由于正常查体或其他疾病检查时发现胆囊结石的存在,这一类胆囊结石的患者是否行切除术具有一定的争议。无症状胆石可以不采用任何治疗,包括非手术疗法在内,但是随着胆囊结石病程的延长,多数患者所谓无症状胆石会向有症状发展,加之近年来胆囊结石致胆囊癌的发病率有增高趋势,故无症状胆囊结石是否需要手术治疗是一值得探讨的问题。胆囊结石并发症随着年龄增长而升高,故所谓"静止"的胆囊结石终生静止者很少,70%以上会发生一种或数种并发症而不再静止,且随着年龄的增长,癌变的风险增加。胆囊结石并发胆囊炎很少有自行痊愈的可能,因此,现在比较一致的意见是有条件地施行胆囊切除术,即选择性预防性的胆囊切除术。综合国内外的研究,以下胆石患者应行预防性胆囊切除术:年龄大于50岁的女性患者;病程有5年以上者;B超提示胆囊壁局限性增厚;结石直径在2 cm以上者;胆囊颈部嵌顿结石;胆囊萎缩或囊壁明显增厚;瓷器样胆囊;以往曾行胆囊造瘘术。

(2)手术方法:有顺行胆囊切除术、逆行胆囊切除术、顺逆结合胆囊切除术之分。对Calot三角粘连过多、解剖不明者,多采用顺逆结合法进行胆囊切除,既能防止胆囊管未处理而导致胆囊内的小结石挤压至胆总管,又能减少解剖不清造成的胆管或血管损伤。下面以顺逆结合法为例介绍胆囊切除术。

麻醉和体位:常用持续硬膜外腔阻滞麻醉,对高龄、危重以及精神过于紧张者近年来选择全身麻醉为妥。患者一般取仰卧位,不需背后加垫或使用腰桥。

切口:可采用右上腹直或斜切口。多选用右侧肋缘下斜切口,此种切口对术野暴露较满意、术后疼痛轻,而且很少发生切口裂开、切口疝或肠粘连梗阻等并发症。切口起自上腹部中线,距肋缘下 3～4 cm 与肋弓平行向右下方,长度可根据患者的肥胖程度、肝脏高度等具体选择。

显露胆囊和肝十二指肠韧带。

游离胆囊管:将胆囊向右侧牵引,在 Calot 三角表面切开肝十二指肠韧带腹膜,沿胆囊管方向解剖分离,明确胆囊管、肝总管和胆总管三者的关系。穿过 4 号丝线靠近胆囊壁结扎胆囊管,并用作牵引,胆囊管暂不离断。

游离胆囊动脉:在胆囊管的后上方 Calot 三角内解剖分离找到胆囊动脉,亦应在靠近胆囊壁处结扎。若局部炎性粘连严重时不要勉强解剖胆囊动脉,以防不慎离断回缩后出血难止或损伤肝右动脉。

游离胆囊:自胆囊底部开始,距肝脏约 1 cm 切开胆囊浆膜层,向体部用钝性结合锐性法从肝床上分离胆囊壁,直至胆囊全部由胆囊窝游离。此时再明确胆囊动脉的位置、走行,贴近胆囊壁离断胆囊动脉,近心端双重结扎;另外,仅剩的胆囊管在距胆总管约 0.5 cm 处双重结扎或缝扎。

对于胆囊结石并慢性炎症很重及肥胖的病例,胆囊壁明显水肿、萎缩或坏死,Calot 三角处脂肪厚、解剖关系难辨,胆囊从肝床上分离困难,可做逆行切除或胆囊大部切除术。逆行切除游离胆囊至颈部时不必勉强分离暴露胆囊动脉,在靠近胆囊壁处钳夹、切断、结扎胆囊系膜即可,只留下胆囊管与胆囊和胆总管相连时较容易寻找其走行便于在适当部位切断结扎。有时胆囊炎症反复发作后 Calot 三角发生明显的纤维化,或胆囊壁萎缩纤维化与肝脏紧密粘连,不适宜勉强行常规的胆囊切除术,可行胆囊大部切除术,保留小部分后壁,用电刀或用石炭酸烧灼使黏膜坏死。胆囊管距胆总管适当长度予以结扎,留存的胆囊壁可缝合亦可敞开。

胆囊床的处理:慢性胆囊炎的胆囊浆膜层往往较脆,切除后缝合胆囊床困难,是否缝合存在争议。主张缝合的理由是防止出血和预防术后粗糙的胆囊床创面引起粘连性肠梗阻,但是依作者的经验,胆囊去除后对胆囊窝创面认真地用结扎或电凝止血、用大网膜填塞创面,数百例患者不缝合胆囊床无一例发生此类并发症。

放置引流管:在 Winslow 孔处常规放置双套管引流,自右侧肋缘下腋中线处引出体外。对于病变较复杂的胆囊切除术,应常规放置引流,这样可减少渗出液吸收,减轻局部和全身并发症。另外,胆囊切除术后大量渗胆和胆外瘘仍有发生的报道,引流在其诊治方面可起重要作用。

部分胆囊结石患者同时合并胆管结石,当有下列指征时,应在胆囊切除术后行胆总管探查术:既往有梗阻性黄疸病史;有典型的胆绞痛病史,特别是有寒战和高热病史;B 超、磁共振胰胆管成像、经皮肝穿刺胆管造影检查发现胆总管扩张或胆总管结石;手术中扪及胆总管内有结石、蛔虫或肿瘤;手术中发现胆总管扩张大于 1.5 cm,胆管壁炎性增厚;术中行胆管穿刺抽出脓性胆汁、血性胆汁、或胆汁内有泥沙样胆色素颗粒;胰腺呈慢性炎症而无法排除胆管内有病变者。

3.腹腔镜胆囊切除术

自 1987 年法国 Mouret 实行了第一例腹腔镜胆囊切除术,短短的十余年间腹腔镜胆囊切除术迅速风靡全世界,同时也促进了微创外科的发展。腹腔镜胆囊切除术有创伤小、恢复快、方法容易掌握等优点,其手术适应证基本同开腹胆囊切除术。但是必须清楚地认识到腹腔镜不能完全代替开腹胆囊切除术,有些报道腹腔镜胆囊切除术合并胆管损伤率明显高于开腹手术,所以腹腔镜胆囊切除术是具有一定适应证的,特别是对于初学者应选择胆囊结石病程短、B 超提示胆囊壁无明显增厚的胆囊结石患者。腹腔镜探查时若发现胆囊周围粘连较重,胆囊三角解剖不清,应及时中转开腹手术。即使对于熟练者也应有一定的选择,对于老年、病程长、胆囊壁明显增厚、不排除早期癌变者,最好不要采用腹腔镜手术,以免延误治疗。

第十节　原发性胆囊癌

1777 年 Stoll 首先报道了尸检发现的 3 例胆囊癌。1890 年 Hochengy 成功地进行了第一例胆囊癌切除术。1894 年 Aimes 综述分析了胆囊癌的病史、临床特点及凶险预后。1932 年报道了胆囊癌经扩大切除邻近肝脏后生存 5 年的病例。国内自 1941 年首次报道,到目前报道病例已达 2 400 多例。近些年原发性胆囊癌(primary gallbladder carcinoma,PGC)越来越多地受到关注。

一、流行病学

(一)发病率

受多种因素的影响,目前胆囊癌尚无确切的发病率统计数字。不同国家、不同地区及不同种族之间发病率有着明显差异。

世界上发病率最高的国家为玻利维亚和墨西哥等。美国胆囊癌的发病率为(2.2～2.4)/10 万,占消化道恶性肿瘤发病率及病死率第五位,每年有 4 000～6 500 人死于胆囊癌。法国胆囊癌的发病率为男性 0.8/10 万,女性 1.5/10 万。欧美等国胆囊癌手术占同期胆管手术的4.1%～5.6%。而同在美国,白人发病率明显高于黑人,印第安人更高。美国印第安女性的胆囊癌是最常见肿瘤的第三位。

原发性胆囊癌发病在我国占消化道肿瘤第 5～6 位,胆管肿瘤的首位。但目前其发病率的流行病学调查仍无大宗资料。第七届全国胆管外科学术会议 3 875 例的资料表明,胆囊癌手术占同期胆管手术的0.96%～4.9%;近 10～15 年的患病调查显示,我国大部分地区呈递增趋势,尤以陕西、河南两省较高,而国外有报道近年发病率无明显变化。

(二)发病年龄和性别

胆囊癌的发病率随年龄增长而增多。我国胆囊癌的发病年龄分布在 25～87 岁,平均 57 岁,50 岁以上者占 70%～85%,发病的高峰年龄为 50～70 岁,尤以 60 岁左右居多。同国外相比,发病高发年龄与日本(50～60 岁)相近,比欧美(68～72 岁)年轻。文献报道,国外发病年龄最小者12 岁,国内最小者 15 岁。

胆囊癌多见于女性,女性与男性发病率之比为(2.5～6):1。有研究认为与生育次数、雌激素及口服避孕药无关,但另有研究发现胆囊癌的发病与生育次数有关。

(三)种族和地理位置分布

不同人种的胆囊癌发病率亦不相同。美籍墨西哥人及玻利维亚人发病率高。在玻利维亚的美洲人后裔中,种族是胆囊癌的一个非常危险的因素,其中 Aymara 人比非 Aymara 人的发病率高15.9 倍。美洲印第安人也是高发种族。

不同地域胆囊癌的发病情况各有不同。在我国西北和东北地区发病率比长江以南地区高,农村比城市高。智利是胆囊癌病死率最高的国家,约占所有肿瘤死亡人数的 6.7%,胆囊癌是发病率仅次于胃癌的消化道肿瘤。该病在瑞士、捷克、墨西哥、玻利维亚发病率较高,而在尼日利亚和新西兰毛利人中极其罕见。

（四）与职业和生活习惯的关系

调查表明，与胆囊癌发病有关的职业因素包括印染工人、金属制造业工人、橡胶工业从业人员、木材制成品工人。以上职业共同的暴露因素是芳香族化合物。

国外病例对照研究表明，总热量及糖类摄入过多与胆囊癌的发生呈正相关，而纤维素、维生素 C、维生素 B_6、维生素 E 及蔬菜水果能减少胆囊癌发病的危险性。还有研究表明，常吃烧烤肉食者患胆囊癌的危险性增高。

调查还显示了随肥胖指数增加，胆囊癌发病危险性增高。

二、病因

胆囊癌的病因尚未完全清楚，可能与下列因素有关。

（一）胆囊结石与胆囊癌

1.流行病学研究

原发性胆囊癌和胆囊结石患者在临床上有密切联系，40％～100％的胆囊癌患者合并胆囊结石，引起了临床医师和肿瘤研究人员的高度重视。一项国际协作机构调查表明，在校正混杂因素如年龄、性别、调查单位影响、受教育程度、饮酒和抽烟以后，胆囊癌的高危因素最重要的是胆囊临床症状史，另外还有体重增加、高能量饮食、高糖类摄入和慢性腹泻，这些危险因素均与胆囊结石发病相关，提示胆囊结石是胆囊癌发病的主要危险因素。从胆囊结石方面分析，胆囊结石患者有 1％～3％合并胆囊癌，老年女性患者的 20 年累积发病危险率为 0.13％～1.5％。

综合流行病学资料可以看出，胆囊结石合并胆囊癌以下列情况多见：①老年人；②女性；③病程长；④结石直径大于 2 cm；⑤多发结石或充满型结石；⑥胆囊壁钙化；⑦胆囊壁明显增厚或萎缩；⑧合并胆囊息肉样病变；⑨Mirizzi 综合征。以上情况可视为原发性胆囊癌的高危因素，要积极治疗胆囊结石。

2.临床病理学研究

流行病学调查结果使得人们认识到有必要探讨胆囊结石和胆囊癌发病关系的病理学机制。已经确认正常黏膜向癌的发展过程中，黏膜上皮的不典型增生是重要的癌前病变，在消化道肿瘤发生中占重要地位。于是，有学者从这方面着手研究。Duarte 等对 162 例结石病胆囊标本的研究发现，不典型增生占 16％，原位癌占 2.7％。类似的一些研究也提示胆囊癌的发生是由单纯增生、不典型增生、原位癌到浸润癌的渐进过程，胆囊癌与黏膜上皮的不典型增生高度相关，而有结石患者胆囊黏膜不典型增生发生率显著高于非结石性胆囊炎，结石慢性刺激可能是这种癌前病变的重要诱因。

3.分子生物学等基础研究

胆囊结石所引起的黏膜不典型增生和胆囊癌组织中，有 K-ras 基因的突变和突变型 p53 基因蛋白的过表达。从正常黏膜、癌前病变到癌组织，突变型 p53 蛋白表达逐渐增高。对多种肿瘤基因产物和生长因子（如 ras、p21、c-myc、erbB-2、表皮生长因子、转化生长因子 β）表达的研究表明，不仅胆囊癌组织中有多种肿瘤相关基因和生长因子的改变，而且在结石引起的慢性胆囊炎组织中，同样也有多种值得重视的变化。但是，也有观点认为炎症改变的程度与癌基因的活化并无正相关关系。

在慢性结石性胆囊炎中受损伤的细胞如果不能通过凋亡及时清除，损伤修复反复发生，长期可引起基因突变，胆囊癌发生。在对胆囊癌的研究中发现，从单纯性增生到轻、中、重度不典型增生及原位癌、浸润癌，AgNOR 颗粒计数、面积和 DNA 倍体含量、非倍体细胞百分比均逐渐升高。说明结石引起的黏膜损害细胞增生旺盛，有癌变的倾向。

胆囊结石患者胆汁中细菌培养阳性率明显高于无结石者，胆囊结石核心中发现细菌的基因片段，说明了胆囊结石的生成中有细菌参与，而研究发现胆囊癌组织中有细菌的基因片段，与结石中的菌谱相同。应该考虑某些细菌如厌氧菌、细菌 L 型在结石性胆囊炎向胆囊癌转化中的作用，强调胆囊结石治疗中的抗菌问题。

胆石所引起的胆囊黏膜损伤与胆囊癌发生发展之间存在着极密切的关系。虽然从本质上未能直接找到结石致癌的证据，但是合理治疗胆囊结石对预防胆囊癌无疑是有价值的。

（二）胆囊腺瘤与胆囊癌

Kozuka 等根据 1 605 例手术切除的胆囊标本行病理组织学检查，提出以下六点证明腺瘤是癌前病变：①组织学可见腺瘤向癌移行；②在腺癌组织中有腺瘤成分；③随着腺瘤的增大，癌发生率明显增加；④患者的发病年龄从腺瘤到腺癌有递增的趋势；⑤良性肿瘤中有 94％的肿瘤直径小于 10 mm，而恶性肿瘤中有 88％的肿瘤直径大于 10 mm；⑥患腺瘤或浸润癌的患者中女性居多。研究发现，腺瘤的恶变率为 28.5％，其中直径大于 1.5 cm 的占 66.6％，大于 1 cm 的占 92.9％，合并结石的占 83.3％，并发现腺肌增生症及炎性息肉癌变 1 例。研究表明胆囊腺瘤无论单发还是多发，都具有明显的癌变潜能，一般认为多发性、无蒂、直径大于 1 cm 的腺瘤和伴有结石的腺瘤以及病理类型为管状腺瘤者，癌变概率更大。但是，对胆囊腺瘤癌变也有不同的观点，理由是在其研究中发现胆囊腺瘤与胆囊癌的基因方面的异常改变并不相同。

（三）胆囊腺肌病与胆囊癌

胆囊腺肌病以胆囊腺体和平滑肌增生为特征，近年来的临床观察和病理学研究发现其为癌前病变，或认为其具有癌变倾向。因此，即使不伴有胆囊结石也应行胆囊切除术。

（四）异常胆胰管连接与胆囊癌

异常胆胰管连接（anomalous junction of pancreaticobiliary duct，AJPBD）是一种先天性疾病，主胰管和胆总管在十二指肠壁外汇合。由于结合部位过长及缺少括约肌而造成两个方向的反流，相应地引起了多种病理改变。Babbit 于 1969 年发现 AJPBD 且无胆管扩张的患者常合并胆囊癌。以后的临床研究大多证实了 AJPBD 患者中胆囊癌的发病率显著高于胆胰管汇合正常者。AJPBD 患者胆系肿瘤高发的机制尚不清楚，近年来对 AJPBD 患者的胆管上皮的基因改变研究甚多，结果发现 AJPBD 患者胆胰混合液对胆管上皮细胞具有诱变性，胆囊黏膜上皮增生活跃且 K-ras 基因突变，使其遗传性改变，最终发生癌变，并且在胆管上皮细胞形态学变化之前遗传物质已经发生变化。

（五）Mirizzi 综合征与胆囊癌

Mirizzi 综合征是因胆囊管或胆囊颈部结石嵌顿或合并炎症所致梗阻性黄疸和胆管炎，是胆囊结石的一种少见并发症，占整个胆囊切除术的 0.7％～1.4％。Redaelli 等对 1759 例行胆囊切除术的患者进行回顾性研究，发现了 18 例 Mirizzi 综合征，其中有 5 例（27.8％）伴发胆囊癌，而所有标本中有 36 例（2％）发现胆囊癌，两者间有显著差异。18 例患者中有 12 例肿瘤相关抗原 CA19-9 上升，而 5 例合并胆囊癌者更为明显，与无 Mirizzi 综合征者有显著差异。大多数学者认为胆囊结石可以引起胆囊黏膜持续性损害，并可导致胆囊壁溃疡和纤维化，上皮细胞对致癌物质的防御能力降低，加上胆汁长期淤积有利于胆汁酸向增生性物质转化，可能是胆囊癌高发的原因，而 Mirizzi 综合征包含了上述所有的病理变化。

（六）其他

有研究证明腹泻是胆结石的危险因素,有腹泻者患胆囊癌的危险性是无腹泻者的 2 倍;手术治疗消化性溃疡与胆囊癌的发病有关,有手术史者患胆囊癌的危险性是对照组的 3 倍,而内科治疗者较对照组无明显增加;胆囊癌的发生还与家族史、伤寒杆菌、溃疡性结肠炎、接触造影剂及"瓷样"胆囊有关。胆总管囊肿行内引流术后患者有较高的胆管癌肿发生率。

还有一些因素被认为与胆囊癌的发生有关,溃疡性结肠炎的患者,胆管肿瘤的发生率约为一般人群的 10 倍,其发病机制尚不清楚,可能与胆汁酸代谢的异常有关。胆管梗阻感染,可能使胆汁中的胆酸转化成去氧胆酸和石胆酸,后者具有致癌性。胃肠道梭形芽孢杆菌可将肝肠循环中的胆汁酸还原成化学结构上与致癌物质相似的 3-甲基胆蒽,也可能是胆管癌诱发因素之一。

三、临床表现

原发性胆囊癌早期无特异性症状和体征,常表现为患者已有的胆囊或肝脏疾病,甚至是胃病的临床特点,易被忽视。大多数以上腹疼痛、不适为主诉,继而发生黄疸、体重减轻等。西安某医院的资料显示有 34.3% 的患者查体时可触及胆囊包块,黄疸发生率为 38.8%,有 45.8% 的病例体重明显下降。以上表现往往是肝胆系统疾病所共有的,而且一旦出现常常已到胆囊癌的中晚期,故在临床上遇到这些表现时要考虑到胆囊癌的可能性,再做进一步的检查。

胆囊癌起病隐匿,无特异性表现,但并非无规律可循。按出现频率由高至低临床表现依次为腹痛、恶心呕吐、黄疸和体重减轻等。临床上可将其症状群归为五大类疾病的综合表现:①急性胆囊炎,某些病例有短暂的右上腹痛、恶心、呕吐、发热和心悸病史,提示急性胆囊炎;约 1% 因急性胆囊炎手术的病例有胆囊癌存在,此时病变常为早期,切除率高,生存期长。②慢性胆囊炎,许多原发性胆囊癌的患者症状与慢性胆囊炎类似,很难区分,要高度警惕良性病变合并胆囊癌,或良性病变发展为胆囊癌。③胆管恶性肿瘤,一些患者可有黄疸、体重减轻、全身情况差、右上腹痛等,肿瘤病变常较晚,疗效差。④胆管外恶性肿瘤征象,少数病例可有恶心、体重减轻、全身衰弱,以及内瘘形成或侵入邻近器官症状,本类肿瘤常不能切除。⑤胆管外良性病变表现,少见,如胃肠道出血或上消化道梗阻等。

（一）慢性胆囊炎症状

30%～50% 的病例有长期右上腹痛等慢性胆囊炎或胆结石症状,在鉴别诊断上比较困难。慢性胆囊炎或伴结石的患者,年龄在 40 岁以上,近期右上腹疼痛变为持续性或进行性加重并有较明显的消化障碍症状者;40 岁以上无症状的胆囊结石,特别是较大的单个结石患者,近期出现右上腹持续性隐痛或钝痛;慢性胆囊炎病史较短,局部疼痛和全身情况有明显变化者;胆囊结石或慢性胆囊炎患者近期出现梗阻性黄疸或右上腹可扪及肿块者,均应高度怀疑胆囊癌的可能性,应做进一步检查以明确诊断。

（二）急性胆囊炎症状

占胆囊癌的 10%～16%,这类患者多系胆囊颈部肿瘤或结石嵌顿引起急性胆囊炎或胆囊积脓。此类患者的切除率及生存率均较高,其切除率为 70%,但术前几乎无法诊断。有些患者按急性胆囊炎行药物治疗或单纯胆囊造瘘而误诊。故对老年人突然发生的急性胆囊炎,尤其是以往无胆管系统疾病者,应特别注意胆囊癌的可能性争取早行手术治疗,由于病情需要必须做胆囊造瘘时,亦应仔细检查胆囊腔以排除胆囊癌。

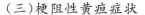

（三）梗阻性黄疸症状

部分患者是以黄疸为主要症状而就诊,胆囊癌患者中有黄疸者占 40% 左右。黄疸的出现提示肿瘤已侵犯胆管或同时伴有胆总管结石,这两种情况在胆囊癌的切除病例中都可遇到。因此胆囊癌患者不应单纯黄疸而放弃探查。

（四）右上腹肿块

肿瘤或结石阻塞胆囊颈部,可引起胆囊积液、积脓,使胆囊胀大,这种光滑而有弹性的包块多可切除,且预后较好。但硬而呈结节状不光滑的包块为不能根治的晚期癌肿。

（五）其他

肝大、消瘦、腹水、贫血都可能是胆囊癌的晚期征象,表明已有肝转移或胃十二指肠侵犯,可能无法手术切除。

四、诊断

（一）症状和体征

前已述及,胆囊癌临床表现缺乏特异性,其早期征象又常被胆石症及其并发症所掩盖。除了首次发作的急性胆囊炎得以确诊外,一般情况根据临床表现来做到早期诊断非常困难。因而,无症状早诊显得甚为重要。而要做到此点,必须对高危人群密切随访,如静止性胆囊结石、胆囊息肉、胆囊腺肌增生症等患者,必要时积极治疗以预防胆囊癌。

（二）影像学检查

1.X 线造影检查

早年的 X 线造影检查常用口服胆管造影,胆囊癌患者往往表现为胆囊不显影或显影很差,现在由于更多快速、先进的方法普及,已基本不用。血管造影诊断准确率高,但胆囊动脉显影并不常见,需要通过超选择性插管,胆囊动脉可有僵硬、增宽、不规则而且有间断现象,出现典型的肿瘤血管时可确诊,但此时大多是晚期,肿瘤不能切除。

2.超声诊断

超声诊断是诊断本病最常用也是最敏感的检查手段,包括常规超声、内镜超声、彩色多普勒等。能检出绝大多数病变,对性质的确定尚有局限。B 超检查目前仍是应用最普遍的方法,它简便、无创、影像清晰,对微小病变识别能力强,可用于普查及随访。但对定性诊断和分期帮助不大,易受到肥胖和胃肠道气体干扰,有时有假阳性和假阴性结果。因胆囊癌的病理类型以浸润型为多,常无肿块,易漏诊,故要警惕胆囊壁不规则增厚的影像特征。近年发展的超声内镜检查法通过内镜将超声探头直接送入胃十二指肠检查胆囊,不受肥胖及胃肠道气体等因素干扰,对病灶的观察更细微。其分辨率高,成像更清晰,可显示胆囊壁的三层结构,能弥补常规超声的不足,对微小病变确诊和良恶性鉴别诊断价值高,但设备较昂贵,而且作为侵入性检查,难免有并发症发生。彩色多普勒检查可显示肿瘤内部血供,根据病变中血流状况区别胆囊良恶性病变,敏感度和特异性较高。超声血管造影应用也有报告,通过导管常规注入二氧化碳微泡,在胆囊癌和其他良性病变中有不同的增强表现,可以区分增厚型的胆囊癌与胆囊炎,亦可鉴别假性息肉、良性息肉与息肉样癌。

3.计算机断层成像诊断

计算机断层扫描在发现胆囊的小隆起样病变方面不如 B 超敏感,但在定性方面优于 B 超。计算机断层扫描检查不受胸部肋骨、皮下脂肪和胃肠道气体的影响,而且能用造影剂增强对比及薄层扫描,是主要诊断方法之一。其早期诊断要点有:①胆囊壁局限或整体增厚,多超过0.5 cm,不规则,厚薄不一,增强扫描有明显强化;②胆囊腔内有软组织块,基底多较宽,增强扫描有强化,密度较肝实质低而较胆汁高;③合并慢性胆囊炎和胆囊结石时有相应征象。厚壁型胆囊癌需与慢性胆囊炎鉴别,后者多为均匀性增厚;腔内肿块型需与胆囊息肉和腺瘤等鉴别,后者基底部多较窄。计算机断层扫描越来越普遍用于临床,对胆囊癌总体确诊率高于 B 超,结合增强扫描或动态扫描适用于定性诊断、病变与周围脏器关系的确定,利于手术方案制订。但对早期诊断仍无法取代 B 超。

4.磁共振成像诊断

胆囊癌的磁共振成像表现与计算机断层扫描相似,可有厚壁型、腔内肿块型、弥漫型等。磁共振成像价值和计算机断层扫描相仿,但费用更昂贵。近年出现的磁共振胰胆管成像,是根据胆汁含有大量水分且有较长的 T_2 弛豫时间,利用磁共振成像的重 T_2 加权技术效果突出长 T_2 组织信号,使含有水分的胆管、胰管结构显影,产生水造影结果的方法。胆汁和胰液作为天然的对比剂,使得磁共振造影在胆胰管检查中具有独特的优势。胆囊癌表现为胆囊壁的不规则缺损、僵硬,或胆囊腔内软组织肿块。磁共振胰胆管成像在胆胰管梗阻时有很高价值,但对无胆管梗阻的早期胆囊癌效果仍不如超声检查。

5.经皮肝穿刺胆管造影应用

经皮肝穿刺胆管造影在肝外胆管梗阻时操作容易,诊断价值高,对早期诊断帮助不大,对早期诊断的价值在于如果需要细胞学检查时可用来取胆汁。

6.内镜逆行胆胰管造影应用

对胆囊癌常规影像学诊断意义不大,仅有一半左右的病例可显示胆囊,早期诊断价值不高,适用于鉴别肝总管或胆总管的占位病变或采集胆汁行细胞学检查。

(三)细胞学检查

术前行细胞学检查的途径有内镜逆行胆胰管造影收集胆汁、B超引导下经皮肝胆囊穿刺抽取胆汁或肿块穿刺抽吸组织细胞活检,通常患者到较晚期诊断相对容易,故细胞学检查应用较少。但早期诊断确有困难时可采用,脱落细胞检查有癌细胞可达到定性目的。

(四)肿瘤标志物检测

迄今为止未发现对胆囊癌有特异性的肿瘤标志物,故肿瘤标志物检测只能作为诊断参考,要结合临床具体分析。对胆囊癌诊断肿瘤标志物检查可包括血清和胆汁两方面。恶性肿瘤的常用标志如广谱肿瘤标志物 DR-70 可见于 20 多种肿瘤患者血液中,大部分阳性率在 90% 以上,对肝胆肿瘤的敏感性较高。肿瘤相关糖链抗原 CA19-9 和癌胚抗原在胆囊癌病例有一定的阳性率,升高程度与病期相关,对诊断有一定帮助,在术前良恶性病变鉴别困难时可采用。检测胆汁内的肿瘤标志物较血液中更为敏感,联合检测能显著提高术前确诊率,提示我们术前可应用一些手段采集胆汁做胆囊癌的检测。近年来有报道通过血清中的游离 DNA 检测,可发现某些肿瘤基因的异常改变,已经在临床用于其他肿瘤。通过现代分子生物学发展,深入研究开发适用于临床的新指标是研究的方向。

(五)早期诊断的时间和意义

术前若能确诊原发性胆囊癌最为理想,据此可制订合理的手术方案,避免盲目的腹腔镜胆囊切除术,因为胆囊癌早期腹腔镜胆囊切除术术后种植转移时有报告。

术前怀疑而不能确诊的原发性胆囊癌,术中应对切除标本仔细地观察,必要时结合术中冰冻

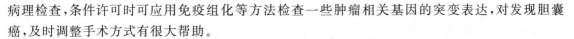

病理检查,条件许可时可应用免疫组化等方法检查一些肿瘤相关基因的突变表达,对发现胆囊癌,及时调整手术方式有很大帮助。

因良性病变行胆囊切除术,而术后病检确诊的早期病例,如属 NevinⅠ期则单纯胆囊切除术已足够;对Ⅱ期病例,应该再次手术行肝脏楔形切除及区域淋巴结清扫或扩大根治术。

五、治疗

（一）外科治疗

多年来,人们对胆囊癌临床病理分期与预后关系的认识逐渐加深,影像学检查日益普及使得胆囊癌术前诊断率有所提高,原发性胆囊癌的外科治疗模式产生了一定的发展和变革。

1.外科治疗原则

胆囊癌的手术治疗方式主要取决于患者的临床病理分期。经典的观念认为,对于 NevinⅠ、Ⅱ期的病例,单纯胆囊切除术已足够,对Ⅲ期病例应采用根治性手术,范围包括胆囊切除术和距胆囊2 cm的肝脏楔形切除术、肝十二指肠韧带内淋巴结清扫术,而对于Ⅳ、Ⅴ期的晚期病例手术治疗已无价值。过去胆囊癌的诊断多为进行其他胆管良性病变手术时意外发现,随着人们对胆囊癌的重视程度提高,术前确诊的胆囊癌病例逐渐增多,加上近年对胆囊癌转移方式的研究深入,使许多学者对胆囊癌的经典手术原则提出了新的看法。基本包括两方面:①对于 NevinⅠ、Ⅱ期的病例应做根治性胆囊切除术;②对于NevinⅣ、Ⅴ期的病例应行扩大切除术。这些观点均包括了肝脏外科的有关问题,尚存有一定争论,以下分别叙述。

2.早期胆囊癌的根治性手术

（1）早期胆囊癌手术方式评价:早期胆囊癌是指 NevinⅠ、Ⅱ期或 TNM 分期 0、Ⅰ期,对此类患者以往认为仅行胆囊切除术可达治疗目的。近年研究表明,由于胆囊壁淋巴管丰富,胆囊癌可有极早的淋巴转移,并且早期发生肝脏转移也不少见,因而尽管是早期病例,亦有根治性切除的必要。许多学者的实践证明,对 NevinⅠ、Ⅱ期病例行根治性胆囊切除术的长期生存率显著优于单纯胆囊切除术,故强调包括肝楔形切除在内的胆囊癌根治手术的重要性。目前基本认可的看法是,术前确诊为胆囊癌者应该做根治性的手术,因良性病变行胆囊切除术后病检意外发现胆囊癌者;如为 NevinⅠ期不必再次手术,如为NevinⅡ期应当再次手术清扫区域淋巴结并楔形切除部分肝脏。

（2）手术方法:应用全身麻醉。体位可根据切口不同选取仰卧位或右侧抬高的斜卧位。手术步骤如下。①开腹:可依手术医师习惯,取右上腹长直切口,自剑突起至脐下 2～4 cm,亦可采用右侧肋缘下斜切口,利于暴露,切除肝组织更为方便,作者多用后者。②探查:探查腹膜及腹腔内脏器,包括胆囊淋巴引流区域的淋巴结有无转移,以决定手术范围。③显露手术野:以肋缘牵开器将右侧肋弓尽量向前上方拉开,用湿纱布垫将胃及小肠向腹腔左侧和下方推开,暴露肝门和肝下区域。④游离十二指肠和胰头:剪开十二指肠外侧腹膜,适当游离十二指肠降段及胰头,以便于清除十二指肠后胆总管周围淋巴结。⑤显露肝门:在十二指肠上缘切开肝十二指肠韧带的前腹膜,依次分离出肝固有动脉、胆总管、门静脉主干,分别用橡皮片将其牵开以利于清除肝十二指肠韧带内淋巴组织。⑥清除肝门淋巴结:向上方逐步地解剖分离肝动脉、胆总管、门静脉以外的淋巴、神经、纤维、脂肪组织,直至肝横沟部。⑦游离胆囊:切断胆囊管并将断端送冰冻病理切片检查;沿肝总管向上分离胆囊三角处的淋巴、脂肪组织,妥善结扎、切断胆囊动脉,至此,需要保存的肝十二指肠韧带的重要结构便与需要切除的组织完全分开。⑧切除胆囊及部分肝:楔形切除肝中部的肝组织连同在位的胆囊;在预计切除线上用电凝器烙上印记,以肝门止血带分别控制肝动脉及门静脉,沿切开线切开肝包膜,钝性分离肝实质,所遇肝内管道均经钳夹后切断,将肝组织、胆囊连同肝十二指肠韧带上的淋巴组织一同整块切除;肝切除也可用微波刀凝固组织止血而不必阻断肝门。⑨处理创面:缝扎肝断面上的出血处,经仔细检查,不再有漏胆或出血,肝断面可对端合拢缝闭,或用就近大网膜覆盖缝合固定。⑩放置引流:肝断面处及右肝下间隙放置硅橡胶管引流,腹壁上另做戳口引出体外。

3.中晚期胆囊癌的扩大切除术

(1)中晚期胆囊癌手术方式的评价:因为中晚期的概念范围较大,临床常用的 Nevin 分期和 TNM 分期中包括的情况在不同病例中也有很大差别,故对此类患者不能一概而论。如有些位于肝床面的胆囊癌很早发生了肝脏浸润转移,而此时尚无淋巴结转移,这种患者按临床病理分期已属晚期,但经过根治性胆囊切除术可能取得良好效果。由于胆囊的淋巴引流途径很广,更为常见的是一些病例无肝转移,但淋巴结转移已达第三站,这时虽然分期比前面例子早,但治疗效果却明显要差。通常所谓的扩大切除术基本是指在清扫肝十二指肠韧带淋巴结、胰十二指肠后上淋巴结、腹腔动脉周围淋巴结和腹主动脉下腔静脉淋巴结的同时,做肝中叶、扩大的右半肝或肝三叶切除,仅做右半肝切除是不合适的,因为胆囊的位置在左右叶之间,胆囊癌常见的转移包括肝左内叶的直接浸润和血行转移。目前有人加做邻近的浸润转移脏器的切除,甚至加做胰头十二指肠切除术。这些手术创伤大、并发症多、病死率高,尽管在某些病例中取得较好疗效,但还是应该谨慎选择。

(2)扩大切除术的方法:麻醉选用全身麻醉。体位取右侧抬高的斜卧位。手术步骤以扩大的右半肝切除并淋巴结清扫为例做简要介绍。①切口:采取右侧肋缘下长的斜切口,或双侧肋缘下的"∧"形切口。②显露:开腹后保护切口,用肋缘牵开器拉开一侧或双侧的肋弓,使肝门结构及肝十二指肠韧带、胰头周围得以良好暴露。③探查:探查腹腔,包括腹膜和肝、胆、胰、脾以及胆囊引流区域的淋巴结有无转移,必要时取活组织行冰冻病理切片检查,如果转移范围过广,需同时做肝叶切除和胰头十二指肠切除时应权衡患者的全身状况和病变的关系,慎重进行。④肝门部清扫:决定行淋巴结清扫和肝叶切除后,在十二指肠上缘切开肝十二指肠韧带的前腹膜,分离出胆总管、肝固有动脉、门静脉主干,由此向上清除周围淋巴、神经、纤维和脂肪组织直至肝脏横沟处。⑤清除胰头后上淋巴结:切开十二指肠外侧腹膜,将十二指肠及胰头适度游离,紧靠胆总管下端切断胆总管,两端予以结扎;暴露胰头十二指肠周围淋巴结,清除胰头后、上的淋巴及其他软组织。⑥清除腹腔动脉系统淋巴结:沿胃小弯动脉弓外切断小网膜向上翻起,贴近肝固有动脉向左分离肝总动脉至腹腔动脉,清除周围淋巴等软组织。⑦处理肝门部胆管和血管:将切断游离的近侧胆总管向上翻开,在肝横沟处分离出部分左肝管,距肝实质 1 cm 切断,近端预备胆肠吻合,远端结扎;在根部切断结扎肝右动脉以及门静脉右支。⑧游离肝右叶:锐性分离肝右叶的冠状韧带和右三角韧带,分开肝脏与右侧肾上腺的粘连,将肝右叶向左侧翻转,暴露下腔静脉前外侧面。⑨切除肝右叶:在镰状韧带右侧拟切除的肝脏表面用电凝划一切线至下腔静脉右侧,切开肝包膜,分离肝实质内的管道系统分别结扎;尤其要注意肝静脉系统应妥善结扎或缝扎,在进入下腔静脉之前分别切断结扎肝中静脉、肝右静脉及汇入下腔静脉的若干肝短静脉;切除肝脏时可行肝门阻断,方法如上文所述。⑩整块去除标本:至此切除的肝脏与下腔静脉分离,将肝右叶、部分左内叶、胆囊、胆总管以及肝十二指肠韧带内的软组织整块去除。⑪检查肝脏创面:将保留的肝左叶切面的胆管完全结扎并彻底止血;肝脏切除后的创面暂时用蒸馏水纱垫填塞。⑫胆管空肠吻合:保留第 1 根空肠血管弓,距 Treitz 韧带约 20 cm 切断空肠,远端缝合关闭。按照 Roux-en-Y 胆管空肠吻合术的方法处理空肠,将空肠远侧由横结肠前提起,行左肝管空肠端侧吻合,再行空肠近端与远端的端侧吻合,一般旷置肠襻约 50 cm。间断缝合关闭空肠襻系膜与横结肠系膜间隙。⑬处理肝脏创面:取出创面填塞的纱垫,检查创面无渗血及漏胆后,用大网膜覆盖肝左叶的断面。⑭引流:在右侧膈下及肝脏断面处放置双套管引流,由腹壁另做戳口引出。不需做扩大的肝右叶切除,而行肝中叶切除者按照相应的肝脏切除范围做肝切除的操作,其余步骤相同;有必要做胰头十二指肠切除术的病变可按 Whipple 方式进行操作,在此不做赘述。

4.无法切除的胆囊癌肝转移的外科治疗

胆囊癌肝转移方式多样,有些情况下无法行切除手术,多见于:①肝内转移灶广泛;②转移灶过大或侵犯肝门;③肝转移合并其他脏器广泛转移;④全身状况较差,不能耐受肝切除手术;⑤合并肝硬化等。

不能切除的原发性肝癌和其他肝转移癌的治疗方法同样适用于胆囊癌肝转移。主要有经股动脉穿刺插管肝动脉化学治疗栓塞、经皮 B 超引导下无水酒精注射等。全身化学治疗毒性反应大、疗效差,无太大价值。有时手术中发现不能切除的胆囊癌肝转移时,可采用动脉插管和/或肝动脉选择结扎,也可联合应用门静脉插管化学治疗,放入皮下埋置式化学治疗泵。术中病灶微波固化、冷冻治疗等亦可考虑。对于合并肝门或远端胆管侵犯所致的各种梗阻性黄疸,应积极采取多种方式引流术以减轻痛苦,提高生存质量。

(二)非手术治疗

1.放射治疗

为防止和减少局部复发,可将放射治疗作为胆囊癌手术的辅助治疗。有学者对一组胆囊癌进行了总剂量为 30 Gy 的术前放射治疗,结果发现接受术前放射治疗组的手术切除率高于对照组,而且不会增加组织的脆性和术中出血量。但由于在手术前难以对胆囊癌的肿瘤大小和所累及的范围做出较为准确的诊断,因此,放射治疗的剂量难以控制。而术中放射治疗对肿瘤的大小及其所累及的范围可做出正确的判断,具有定位准确、减少或避免了正常组织器官受放射损伤的优点。西安某医院的经验是,术中一次性给予肿瘤区域 20 Gy 的放射剂量,时间 10~15 min,可改善患者的预后。临床上应用最多的是术后放射治疗,手术中明确肿瘤的部位和大小,并以金属夹对术后放射治疗的区域做出标记,一般在术后 4~5 周开始,外照射 4~5 周,总剂量 40~50 Gy。综合各家术后放射治疗结果报道,接受术后放射治疗的患者中位生存期均高于对照组,尤其是对于 NevinⅢ、Ⅳ 期或非根治性切除的病例,相对疗效更为明显。近年亦有报道通过经皮肝穿刺胆道引流的腔内照射与体外照射联合应用具有一定的效果。

2.化学治疗

胆囊癌的化学治疗仍缺少系统的研究和确实有效的化学治疗方案,已经使用的化学治疗方案效果并不理想。我们对正常胆囊和胆囊癌标本的 P-糖蛋白含量进行了测定,发现胆囊自身为 P-糖蛋白的富集器官,所以需要合理选用化学治疗药物,常用的是氟尿嘧啶、阿霉素、卡铂和丝裂霉素等。

目前胆囊癌多采用 FAM 方案(5-FU 1 g,ADM 40 mg,MMC 20 mg)和 FMP 方案(5-FU 1 g,MMC 10 mg,卡铂 500 mg)。国外一项应用 FAM 方案的多中心临床随机研究表明,对丧失手术机会的胆囊癌患者,化学治疗后可使肿瘤体积明显缩小,生存期延长,甚至有少部分病例得到完全缓解。选择性动脉插管灌注化学治疗药物可减少全身毒性反应,我们一般在手术中从胃网膜右动脉置管入肝动脉,经皮下埋藏灌注药泵,于切口愈合后,选用 FMP 方案,根据病情需要间隔 4 周重复使用。此外,通过门静脉注入碘化油(加入化学治疗药物),使其微粒充分进入肝窦后可起到局部化学治疗和暂时性阻断肿瘤扩散途径的作用。临床应用取得了一定效果,为无法切除的胆囊癌伴有肝转移的患者提供了可行的治疗途径。腹腔内灌注顺铂和 5-FU 对预防和治疗胆囊癌的腹腔种植转移有一定的疗效。目前正进行 5-FU、左旋咪唑与叶酸联合化学治疗的研究,可望取得良好的疗效。

3.其他治疗

近年来的研究发现,*K-ras*、*c-erbB-2*、*c-myc*、*p53*、*p15*、*p16* 和 *nm23* 基因与胆囊癌的发生、发展和转归有密切关系,但如何将其应用于临床治疗仍在积极的探索中。免疫治疗和应用各种生物反应调节剂如干扰素、白细胞介素等,常与放射治疗和化学治疗联合应用以改善其疗效。此外,温热疗法亦尚处于探索阶段。

在目前胆囊癌疗效较差的情况下,积极探索各种综合治疗的措施是合理的,有望减轻患者的症状和改善预后。

第十一节　胆　管　损　伤

胆管损伤主要由于手术不慎所致,是一种严重的医源性并发症,90％发生在胆囊切除术等胆道手术。综合国内外文献报道,剖腹胆囊切除术的胆管损伤发生率为 0.1％～0.3％,腹腔镜胆囊切除术的胆管损伤发生率约为剖腹胆囊切除术的 2 倍。随着胆囊结石发病率的上升、腹腔镜胆囊切除术的推广应用以及部分单位采用小切口胆囊切除术,胆管损伤的病例比以前有所增加。一部分胆管损伤病例虽可在手术的当时被发现而及时处理,但常可因处理不够恰当,为后期的处理带来许多不必要的麻烦。尤其不幸的是大部分病例常在手术后才发现,造成处理上的困难,也影响了治疗的效果。不少患者遭受多次手术痛苦或终身残疾(胆道残废),甚至失去生命。

一、病理

胆管损伤大多位于肝总管(邻近它与胆囊管的汇合处),约有 10％位于左右肝管汇合部或更高。在损伤部位(损伤可为完全断裂、部分缺损或结扎)发生炎症和纤维化,最后引起狭窄和闭塞。狭窄近侧的胆管发生扩张、管壁增厚;远侧胆管也有壁增厚,但管腔缩小,甚至闭塞。近侧胆管内胆汁几乎都有革兰氏阴性肠道细菌的感染,引起反复发作的胆管炎。胆管狭窄的另一后果是肝脏损害。胆管持续阻塞时间超过10周后,肝细胞即发生不可逆和进行性的损害。胆管狭窄并发反复的胆管炎的结果是肝小叶内出现再生结节,导致肝硬化。Scoble 报道 457 例胆汁性肝硬化患者,有 1/3 是在胆管梗阻后 12 个月内即发生肝硬化的。在伴有胆外瘘的患者,肝脏损害虽可较轻,但因经常丧失胆汁,可引起营养和吸收方面的问题。

二、病因

胆管损伤大多数发生在胆囊切除过程中。胆总管探查、肝脏手术、十二指肠憩室手术所致的胆管损伤也偶有发生。肝门部胆管和胆总管上段的损伤,多发生在胆囊切除术,腹腔镜胆囊切除术多于剖腹胆囊切除术;胆总管下段的损伤,主要发生于胆总管、胃和十二指肠的手术。尚有少数发生于胆总管切开探查术后(如胆总管剥离太多,以致影响管壁的血供,或机械性损伤等)。腹部损伤直接造成胆管损伤者甚为少见。

分析胆囊切除术时造成胆管损伤的原因和类型可大致归纳为以下几种。

(一)解剖因素

文献报道肝外胆管和血管解剖变异的发生率超过50%,尤以胆道变异多见。

胆道变异主要有两个方面:①右肝管的汇合部位异常,副右肝管多见;②胆囊管与肝外胆管汇合部位异常。

一般认为胆囊管缺乏或直接开口于右肝管、副肝管开口于胆囊管以及肝外胆管管径细小者均对手术构成潜在危险,术者对此应有足够认识和准备。

1.胆囊管解剖变异

胆囊管解剖变异包括胆囊管的数目、长度、汇入肝外胆管部位及汇合形式等多种变异。

一般胆囊管只有1条,个别报道有胆囊管缺如或2~3条胆囊管。胆囊管过短或缺如者,特别是在病变情况下胆囊颈与胆总管粘连时,术中误将胆总管作为胆囊管而切断,或在分离胆囊颈和壶腹部时易损伤黏着的肝外胆管前壁或侧壁;在结扎胆囊管时过于靠近胆总管,致使结扎部分胆总管壁而致胆总管狭窄。

胆囊管绝大多数(96%)汇入胆总管,少数(4%)汇入右肝管或副肝管。胆囊管汇入胆总管的部位多在肝外胆管中1/3范围内(65%以上),下1/3者次之(25%以上),上1/3者较少。胆囊管多以锐角汇入胆总管右壁(60%以上),其他变异型有胆囊管与肝总管并行于右侧一段后汇入胆总管,胆囊管斜经肝总管后方而汇入胆总管左壁,胆囊管潜行于并汇入肝总管后方,胆囊管汇入胆总管前方等。

胆囊管本身的种种变异是增加胆囊切除术复杂性的重要解剖学因素,在合并其他病变的情况下此种变异可使情况更为复杂,可能在判断和识别上造成困难而致错误的处理。如与肝总管并行低位开口于胆总管下段的胆囊管,未解剖清晰即行钳夹切断会造成胆总管损伤,若胆囊管汇入走行位置低的右肝管,在分离胆囊与肝门部结缔组织时可误将右肝管切断。在胆囊切除术中分离胆囊管时必须追溯至胆囊管汇入胆总管处,认清胆囊管与胆总管及肝总管的关系之后,方可切断。

2.副肝管变异

副肝管是肝内外胆道中最复杂而且最常见的解剖变异之一,随着磁共振胰胆管成像的不断普及和腹腔镜胆囊切除术的广泛开展,副肝管的诊断及其临床意义越来越受到重视。对副肝管的认识为各种胆道手术,特别是腹腔镜胆囊切除术的顺利开展提供了详细的胆道解剖和变异资料,在预防胆管损伤及其他胆道并发症的发生中起了重要作用。副肝管多位于胆囊三角或肝门附近,与胆囊管、胆囊动脉、肝右动脉的毗邻关系密切,胆囊切除术或肝门区手术时容易受到损伤。根据其汇入肝外胆管的部位不同,分为3种类型。

(1)汇接于肝总管或胆总管:副肝管开口越低,越接近胆囊管开口,则胆囊切除时被损伤的机会越大;低位开口于胆总管右侧的副肝管,若不加注意,可能被误认为是胆囊管的延续或粘连带而被切断。

(2)汇接于胆囊管:开口于胆囊管的右侧的副肝管,在首先切断胆囊管的逆行法胆囊切除术,常被认为胆囊管而被切断,或当胆囊管被切断后才发现连接于其上的副肝管。

(3)胆囊副肝管:副肝管始于胆囊邻近之肝组织直接开口于胆囊,胆囊副肝管在作胆囊切除时必定被切断。

副肝管损伤所致胆漏在术中常难以发现,细小的副肝管损伤后胆漏,经一段时间引流后漏胆量逐渐减少以致停止,不会遗留严重后果。但若腹腔未放置引流或引流不充分,胆汁聚积于肝下区及胆总管周围,可引起胆汁性腹膜炎、膈下感染,日久可致胆管狭窄。

副肝管虽然常见,但其出现并无一定的规律性,主要依靠手术时的细心解剖,对未辨明的组织,绝不可贸然结扎或切断,以避免损伤副肝管。术中胆道造影对确定副肝管的来源、走向、汇合部位等很有帮助。近年来,国外许多医院在腹腔镜胆囊切除术中常规做胆道造影以发现可能存在的胆管变异。

对不同类型的副肝管损伤,在处理上应分别对待。若副肝管管径较细,其引流肝脏的范围有限,被切断后只需妥善结扎,防止胆汁漏,并无不良后果。多数副肝管可以结扎。对管径较粗的副肝管被切断后则应作副肝管与肝外胆管端-侧吻合或肝管-空肠吻合。

3.肝管变异

具有临床意义的肝管变异主要是一级肝管在肝门区汇合方式的变异。肝门区胆管的解剖主要受右肝管变异的影响,较少来自左肝管变异。最常见的右肝管变异是肝右叶段肝管分别开口于肝总管而不形成主要的右肝管,在这种分裂型右肝管中可能有一支段肝管开口于左肝管,最多见为右前叶肝管(占 51%),其次为右后叶肝管(占 12%)。由于右肝管有部分收纳变异的前、后叶肝管及右前叶下部胆管,在行右半肝切除术时,应分别在上述异位肝管汇入点左侧结扎切断肝管。在作右半肝切除时,应在肝切面上妥善处理上述可能出现的肝管。上述肝管变异,事先很难发现,若在开口处切断左肝管,则将切断异位开口的肝管。左肝管在肝门部的解剖较恒定,很少无左肝管,但左内叶段肝管与左肝管汇合的变异较常见。如左内叶肝管汇入左外叶上段肝管、左外叶上与下段肝管汇入处,其中一些变异在作左侧肝段切除术时肝切面不当会导致损伤。术中胆道造影有助于判别变异的肝管。

4.血管变异

肝右动脉和胆囊动脉变异,是胆囊切除术术中出血的主要原因之一,盲目止血则易导致胆管损伤。

(二)病理因素

病理因素包括急慢性或亚急性炎症、粘连;萎缩性胆囊炎;胆囊内瘘;Mirizzi 综合征;胆囊颈部结石嵌顿及慢性十二指肠溃疡等。

(三)思想因素

对胆管损伤的潜在危险性认识不足、粗心大意,盲目自信,多在胆囊切除手术很顺利时损伤胆管。过分牵拉胆囊使胆总管屈曲成角而被误扎。

(四)技术因素

经验不足、操作粗暴;术中发生大出血,盲目钳夹或大块结扎,损伤或结扎了胆管;胃和十二指肠手术时损伤胆总管。

(五)腹腔镜胆囊切除术胆管损伤的原因

(1)操作粗暴,套管针及分离钳扎破、撕裂胆管。

(2)分断胆囊管及胆囊颈时,电灼误伤或热传导损伤胆管。

（3）将较细的胆总管误断。

（4）胆道变异，主要是胆囊管与胆管、肝管的关系异常及出现副肝管引起的损伤。

（5）断胆囊管时，过分牵拉胆囊颈引起胆管的部分夹闭而狭窄。

（6）盲目操作，如出血时盲目钳夹，对重度粘连引起分离难度及变异、变形估计不足。

（六）胆管损伤的类型

1.分类

（1）单纯性胆管损伤：占 70% 以上。

（2）复合性胆管损伤：即右上腹部胃切除等手术，损伤胆管的同时又损伤了胰管，甚至大血管，病情特别严重，病死率较高。

（3）损伤性质：误扎、钳夹伤、撕裂伤、切割伤、穿通、灼伤和热传导伤以及缺血性损伤等。

（4）损伤程度：胆管壁缺损和横断伤。

2.复杂胆管损伤

（1）高位胆管损伤。

（2）复合性胆管损伤：同时损伤其他脏器（如伴有胰腺损伤的胆总管下段损伤），甚至大血管，术中大出血。

（3）伴有严重腹腔感染的胆管损伤等。

（4）因胆汁漏、反复炎症或初次或多次手术修复失败，形成损伤后胆管狭窄。

3.胆管损伤后狭窄的分型（Bismuth 分型）

（1）Ⅰ型：低位肝管狭窄，肝管残端>2 cm 以上。

（2）Ⅱ型：中位肝管狭窄，肝管残端<2 cm。

（3）Ⅲ型：高位肝管狭窄，肝总管狭窄累及肝管汇合部，左右肝管尚可沟通。

（4）Ⅳ型：超高位肝管狭窄，肝管汇合部缺损，左右肝管尚不能沟通。

三、临床表现和治疗

按照发现胆管损伤的时间，可分为术中、术后早期、术后晚期 3 种情况，其表现和处理有所不同。胆管损伤处理的基本原则：保持胆肠的正常通路；保持 Oddi 括约肌的正常功能；避免胆管狭窄，防止反流性胆管炎；根据损伤的时间、部位、范围和程度，制订合理的治疗方案。

（一）术中发现的胆管损伤

胆囊切除术中出现下列情况，应仔细检查是否发生胆管损伤：①手术野有少量胆汁渗出、纱布黄染，多见于肝、胆总管的细小裂口。②胆囊切除后，发现近侧胆管出口持续有胆汁流出，或发现远侧胆管有一开口，探条能进入胆总管远端。这种情况见于 Mirizzi 综合征Ⅳ型，尤其是胆囊胆管瘘处还有巨大结石嵌顿时，使术者将胆管壁误认为胆囊壁高分离解剖，胆囊一旦切下来，胆总管已完全离断。③经"胆囊管"行术中胆道造影后，胆总管清楚显示，其上端截断，胆总管和肝内胆管不显影。这种情况见于逆行法切除胆囊时，胆总管较细，被误认为胆囊管行插管造影，在等待洗片过程中已将胆囊切下，看 X 线片才发现胆总管已被横断。

术中发现胆管损伤后，宜请有经验的医师到场指导或上台协助做修复手术。必要时改用全身麻醉，扩大伤口，以利手术野显露。胆管壁的细小裂口或部分管壁切除，可用 3-0 丝线或 6-0 薇乔（Vicryl）线横行缝合，在其近侧或远侧的胆管处切开，放置 T 管支撑引流，也可酌情不放置T 管。如果胆管壁缺损区较大，可在 T 管支撑的同时，在脐部稍上处切断肝圆韧带（也可用残留的胆囊壁、胃窦前壁等组织),游离后,以其浆膜面覆盖缺损处,周围稍加固定,在小网膜孔处放置粗乳胶管引流。胆管横断伤,经修正断端,剪除结扎过的胆管壁后,胆管缺损长度<2 cm,应争取作胆管对端吻合术。"松肝提肠":先作 Kocher 切口,充分游离十二指肠和胰头,必要时切断左右三角韧带和镰状韧带,使肝脏下移。同时可切断胆管周围神经束,但要注意保护胆管的血供,使胆管上下端在无张力的情况下,用 5-0 或 6-0 单乔线(或 PDS 线)行一层间断外翻缝合,间距不宜过密,并根据胆管的口径和血供、吻合口张力、周围组织有无炎症等情况,决定是否放置T 管支撑引流。如放置 T 管,通常在吻合口近侧或远侧切开胆管,一般放置 3～6 个月。定期检查 T 管固定线是否脱落,观察胆汁是否澄清,有无胆泥形成和沉积,并作胆道冲洗,拔管前经 T 管行胆道造影。如果胆管横断缺损超过 2 cm,或虽将十二指肠、肝脏游离,对端吻合仍有张力时,宜施行胆管空肠 Roux-en-Y 吻合术,行一层外翻间断缝合,切忌怕再发生胆漏而行二层缝合,也不作胆管十二指肠吻合,不需要放置双套管引流,在小网膜孔处放置粗乳胶管 1 根引流即可,即使有少量胆漏也能自行愈合。如果胆漏引流量大,可将 T 管接肠减压器,行负压引流。

肝门部的胆管损伤需行肝门胆管成形、胆管空肠 Roux-en-Y 吻合术。胆管下段合并胰腺损伤的贯通伤,可在胆道镜的引导下找到胆管破口处,切开表面胰腺实质,完全显露胆管破口,以 5-0 或 6-0 单乔线(或 PDS 线)修补满意后,再修补切开的胰腺实质,同时放置 T 管支撑。

(二)术后早期发现的胆管损伤

术后数天到 2 周有下列情况出现应高度怀疑胆管损伤:①术后引流口大量漏胆汁,而大便颜色变浅,可见于副胆管、肝总管、胆总管损伤后胆漏口。②胆囊切除术后未放引流,或引流物已拔除后,患者出现上腹痛、腹胀、低热、胃肠功能不恢复;这是由于胆漏后胆汁积聚在肝下间隙,形成包裹性积液,进而可扩展到肝脏周围,甚至发生弥漫性胆汁性腹膜炎;这种情况可发生在开腹胆囊切除术后,更多见于腹腔镜胆囊切除术后,在分离 Calot 三角时,电凝电切产生的热效应会引起胆管壁灼伤,近期内可引起胆管壁的坏死穿孔,远期还可引起胆管纤维性狭窄;在重新观看这种患者手术过程的连续录像时,并不能发现明显的操作错误。③术后梗阻性黄疸:术后 2～3 d 起巩膜皮肤进行性黄染,大便呈陶土色、小便如浓茶、全身皮肤瘙痒,肝功能检查亦提示梗阻性黄疸。当胆总管、门静脉、肝固有动脉三管都结扎切断后,患者出现腹胀、腹水、黄疸急速加重,转氨酶极度升高,病情迅速恶化,犹如急性重症肝炎,患者很快死亡。

当术后发现存在胆漏后,应立即做超声和计算机断层扫描检查,了解胆漏的程度,肝周及腹腔有无积液,同时行磁共振胰胆管成像检查了解胆道的连续性是否存在。如患者无腹膜炎症状和体征,可在超声引导下置管引流,必要时可行内镜逆行胆胰管造影检查,明确损伤部位是狭窄或完全不通还是结石引起的梗阻,通过注射造影剂可了解胆漏的部位和程度,并可放置胆管支撑管,起到胆道减压、减少胆漏的作用。2 周后经窦道注入造影剂摄片检查,观察窦道与胆道的关系,确定有无胆管损伤和损伤的部位、类型,以便作相应的后期处理。

当胆漏量大,并出现弥漫性腹膜炎的症状和体征时,宜即刻施行剖腹探查术。吸尽原来手术野、肝脏周围和腹腔内的胆汁,用大量生理盐水冲洗。寻找胆管断端,用探条探查其与胆道的关系,由于肝门周围组织水肿、感染,一般需遵守损伤控制的原则,只能施行胆管外引流术,将导管妥善缝扎固定。在其旁边放粗乳胶管引流。等待 3 个月后,再施行胆管空肠 Roux-en-Y 吻合术。但考虑到以后再次手术十分困难且疗效多不佳的实际情况,对少数年轻患者,在生命体征稳定的情况下,也可行Ⅰ期修复手术,但必须予 T 管支撑,行胆肠吻合者,T 管支撑吻合口,经肠襻腹壁穿孔引出体外。

当术后表现为梗阻性黄疸时,应与引起胆管梗阻的其他疾病相鉴别,如胆总管结石、胆管炎性狭窄或胆管癌肿。在未查清原因之前,切忌仓促手术探查,可稍加等待。先行B超检查,了解肝下有无积液、肝内胆管是否扩张、肝总管和胆总管是否连贯、胆总管下端有无结石或新生物。必要时可行计算机断层扫描检查。待患者能耐受内镜逆行胆胰管造影检查时再作本项检查,损伤的肝、胆总管往往呈截断样改变,有时还可见少量造影剂从断端溢入腹腔,而截断水平以上的胆管大多不能显示,或损伤处呈极度缩窄,有纤细通道与其近侧胆管相通。对决定治疗最有帮助的当属经皮肝穿刺胆管造影检查,能确定胆管损伤的部位、程度,缺点是一小部分患者因肝内胆管扩张不明显而检查失败。有条件的单位亦可采用磁共振胰胆管成像,可起到与经皮肝穿刺胆管造影相似的诊断作用。当确诊为胆管损伤且胆管较粗时,视胆管损伤的类型、长度不同,可施行胆管整形,对端吻合或胆管空肠 Roux-en-Y 吻合。如胆管较细,可再等待 2～4 周,待近端胆管扩张后再施行修复手术。如在修复手术时仍发现近侧胆管较细,且管壁薄,行胆肠吻合亦相当困难时,可行肝门空肠 Roux-en-Y 吻合,将胆管断端种植在肠襻内,胆管内置导管支撑,日后胆管断端必然会逐渐狭窄,直至完全闭锁。但在这过程中,由于胆道渐进性高压的存在,胆管腔逐渐增厚。为下一步重建胆肠吻合口创造较好的条件。

（三）术后晚期发现的胆管损伤

胆囊切除后数月至数年,患者反复发生胆道感染甚至出现上腹疼痛、寒战高热、黄疸等症状,经过抗生素治疗后,症状可以缓解,但发作间期缩短,症状日益加重。这是由于胆管被不完全结扎或缝扎,或电凝灼伤后引起胆管炎性损伤、胆管狭窄所致,随着胆管狭窄程度的加重,甚至在其近侧胆管内形成色素性结石,症状日趋明显。术者可能在手术中并未发现胆管损伤,或在术中已加以处理,但对患者隐瞒了胆管损伤这一事实,凭手术过程和术后的临床表现便可推测胆管损伤的存在。通过 B 超、内镜逆行胆胰管造影、经皮肝穿刺胆管造影、计算机断层扫描或磁共振成像检查,可以确定胆管损伤的部位和程度,并与胆管癌、胆管结石、硬化性胆管炎等疾病相鉴别。

这种患者因反复炎症或多次手术,而形成损伤后胆管狭窄,损伤部位近侧的胆管大多明显扩张,管壁增厚,而损伤部位的纤维化、瘢痕较严重,残留的胆管会愈来愈短,甚至深埋在瘢痕组织中。高位胆管损伤性狭窄的修复手术十分困难,最困难的步骤是显露肝门部的近端胆管并整形,应由经验丰富的外科医师执行。常用的方法:①切开肝正中裂途径;②肝方叶切除途径;③左肝管横部途径。技术要点如下:不要在纤维瘢痕部位切割寻找胆管腔,应在其上方扩张的胆管处用细针穿刺(或超声引导下穿刺置管引导),抽到胆汁后切开胆管,再向下切开狭窄部,切除瘢痕组织,并向上沿左右肝管纵行切开至 II 级胆管开口,使胆管吻合口足够大,以免术后胆肠吻合口再狭窄。在通常的情况下,不能采用记忆合金胆道内支架解除胆管狭窄,只有在极端特殊的高位胆管损伤患者,可用胆道内支架解除一侧的肝管狭窄,另一侧肝管仍宜施行胆管空肠 Roux-en-Y 吻合术。

对因胆管狭窄而导致胆汁性肝硬化和门脉高压症等严重病例可先行经皮肝胆管引流等胆道减压、控制感染,必要时先行门-体分流术,再行胆道的修复和重建。

近年来,通过内镜和介入方法治疗胆道良性狭窄取得进展,但仍存争议。通常在以下情况时可考虑经皮肝胆管引流或内镜逆行胆胰管造影球囊扩张临时或永久胆道内支架支撑引流(网状金属支架、可回收带膜支架等):①患者年高体弱,有心血管疾病,不能耐受手术;②有严重并发症,如门脉高压症、胆汁性肝硬化、有明显出血倾向;③胆肠吻合术后再次出现吻合口狭窄,而肝门部位分离异常困难。

对胆汁性肝硬化,肝功能衰竭的患者,肝移植是最后的"救命稻草",但费用昂贵,肝源少。

四、胆管损伤的预防

(1)思想重视:"从来没有一个简单的胆囊切除术",对手术难度和危险性要有充分的估计。

(2)有良好的胆道手术素养和处理意外情况的能力。

(3)良好的手术视野:满意的麻醉和恰当的切口。

(4)细心解剖胆囊三角区是关键,熟悉胆道的解剖变异。

(5)切忌大块组织切断结扎,以免误伤副胆管。

(6)结扎胆囊管时应辨清肝总管、胆囊管和胆总管三管位置关系;牵拉胆囊和肝十二指肠韧带时,不要使它们形成锐角。

(7)有出血时,不要盲目钳夹或缝扎。

(8)采用合适的手术方法:胆囊切除术有顺行法和逆行法,一般先用顺行法,有困难时亦可两法交叉使用;对胆囊切除确有困难,亦可采用胆囊大部切除术,不要勉强切除损伤胆管;胆囊颈部结石嵌顿、结石巨大,可先切开胆囊取出结石;仔细检查切下的胆囊标本有无胆管损伤;用白纱布压迫手术区检查腹腔有无胆汁渗出;放置适当的引流物,如有胆瘘,可早期发现。

(9)腹腔镜胆囊切除术胆管损伤的预防:选用良好的摄成像系统;正确掌握腹腔镜胆囊切除术手术指征及腹腔镜胆囊切除术中转手术指征;正确暴露 Calot 三角;避免电凝电切的热效应损伤胆道;术前磁共振胰胆管成像、术中胆道造影及术中超声的应用。

第十二节　胆总管结石

一、概况

胆总管结石多位于胆总管的中下段。但随着结石增多、增大和胆总管扩张、结石堆积或上下移动,常累及肝总管。胆总管结石的含义实际上应包括肝总管在内的整个肝外胆管结石。胆总管结石的来源分为原发性和继发性。原发性胆总管结石为原发性胆管结石的组成部分,它可在胆总管中形成,或原发于肝内胆管的结石下降落入胆总管。继发性胆总管结石是指原发于胆囊内的结石通过胆囊管下降到胆总管。

继发性胆总管结石的发生率,各家报道有较大的差异。国内报道胆囊及胆总管同时存在结石者占胆石症病例的 5%～29%,平均 18%。我国 1983—1985 年和 1992 年的两次调查,胆囊及胆总管均有结石者分别占胆石症的 11% 和 9.2%,分别占胆囊结石病例的 20.9% 和 11.5%。国外报告胆囊结石患者的胆总管含石率为 10%～15%,并随胆囊结石的病程延长,继发性胆总管结石相对增多。

原发性胆总管结石,西方国家很少见,东方各国多发。我国 20 世纪 50 年代原发性胆管结石占胆石症的 50% 左右。1983—1985 年全国 1 1307 例胆石症手术病例调查结果,胆囊结石相对构成比平均为 52.8%;胆囊与胆管均有结石为 10.9%;肝外胆管结石占 20.1%,肝内胆管结石占

16.2％,实际的原发性胆管结石应为 36.3％。1992 年我国第二次调查结果相对构成比有明显变化:胆囊结石平均为 79.9％,胆囊、胆管结石为 9.2％,肝外胆管结石为 6.1％,肝内胆管结石为 4.7％,原发性胆管结石平均为 10.8％。这与我国 20 世纪 80 年代以后生活水平提高、饮食结构改变和卫生条件改善密切相关。不过这两次调查资料主要来自各省、市级的大医院,对于农村和基层医院的资料尚觉不足。我国幅员辽阔、人口众多,地理环境、饮食结构和卫生条件的差异很大,其发病构成比亦有较大差别。总的状况为我国南方地区和农村的原发性胆管结石发病率要比西北地区和城市的发病率高。如广西地区 1991—1999 年胆石症调查的构成比:肝外胆管结石和肝内胆管结石仍分别占 23.6％和 35.8％,农民占 36.7％和 53.1％。因此目前我国原发性胆管结石仍然是肝胆外科的重要课题。

原发性胆总管结石,可在胆总管内形成或原发于肝内胆管的结石下降至胆总管。全国 4 197 例肝内胆管结石病例同时存在肝外胆管结石者占 78.3％。提示在诊治胆总管结石过程中要高度重视查明肝内胆管的状况。

二、病因

(一)继发性胆总管结石

形状、大小、性状基本上与同存的胆囊结石相同或相似。数量多少不一,可为单发或多发,若胆囊内多发结石的直径较小、并有胆囊管明显扩张者,结石可以大量进入胆总管、肝总管或左右肝管。

(二)原发性胆总管结石

原发性胆总管结石是发生在胆总管的原发性胆管结石。外观多呈棕黑色、质软、易碎、形状各异、大小及数目不一。有的状如细沙或不成形的泥样,故有"泥沙样结石"之称。这种结石的组成是以胆红素钙为主的色素性结石。经分析其主要成分为胆红素、胆绿素和少量胆固醇以及钙、钠、钾、磷、镁等矿物质和多种微量元素。在矿物质中以钙离子的含量最高并易与胆红素结合成胆红素钙。此外,尚有多种蛋白质及黏蛋白构成网状支架。有的在显微镜下可见寄生虫的壳皮、虫卵和细菌聚集等。

原发性胆管结石的病因和形成机制尚未完全明了。目前研究结果认为这种结石的生成与胆管感染、胆汁淤滞、胆管寄生虫病有密切关系。

胆总管结石患者,绝大多数都有急性或慢性胆管感染病史。胆汁细菌培养的阳性率达 80％～90％,细菌谱以肠道细菌为主。其中 85％为大肠埃希菌,绝大多数源于上行感染。带有大量肠道细菌的肠道寄生虫进入胆管是引起胆管感染的重要原因。这是我国农民易发胆管结石的主要因素。此外,Oddi 括约肌功能不全,肠内容物向胆管反流,乳头旁憩室等都是易发胆管感染的因素。胆管炎症水肿,特别是胆总管末端炎症水肿,容易发生胆汁淤滞。感染细菌和炎症脱落的上皮可以成为形成结石的核心。

肠道寄生虫进入胆管,一方面引起感染,另一方面虫卵和死亡的虫体或残片可以成为形成结石的核心。青岛市立医院先后报告胆石解剖结果,以蛔虫为核心者占 69.86％～84.00％。

胆汁淤滞是结石生成和增大、增多的必需条件。如果胆流正常通畅,没有足够时间的淤滞积聚,即使胆管内存在感染、寄生虫等成石因素,胆管内的胆红素或胆红素钙等颗粒,可随胆流排除,不致增大形成结石病。反复胆管感染,胆总管下段或乳头慢性炎症,管壁纤维组织增生管腔狭窄,胆管和 Oddi 括约肌功能障碍等因素都可影响胆流通畅,导致胆总管胆汁淤滞,利于结石形成。但临床常可遇见胆总管结石患者经胆管造影或手术探查,虽有胆总管扩张而无胆总管下段明显狭窄,有的患者 Oddi 括约肌呈松弛状态,通畅无阻甚至可以宽松通过直径 1 cm 以上的胆管探子。此种情况,可能与 Oddi 括约肌功能紊乱,经常处于痉挛状态有关。胆管结石形成之后又容易成为胆管梗阻的因素。因此,梗阻-结石-梗阻,互为因果,致使结石增大、增多甚至形成铸形结石或成串堆积。

三、临床表现

胆总管结石的临床表现比较复杂,其临床症状和体征主要表现为胆管梗阻和炎症并存的特征。由于结石的生成、增大和增多为一缓慢过程,其病史往往长达数年、数十年之久。在长期的病理过程中,多为急、慢性的梗阻、炎症反复发生。病情的轻、重、缓、急,均取决于胆管梗阻是否完全和细菌感染的严重程度。

胆总管结石患者的典型临床表现多为反复发生胆绞痛、梗阻性黄疸和胆管感染的症状。常为餐后无原因的突然发生剧烈的胆绞痛,疼痛以右上腹为主,可向右侧腰背部放散,多伴恶心呕吐,常需口服或注射解痉止痛类药物才能缓解。绞痛发作之后往往伴随出现四肢冰冷、寒战、高热等感染症状,体温可达 39 ℃～41 ℃。持续数小时后全身大汗,体温逐渐降低。一般在绞痛发作后 12～24 h 出现黄疸、尿色深黄或浓茶样。如不及时给予有力的抗感染等措施,则可每天发作寒战、高热,甚至高热不退、黄疸加深、疼痛不止。有的很快发展成急性梗阻化脓性重症胆管炎、胆源性休克、肝脓肿、器官衰竭等严重并发症,预后凶险。

结石引起胆总管梗阻,除非结石嵌顿,则多属不完全性。梗阻发生后,胆管内压力增高,胆总管多有不同程度扩张,随着炎症消退或结石移动,胆流通畅,疼痛减轻,黄疸很快消退,症状缓解,病情好转。

继发性胆总管结石的临床表现特点:一般为较小的胆囊结石通过胆囊管进入胆总管下端,突然发生梗阻和 Oddi 括约肌痉挛,故多为突然发生胆绞痛和轻、中度黄疸,较少并发明显胆管炎。用解痉挛、止痛等对症处理,多可在 2～3 d 缓解。如果结石嵌顿于胆总管下端或壶腹部而未并发胆管感染者,疼痛可以逐渐减轻,但黄疸加深。若长时间梗阻,多数患者将会继发胆管感染。

原发性胆总管结石由于胆管感染因素长期存在,一旦急性发作,多表现为典型的疼痛、寒战高热和黄疸三联征等急性胆管炎的症状。急性发作缓解后,可呈程度不同的慢性胆管炎的表现。常为反复出现右上腹不适、隐痛、不规则低热、消化紊乱,时轻时重,并可在受冷、疲劳时症状明显,颇似"感冒"。有的患者可以从无胆管炎的病史。在体检或首次发作胆管炎进行检查时发现胆总管多发结石并胆管扩张,或已明确诊断后数年无症状。这种情况可能因为 Oddi 括约肌功能良好,结石虽多但间有空隙、胆管随之扩张,没有发生明显梗阻和感染。说明胆总管虽有结石存在,若不发生梗阻或感染,可以不出现临床症状。

腹部检查在胆总管梗阻、感染期,多可触及右上腹压痛、肌紧张或反跳痛等局限性腹膜刺激征。有时可打到肿大的胆囊或肝脏边缘或肝区叩击痛。胆管炎恢复后的缓解期或慢性期,可有右上腹深部压痛或无明显的腹部体征。

实验室检查在急性梗阻性胆管炎时主要为血白细胞计数增多和中性粒细胞计数增加等急性炎症的血常规,血胆红素增高和转氨酶增高等梗阻性黄疸和肝功受损的表现。若较长时间的胆管梗阻、黄疸或短期内反复发作胆管炎肝功明显受损,可出现低蛋白血症和贫血征象。

四、治疗

胆总管结石患者多因出现疼痛、发热或黄疸等急性胆管炎发作时就诊。急性炎症期手术，难以明确结石位置、数量和胆管系统的病理改变，不宜进行复杂的手术处理，需要再手术的机会较多。但若梗阻和炎症严重，保守治疗常难以奏效。因此急诊情况下恰当掌握手术与非手术治疗的关系，具有重要性。

一般情况下，应尽量避免急诊手术。采用非手术措施，控制急性炎症期，待症状缓解后，择期手术为宜。经强有力的抗炎、抗休克、静脉输液、保持水、电解质和酸碱平衡、营养支持和对症治疗，经皮肝穿刺胆道引流或经内镜乳头切开取石，放置鼻胆管引流减压，多能奏效。经非手术保守治疗 12～24 h，不见好转或继续加重，如持续典型的 Charcot 三联征或出现休克、神志障碍等严重急性梗阻性化脓性重症胆管炎表现者，应及时行胆管探查减压。

胆总管结石外科治疗原则和目的主要是取净结石、解除梗阻，胆流通畅，防止感染。

(一)经内镜 Oddi 括约肌切开术或经内镜乳头切开术

经内镜 Oddi 括约肌切开术(endoscopic sphincterotomy，EST)或经内镜乳头切开术(endo-scopic papillectomy，EPT)适于数量较少和直径较小的胆总管下段结石。特别是继发性结石，多因结石小、数量少，容易嵌顿于胆总管下段、壶腹或乳头部。直径 1 cm 以内的结石可经 EPT 或 EST 取出。此法创伤小，见效快，更适于年老、体弱或已做过胆管手术的患者。

经纤维内镜用胆管子母镜取石，需先行 EST，然后放入子母镜，用取石网篮取石。若结石较大，应先行碎石才能取出。此法可以取出较高位的胆管结石，但操作比较复杂。

(二)开腹胆总管探查取石

目前仍然是治疗胆总管结石的主要手段。采用右上腹经腹直肌切口或右肋缘下斜切口都能满意显露胆总管。开腹后应常规触扪探查肝、胆、胰、胃和十二指肠等相关脏器。对于择期手术，有条件者在切开胆总管之前最好先行术中胆管造影或术中 B 超检查，进一步明确结石和胆管系统的病理状况。尤其原发性胆总管结石，多数伴有肝内胆管结石或胆管狭窄等改变，需要在术中同时解决。

切开胆总管取出结石后，最好常规用纤维胆管镜放入肝内外胆管检查和取石。直视下观察肝胆管系统有无遗留结石、狭窄等病变并尽可能取净结石。然后用 F10～F12 号导尿管，若能顺利通过乳头进入十二指肠并从导尿管注入 10 mL 左右的生理盐水试验无误，表明乳头无明显狭窄。如果 F10 导尿管不能进入十二指肠，可用直径 2～3 mm 的 Bakes 胆管扩张器试探。正常 Oddi 乳头可通过直径 3～4 mm 以上的扩张器，使用金属胆管扩张器应从直径 2～3 mm 的小号开始，能顺利通过后逐渐增大一号的扩张器。随胆总管的弯度轻柔缓慢放入，不可猛力强行插入，以免穿破胆总管下端形成假道，发生严重后果。胆总管明显扩张者可将手指伸入胆总管探查。有时质软、泥样的结石可以黏附在扩张胆管一侧的管壁或壶腹部，不阻碍胆管探子和导尿管通过，此时手感更为准确。还应再次强调，无论采用导尿管、Bakes 扩张器，或手指伸入探查，都不能准确了解有无胆管残留结石或狭窄，特别是肝内胆管的状况。而术中胆管镜观察和取石，可以弥补这一不足，有效减少或避免残留结石。北京大学第三医院手术治疗 1 589 例原发性肝胆管结石病例，单纯外科手术未使用胆管镜检查取石的 683 例中，残留结石达 42.8%(292/683)。术中术后联合使用胆管镜检查碎石取石的 906 例中，残留结石仅 2.1%(19/906)。因此择期胆管探查手术，常规进行胆管镜检查取石具有重要意义。

胆总管切开探查后,是否放置胆管引流意见不一致。目前认为不放置胆管引流,仅适用于单纯性胆总管内结石(主要是继发结石),胆管系统基本正常。确切证明无残留结石、无胆管狭窄(特别是无胆总管下段或乳头狭窄)、无明显胆管炎等少数情况。可以缩短住院时间,避免胆管引流的相关并发症。严格掌握适应证的情况下可以即期缝合胆总管。在缝合技术上最好使用无创伤的带针细线,准确精细严密缝合胆总管切口,预防胆汁溢出。但应放置肝下腹腔引流,以便了解和引出可能发生的胆汁溢出。

胆总管探查取石放置"T"形管引流,是多年来传统的方法。可以有效防止胆汁外渗,避免术后胆汁性腹膜炎和局部淤胆感染,安全可靠,并可在术后通过"T"形管了解和处理胆管残留结石等复杂问题。特别是我国原发性胆管结石发病率高,并存肝内胆管结石和肝内外胆管扩张狭窄等复杂病变者较多,很难保证胆总管探查术中都能完善处理。因此大多数情况下仍应放置"T"形管引流为妥。"T"形管材料应选择乳胶管,容易引起组织反应,一般在2~3周可因周围粘连形成窦道。用硅胶管或聚乙烯材料的T形管,组织反应轻,不易形成窦道,拔管后发生胆汁性腹膜炎的机会较多,不宜采用。"T"形管的粗细,应与胆总管内腔相适应。经修剪后放入胆总管的短臂直径不宜超过胆管内径,以免缝合胆管时有张力。因为张力过大、过紧,有可能导致胆管壁血供不足或裂开、胆汁溢出和日后发生胆管狭窄。若有一定程度胆总管扩张者,最好选用22F~24F的"T"形管,以便术后用纤维胆管镜经窦道取石。缝合胆总管切口,以2-0或3-0号的可吸收线为好。因为丝线等不吸收线的线结有可能进入胆总管内成为结石再发的核心。胆总管缝合完成后,可经T管长臂,轻轻缓慢注入适量生理盐水试验是否缝合严密,若有漏水应加针严密缝合,以免术后发生胆汁渗漏。关腹前将"T"形管长臂和肝下腹腔引流管另戳孔引出体外,以免影响腹壁切口一期愈合。

(三)腹腔镜胆总管探查取石

主要适于单纯性胆总管结石,并经术前或术中胆管造影证明确无胆管系统狭窄和肝内胆管多发结石者。因此这一方法多数为继发性胆总管结石行腹腔镜胆囊切除术时探查胆总管。切开胆总管后多数需要经腹壁戳孔放入纤维胆管镜用取石网篮套取结石,难度较大,需要有熟练的腹腔镜手术基础。取出结石后可根据具体情况决定直接缝合胆总管切口或放置"T"形管引流。

(四)胆总管下段狭窄、梗阻的处理

无论原发性或继发性胆总管结石并胆总管明显扩张者,常有并存胆总管下端狭窄梗阻的可能。术中探查证实胆总管下端明显狭窄、梗阻者,应同时行胆肠内引流术,建立通畅的胆肠通道。

1.胆总管十二指肠吻合术

手术比较简单、方便、易行,早期效果较好,过去常被采用。但因这一术式不可避免发生胆管反流或反流性胆管炎,反复炎症容易导致吻合口狭窄,复发结石,远期效果欠佳。特别是吻合口上端胆管存在狭窄或肝内胆管残留结石未取净者,往往反复发生严重胆管炎或胆源性肝脓肿。笔者总结72例胆总管十二指肠吻合术后平均随访5年半的效果,优良仅占70.8%,死于重症胆管炎或肝脓肿者占6.3%。分析研究远期效果不良的原因:吻合口上端胆管存在不同程度的狭窄或残留结石占52.7%,吻合口狭窄占21%,单纯反流性胆管炎占26.3%。因此,胆总管十二指肠吻合术今已少用。目前多主张仅用于年老、体弱、难以耐受较复杂的手术并已明确吻合口以上胆管无残留结石、无狭窄梗阻者。吻合口径应在3cm以上,防止日后回缩狭窄。

2.胆总管十二指肠间置空肠吻合术

将一段长20~30cm带血管的游离空肠两端分别与胆总管和十二指肠吻合,形成胆总管与

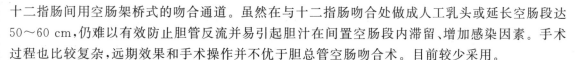

十二指肠间用空肠架桥式的吻合通道。虽然在与十二指肠吻合处做成人工乳头或延长空肠段达50～60 cm,仍难以有效防止胆管反流并易引起胆汁在间置空肠段内滞留、增加感染因素。手术过程也比较复杂,远期效果和手术操作并不优于胆总管空肠吻合术。目前较少采用。

3.胆总管空肠 Roux-en-Y 吻合术

利用空肠与胆总管吻合,容易实现3～5 cm 的宽大吻合口,有利于防止吻合口狭窄。空肠的游离度大、操作方便、灵活,尤其并存肝总管、肝门以上肝胆管狭窄或肝内胆管结石者,可以连续切开狭窄的肝门及左右肝管乃至Ⅲ级肝胆管,解除狭窄,取出肝内结石,建立宽畅的大口吻合。适应范围广、引流效果好。辅以各种形式的防反流措施,防止胆管反流和反流性胆管炎,是目前最常用的胆肠内引流术式。

4.Oddi 括约肌切开成形术

早年较多用于胆总管末端和乳头狭窄患者,切开十二指肠行 Oddi 括约肌切开、成形。实际上如同低位胆总管十二指肠吻合,而且操作较十二指肠吻合复杂、较易发生再狭窄,远期效果并不优于胆总管十二指肠吻合术。特别是近年来 EST 成功用于临床和逐渐普及,不开腹、创伤小、受欢迎。适于 Oddi 括约肌切开的病例,几乎均可采用 EST 代替,并能获得同样效果,因此开腹Oddi 括约肌切开成形术已极少采用。

第十三节　肝胆管结石

肝胆管结石(intrahepatic lithiasis)亦即肝内胆管结石,是指肝管分叉部以上原发性胆管结石,绝大多数是以胆红素钙为主要成分的色素性结石。虽然肝内胆管结石属原发性胆管结石的一部分,有其特殊性,但若与肝外胆管结石并存,则常与肝外胆管结石的临床表现相似。由于肝内胆管深藏于肝组织内,其分支及解剖结构复杂,结石的位置、数量、大小不定,诊断和治疗远比单纯肝外胆管结石困难,至今仍然是肝胆系统难以处理、疗效不够满意的疾病。

一、病因和发病情况

原发性肝内胆管结石的病因和成石机制,尚未完全明了。目前比较肯定的主要因素为胆系感染、胆管梗阻、胆汁淤滞、胆管寄生虫病、代谢因素,以及胆管先天性异常等。

几乎所有肝胆管结石患者都有不同程度的胆管感染,胆汁细菌培养阳性率达95％～100％。细菌谱以大肠埃希菌、克雷伯菌属和脆弱类杆菌等肠道细菌为主。这些细菌感染时所产生的细菌源性 β-葡萄糖醛酸苷酶(β-glucuronidase,β-G)和由肝组织释放的组织源性 β-G,可将双结合胆红素分解为单结合胆红素,再转变成非结合胆红素。它与胆汁中的钙离子结合,形成不溶解的胆红素钙。当胆管中的胆红素钙浓度增加处于过饱和状态,则可沉淀并形成胆红素钙结石。在胆红素钙结石形成的过程中,尚与胆汁中存在的大分子物质——黏蛋白、酸性黏多糖和免疫球蛋白等形成支架结构并与钙、钠、铜、镁、铁等金属阳离子聚合有关。

胆管寄生虫病与肝胆管结石形成的关系,已得到确认。已有许多资料证实在一些胆管结石的标本内见到蛔虫残体。显微镜下观察,在结石的核心中找到蛔虫的角质层残片或蛔虫卵等。

1983—1985年的全国调查资料中,26%～36%的原发性胆管结石患者有胆管蛔虫病史。推测蛔虫或肝吸虫的残骸片段、虫卵等为核心,由不定型的胆色素颗粒或胆红素钙沉淀堆积,加上炎症渗出物、坏死组织碎片、脱落细胞、黏蛋白和胆汁中其他固定成分沉淀形成结石。

胆管梗阻、胆流不畅、胆汁淤滞是发生肝内胆管结石的重要因素和条件。胆汁淤滞、积聚或流速减慢,一方面为成石物质的聚集、沉淀提供了条件,另一方面也是发生和加重感染的重要因素。正常情况下,胆管内胆汁的流动呈层流状态。胆汁中的固体质点沿各自流线互相平行移动,胆汁中的固体成分不易发生聚合。当肝胆管发生狭窄或汇合异常等因素,上端胆管扩张,胆汁停滞;胆管狭窄或扩张后胆汁流动可出现环流现象,有利于成石物质集结,聚合形成结石。胆汁淤滞的原因,多为胆管狭窄、结石阻塞、胆管或血管的先天异常,如肝内胆管的解剖变异,血管异位压迫胆管导致胆流不畅。结石和炎症往往并发或加重狭窄,互为因果,逐渐加重病理和病程进展。

我国各地肝内胆管结石的调查结果,农民所占的比例较多,达50%～70%。提示肝内胆管结石的发生可能与饮食结构、机体代谢、营养水准和卫生条件等因素有关。

我国和东亚、东南亚一些国家和地区,均属肝内胆管结石的高发区。据1983—1985年全国调查结果和近年收集的资料,我国肝内胆管结石占胆系结石病的16.1%～18.2%,但存在明显的地区差别:华北和西北地区仅4.1%和4.8%,华中和华南地区高达25.4%和30.5%。虽然目前我国尚缺乏人群绝对发病率的资料,但就近年国内文献表明,肝内胆管结石仍然是肝胆系统多见的、难治性的主要疾病之一。

二、病理生理改变

肝胆管结石的基本病理改变是由于结石引起胆管系统的梗阻、感染,导致胆管狭窄、扩张,肝脏纤维组织增生、肝硬化、萎缩,甚至癌变等病理改变。

肝内胆管结石2/3以上的患者伴有肝门或肝外胆管结石。据全国调查资料,肝内胆管结石78.3%合并肝外胆管结石,昆明某医院559例肝内胆管结石的资料中有3/4(75.7%)同时存在肝外胆管结石。因此有2/3～3/4的病例可以发生肝门或肝外胆管不同程度的急性或慢性梗阻,导致梗阻以上的胆管扩张,肝脏淤胆,肝大,肝功损害,并逐渐加重肝内汇管区纤维组织增生。胆管梗阻后,胆管压力上升,当胆管内压力高达0.294 kPa(30 mmH$_2$O)时肝细胞停止向毛细胆管内分泌胆汁。若较长时间不能解除梗阻,最后难免出现胆汁性肝硬化、门静脉高压、消化道出血、肝功障碍等。若结石阻塞发生在肝内某一叶、段胆管,则梗阻引发的改变主要局限于相应的叶、段胆管和肝组织。最后将导致相应的叶、段肝组织由肥大、纤维化至萎缩,丧失功能。相邻的叶、段肝脏可发生增生代偿性增大。如左肝萎缩则右肝代偿性增大。由于右肝占全肝的2/3,右肝严重萎缩则左肝及尾叶常发生极为明显的代偿增大。这种不对称性的增生、萎缩,常发生以下腔静脉为中轴的肝脏转位,增加外科手术的困难。

感染是肝胆管结石难以避免的伴随病变和临床主要表现之一。炎症改变累及肝实质。胆管结石与胆系感染多同时并存,急性、慢性的胆管炎症往往交替出现、反复发生。若结石严重阻塞胆管并发感染,即成梗阻性化脓性胆管炎,并可累及毛细胆管,甚至并发肝脓肿。较长时间的严重梗阻、炎症,感染的胆汁、胆泥、微小结石,可经小胆管通过坏死肝细胞进入肝中央静脉,造成胆泥血症、败血症、肺脓肿和全身性脓毒症、多器官衰竭等严重后果。反复急慢性胆管炎的结果,多为局部或节段性胆管壁纤维组织增生,管壁增厚。逐渐发生纤维瘢痕组织收缩,管腔缩小,胆管狭窄。这种改变多发生在结石部位的附近或肝的叶、段胆管汇合处,如肝门胆管、左右肝管或肝段胆管口等部位。我国4 197例肝内胆管结石手术病例的资料,合并胆管狭窄平均占24.28%,高者达41.96%。昆明某医院1 448例中合并胆管狭窄者占43.8%,日本59例肝内胆管结石合并胆管狭窄占62.7%。可见肝胆管结石合并胆管狭窄的发生率很高。狭窄部位的上端胆管多有不同程度的扩张,胆汁停滞,进一步促进结石的形成、增大、增多。往往在狭窄、梗阻胆管的上端大量结石堆积,加重胆管感染的程度和频率。肝胆管结石的病情发展过程中结石、感染、狭窄互为因果,逐渐地不断地加重胆管和肝脏的病理改变,肝功损毁,最终导致肝叶或肝段纤维化或萎缩。

长期慢性胆管炎或急性炎症反复发生,有些病例的整个肝胆管系统,直至末梢胆管壁及其周围组织炎性细胞浸润,胆管内膜增生,管壁增厚纤维化,管腔极度缩小甚至闭塞,形成炎性硬化性胆管炎的病理改变。

肝内胆管结石合并胆管癌,是近年来才被广泛重视的一种严重并发症。其发生率各家报告的差别较大,从0.36%~10%。这可能与诊断和治疗方法不同、病程长短等因素有关。

三、临床表现

肝胆管结石虽然以30~50岁的青壮年多发,但亦可发生在不满10岁儿童等任何年龄。女性略多于男性,男∶女约为0.72∶1。50%以上的病例为农民。

(一)合并肝外胆管结石表现

肝内胆管结石的病例中有2/3~3/4与肝门或肝外胆管结石并存。因此大部分病例的临床表现与肝外胆管结石相似。常表现为急性胆管炎、胆绞痛和梗阻性黄疸。其典型表现按严重程度,可出现Charcot三联征(疼痛、畏寒发热、黄疸)或Reynolds五联征(前者加感染性休克和神志改变)、肝大等。有些患者在非急性炎症期可无明显症状,或仅有不同程度的右上腹隐痛,偶有不规则的发热或轻、中度黄疸,消化不良等症状。

(二)不合并肝外胆管结石表现

不伴肝门或肝外胆管结石,或虽有肝外胆管结石,而胆管梗阻、炎症仅发生在部分叶、段胆管时,临床表现多不典型。常不被重视,容易误诊。单纯肝内胆管结石、无急性炎症发作时,患者可以毫无症状或仅有轻微的肝区不适、隐痛,往往在B超、计算机断层扫描等检查时才被发现。

一侧肝内胆管结石发生部分叶、段胆管梗阻并急性感染,引起相应叶、段胆管区域的急性化脓性胆管炎(acute obstructive suppurating hepatocholangitis,AOSHC)。其临床表现,除黄疸轻微或无黄疸外,其余与急性胆管炎相似。严重者亦可发生疼痛、畏寒、发热、血压下降、感染性休克或神志障碍等重症急性胆管炎的表现。右肝叶、段胆管感染、炎症,则以右上腹或肝区疼痛并向右肩、背放散性疼痛和右肝大为主。左肝叶、段胆管梗阻、炎症的疼痛则以中上腹或剑突下疼痛为主,多向左肩、背放散,左肝大。由于一侧肝叶、段胆管炎,多无黄疸或轻微黄疸,甚至疼痛不明显,或疼痛部位不确切,常被忽略,延误诊断,应于警惕。一侧肝内胆管结石并急性感染,未能及时诊断及有效治疗,可发展成相应肝脏叶、段胆管积脓或肝脓肿。患者长时间消耗性弛张热,逐渐体弱、消瘦。

反复急性炎症必将发生肝实质损害,肝包膜、肝周围炎和粘连。急性炎症控制后,亦常遗留长时间不同程度的肝区疼痛或向肩背放散痛等慢性胆管炎的表现。

(三)腹部体征

非急性肝胆管梗阻、感染的肝内胆管结石患者,多无明显的腹部体征。部分患者可有肝区叩击痛或肝大。左右肝内存在广泛多发结石,长期急慢性炎症反复交替发作者,可有肝、脾肿大,肝功能障碍,肝硬化,腹水或上消化道出血等门静脉高压征象。

肝内胆管急性梗阻并感染患者,多可扪及右上腹及右肋缘下明显压痛、肌紧张或肝大。同时存在胆总管结石和梗阻,有时可扪及肿大的胆囊或 Murphy 征阳性。

四、诊断

由于肝内胆管解剖结构复杂,结石多发,分布不定,治疗困难,因此对于肝内胆管结石的诊断要求极高。应在手术治疗之前全面了解肝内胆管解剖变异,结石在肝内胆管具体位置、数量、大小、分布以及胆管和肝脏的病理改变。如肝胆管狭窄与扩张的部位、范围、程度、肝叶、段增大、缩小、硬化、萎缩或移位等状况,以便合理选择手术方法,制定手术方案。

肝内胆管结石常可落入胆总管,形成继发于肝内胆管结石的胆总管结石或同时伴有原发性胆总管结石。故所有胆总管结石患者都有肝内胆管结石可能,均应按肝内胆管结石的诊断要求进行各种影像学检查。

(一)病史

要详细询问病史,重视临床表现。

(二)实验室检查

慢性期可有贫血、低蛋白血症。急性感染期多有血白细胞增高,血清转氨酶、胆红素增高。严重急性感染菌血症者,血液培养常有致病菌生长。

(三)影像学检查

最后确定诊断并明确结石和肝胆系统的病理状况,主要依靠现代影像学检查。

1.B超检查

简便、易行、无创。对肝内胆管结石的阳性率为70%左右。影像特点是沿肝胆管分布的斑点状或条索状、圆形或不规则的强回声、多数伴有声影,其远端胆管多有不同程度的扩张。但不足之处是难以准确了解结石在胆管内的具体位置、数量和胆管系统的变异和病理状况,并易与肝内钙化灶混淆,难以满足外科治疗的要求。

2.计算机断层扫描

肝内胆管结石计算机断层扫描检查的敏感性和准确率平均为80%左右,略高于超声波检查。一般结石密度高于肝组织,对于一些含钙少、散在、不成型的泥沙样胆色素结石可成低密度。在扩张胆管内的结石容易发现,但不伴胆管扩张的小结石不易与钙化灶区别。对于伴有肝内胆管明显扩张、肝脏局部增大、缩小、萎缩或并发脓肿甚至癌变者,计算机断层扫描检查有很高的诊断价值。但不能准确了解肝胆管的变异和结石在肝胆管内的准确位置和分布。

3.经皮肝穿刺胆系造影和经内镜逆行胆胰管造影

经皮肝穿刺胆管造影成功后肝胆管的影像清晰,对肝胆管的狭窄、扩张、结石的诊断准确率达95%以上。伴有肝胆管扩张者穿刺成功率90%以上,但无胆管扩张者成功率较低,70%左右。此检查有创,平均有4%左右较严重并发症及0.13%的死亡率。不适于有凝血机制障碍、肝硬化和腹水的病例。内镜逆行胆胰管造影的成功率在86%~98%,并发症约6%,但一般比经皮肝穿刺胆管造影的并发症轻,死亡率约8/10万。相比之下,内镜逆行胆胰管造影比经皮肝穿刺胆管造影安全。但若肝门或肝外胆管狭窄者,肝内胆管显影不良或不显影。因此内镜逆行胆胰管造影还不能完全代替经皮肝穿刺胆管造影。

阅读分析胆系造影片时应特别注意肝胆管的正常典型分支及变异,仔细辨明各叶段胆管内结石的具体位置、数量、大小、分布以及肝胆管狭窄、扩张的部位、范围、程度和移位等。若某一叶段胆管不显影或突然中断,很可能因结石阻塞或严重狭窄,应在术中进一步探明。因此显影良好的胆系造影是诊断肝内胆管结石不可缺少的检查内容。

4.磁共振胆系成像

磁共振胆系成像(MR cholangiography,MRC)可以清楚显示肝胆管系统的影像,无创。用于胆管肿瘤等梗阻性黄疸的影像诊断很有价值。但对于胆固醇和钙质含量少的结石,仅表现为低或无 MR 信号的圆形或不规则形阴影和梗阻以远的胆管扩张。对肝胆管结石的诊断不如经皮肝穿刺胆管造影和内镜逆行胆胰管造影清晰。

5.影像检查鉴别结石和钙化灶

目前 B 超和计算机断层扫描已广泛用于肝胆系统的影像诊断,或一般体检的检查内容。由于肝内胆管结石和钙化灶在 B 超和计算机断层扫描的影像表现相似,常引起患者不安,需要鉴别。一般情况下肝内钙化无胆管梗阻、扩张及感染症状,鉴别不难。但遇无明显症状和无明显胆管扩张的肝内胆管结石或多发成串排列的钙化灶,在 B 超、计算机断层扫描影像中难于准确区别。昆明某医院曾总结 B 超或计算机断层扫描检查报告为肝内胆管结石或钙化灶的225 例进行了内镜逆行胆胰管造影或肝区 X 线平片检查,结果证实有 73.8%(166/225)属肝内胆管结石,26.2%(59/225)为肝内钙化病灶。内镜逆行胆胰管造影显示钙化灶在肝胆管外、结石在肝胆管内。钙化灶多可在 X 线平片上显示肝内胆管结石 X 线平片为阴性,因此最终需要显影良好的胆系造影和/或 X 线平片才能区别。

6.术中诊断

由于肝内胆管的解剖结构、结石状况复杂病情因素或设备条件限制,有时未能在术前完成准确定位诊断的检查。有的术前虽已进行内镜逆行胆胰管造影或经皮肝穿刺胆管造影等影像检查,但结果并不满意,或术中发现新的病理状况或定位诊断与术前诊断不相符合等情况时,则需在术中进行胆系影像学检查,进一步明确诊断。胆管探查取石后,不能确定结石是否取净或疑有其他病理因素者,最好在术中重复影像检查,以求完善术中措施。

术中常用的影像检查方法有术中胆管造影、术中胆管镜检查和术中 B 超检查,可根据具体情况和设备条件选择。一般常用术中胆管造影,影像清晰,准确率高。术中胆管镜检查发现结石,可随即取出,兼有诊断与治疗两者的功能。

五、手术治疗

由于肝内胆管的解剖结构和结石的部位和分布复杂多样,并发胆管狭窄的发生率高,取石困难。残留和再发结石率高,迄今治疗效果尚不够满意。目前仍然是肝胆系统难治性疾病之一。

(一)术前准备

肝内胆管结石,特别是复杂性肝内胆管结石病情复杂,手术难度大,时间长,对全身各系统功能的影响和干扰较大。除按一般常规手术的术前准备外,还应特别注意下列问题。

(1)改善全身营养状况:肝内胆管结石常反复发作胆管炎或多次手术,长期慢性消耗,多有贫血、低蛋白等营养状况不佳。术前应给予高蛋白、高碳水化合物饮食,补充维生素。有低蛋白血症或贫血者应从静脉补充人体清蛋白、血浆或全血,改善健康状况,提高对手术创伤的耐受性和免疫功能。

(2)充分估计和改善肝、肾功能、凝血机制:术前要求肝、肾功能基本正常,无腹水。凝血酶原时间和凝血酶时间在正常范围。

（3）重视改善肺功能：肝胆系统手术，对呼吸功能影响较大，易发生肺部并发症。术前应摄胸片，必要时检查肺功能。有慢性支气管炎或肺功能较差，应在术前治疗基本恢复后进行手术。

（4）抗感染治疗：肝内胆管结石，多有肠道细菌的感染因素存在，术前应使用对革兰氏阴性细菌和厌氧菌有效的抗菌药物，控制感染。

（二）麻醉

可根据病情、术前诊断、估计手术的复杂程度选择麻醉。若为单纯切开肝门或肝外胆管取石，连续硬膜外麻醉多可完成手术。但肝内胆管结石多为手术复杂、时间较长，术中需要严密监控呼吸、循环状况，选择气管内插管全身麻醉比较安全。

（三）体位和切口

一般取仰卧位或右侧抬高 20°～30°的斜卧位。若遇体形宽大或肥胖患者，适当垫高腰部或升高肾桥便以操作。切口最好选择右肋缘下斜切口，必要时向左肋缘延伸呈屋顶式。如果术前能够准确认定右肝内无胆管狭窄等病变存在，手术不涉及右肝者，也可采用右上腹经腹直肌切口，必要时向剑突方向延长，亦可完成左肝切除或左肝内胆管切开等操作。

（四）手术方式的选择

肝内胆管结石手术治疗的原则和目的：取净结石、解除狭窄、去除病灶、胆流通畅和防止感染。为了达到上述目的，需要根据结石的部位、大小、数量、分布范围和肝胆管系统、肝脏的病理改变以及患者的全身状况综合分析，选择合理、效佳的手术方式。

治疗肝内胆管结石的术式较多，目前较常用的主要术式有：胆管切开取石、引流，胆管整形，胆肠吻合，肝叶、肝段切除等基本术式和这几种术式基础上的改进术式，或几种术式的联合手术。

1.单纯肝外胆管切开取石引流术

仅适用于不伴肝内外胆管狭窄，Oddi 括约肌功能和乳头正常，局限于肝门和左右肝管并容易取出的结石。取石后放置 T 形管引流。

2.肝外胆管切开、术中、术后配合使用纤维胆管镜取石引流术

适用于肝内Ⅱ、Ⅲ级以上胆管结石并有一定程度的胆管扩张，允许胆管镜到达结石部位附近，而无明显肝胆管狭窄或肝组织萎缩者。取石后放置 T 形管引流。若术后经 T 形管造影发现残留结石，仍可用纤维胆管镜通过 T 形管的窦道取石。昆明某医院按此适应证的 461 例，平均随访 5 年半的优良效果达 85.7％。

3.肝叶、肝段切除术

1957 年我国首次报道用肝叶切除术治疗肝内胆管结石，现已得到确认和普遍采用。肝切除可以去除病灶，效果最好，优良达 90％～95％。其最佳适应证为局限性的肝叶肝段胆管多发结石，合并该叶段胆管明显狭窄或已有局部肝组织纤维化、萎缩者。对于肝内胆管广泛多发结石或合并多处肝胆管狭窄者，则需与其他手术方法联合使用，才能充分发挥其优越性。

4.狭窄胆管切开取石、整形

单纯胆管切开取石、整形手术，不改变胆流通道，保留 Oddi 括约肌的生理功能为其优点。但此法仅适于肝门或肝外胆管壁较薄、瘢痕少、范围小的单纯环状狭窄。取石整形后应放置支撑管半年以上。对于狭窄部胆管壁厚或其周围结缔组织增生、瘢痕多、狭窄范围大者，日后瘢痕收缩、容易再狭窄。因此大多数情况下，胆管狭窄部整形应与胆肠吻合等联合应用，才能获得远期良好的效果。

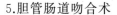

5.胆管肠道吻合术

胆肠吻合的目的是为了解除胆管狭窄、重建通畅的胆流通道,并有利于残留或再发结石排入肠道,目前已广泛应用于治疗肝胆管结石并狭窄者。胆肠吻合的手术方式包括胆总管十二指肠吻合、胆管空肠 Roux-en-Y 吻合、胆管十二指肠空肠间置 3 种基本形式,或在此基础上设置空肠皮下盲瓣等改进的术式。

(1)胆总管十二指肠吻合术:不可避免地发生明显的十二指肠内容物向胆管反流。此术式用于肝内胆管结石的优良效果仅为 42%～70%。不适于难以取净的肝内胆管结石或合并肝门以上的肝内胆管狭窄、肝萎缩者。对于无肝门、肝内胆管狭窄或囊状扩张、不伴肝纤维化、肝萎缩、肝脓肿,并已确认结石取净无残留结石,仅单纯合并胆总管下段狭窄者,可以酌情选用。总之肝内胆管结石在多数情况下不宜采用这一术式,应当慎重。

(2)胆管空肠 Roux-en-Y 吻合术:空肠襻游离性好、手术的灵活度大,几乎适用于各部位的胆管狭窄。无论肝外、肝门和肝内胆管狭窄段切开,取出结石后均可将切开的胆管与空肠吻合。可以达到解除狭窄、胆流通畅的目的。辅于各种形式的防反流措施,可以减轻胆管反流,减少反流性胆管炎。优良效果在85%～90%。

(3)胆管十二指肠空肠间置术:适应证和效果与胆管空肠 Roux-en-Y 吻合相近,但其胆管反流和胆汁淤积比 Roux-en-Y 吻合明显,较少采用。

6.游离空肠通道式胆管造口成形术

切取带蒂的空肠段 12～15 cm,远侧端与切开的肝胆管吻合,近端缝闭成盲瓣留置于腹壁皮下。既可解除肝胆管狭窄又保留 Oddi 括约肌的正常功能。日后再发结石,可通过皮下盲瓣取石。适于胆总管下段、乳头无狭窄和 Oddi 括约肌正常者。

7.肝内胆管结石并感染的急诊手术

肝内胆管结石并发梗阻性的重症急性胆管炎,出现高热、休克或全身性严重中毒症状,非手术治疗不能缓解者,常需急诊手术。急诊情况下,不宜进行复杂手术。一般以解除梗阻、疏通胆管、引流胆汁为目的。应根据梗阻部位选择手术方式。肝外胆管、肝门胆管或左右肝管梗阻,一般切开肝外或肝门胆管可以取出结石,放置 T 管引流有效。肝内叶、段胆管梗阻,切开肝外或肝门胆管取石困难者,可在结石距肝面的浅表处经肝实质切开梗阻的肝胆管,取出结石后放置引流管。待病情好转、恢复后 3 个月以上再行比较彻底的根治性手术为妥。

第十四节 胆管良性肿瘤

胆管良性肿瘤临床上极其罕见。在 2 500 例尸检中仅发现 3 例肝外胆管的良性肿瘤,在连续20 000 例胆管外科手术病理中仅有 4 例肝外胆管的良性肿瘤。据统计,胆管良性肿瘤占胆管手术的 0.1% 及胆管肿瘤的 6%,多见于胆总管和壶腹部,向上则逐渐减少。胆管良性与恶性肿瘤常常不易区分,术前极少确诊,应注意此类肿瘤的临床特点及诊断处理原则,以使患者得到妥善的处理。

一、类型和特点

胆管良性肿瘤中 2/3 为乳头状瘤或腺瘤。

(一)上皮性肿瘤

1.腺瘤

多年来,良性上皮肿瘤在病理名称上相当混淆,多数把肿瘤命名为息肉和非肿瘤息肉样病变,目前腺瘤可分为三型:管状、乳头状及乳头管状。最常见的是管状腺瘤,它是由幽门腺型体偶尔含有内分泌细胞及鳞状上皮样的桑葚体组成,并认为某些管状、乳头状和乳头管状腺瘤在组织学上与肠腺瘤有区别。这些腺瘤虽然不常见,但伴有的肠表型与通常的幽门型不同,常含有Paneth 细胞和内分泌细胞,主要为血清免疫反应细胞。此外,常表现为严重的增生不良和原位癌。肝外胆管腺瘤很少见,多见于肝内胆管,通常表现为无症状的肝结节,而意外在腹内手术中或活检时发现。应当注意与恶性肿瘤及其他良性病变的鉴别。有报告尸检中 5 000 例发现4 例,Cho 等在 10 年内 2 125 次连续活检中发现 13 例。此种肿瘤通常在包膜下,呈螺旋或卵圆形,大小 1~20 mm(平均 5.8 mm),界限清楚,无包膜,从灰白色到黄色或棕黄色。

2.多发性乳头状瘤病

胆管乳头状瘤是良性的上皮肿瘤,其特点是多发的,排泌黏液的胆管黏膜疾病,大小在2~20 mm。新生物软而脆,肉眼呈粉红色或白色。组织学上是由向胆管内突起的伴纤细纤维血管茎组成,主要由单层立方和柱状上皮细胞覆盖,其尖端分泌黏液,很易被黏液胭脂红与 PAS染色。这些乳头状瘤组织学看来是良性的伴有规则的,单层乳头状外观,无核异型性、有丝分裂或恶变。肿瘤易发生于女性,年龄为 19~89 岁,多数患者在 60~70 岁。主要表现为部分性间歇性梗阻性黄疸,系由绒毛状肿瘤的碎片及分泌的物质造成,常并发胆管炎。Mercadiet 指出乳头状肿瘤的发生,加上黏液的蓄积及脱落的肿瘤碎片,可导致胆管呈纺锤形或囊状扩张,如果肿瘤体积大,可使肝脏变形,甚至进展为肝硬化。

乳头状瘤可分泌大量黏液,呈无色,有黏性,类似白胆汁或酷似腹膜假性黏液瘤见到的液体,不含胆汁也不含色素。液体中有悬浮颗粒和群集的脱落上皮细胞、红细胞和坏死碎屑,液体富含清蛋白和电解质等,在丰富的黏液分泌及梗阻性黄疸病例,引流后会引起严重的蛋白质与电解质丢失。

3.囊腺瘤

少见,占非寄生性胆源性囊肿的 5% 以下,85% 起源于肝内胆管尤其右侧肝内胆管,其次是肝外胆管与胆囊。病因依然不明,虽然囊腺瘤病理发现有迷走胆管,提示病变可能为先天性或良性,但切除后易复发,并可发展为囊腺癌,临床又显示恶性的特征。囊腺瘤可持续生长直径最长可达 20 cm 以上,病变含有黏液、浆液,呈淡胆汁色或褐色的云翳状,缺乏细胞成分。其病理特征呈多房状,肉眼或镜下均可见房性结构,囊壁和中隔衬以高柱状上皮,类似正常胆管的衬里。典型的囊腺瘤由浓染的柱状细胞组成,此种细胞伴有凸起的核,频繁的有丝分裂形成乳头状突起和多形腺体的病变。

(二)非上皮肿瘤

1.颗粒细胞肿瘤

颗粒细胞瘤又曾被称为颗粒细胞成肌细胞瘤,可发生在人体的任何组织中。胆管颗粒细胞瘤罕见,首先由 1952 年 Coggins 描述。普遍认为该瘤来源于神经的外胚层,特别是 Schwann 细胞,因此1991年Sanchez又称之为雪旺瘤。胆管颗粒细胞瘤多见于妇女(占89%),黑人较多(占76%),偶见于黄色人种。世界上已有近50例报道,其中半数发生在胆总管,约37%发生在胆囊管,约11%发生在肝总管。肉眼所见为较硬的黄褐色肉样肿物,边界不太清,较小,有人报道可达1.2 cm大小。切面呈黄色实体肿物。组织学所见肿瘤由成束的多角形细胞组成,胞质丰富,呈嗜酸性;胞质颗粒呈PAS强阳性反应;核小,卵圆形,居中;表面由胆管黏膜柱状上皮细胞覆盖。

2.神经性肿瘤

神经节瘤致肝门胆管梗阻,继发于既往手术后的截断性神经瘤,也可能为胆管梗阻的原因。

3.平滑肌瘤

常见于上消化道其他部位,发生于胆管者极少见,推测与胆管缺乏肌肉组织有关。1976年Kune和1983年Pouka等均曾报道过胆总管的血管平滑肌瘤。患者可有黄疸和疲乏,但无疼痛和消瘦。有些病例无症状,在尸检时发现。肿物位于胆总管下段可引起胆管扩张,局部狭窄,但是黏膜完整。镜下显示肿物由多个血管组成,血管由高分化内皮细胞衬里;有各种平滑肌细胞束,细胞核椭圆形,胞质丰富;还有原纤维丝。

二、诊断

(一)临床表现

胆管良性肿瘤患者一般无症状,只有在肿瘤生长到一定程度时,才会出现黄疸,此时多合并有上腹疼痛等胆管炎的表现。有些患者在进高脂肪饮食后出现上腹不适,少数表现为右上腹部突然疼痛,向肩背放射,并伴有恶心、呕吐。一些病例因肿瘤缓慢生长导致胆管梗阻而仅表现为梗阻性黄疸。

体检时可发现肝大,胆囊肿大,右季肋部压痛,但均非特异性体征。良性肿瘤由于病理分类的不同,也具有相应的不同表现。

(二)影像学检查

有些胆管良性肿瘤患者伴有梗阻性黄疸,故除了临床症状和体征外,影像学方法是本病的主要诊断手段。

1.B超

B超通常为首选检查,可发现梗阻部位以上胆管扩张和/或胆囊肿大,部位在十二指肠上方的肿瘤可看出肿瘤的异常回声改变。虽然肝内胆管扩张是胆管梗阻的证据,但在良性肿瘤可有梗阻存在而胆管扩张不明显的情况,见于壶腹部病变或占位所表现,质软的胆管内肿瘤,均可表现为暂时性胆管扩张,完全可为一次B超检查所漏诊。另一方面,慢性不完全梗阻可产生肝纤维化,甚至最终导致继发性胆汁性肝硬化,此情况将减低肝实质的顺应性,而掩盖肝内胆管的扩张,或使扩张不明显。现已明确,许多胆管肿瘤在超声图像上可以显示胆管壁增厚或胆管内充盈缺损。

2.计算机断层扫描

其优于超声诊断之处在于能检出胆管恶性肿瘤,对诊断肿瘤的肝内扩散及局部淋巴结肿大更有优势,但对良性肿瘤则体现不明显。由于良性肿瘤之特征主要是胆管内肿块,故在动态超声扫描诊断更易,当然计算机断层扫描诊断胆管梗阻的平面更为准确。

3.血管造影

肿瘤侵犯血管是恶性的特征,血管造影对肿瘤邻近的血管受累征象有诊断价值,但亦可从超声检查中满意获得,尤其是彩色多普勒超声。但如有手术史掺杂其中则可致疑点,经内脏血管造影可获得肿瘤较满意的图像,但必须记住,血管造影显示的为二维血管影像,很难区分门静脉受压或肿瘤浸润,超声诊断对此更有优越性,动脉包绕征可诊断恶性肿瘤。

4.胆管造影

胆管造影是一项重要的检查手段,最常用的为经皮肝穿刺胆管造影检查,可以明确梗阻部位及梗阻范围。对于肿瘤体积较大,因充盈缺损范围广而很难确定其起源部位时,要以选用内镜逆行胆胰管造影,但因不能全部显示肝内分支,最好能联合经皮肝穿刺胆管造影与内镜逆行胆胰管造影同时检查,也有学者认为术前完全的胆管造影并非必要。由于可导致已梗阻而未引流肝段的急性感染危险而失去手术时机,建议行术中胆管造影和/或术中超声来确定病变的解剖部位,考虑到诱发胆管炎的危险性,宁愿进行积极的外科处理,并用广谱抗菌药物预防或减少感染并发症和谨慎地行术中低压胆管造影。

(三)病理学诊断

对于胆管良性肿瘤,术前很少能获取组织学诊断,临床也多不提倡依赖病理诊断来确定治疗方式。如果在行内镜逆行胆胰管造影时,直视下能钳夹组织或从胆管内取脱落细胞检查,应进行病理学检查。较好的办法是在B超与计算机断层扫描引导下细针穿刺,获得标本后行活检或细胞学检查,部分病例可得到诊断。有报告本方法的假阳性结果为 1/200,阳性预测值与阴性结果分别为 98% 与 53%。此种检查的可靠性取决于活检取材的正确及细胞病理学者的经验。通过病理检查可排除胆管恶性肿瘤的诊断,从而进行必要的治疗,不过对此尚无大宗病例的报道。

三、治疗

治疗目的是消除已存在的胆管梗阻及预防胆管梗阻的再发,主要是通过手术切除肿瘤。具体为胆管局部切除及对端吻合,并加 T 形管支撑。如胆管端端吻合困难,胆管近端可与十二指肠吻合或胆管空肠 Roux-en-Y 吻合,位于胆管末端壶腹部之肿瘤可采用经十二指肠切开的局部肿瘤切除,并同时行 Oddi 括约肌成形术。当胆管良性肿瘤位于胆总管下段胰腺内段时,常需胰头十二指肠切除,无条件切除时也可旷置肿瘤,行姑息性胆肠吻合术以解除胆管梗阻。

胆管良性肿瘤在切除不彻底时,常致复发,有报告 88 例良性肿瘤的治疗效果,49 例切除胆管壁或仅作搔刮术者,11 例复发,复发率为 22%,而 18 例作胆管袖形切除及至肝叶切除等较为根治性手术,仅 1 例(6%)复发。局部切除之手术死亡率为 8%,而根治性手术则为 11%。因此,对胆管良性肿瘤,鉴于高复发率及癌变的特点,应采取更为积极的手术。

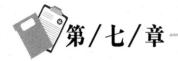

第/七/章

心外科疾病

第一节 二尖瓣狭窄

一、病因与病理

(一)风湿热

虽然近几十年来风湿性心脏瓣膜病的发病率逐年降低,但仍是临床上二尖瓣狭窄(mitral stenosis,MS)的常见病因。风湿性心脏病患者中约 25％为单纯二尖瓣狭窄,40％为二尖瓣狭窄并二尖瓣关闭不全。其中女性患者占 2/3。一般而言,从急性风湿热发作到形成重度二尖瓣狭窄,至少需 2 年,在温带气候大多数患者能保持十年以上的无症状期。风湿热反复多次发作者易罹患二尖瓣狭窄。

风湿性二尖瓣损害,早期病理变化为瓣膜交界处和基底部发生水肿、炎症及赘生物形成,随后由于纤维蛋白的沉积和纤维性变,发生瓣叶交界处粘连、融合,瓣膜增粗、硬化、钙化,腱索缩短并相互粘连,限制瓣膜的活动与开放,致使瓣口狭窄,与鱼嘴或钮孔相似。一般后瓣病变程度较前瓣重,后瓣显著增厚、变硬、钙化、缩短,甚至完全丧失活动能力,而前瓣仍能上下活动者并不罕见。

(二)二尖瓣环及环下区钙化

常见于老年人退行性变。尸检发现,50 岁以上人群中约 10％有二尖瓣环钙化,其中糖尿病患者尤为多见,女性比男性多 2～3 倍,超过 90 岁的女性患者二尖瓣环钙化率高达 40％以上。偶见于年轻人,可能与合并 Maffan 综合征或钙代谢异常有关。

瓣环钙化可影响二尖瓣的正常启闭,引起狭窄和/或关闭不全。钙化通常局限于二尖瓣的瓣环处,多累及后瓣。然而,最近研究表明,老年人二尖瓣环钙化,其钙质沉着主要发生于二尖瓣环的前方及后方,而非真正的瓣环处,钙化延伸至膜部室间隔或希氏束及束支时,可引起心脏传导功能障碍。

(三)先天性发育异常

单纯先天性二尖瓣狭窄甚为少见。

(四)其他罕见病因

如结缔组织疾病、恶性类癌瘤、多发性骨髓瘤等。

二、病理生理

正常人二尖瓣开放时瓣口面积为 4～6 cm²，当瓣口面积小于 2.5 cm² 时，才会出现不同程度的临床症状。临床上根据瓣口面积缩小程度不同，将二尖瓣狭窄分为轻度（2.5～1.5 cm²）、中度（1.5～1.0 cm²）、重度（＜1.0 cm²）狭窄。根据二尖瓣狭窄程度和代偿状态分为如下 3 期（见图 7-1）。

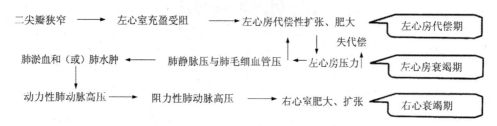

图 7-1 二尖瓣狭窄血流动力学图解

（一）左心房代偿期

轻度二尖瓣狭窄时，只需在心室快速充盈期、心房收缩期存在压力梯度，血液便可由左心房充盈左心室。因此左心房发生代偿性扩张及肥大以增强收缩力，延缓左心房压力的升高。此期内，临床上可在心尖区闻及典型的舒张中、晚期递减型杂音，收缩期前增强（左心房收缩引起）。患者无症状，心功能完全代偿，但有二尖瓣狭窄的体征（心尖区舒张期杂音）和超声心动图改变。

（二）左心衰竭期

随着二尖瓣狭窄程度的加重，左心房代偿性扩张、肥大及收缩力增强难以克服瓣口狭窄所致血流动力学障碍时，房室压力梯度必须存在于整个心室舒张期，房室压力阶差在 2.7 kPa（20 mmHg）以上，才能维持安静时心排血量，因此左心房压力升高。由于左心房与肺静脉之间无瓣膜存在，当左心房压力升至 3.3～4.0 kPa（25～30 mmHg）时，肺静脉与肺毛细血管压力亦升至 3.3～4.0 kPa（25～30 mmHg），超过血液胶体渗透压水平，引起肺毛细血管渗出。若肺毛细血管渗出速度超过肺淋巴管引流速度，可引起肺顺应性下降，发生呼吸功能障碍和低氧血症，同时，血浆及血细胞渗入肺泡内，可引起急性肺水肿，出现急性左心衰竭表现。本期患者可出现劳力性呼吸困难，甚至端坐呼吸、夜间阵发性呼吸困难，听诊肺底可有湿啰音，胸部 X 线检查常有肺淤血和/或肺水肿征象。

（三）右心衰竭期

长期肺淤血可使肺顺应性下降。早期，由于肺静脉压力升高，可反射性引起肺小动脉痉挛、收缩，肺动脉被动性充血而致动力性肺动脉高压，尚可逆转。晚期，因肺小动脉长期收缩、缺氧，致内膜增生、中层肥厚，肺血管阻力进一步增高，加重肺动脉高压。肺动脉高压虽然对肺毛细血管起着保护作用，但明显增加了右心负荷，使右心室壁肥厚、右心腔扩大，最终引起右心衰竭。此时，肺淤血和左心衰竭的症状反而减轻。

三、临床表现

（一）症状

1.呼吸困难和乏力

当二尖瓣狭窄进入左心衰竭期时，可产生不同程度的呼吸困难和乏力，是二尖瓣狭窄的主要症状。前者为肺淤血所引起,后者是心排血量减少所致。早期仅在劳动、剧烈运动或用力时出现呼吸困难,休息即可缓解,常不引起患者注意。随狭窄程度的加重,日常生活甚至静息时也感气促,夜间喜高枕,甚至不能平卧,须采取半卧位或端坐呼吸,上述症状常因感染(尤其是呼吸道感染)、心动过速、情绪激动、心房颤动诱发或加剧。

2.心悸

心慌和心前区不适是二尖瓣狭窄的常见早期症状。早期与偶发的房性期前收缩有关,后期发生心房颤动时心慌常是患者就诊的主要原因。自律性或折返活动引起的房性期前收缩,可刺激左心房易损期而引起心房颤动,由阵发性逐渐发展为持续性。而心房颤动又可引起心房肌的弥漫性萎缩。导致心房增大及不应期、传导速度更加不一致,最终导致不可逆心房颤动。快心室率心房颤动时,心室舒张期缩短,左心室充盈减少,左心房压力升高,可诱发急性肺水肿的发生。

3.胸痛

15%的患者主诉胸痛,其产生原因有:①心排血量下降,引起冠状动脉供血不足,或伴冠状动脉粥样硬化和/或冠状动脉栓塞;②右心室压力升高,冠状动脉灌注受阻,致右心室缺血;③肺动脉栓塞,常见于右心衰竭患者。

4.咯血

咯血发生于10%患者。二尖瓣狭窄并发的咯血有如下几种。

(1)突然咯血:出血量大,有时称为肺卒中,却很少危及生命。因为大出血后,静脉压下降,出血可自动停止。此种咯血是由于突然升高的左心房和肺静脉压,传至薄而扩张的支气管静脉壁使其破裂所致,一般发生于病程早期。晚期,因肺动脉压力升高,肺循环血流量有所减少,该出血情况反而少见。

(2)痰中带血:二尖瓣狭窄患者,因支气管水肿罹患支气管炎的机会增多,若支气管黏膜下层微血管破裂,则痰中带有血丝。

(3)咳粉红色泡沫痰:为急性肺水肿的特征性表现,是肺泡毛细血管破裂,血液、血浆与空气互相混合的缘故。

(4)咳暗红色血液痰:为病程晚期,周围静脉血栓脱落引起肺栓塞时的表现。

5.血栓栓塞

左心房附壁血栓脱落引起动脉栓塞,是二尖瓣狭窄常见的并发症。在抗凝治疗和手术治疗时代前,二尖瓣病变患者中,约1/4死亡继发于血栓栓塞,其中80%见于心房颤动患者。若为窦性心律,则应考虑一过性心房颤动及潜在感染性心内膜炎的可能。35岁以上的患者合并心房颤动,尤其伴有心排血量减少和左心耳扩大时是形成栓子的最危险时期,主张接受预防性抗凝治疗。

6.吞咽困难、声嘶

增大的左心房压迫食管,扩张的左肺动脉压迫左喉返神经所致。

7.感染性心内膜炎

增厚、钙化的瓣膜少发。

8.其他

肝大、体循环静脉压增高、水肿、腹水,均为重度二尖瓣狭窄伴肺血管阻力增高及右心衰竭的表现。

（二）体征

重度二尖瓣狭窄患者常有"二尖瓣面容"——双颧呈绀红色。右心室肥大时，心前区可扪及抬举性搏动。

1.二尖瓣狭窄的心脏体征

（1）心尖冲动正常或不明显。

（2）心尖区 S_1 亢进是二尖瓣狭窄的重要特点之一，二尖瓣狭窄时，左心房压力升高，舒张末期左心房室压力阶差仍较大，且左心室舒张期充盈量减少，二尖瓣前叶处于心室腔较低位置，心室收缩时，瓣叶突然快速关闭，可产生亢进的拍击样 S_1。S_1 亢进且脆，说明二尖瓣前叶活动尚好，若 S_1 亢进且闷，则提示前叶活动受限。

（3）开瓣音亦称二尖瓣开放拍击音，由二尖瓣瓣尖完成开放动作后瓣叶突然绷紧而引起，发生在二尖瓣穹隆进入左心室的运动突然停止之际。

（4）心尖部舒张中、晚期递减型隆隆样杂音，收缩期前增强，是诊断二尖瓣狭窄的重要体征。心室舒张二尖瓣开放的瞬间，左心房室压力梯度最大，产生杂音最响，随着左心房血液充盈到左心室，房室压力梯度逐渐变小，杂音响度亦逐渐减轻，最后左心房收缩将 $15\%\sim25\%$ 的血液灌注于左心室，产生杂音的收缩期前增强部分。心房颤动患者，杂音收缩期前增强部分消失。但据 Criley 报道，此时若左心房压力超过左心室压力 1.3 kPa（10 mmHg）或更高，则可有收缩期前增强部分。

二尖瓣狭窄的舒张期杂音于左侧卧位最易听到，对于杂音较轻者，可嘱运动、咳嗽、用力呼气或吸入亚硝酸异戊酯等方法使杂音增强。拟诊二尖瓣狭窄而又听不到舒张期杂音时，可嘱患者轻微运动（仰卧起坐 10 次）后左侧卧位，或左侧卧位后再深呼吸或干咳数声，杂音可于最初 10 个心动周期内出现。杂音响度还与瓣口狭窄程度及通过瓣口的血流量和血流速度有关。在一定限度内，狭窄愈重，杂音愈响，但若狭窄超过某一范围，以致在左心室形成漩涡不明显或不引起漩涡，反而使杂音减轻或消失，后者即所谓的"无声性二尖瓣狭窄"。

2.肺动脉高压和右心室肥大的体征

（1）胸骨左缘扪及抬举性搏动。

（2）P_2 亢进、S_2 分裂，肺动脉高压可引起 S_2 的肺动脉瓣成分亢进，肺动脉压进一步升高时，右心室排血时间延长，S_2 分裂。

（3）肺动脉扩张，于胸骨左缘第二肋间可闻及短的收缩期喷射性杂音和递减型高调哈气样舒张早期杂音（Graham Steell 杂音）。

（4）右心室肥大伴三尖瓣关闭不全时，胸骨左缘四五肋间有全收缩期吹风样杂音，吸气时增强。

四、辅助检查

（一）心电图检查

中、重度二尖瓣狭窄，可显示特征性改变。左心房肥大（P 波时限大于 0.12 s，并呈双峰波形，即所谓"二尖瓣型 P 波"，见图 7-2），是二尖瓣狭窄的主要心电图特征，可见于 90% 的显著二尖瓣狭窄伴窦性心律者。心房颤动时，V_1 导联颤动波幅超过 0.1 mV，也提示存在心房肥大。

右心室收缩压低于 9.3 kPa（70 mmHg）时右心室肥大少见；介于 $9.3\sim13.3$ kPa（70～100 mmHg）时，约 50% 患者可有右心室肥大的心电图表现；超过 13.3 kPa（100 mmHg）时，右心室肥大的心电图表现一定出现（见图 7-3）。

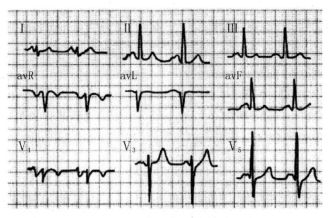

图 7-2 左心房肥大：二尖瓣型 P 波

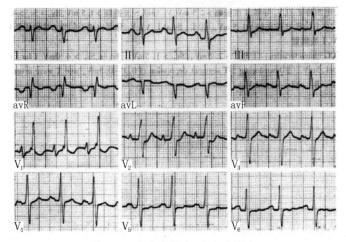

图 7-3 左心房肥大，右心室肥大

心律失常在二尖瓣狭窄患者早期可表现为房性期前收缩，频发和多源房性期前收缩往往是心房颤动的先兆，左心房肥大的患者容易出现心房颤动。

（二）X 线检查

轻度二尖瓣狭窄心影可正常。左心房肥大时，正位片（见图 7-4）可见增大的左心房在右心室影后面形成一密度增高的圆形阴影，使右心室心影内有双重影。食管吞钡检查，在正位和侧位（见图 7-5）分别可见食管向右向后移位。

肺动脉高压和右心室肥大时，正位片示心影呈"梨形"，即"二尖瓣型"心，尚可见左主支气管上抬。肺部表现主要为肺淤血，肺门阴影加深。由于肺静脉血流重新分布，常呈肺上部血管阴影增多而下部减少。肺淋巴管扩张，在正位及左前斜位可见右肺外下野及肋膈角附近有水平走向的纹状影，即 Kerley B 线，偶见 Kerley A 线（肺上叶向肺门斜行走行的纹状影）。此外，长期肺淤血尚可引起肺野内含铁血黄素沉积点状影。

严重二尖瓣狭窄和老年性瓣环及环下区钙化者，胸片相应部位可见钙化影。

（三）超声心动图检查

超声心动图是诊断二尖瓣狭窄较有价值的无创伤性检查方法，有助于了解二尖瓣的解剖和功能情况。

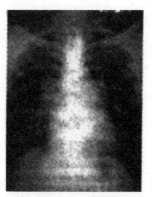

图 7-4　心脏左缘中段丰满,右缘右心房之上左心房凸出呈双弓

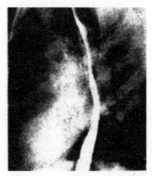

图 7-5　食管下段受左心房压迫向后移位,肺动脉圆锥隆起

1.M 型超声心动图

(1)直接征象:二尖瓣前叶活动曲线和射血分数斜率减慢,双峰消失,前后叶同向运动,形成所谓"城墙样"图形(见图 7-6)。

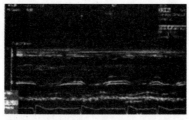

图 7-6　M 型左心室波群显示右心室增大,二尖瓣前叶射血分数斜率减低,呈城墙样改变

(2)间接征象:左心房肥大,肺动脉增宽,右心房、右心室肥大。

2.二维超声心动图(见图 7-7)

(1)直接征象:二尖瓣叶增厚,回声增强,活动僵硬,甚至钙化,二尖瓣舒张期开放受限,瓣口狭窄,交界处粘连。

(2)间接征象:瓣下结构钙化,左心房附壁血栓。

3.多普勒超声心动图

二尖瓣口可测及舒张期高速射流频谱,左心室内可有湍流频谱,测定跨二尖瓣压力阶差可判定狭窄的严重程度。彩色多普勒检查可显示舒张期二尖瓣口高速射流束及多色镶嵌的反流束(见图 7-8)。

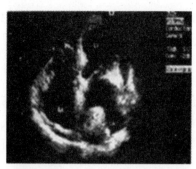

图 7-7　二尖瓣开放受限,左心房顶部可见团块状血栓附着

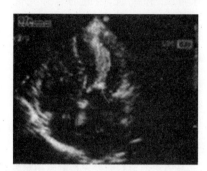

图 7-8　舒张期二尖瓣口高速射流束及多色镶嵌的血流束

4.经食道超声心动图

采用高频探头,直接在左心房后方探查,此法在探查左心房血栓方面更敏感,可达 90%以上。

（四）心导管检查

仅在决定是否行二尖瓣球囊扩张术或外科手术治疗前,需要精确测量二尖瓣口面积及跨瓣压差时才做心导管检查。

（五）其他检查

抗链球菌溶血素 O 滴度 1∶400 以上、红细胞沉降率加快、C 反应蛋白阳性等,尤见于风湿活动患者。长期肝淤血患者可有肝功能指标异常。

二尖瓣狭窄的临床表现及实验室检查与血流动力学变化密切相关,血流动力学发展的每一阶段,均可引起相应的临床表现及实验室检查结果。

五、并发症

（一）心房颤动

见于晚期患者,左心房肥大是心房颤动持续存在的解剖学基础。出现心房颤动后,心尖区舒张期隆隆样杂音可减轻,且收缩期前增强消失。心房颤动早期可能是阵发性的,随着病程发展多转为持续性心房颤动。

（二）栓塞

多见于心房颤动患者,以脑梗死多见,栓子也可到达全身其他部位。

（三）急性肺水肿

这是重度二尖瓣狭窄严重而紧急的并发症,病死率高。往往由于剧烈体育活动、情绪激动、感染、妊娠或分娩、快心室率心房颤动等诱发,可导致左心室舒张充盈期缩短,左心房压升高;进一步引起肺毛细血管压升高,致使血浆渗透到组织间隙或肺泡,引起急性肺水肿。患者突发呼吸困难、不能平卧、发绀、大汗、咳嗽及咯粉红色泡沫样浆液痰,双肺布满湿啰音,严重者可昏迷或死亡。

(四)充血性心力衰竭

晚期 50%～75%患者发生右心充血性心力衰竭,是此病常见的并发症及主要致死原因。呼吸道感染为心力衰竭常见诱因,年轻女性妊娠、分娩常为主要诱因。临床上主要表现为肝区疼痛、食欲缺乏、黄疸、水肿、尿少等症状,体检有颈静脉曲张、肝大、腹水及下肢水肿等。

(五)呼吸道感染

二尖瓣狭窄患者,常有肺静脉高压、肺淤血,因此易合并支气管炎、肺炎。

(六)感染性心内膜炎

单纯二尖瓣狭窄较少发生。风湿性瓣膜病患者在行牙科手术或其他能引起菌血症的手术时,应行抗生素预防治疗。

六、诊断与鉴别诊断

根据临床表现,结合有关实验室检查,尤其是超声心动图检查多能做出诊断。但应与其他引起心尖部舒张期杂音的疾病相鉴别(见表 7-1)。

表 7-1　其他疾病引起的心尖部舒张期杂音特点

项目	特点
相对性二尖瓣狭窄	严重的二尖瓣关闭不全、左向右分流的先天性心脏病,如 VSD、动脉导管未闭等此杂音的产生是由于血容量增加,致二尖瓣相对狭窄所致
Carey-Coombs 杂音	急性风湿热时活动性二尖瓣瓣膜炎征象,该杂音柔和,发生于舒张早期,变化较大,比器质性二尖瓣狭窄的音调高,可能由严重的二尖瓣反流通过非狭窄的二尖瓣口所致,也可能是一短的紧随 S_3 的杂音
Austin-Flint 杂音	见于主动脉瓣关闭不全等疾病,该杂音历时短,性质柔和,吸入亚硝酸异戊酯后杂音减轻、应用升压药后杂音可增强
三尖瓣狭窄	慢性肺心病患者,由于右心室肥大,心脏顺时针转位,可在心尖部听到三尖瓣相对性狭窄所致的杂音
左心房黏液瘤	左心房黏液瘤部分堵塞二尖瓣口所致,与体位有关

七、治疗

狭窄程度轻、无明显临床症状者,无须治疗,应适当避免剧烈运动,风湿热后遗症者应预防风湿热复发。有症状的二尖瓣患者,应予以积极治疗。

(一)内科治疗

1.一般治疗

(1)适当休息,限制钠盐入量(2 g/d),使用利尿剂,通过减轻心脏前负荷改善肺淤血症状。

(2)急性肺水肿的处理:洋地黄的应用需谨慎,因洋地黄可增强右心室收缩力,有可能使右心室射入肺动脉内的血量增多,导致肺水肿的加重,但可应用常规负荷量的1/2～2/3,其目的是减慢心率而非增加心肌收缩力,以延长舒张期,改善左心室充盈,提高左心室搏出量。适合于合并快心室率心房颤动和室上性心动过速者。

(3)栓塞性并发症的处理:有体循环栓塞而不能手术治疗的患者,可口服抗凝剂,如华法林等。对于有栓塞危险的患者,包括心房颤动、40岁以上伴巨大左心房者,也应接受口服抗凝药治疗。

(4)心律失常的处理:快心室率心房颤动应尽快设法减慢心室率,可使用洋地黄类药物,若疗效不满意,可联合应用地尔硫草、维拉帕米或β受体阻滞剂。对于轻度二尖瓣狭窄患者不伴巨大左心房,心房颤动<6个月,可考虑药物复律或电复律治疗。

2.介入治疗

经皮球囊二尖瓣成形术是治疗二尖瓣狭窄划时代的进展,患者无须开胸手术,痛苦小,康复快,且具有成功率高、疗效好的特点。

(1)经皮球囊二尖瓣成形术的适应证:①中、重度单纯二尖瓣狭窄,瓣叶柔软,无明显钙化,心功能Ⅱ、Ⅲ级是经皮球囊二尖瓣成形术最理想的适应证;轻度二尖瓣狭窄有症状者亦可考虑;心功能Ⅳ级者需待病情改善,能平卧时才考虑。②瓣叶轻、中度钙化并非禁忌,但若严重钙化且与腱索、乳头肌融合者,易并发二尖瓣关闭不全,因此宜做瓣膜置换手术。③合并慢性心房颤动患者,心腔内必须无血栓。④合并重度肺动脉高压,不宜外科手术者。⑤合并轻度二尖瓣关闭不全,左心室无明显肥大者。⑥合并轻度主动脉瓣狭窄或关闭不全,左心室无明显肥大者。

(2)经皮球囊二尖瓣成形术禁忌证:①合并中度以上二尖瓣关闭不全;②心腔内有血栓形成;③严重钙化,尤其瓣下装置病变者;④风湿活动;⑤合并感染性心内膜炎;⑥妊娠期,因放射线可影响胎儿,除非心功能Ⅳ级危及母子生命安全;⑦全身情况差或合并其他严重疾病;⑧合并中度以上的主动脉狭窄和/或关闭不全。

(二)外科治疗

目的在于解除瓣口狭窄,增加左心搏出量,改善肺血循环。

(1)手术指征:凡诊断明确,心功能Ⅱ级以上,瓣口面积小于1.2 cm² 而无明显禁忌证者,均适合手术治疗。严重二尖瓣狭窄并发急性肺水肿患者,如内科治疗效果不佳,可行急诊二尖瓣扩张术。

(2)手术方式:包括闭式二尖瓣分离术、直视二尖瓣分离术、瓣膜修补术或人工瓣膜替换术。

八、预后

疾病的进程差异很大,从数年至数十年不等。预后主要取决于狭窄程度及心脏肥大程度,是否多瓣膜损害及介入、手术治疗的可能性等。

一般而言,首次急性风湿热发作后,患者可保持10~20年无症状。然而,出现症状后如不积极进行治疗,其后5年内病情进展非常迅速。研究表明,有症状的二尖瓣狭窄患者5年死亡率为20%,10年死亡率为40%。

第二节　二尖瓣关闭不全

一、病因

二尖瓣关闭不全(mitral incompetence,MI)严格来说不是一种原发病而是一种临床综合征。任何引起二尖瓣复合装置包括二尖瓣环、瓣膜、腱索、乳头肌病变的因素都可导致二尖瓣关闭不全,其诊断容易但确定病因难。按病程进展的速度和病程的长短可分为急性和慢性。

（一）慢性病变

慢性二尖瓣关闭不全进展缓慢、病程较长,病因包括以下几点。

1.风湿性心脏病

在不发达国家风湿性心脏病引起者占首位,其中半数以上合并二尖瓣狭窄。

2.退行性变

在发达国家,二尖瓣脱垂为最多见原因;二尖瓣黏液样退行性变、二尖瓣环及环下区钙化等退行性变也是常见原因。

3.冠心病

常见于心肌梗死致乳头肌功能不全。

4.其他少见原因

先天性畸形、系统性红斑狼疮、风湿性关节炎、心内膜心肌纤维化等。

（二）急性病变

急性二尖瓣关闭不全进展快、病情严重、病程短,病因包括以下几点。

1.腱索断裂

可由感染性心内膜炎、二尖瓣脱垂、急性风湿热及外伤等原因引起。

2.乳头肌坏死或断裂

常见于急性心肌梗死致乳头肌缺血坏死而牵拉作用减弱。

3.瓣膜毁损或破裂

多见于感染性心内膜炎。

4.其他

心瓣膜替换术后人工瓣膜裂开

二、病理生理

由于风湿性炎症使二尖瓣瓣膜纤维化、增厚、萎缩、僵硬、畸形,甚至累及腱索和乳头肌使之变粗、粘连、融合缩短,致使瓣膜在心室收缩期不能正常关闭,血液由左心室向左心房反流,病程长者尚可见钙质沉着。

（一）慢性病变

慢性二尖瓣关闭不全者,依病程进展可分为左心室代偿期、左心室失代偿期和右心衰竭期3个阶段(图7-9)。

二尖瓣关闭不全时,在心室收缩期左心室内的血流存在两条去路,即通过主动脉瓣流向主动脉和通过关闭不全的二尖瓣流向左心房。这样,在左心房舒张期,左心房血液来源除通过四条肺静脉回流外,还包括左心室反流的血液而使其容量和压力负荷增加。由于左心房顺应性好,在反流血液的冲击下,左心房肥大,缓解了左心房压力的增加,且在心室舒张期,左心房血液迅速注入左心室而使容量负荷迅速下降,延缓了左心房压力的上升,这实际上是左心房的一种代偿机制,体积增大而压力正常(见图7-10),可使肺静脉与肺毛细血管压长期维持正常。与急性二尖瓣关闭不全相比,肺淤血发生晚、较轻,患者主述乏力而呼吸困难。

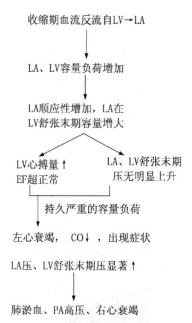

收缩期血流反流自LV→LA

↓

LA、LV容量负荷增加

↓

LA顺应性增加，LA在
LV舒张末期容量增大

LV心搏量↑   LA、LV舒张末期
EF超正常   压无明显上升

持久严重的容量负荷

左心衰竭，CO↓，出现症状

LA压、LV舒张末期压显著↑

↓

肺淤血、PA高压、右心衰竭

图 7-9　慢性二尖瓣关闭不全血流动力学图解

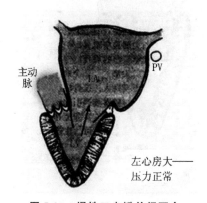

主动
脉

PV

LA

LV

左心房大——
压力正常

图 7-10　慢性二尖瓣关闭不全

对于左心室,在心室收缩期由于反流,使得在舒张期时由左心房流入左心室的血液除了正常肺循环回流外还包括反流的部分,从而增加了左心室的容量负荷。早期左心室顺应性好,代偿性扩大而使左心室舒张末期压力上升不明显,且收缩时左心室压力迅速下降,减轻了室壁紧张度和能耗而有利于代偿。左心室这种完善的代偿机制,可在相当长时间(大于20年)无明显左心房肥大和肺淤血,左心排血量维持正常而无临床症状。但一旦出现临床症状说明病程已到一定阶段,心排血量迅速下降而致头昏、困倦、乏力,迅速出现左心衰竭、肺水肿、肺动脉高压和右心衰竭,心功能达Ⅳ级,成为难治性心力衰竭,病死率高,患者出现呼吸困难、体循环淤血症状。

（二）急性病变

急性二尖瓣关闭不全早期反流量大,进展迅速,左心房、左心室容量和压力负荷迅速增加,没有经过充分的代偿即出现急性左心衰竭,使得心排血量迅速下降,心室压力上升,左心房及肺静脉压迅速上升,导致肺淤血和肺间质水肿。患者早期即出现呼吸困难、咯血等左心衰竭和肺淤血症状,病程进展迅速,多较快死于急性左心衰竭。由于来不及代偿,左心房、左心室肥大不明显

(见图 7-11、图 7-12)，X 线检查示左心房、左心室大小正常，反流严重者可见肺淤血和肺间质水肿征象。

收缩期血流反流自LV→LA

↓

LA、LV容量负荷骤增

急性扩张能力有限

↓

LV舒张末期压、LA压急剧↑

↓

急性左心衰竭：肺淤血

急性肺水肿

图 7-11　急性二尖瓣关闭不全血流动力学图解

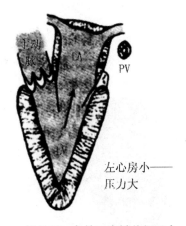

图 7-12　急性二尖瓣关闭不全

三、临床表现

(一)症状

1.慢性病变

患者由于左心良好的代偿功能而使病情有无症状期长，有症状期短的特点。

(1)代偿期：左心代偿功能良好，心排血量维持正常，左心房压力及肺静脉压也无明显上升，患者可多年没有明显症状，偶有因左心室舒张末期容量增加而引起的心悸。

(2)失代偿期：患者无症状期长，通常情况下，从初次感染风湿热到出现明显二尖瓣关闭不全的症状，时间可长达 20 年之久。但一旦出现临床症状即说明已进入失代偿期。随着左心功能的失代偿，心排血量迅速下降，患者出现疲劳、头昏、乏力等症状。左心室舒张末期压力迅速上升，左心房、肺静脉及肺毛细血管压上升，引起肺淤血及间质水肿，出现劳力性呼吸困难，开始为重体力劳动或剧烈运动时出现，随着左心衰竭的加重，出现夜间阵发性呼吸困难及端坐呼吸等。

(3)右心衰竭期：肺淤血及肺水肿使肺小动脉痉挛硬化而出现肺动脉高压，继而引起右心衰竭，患者出现体循环淤血症状，如肝大、上腹胀痛、下肢水肿等。

2.急性病变

轻度二尖瓣反流仅有轻度劳力性呼吸困难。严重反流,病情常短期内迅速加重,患者出现呼吸困难,不能平卧,咯粉红色泡沫痰等急性肺水肿症状,随后可出现肺动脉高压及右心衰竭征象。处理不及时,则心排血量迅速下降出现休克,患者常迅速死亡。

(二)体征

1.慢性病变

(1)代偿期:心尖冲动呈高动力型,左心室肥大时向左下移位。

心音:①瓣叶缩短所致的重度关闭不全(如风湿性心脏病),S_1 常减弱。②S_2 分裂,代偿期无肺动脉高压时,由于左心室射血时间缩短,主动脉提前关闭,产生 S_2 分裂,吸气时明显;失代偿产生肺动脉高压后,肺动脉瓣延迟关闭可加重 S_2 分裂。③心尖区可闻及 S_3,出现在第二心音后 $0.10\sim0.18$ s,是中重度二尖瓣关闭不全的特征性体征,卧位时明显,其产生是由于血液大量快速流入左心室使之充盈过度,引起肥大的左心室壁振动所致。

心脏杂音:心尖区全收缩期吹风样杂音,是二尖瓣关闭不全的典型体征。其强度取决于瓣膜损害程度、反流量及左心房、室压差,可以是整个收缩期强度均等,也可以是收缩中期最强,然后减弱。杂音在左心衰竭致反流量小时可减弱,在吸气时由于膈下降,心脏顺时针转位,回左心血流量减少,杂音相应减弱,呼气时相反。

杂音一般音调高、粗糙、呈吹风样、时限长,累及腱索或乳头肌时呈乐音样。其传导与前后瓣的解剖位置结构和血液反流方向有关,在前交界和前瓣损害时,血液反流至左心房的左后方,杂音可向左腋下和左肩胛间区传导;后交界区和后瓣损害时,血液冲击左心房的右前方,杂音可传导至肺动脉瓣区和主动脉瓣区;前后瓣均损害时,血液反流至左心房前方和左右侧,杂音向整个心前区和左肩胛间部传导。

心尖区舒张中期杂音,系由于发生相对性二尖瓣狭窄所致。通过变形的二尖瓣口血液的速度和流量增加,产生一短促、低调的舒张中期杂音,多在 S_3 之后,无舒张晚期增强,S_3 和它的出现提示二尖瓣关闭不全为中至重度。

(2)失代偿期(左心衰竭期):心前区可触及弥散性搏动,心尖区可闻及舒张期奔马律,全收缩期杂音减弱。

(3)右心衰竭期:三尖瓣区可闻及收缩期吹风样杂音。由于右心衰竭,体静脉血回流障碍产生体循环淤血,患者可有颈静脉曲张、搏动,肝大,肝颈静脉回流征阳性,腹水及下垂性水肿等。

2.急性病变

患者迅速出现左心衰竭,甚至出现肺水肿或心源性休克,常迅速死亡。

四、辅助检查

(一)心电图检查

病情轻者无明显异常,重者 P 波时间延长,可有双峰,同时左心室肥大、电轴左偏,病程长者心房颤动较常见。急性者,心电图可正常,窦性心动过速常见。

(二)X 线检查

慢性二尖瓣关闭不全早期,左心房、左心室形态正常,晚期左心房、左心室显著增大且与病变严重程度成比例,有不同程度肺淤血及间质水肿,严重者有巨大左心房,肺动脉高压和右心衰竭征象(见图 7-13、图 7-14)。偶可见瓣膜瓣环钙化,随心脏上下运动,透视可见收缩时左心房膨胀性扩大。

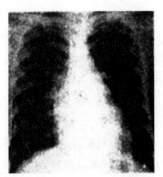

图 7-13　示两肺充血,肺门大而模糊

心脏明显增大,以左心室为主,心尖下沉。心影中可见双心房阴影,
肺动脉段及左心耳段皆突出。主动脉球缩小

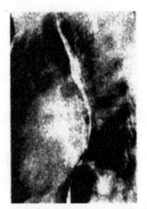

图 7-14　示食管左心房段有明显压迹及后移

　　急性者心脏大小正常,反流严重者可有肺淤血及间质水肿征象,1～2 周内左心房、左心室开始扩大,一年还存活者,其左心房、左心室扩大已达慢性患者程度。

　　(三)超声心动图检查

　　(1)M 型超声心动图检查:急性者心脏大小正常,慢性者可见左心房、左心室肥大,左心房后壁与室间隔运动幅度增强。

　　(2)二维超声心动图检查:可确定左心室容量负荷,评价左心室功能和确定大多数病因,可见瓣膜关闭不全,有裂隙,瓣膜增厚变形、回声增强,左心房、左心室肥厚,肺动脉增宽。

　　(3)多普勒超声心动图检查:可见收缩期血液反流,并可测定反流速度,估计反流量。

　　(四)心导管检查

　　一般没有必要,但可评估心功能和二尖瓣关闭不全的程度,确定大多数病因。

五、并发症

　　急性者较快出现急性左心衰竭,慢性者与二尖瓣狭窄相似,以左心衰竭为主,但出现晚,一旦出现则进展迅速。感染性心内膜炎较常发生(＞20％),体循环栓塞少见,常由感染性心内膜炎引起,心房颤动发生率高达 75％,此时栓塞较常见。

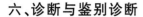

六、诊断与鉴别诊断

（一）诊断

根据典型的心尖区全收缩期吹风样杂音伴有左心房、左心室肥大,诊断应不困难。但应结合起病急缓、患者年龄、病情严重程度、房室肥大情况及相应辅助检查来确定诊断及明确病因。

（二）鉴别诊断

1.相对性二尖瓣关闭不全

由扩大的左心室及二尖瓣环所致,但瓣叶本身活动度好,无增厚、粘连等。杂音柔和,多出现在收缩中晚期。常有高血压、各种原因的主动脉关闭不全或扩张型心肌病、心肌炎、贫血等病因。

2.二尖瓣脱垂

可出现收缩中期喀喇音-收缩晚期杂音综合征。喀喇音是由于收缩中期,拉长的腱索在二尖瓣脱垂到极点时骤然拉紧,瓣膜活动突然停止所致。杂音是由于收缩晚期,瓣叶明显突向左心房,不能正常闭合所致。轻度脱垂时可仅有喀喇音,较重时喀喇音和杂音均有,严重时可只有杂音而无喀喇音。

3.生理性杂音

杂音一般为1~2级,柔和、短促,位于心尖和胸骨左缘。二尖瓣关闭不全的临床表现及实验室检查与血流动力学变化密切相关,血流动力学发展的每一阶段,均可引起相应的临床表现及实验室检查结果。

七、治疗

（一）内科治疗

急性者一旦确诊,经药物改善症状后应立即采取人工瓣膜置换术,以防止变为慢性而影响预后,积极的内科治疗仅为手术争取时间。

慢性患者由于长期无症状,一般仅需定期随访,避免过度的体力劳动及剧烈运动,限制钠盐摄入,保护心功能,对风心病患者积极预防链球菌感染与风湿活动及感染性心内膜炎。如出现心功能不全的症状,应合理应用利尿剂、血管紧张素转化酶抑制剂、洋地黄、β受体阻滞剂和醛固酮受体拮抗剂。血管扩张剂,特别是减轻后负荷的血管扩张剂,通过降低左心室射血阻力,可减少反流量,增加前向心排血量,从而产生有益的血流动力学作用。慢性患者可用血管紧张素转化酶抑制剂,急性者可用硝普钠、硝酸甘油或酚妥拉明静脉滴注。洋地黄类药物宜用于心功能Ⅱ、Ⅲ、Ⅳ级的患者,对伴有快速心室率心房颤动者更有效。晚期的心力衰竭患者可用抗凝药物防止血栓栓塞。

（二）外科治疗

人工瓣膜替换术是几乎所有二尖瓣关闭不全病例的首选治疗。对慢性患者,应在左心室功能尚未严重损害和不可逆改变之前考虑手术,过分推迟可增加手术死亡率和并发症。手术指征为:①心功能Ⅲ~Ⅳ级,Ⅲ级为理想指征,Ⅳ级死亡率高,预后差,内科疗法准备后应行手术;②心功能Ⅱ级或以下,缺乏症状者,若心脏进行性肥大,左心功能下降,应行手术;③射血分数>50%,左心室舒张末期直径<8.0 cm,收缩末期直径<5.0 cm,心排指数>2.0 L/(min·m²),左心室舒张末压<1.6 kPa(12 mmHg),收缩末容积指数<50 mL/m² 患者,适于手术,效果好;④中度以上二尖瓣反流。

八、预后

慢性二尖瓣关闭不全患者代偿期较长,可达20年。一旦失代偿,病情进展迅速,心功能恶化,成为难治性心力衰竭。内科治疗后5年生存率为80％,10年生存率近60％,而心功能Ⅳ级患者,内科治疗5年生存率仅45％。急性二尖瓣关闭不全患者多较快死于急性左心衰竭。

第三节 三尖瓣狭窄

一、病因

三尖瓣狭窄病变较少见,几乎均由风湿病所致,小部分病因有三尖瓣闭锁、右心房肿瘤。临床特征为症状进展迅速,类癌综合征常同时伴有三尖瓣反流;偶尔,右心室流出道梗阻可由心包缩窄、心外肿瘤及赘生物引起。

风湿性三尖瓣狭窄几乎均同时伴有二尖瓣病变,在多数患者中主动脉瓣亦可受累。

二、病理生理

风湿性三尖瓣狭窄的病理变化与二尖瓣狭窄相似,腱索有融合和缩短,瓣叶尖端融合,形成一隔膜样孔隙。

当运动或吸气使三尖瓣血流量增加时及当呼气使三尖瓣血流减少时,右心房和右心室的舒张期压力阶差即增大。若平均舒张期压力阶差超过0.7 kPa(5 mmHg)时,即足以使平均右心房压升高而引起体循环静脉淤血,表现为颈静脉充盈、肝大、腹水和水肿等体征。

三、临床表现

（一）症状

三尖瓣狭窄致低心排血量可引起疲乏,体循环静脉淤血可引起恶心呕吐、食欲缺乏等消化道症状及全身不适感,由于颈静脉搏动的巨大"a"波,使患者感到颈部有搏动感。

（二）体征

主要体征为胸骨左下缘低调隆隆样舒张中晚期杂音,也可伴舒张期震颤,可有开瓣拍击音。增加体循环静脉回流方法可使之更明显,呼气及Valsalva动作使之减弱。

四、辅助检查

（一）X线检查

主要表现为右心房明显扩大,下腔静脉和奇静脉扩张,但无肺动脉扩张。

（二）心电图检查

示Ⅱ、V$_1$导电压增高;由于多数三尖瓣狭窄患者同时合并有二尖瓣狭窄,故心电图亦常提示双侧心房肥大。

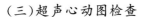

（三）超声心动图检查

其变化与二尖瓣狭窄时观察到的相似，M 型超声心动图常显示瓣叶增厚，前叶的射血分数斜率减慢，舒张期与隔瓣示矛盾运动、三尖瓣钙化和增厚；二维超声心动图对诊断三尖瓣狭窄较有帮助，其特征为舒张期瓣叶呈圆顶状，增厚、瓣叶活动受限。

五、诊断及鉴别诊断

根据典型杂音、心房扩大及体循环淤血的症状和体征，一般即可做出诊断，对诊断有困难者可行右心导管检查，若三尖瓣平均跨瓣舒张压差高于 0.27 kPa（2 mmHg），即可诊断为三尖瓣狭窄。应注意与右心房黏液瘤、缩窄性心包炎等疾病相鉴别。

六、治疗

限制钠盐摄入及应用利尿剂，可改善体循环淤血的症状和体征；如狭窄显著，可行三尖瓣分离术或经皮球囊扩张瓣膜成形术。

第四节　三尖瓣关闭不全

一、病因

三尖瓣关闭不全多为功能性，常继发于左心瓣膜病变致肺动脉高压和右心室扩张，器质性病变者多见于风湿性心脏病，常为联合瓣膜病变。单纯性三尖瓣关闭不全非常少见，见于先天性三尖瓣发育不良、外伤、右心感染性心内膜炎等。

二、病理生理

先天性三尖瓣关闭不全可有以下病变：①瓣叶发育不全或缺如；②腱索、乳头肌发育不全、缺如或延长；③瓣叶、腱索发育尚可，瓣环过大。

后天性单独的三尖瓣关闭不全可发生于类癌综合征。

三尖瓣关闭不全引起的病理变化与二尖瓣关闭不全相似，但代偿期较长；病情若逐渐进展，最终可导致右心室、右心房肥大，右心室衰竭。如肺动脉高压显著，则病情发展较快。

三、临床表现

（一）症状

二尖瓣关闭不全合并肺动脉高压时，才出现心排血量减少和体循环淤血的症状。三尖瓣关闭不全合并二尖瓣疾患者，肺淤血的症状可由于三尖瓣关闭不全的发展而减轻，但乏力和其他心排血量减少的症状可更为加重。

（二）体征

主要体征为胸骨左下缘全收缩期杂音，吸气及压肝后可增强；如不伴肺动脉高压，杂音难以闻及。反流量很大时,有第三心音及三尖瓣区低调舒张中期杂音。颈静脉脉波图 V 波(又称回流波,为右心室收缩时,血液回到右心房及大静脉所致)增大;可扪及肝脏搏动。瓣膜脱垂时,在三尖瓣区可闻及非喷射性喀喇音。其淤血体征与右心衰竭相同。

四、辅助检查

(一)X 线检查

可见右心室、右心房增大。右心房压升高者,可见奇静脉扩张和胸腔积液;有腹水者,横膈上抬。透视时可看到右心房收缩期搏动。

(二)心电图检查

无特征性改变。可示右心室肥厚、劳损,右心房肥大;并常有右束支阻滞。

(三)超声心动图检查

可见右心室、右心房增大,上下腔静脉增宽及搏动;二维超声心动图声学造影可证实反流,多普勒可判断反流程度。

五、诊断及鉴别诊断

根据典型杂音,右心室、右心房增大及体循环淤血的症状及体征,一般不难做出诊断。应与二尖瓣关闭不全、低位室间隔缺损相鉴别。超声心动图声学造影及多普勒可确诊,并可帮助做出病因诊断。

六、治疗

(1)针对病因的治疗。

(2)由于右心压力低,三尖瓣口血流缓慢,易产生血栓,且三尖瓣置换有较高的手术病死率并且远期存活率低,一般尽量采用三尖瓣成形术来纠正三尖瓣关闭不全。如单纯瓣环扩大、瓣叶病变轻、外伤性乳头肌断裂等可行三尖瓣成形术治疗。成形方法包括瓣环成形术和瓣膜成形术。

第五节　主动脉瓣狭窄

一、病理生理

正常主动脉瓣口面积超过 3.5 cm²,当瓣口面积减小至 1.5 cm² 时,为轻度狭窄;<1.5 cm²,≥1.0 cm² 时为中度狭窄;<1.0 cm² 时为重度狭窄。主动脉瓣狭窄引起的基本血流动力学改变是收缩期左心室血液流出受阻,进而左心室压力增高,严重时左心房压、肺动脉压、肺毛细血管楔嵌压及右心室压均可上升,心排血量减少,造成心力衰竭和心肌缺血。

(一)左心室壁增厚

主动脉瓣严重狭窄时收缩期左心室血液流出受阻,左心室压力负荷增加,左心室代偿性通过进行性室壁向心性肥厚以平衡左心室收缩压升高,维持正常收缩期室壁应力和左心室心排血量。

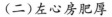

（二）左心房肥厚

左心室舒张末压进行性升高后，左心房后负荷增加，左心房代偿性肥厚，肥厚的左心房在舒张末期的强有力收缩有利于左心室的充盈，使左心室舒张末容量增加，达到左心室有效收缩时所需水平，以维持心搏量正常。左心房有力收缩也可使肺静脉和肺毛细血管内压力避免持续性增高。

（三）左心室功能衰竭

主动脉瓣狭窄晚期，左心室壁增厚失代偿，左心室舒张末容量增加，最终由于室壁应力增高，心肌缺血和纤维化等导致左心室功能衰竭。

（四）心肌缺血

严重主动脉瓣狭窄引起心肌缺血，机制为：①左心室壁增厚、心室收缩压升高和射血时间延长，增加心肌耗氧；②左心室肥厚，心肌毛细血管密度相对减少；③舒张期心腔内压力增高，压迫心内膜下冠状动脉；④左心室舒张末压升高致舒张期主动脉-左心室压差降低，减少冠状动脉灌注压。

二、临床表现

（一）症状

主动脉瓣狭窄症状出现晚，由于左心室代偿能力较强，相当长的时间内患者可无明显症状，直至瓣口面积小于 $1~cm^2$ 才出现临床症状，主要表现为呼吸困难、心绞痛、晕厥三联征，有15％～20％发生猝死。

1.呼吸困难

劳力性呼吸困难为晚期肺淤血引起的常见首发症状，见于90％的有症状患者，主要由于左心室顺应性降低和左心室扩大，左心室舒张期末压力和左心房压力上升，引起肺毛细血管楔嵌压和肺动脉高压所致，以后随着病程发展，可发生夜间阵发性呼吸困难、端坐呼吸和急性肺水肿。

2.心绞痛

见于60％有症状患者，常由运动诱发，休息后缓解，多为劳力性心绞痛。主要由于瓣口严重狭窄，心排血量下降，平均动脉压降低，使冠状动脉血流量减少，活动时不足以代偿增加的耗氧量，造成心肌缺血缺氧。极少数由瓣膜的钙质栓塞冠状动脉引起。

3.晕厥

轻者为黑蒙，可为首发症状。多发生于直立、运动中或运动后即刻，由于脑缺血引起。机制为：运动时周围血管扩张，而狭窄的主动脉瓣口限制心排血量的增加；运动致心肌缺血加重，使左心室收缩功能降低，心排血量减少；运动时左心室收缩压急剧上升，过度激活心室内压力感受器，通过迷走神经传入纤维兴奋血管减压反应，导致外周血管阻力降低；运动停止后回心血量减少，左心室充盈量及心排血量进一步减少；休息后由于心律失常导致心排血量骤减也可导致晕厥。

4.其他症状

主动脉瓣狭窄晚期可出现心排血量降低的各种表现，如明显的疲乏、虚弱、周围性发绀。血栓栓塞及胃肠道出血主要多见于老年退行性主动脉瓣钙化男性患者，妇女少见。

（二）体征

1.视诊

心尖冲动位置正常或在腋中线以内，为缓慢的抬举样心尖冲动，若心尖冲动很活跃，则提示同时合并有主动脉瓣或二尖瓣关闭不全。

2.触诊

心尖区可触及收缩期抬举样搏动,左侧卧位时可呈双重搏动,第1次为心房收缩以增加左心室充盈,第2次为心室收缩,持续而有力。心底部可触及收缩期震颤,在坐位、胸部前倾、深呼气后屏气时易触及,胸骨上窝、颈动脉和锁骨下动脉处也可触及。

脉搏较特殊,为细脉或迟脉,与强有力的心尖冲动不相称,脉率较低,在心力衰竭时可低于70次/分钟。

3.叩诊

心浊音界正常,心力衰竭时向左扩大。

4.听诊

(1)胸骨右缘第2肋间可听到低调、粗糙、响亮的喷射性收缩期杂音,呈递增、递减型,第一心音后出现,收缩中期达到最响,以后逐渐减弱,主动脉瓣关闭前终止。胸骨右缘第2肋间或胸骨左缘第3肋间最响,杂音向颈动脉及锁骨下动脉传导,有时向胸骨下端或心尖区传导。通常杂音越长、越响,收缩高峰出现越迟,主动脉瓣狭窄越严重。合并心力衰竭时,通过瓣口的血流速度减慢,杂音变轻而短促。主动脉瓣狭窄杂音在吸入亚硝酸异戊酯或平卧时增强,在应用升压药或站立时减轻。

(2)瓣膜活动受限或钙化明显时,主动脉瓣第二心音减弱或消失,也可出现第二心音逆分裂。

(3)左心室扩大和左心衰竭时可闻及第三心音(舒张期奔马律)。

(4)左心室肥厚和舒张期末压力升高时,肥厚的左心房强有力收缩产生心尖区明显的第四心音。

三、辅助检查

(一)X线检查

左心缘圆隆,心影不大。升主动脉根部发生狭窄后扩张,透视下可见主动脉瓣钙化。晚期心力衰竭时左心室明显扩大,左心房扩大,肺动脉主干突出,肺静脉增宽及肺淤血的征象。

1.左心室增大

心尖部下移和/或左心室段圆隆是左心室增大的轻度早期征象。由于左心室增大,心脏向右呈顺钟向转位,心脏呈"主动脉"型(图7-15)。

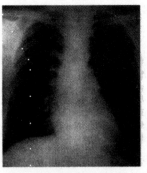

图 7-15　主动脉狭窄,左心室扩大

2.升主动脉扩张

升主动脉根部因长期血流的急促喷射而发生狭窄后梭形扩张,使右上纵隔膨凸,侧位透视下可见主动脉钙化。

3.肺淤血征象

晚期心力衰竭可出现左心室明显扩大,左心房扩大,肺动脉主干突出,肺静脉增宽及肺淤血的征象,表现为肺纹理普遍增多、增粗,边缘模糊,以中下肺野明显;肺门影增大,上肺门影增宽明显;肺野透光度降低;肺内含铁血黄素沉着、钙化。

(二)心电图检查

大约85%患者有左心室肥厚的心电图表现,伴有继发性ST-T改变,左心房肥厚、房室阻滞、室内阻滞(左束支传导阻滞或左前分支阻滞)、心房颤动及室性心律失常。

多数患者左胸导联中T波倒置,并有轻度ST段压低,系左心室收缩期负荷过重的表现。左胸导联中的ST段压低超过0.3 mV,提示存在严重的左心室肥厚。左心房肥厚心电图表现为V_1导联P波的负性部分明显延迟(图7-16)。其他心电图表现如房室阻滞主要是钙化浸润范围从主动脉瓣扩大到传导系统,在男性主动脉瓣钙化中较多见。

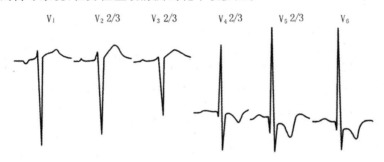

图7-16 主动脉狭窄时心电图改变

$V_{4\sim6}$导联R波异常增大;ST段呈下斜型下降;T波倒置

(三)超声心动图检查

M型超声诊断此病不敏感和缺乏特异性。二维超声心动图探测主动脉瓣异常敏感,有助于显示瓣叶数目、大小、增厚、钙化、瓣环大小、瓣口大小和形状等。彩色多普勒测定通过主动脉瓣的最大血流速度,可计算平均和跨膜压差及瓣口面积,对瓣膜狭窄程度进行评价。

1.M型超声检查

可见主动脉瓣叶增厚、钙化、开放受限,瓣膜开放幅度<15 mm,瓣叶回声增强提示瓣膜钙化。

2.二维超声检查

可观察左心室向心性肥厚,主动脉瓣收缩呈向心性穹形运动,并能明确先天性瓣膜畸形、鉴别瓣膜狭窄原因(图7-17)。

3.多普勒超声检查

多普勒超声可准确测定主动脉瓣口流速,计算跨瓣压力阶差,评价瓣膜狭窄程度。彩色多普勒超声可帮助区别二尖瓣反流和主动脉狭窄的血流。连续多普勒超声提示主动脉瓣流速超过2 m/s,又无过瓣血流增加(如主动脉瓣反流、动脉导管未闭等)时,是诊断主动脉瓣狭窄的根据之一。

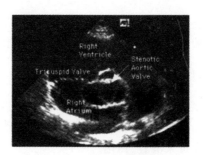

图 7-17 主动脉瓣狭窄

箭头所指为狭窄的主动脉瓣

（四）心导管检查

当超声心动图不能确定狭窄程度并考虑人工瓣膜置换时，应行心导管检查。将导管经股动脉置于主动脉根部及左心室，可探测左心室腔与主动脉收缩期压力阶差，并可推算出主动脉瓣口面积，从而明确狭窄程度。但对于重度主动脉瓣狭窄患者，应将导管经股静脉送入右心，经房间隔穿刺进入左心室，测左心室-主动脉收缩期峰压差。如怀疑合并冠状动脉病变，应同时行冠脉造影。

四、诊断及鉴别诊断

发现主动脉瓣狭窄典型的心底部喷射样收缩期杂音及震颤，即可诊断主动脉瓣狭窄。超声心动图检查可明确诊断。

（1）主动脉瓣收缩期杂音与下列疾病相鉴别。①二尖瓣关闭不全：心尖区全收缩期吹风样杂音，向左腋下传导，吸入亚硝酸异戊酯后杂音减弱；第一心音减弱，主动脉瓣第二心音正常；②三尖瓣关闭不全：胸骨左缘下端闻及高调的全收缩期杂音，吸气时回心血量增加可使杂音增强，呼气时减弱；③肺动脉瓣狭窄：于胸骨左缘第2肋间可闻及粗糙响亮的收缩期杂音，常伴收缩期喀喇音，肺动脉瓣区第二心音减弱并分裂，主动脉瓣区第二心音正常；④主动脉扩张：见于各种原因如高血压、梅毒所致的主动脉扩张，可在胸骨右缘第2肋间闻及短促的收缩期杂音，主动脉瓣区第二心音正常或亢进，无第二心音分裂。

（2）主动脉瓣狭窄还应与其他左心室流出道梗阻性疾病相鉴别。①先天性主动脉瓣上狭窄：杂音最响在右锁骨下，杂音和震颤明显传导至胸骨右上缘和右颈动脉，喷射音少见。②先天性主动脉瓣下狭窄：常合并轻度主动脉瓣关闭不全，无喷射音，第二心音非单一性。③肥厚梗阻性心肌病：杂音为收缩中晚期喷射性杂音，胸骨左缘最响，不向颈部传导。

五、并发症

（一）感染性心内膜炎

多见于先天性二叶式主动脉瓣狭窄，老年妇女钙化性主动脉瓣狭窄发病率较男性低，合并感染性心内膜炎危险性亦较低。

（二）心律失常

10％患者可发生心房颤动，致左心房压升高和心排血量明显减少，可致严重低血压、晕厥或肺水肿。左心室肥厚、心内膜下心肌缺血或冠状动脉栓塞可致室性心律失常。

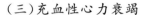

（三）充血性心力衰竭

50％～70％的患者死于心力衰竭。发生左心衰竭后，自然病程明显缩短，因此终末期的右心衰竭少见。

（四）心脏性猝死

多发生于先前有症状者，无症状者发生猝死少见。

（五）胃肠道出血

15％～25％的患者有胃肠道血管发育不良，可合并胃肠道出血。多见于老年患者，出血为隐匿性或慢性。人工瓣膜置换术后出血停止。

六、治疗

无症状的轻度狭窄患者每2年复查一次，应包括超声心动图定量测定，中重度狭窄的患者应避免体力活动，每6～12个月复查一次。

（一）内科并发症治疗

1.心律失常

因左心房增大，约10％患者可发生房性心律失常，如有频发房性期前收缩，应积极给予抗心律失常药物以预防心房颤动的发生。主动脉瓣狭窄的患者不能耐受心房颤动，一旦出现，病情会迅速恶化，发生低血压、心绞痛或心电图显示心肌缺血，故应及时用电转复或药物转复为窦性心律。其他有症状或影响血流动力学的心律失常也应积极治疗。

2.感染性心内膜炎

对于风湿性心脏病患者，应积极预防风湿热。如已合并亚急性或急性感染性心内膜炎，治疗同二尖瓣关闭不全。

3.心力衰竭

应限制钠盐摄入，使用洋地黄制剂和利尿药。利尿药使用需慎重，因过度利尿使血容量减少，降低主动脉瓣狭窄患者心排血量，导致严重的直立性低血压。扩张小动脉药物也应慎用，以防血压过低。

（二）介入治疗——经皮球囊主动脉瓣成形术

由于经皮球囊主动脉瓣成形术操作死亡率达3％，1年死亡率达45％，故临床上应用远远不如经皮球囊二尖瓣成形术，它主要治疗对象为高龄、有心力衰竭和手术高危患者，对于不适于手术治疗的严重钙化性主动脉瓣狭窄的患者仍可改善左心室功能和症状。

适应证：①儿童和青年的先天性主动脉瓣狭窄；②不能耐受手术者；③重度狭窄危及生命；④明显狭窄伴严重左心功能衰竭的手术过渡；⑤手术禁忌的老年主动脉瓣狭窄钙化不重的患者。

常用方法是经皮股动脉穿刺后将球囊导管沿动脉逆行送至主动脉瓣，用生理盐水与造影剂各半的混合液体充盈球囊，裂解钙化结节，伸展主动脉瓣环和瓣叶，撕裂瓣叶和分离融合交界处，减轻狭窄和症状。成形术后主动脉瓣口面积一般可比术前增加 0.2～0.4 cm^2，术后再狭窄率为42％～83％。

（三）外科治疗

治疗关键是解除主动脉瓣狭窄，降低跨瓣压力阶差。常用有两种手术方法：一是人工瓣膜置换术；二是直视下主动脉瓣交界分离术。

1.人工瓣膜置换术

人工瓣膜置换术为治疗成人主动脉瓣狭窄的主要方法。重度狭窄[瓣口面积<0.75 cm² 或平均跨瓣压差>6.7 kPa(50 mmHg)]伴心绞痛、晕厥或心力衰竭症状为手术的主要指征。无症状的重度狭窄患者,如伴有进行性心脏增大和明显左心室功能不全,也应考虑手术。术前多常规做冠状动脉造影,如合并冠心病,需同时做冠状动脉旁路移植术。

手术适应证:①有症状,重度主动脉瓣狭窄,或跨瓣压差>6.7 kPa(50 mmHg);②重度主动脉瓣狭窄合并冠心病需冠状动脉旁路移植术治疗;③重度主动脉瓣狭窄,同时合并升主动脉或其他心脏瓣膜病变需手术治疗;④冠心病、升主动脉或心脏瓣膜病变需手术治疗,同时合并中度主动脉瓣狭窄[平均压差4.0~6.7 kPa(30~50 mmHg),或流速3~4 m/s](分级Ⅱa);⑤无症状,重度主动脉瓣狭窄,同时有左心室收缩功能受损表现(分级Ⅱa);⑥无症状,重度主动脉瓣狭窄,但活动后有异常表现,如低血压(分级Ⅱa)。

手术禁忌证:晚期合并重度右心衰竭,经内科治疗无效;心功能4级及75岁以上高龄患者;严重心力衰竭合并冠状动脉病变者。

手术死亡率小于2%,主动脉瓣机械瓣替换术后,患者平均年龄57岁时,5年生存率80%左右,10年生存率在60%。生物瓣替换术后,患者平均年龄74岁时,5年生存率70%,10年生存率35%。术后的远期预后优于二尖瓣疾病和主动脉瓣关闭不全的换瓣患者。

2.直视下主动脉瓣交界分离术

适用于儿童和青少年先天性主动脉瓣狭窄且无钙化者。妇女主动脉瓣狭窄患者多行介入治疗及换瓣术,行直视下主动脉瓣交界分离术者少见。

第六节 主动脉瓣关闭不全

一、病理生理

主动脉瓣关闭不全引起的基本血流动力学障碍是舒张期左心室内压力大大低于主动脉,故大量血液反流回左心室,使左心室舒张期负荷加重,左心室舒张期末容积逐渐增大,容量负荷过度。早期收缩期左心室每搏量增加,射血分数正常,晚期左心室进一步扩张,心肌肥厚,当左心室收缩减弱时,每搏量减少,左心室舒张期末压力升高,最后导致左心房、肺静脉和肺毛细血管压力升高,出现肺淤血。主动脉瓣反流明显时,主动脉舒张压明显下降,冠脉灌注压降低,心肌供血减少,进一步使心肌收缩力减弱。

(一)左心室容量负荷过度

主动脉瓣关闭不全时,左心室在舒张期除接纳从左心房流入的血液外,还接受从主动脉反流的血液,造成左心室舒张期充盈量过大,容量负荷过度。左心室的代偿能力是影响病理生理改变的重要因素,也决定了急、慢性主动脉瓣关闭不全血流动力学障碍的明显差异。

1.急性主动脉瓣关闭不全

左心室顺应性及心腔大小正常,面对舒张期急剧增加的充盈量,左心室来不及发生代偿性扩张和肥大,导致舒张期充盈压显著增高,迫使左心房压、肺静脉和肺毛细血管压力升高,引起呼吸困难和肺水肿,并导致肺动脉高压和右心功能障碍,此时患者表现出体循环静脉压升高和右心衰竭的症状和体征。

当左心室舒张末期压力超过 $4.0\sim5.3$ kPa($30\sim40$ mmHg)时,可使二尖瓣提前关闭,对肺循环有一定的保护作用,但效力有限。由于急性者左心室舒张末容量仅能有限地增加,即使左心室收缩功能正常或增加,并有代偿性心动过速,心排血量仍减少。

2.慢性主动脉瓣关闭不全

主动脉反流量逐渐增大,左心室充分发挥代偿作用,通过 Frank-Starling 定律调节左心室容量-压力关系,使总的左心室心搏量增加。长期左心室舒张期充盈过度,使心肌纤维被动牵张,刺激左心室发生离心性心肌肥大,心脏重量明显增加,心腔明显扩大。

代偿期扩张肥大的心肌收缩力增强,能充分将心腔内血液排出,每搏量明显增加,前向血流量、射血分数及收缩末期容量正常。

由于主动脉反流血量过大及肥大心肌退行性变和纤维化,左心室舒张功能受损。当左心室容量负荷超过心肌的代偿能力时,进入失代偿期。此时,心肌顺应性降低,心室舒张速度减慢,左心室舒张末压升高,左心房压和肺循环压力升高,引起肺淤血和呼吸困难。同时,心肌收缩力减弱,每搏量减少,前向血流量及射血分数降低。左心室收缩末期容量增加是左心收缩功能障碍的敏感指标之一。

(二)脉压增宽

慢性主动脉瓣关闭不全时,因左心室充盈量增加,每搏量增加,主动脉收缩压升高,而舒张期血液向左心室反流又使主动脉舒张压降低,压差增大。当主动脉舒张压<6.7 kPa(50 mmHg)时,提示有严重的主动脉瓣关闭不全。急性主动脉瓣关闭不全时,因心肌收缩功能受损,主动脉收缩压不高甚至降低,而左心室舒张末压明显升高,主动脉舒张压正常或轻度降低,压差可接近正常。

(三)心肌供血减少

由于主动脉舒张压降低和左心室舒张压升高,冠状动脉灌注压降低;左心室壁张力增加压迫心肌内血管,使心肌供血减少。交感神经兴奋反射性引起心率加快及心肌肥大和室壁张力增加又再次增加心肌耗氧量,故主动脉瓣关闭不全患者可出现心肌缺血和心绞痛,多出现在主动脉瓣关闭不全的晚期。

二、临床表现

(一)症状

主动脉瓣关闭不全患者一旦出现症状(表 7-2),往往有不可逆的左心功能不全。

表 7-2　重度主动脉瓣关闭不全典型体征

项目	体征
视诊及触诊	
De Musset's sign	伴随每次心搏的点头征,由于动脉搏动过强所致
Muller's sign	腭垂的搏动或摆动
Quincke's sign	陷落脉或水冲脉,即血管突然短暂的充盈及塌陷

续表

项目	体征
听诊	
Hill's sign	袖带测压时,上下肢收缩压相差 8.0 kPa(60 mmHg),正常时＜2.7 kPa(20 mmHg)
Traube's sign	股动脉收缩音及舒张音增强,即枪击音
Duroziez's sign	用听诊器轻压股动脉产生的杂音
De tambour 杂音	第二心音增强,带有铃声特点,常见于梅毒性主动脉瓣反流

1.心悸和头部搏动

心脏冲动的不适感可能是最早的主诉,由于左心室明显增大,左心室每搏量明显增加,患者常感受到强烈的心悸。情绪激动或体力活动引起心动过速时,每搏量增加明显,此时症状更加突出。由于脉压显著增大,患者常感身体各部有强烈的动脉搏动感,尤以头颈部为甚。

2.呼吸困难

出现劳力性呼吸困难表示心脏储备能力已经降低,以后随着病情进展,可出现端坐呼吸和夜间阵发性呼吸困难,在合并二尖瓣病变时此症状更加明显。

3.胸痛

由于冠脉灌注主要在舒张期,所以主动脉舒张压决定了冠脉流量。重度主动脉瓣关闭不全患者舒张压明显下降,特别是夜间睡眠时心率减慢,舒张压下降进一步加重,冠脉血流更加减少。此外,胸痛发作还可能与左心室射血时引起升主动脉过分牵张或心脏明显增大有关。

4.眩晕

当快速变换体位时,可出现头晕或眩晕,晕厥较少见。

5.其他

如疲乏、过度出汗,尤其在夜间心绞痛发作时出现,可能与自主神经系统改变有关。晚期右心衰竭时可出现食欲缺乏、腹胀、下肢水肿、胸腔积液、腹水等。

(二)体征

1.视诊

颜面较苍白,头部随心脏搏动频率上下摆动(De-Musset's sign);指(趾)甲床可见毛细血管搏动征(Quincke's pulse);心尖冲动向左下移位,范围较广,且可见有力的抬举样搏动;右心衰竭时可见颈静脉曲张。

2.触诊

(1)颈动脉搏动明显增强,并呈双重搏动。

(2)主动脉瓣区及心底部可触及收缩期震颤,并向颈部传导。胸骨左下缘可触及舒张期震颤。

(3)颈动脉、桡动脉可触及水冲脉(Corrigan's pulse),即脉搏呈现高容量并迅速下降的特点,尤其是将患者前臂突然高举时更为明显。

(4)肺动脉高压和右心衰竭时,可触及增大的肝脏,肝颈静脉回流征可阳性,下肢指凹性水肿。

3.叩诊

心界向左下扩大。

4.听诊

(1)主动脉舒张期杂音,为一与第二心音同时开始的高调叹气样递减型舒张早期杂音,坐位并前倾和深呼气时明显。一般主动脉瓣关闭不全越严重,杂音的时间越长,响度越大。轻度反流时,杂音限于舒张早期,音调高。中度或重度反流时,杂音粗糙,为全舒张期。杂音为音乐样时,提示瓣叶脱垂、撕裂或穿孔。

(2)心底部及主动脉瓣区常可闻及收缩期喷射性杂音,较粗糙,强度 2/6～4/6 级,可伴有震颤,向颈部及胸骨上凹传导,为极大的每搏量通过畸形的主动脉瓣膜所致,并非由器质性主动脉瓣狭窄所致。

(3)Austin-Flint 杂音:心尖区常可闻及一柔和、低调的隆隆样舒张中期或收缩前期杂音,即Austin-Flint杂音,此乃由于主动脉瓣大量反流,冲击二尖瓣前叶,使其振动和移位,引起相对性二尖瓣狭窄;同时主动脉瓣反流与左心房回流血液发生冲击、混合,产生涡流所致。此杂音在用力握拳时增强,吸入亚硝酸异戊酯时减弱。

(4)当左心室明显扩大时,由于乳头肌外移引起功能性二尖瓣反流,可在心尖区闻及全收缩期吹风样杂音,向左腋下传导。

(5)心音:第一心音减弱,第二心音主动脉瓣成分减弱或缺如,但梅毒性主动脉炎时常亢进。由于舒张早期左心室快速充盈增加,心尖区常有第三心音。

(6)周围血管征听诊:股动脉枪击音(Traube's sign);股动脉收缩期和舒张期双重杂音(Duro-ziez's sign);脉压增大(Hill's sign)。

三、辅助检查

(一)X 线检查

急性期心影多正常,常有肺淤血或肺水肿征。慢性主动脉瓣关闭不全常有以下特点。

(1)左心室明显增大,心脏呈主动脉型。

(2)升主动脉普遍扩张,可以波及主动脉弓。

(3)透视下主动脉搏动明显增强,与左心室搏动配合呈"摇椅样"摆动。

(4)左心房可增大,肺动脉高压或右心衰竭时,右心室增大并可见肺静脉充血、肺间质水肿。

(二)心电图检查

轻度主动脉瓣关闭不全者心电图可正常。严重者可有左心室肥大和劳损,电轴左偏。I、aVL、$V_{5\sim6}$导联 Q 波加深,ST 段压低和 T 波倒置;晚期左心房增大,也可有束支阻滞(图7-18)。

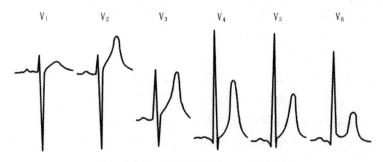

图 7-18 主动脉关闭不全示心电图改变

V_5、V_6 导联出现深 Q 波,R 波增大,ST 段抬高,T 波增大

（三）超声心动图检查

对主动脉瓣关闭不全及左心室功能评价很有价值，还可显示二叶式主动脉瓣、瓣膜脱垂、破裂或赘生物形成及升主动脉夹层等，有助于病因的判断。

1.M 型超声检查

显示舒张期二尖瓣前叶和室间隔纤细扑动，为主动脉瓣关闭不全的可靠诊断征象。但敏感度低。

2.二维超声检查

可显示瓣膜和升主动脉根部的形态改变，可见主动脉瓣增厚，舒张期关闭对合不佳，有助于病因确定。

3.彩色多普勒超声

由于舒张早期主动脉压和左心室舒张压间的高压差，主动脉瓣反流导致很高流速（超过 4 m/s）的全舒张期湍流。彩色多普勒超声探头在主动脉瓣的心室侧可探及全舒张期高速血流，为最敏感的确定主动脉瓣反流方法，并可通过计算反流量与每搏量的比例，判断其严重程度。

（四）主动脉造影

当无创技术不能确定反流程度并且考虑外科治疗时，可行选择性主动脉造影，可半定量反流程度。

升主动脉造影提示：舒张期造影剂反流至左心室，可以显示左心室扩大。根据造影剂反流量可以估计关闭不全的程度。①Ⅰ度：造影剂反流仅限于主动脉口附近，一次收缩即可排出；②Ⅱ度：造影剂反流于左心室中部，一次收缩即可排出；③Ⅲ度：造影剂反流于左心室全部，一次收缩不能全部排出。

（五）磁共振显像

诊断主动脉疾病如主动脉夹层极准确。可目测主动脉瓣反流射流，可半定量反流程度，并能定量反流量和反流分数。

四、诊断和鉴别诊断

发现典型的主动脉瓣关闭不全的舒张期杂音伴周围血管征即可诊断，超声心动图可明确诊断。主动脉瓣舒张早期杂音应与下列杂音和疾病鉴别。

（1）Graham Steell 杂音：见于严重肺动脉高压伴肺动脉扩张所致肺动脉瓣关闭不全，常有肺动脉高压体征，如胸骨左缘抬举样搏动、第二心音肺动脉瓣成分亢进等。

（2）肺动脉瓣关闭不全：胸骨左缘舒张期杂音吸气时增强，用力握拳时无变化。颈动脉搏动正常，肺动脉瓣区第二心音亢进，心电图示右心房和右心室肥大，X 线检查示肺动脉主干突出。多见于二尖瓣狭窄及房间隔缺损。

（3）冠状动静脉瘘：可闻及主动脉瓣区舒张期杂音，但心电图及 X 线检查多正常，主动脉造影可见主动脉与右心房、冠状窦或右心室之间有交通。

（4）主动脉窦瘤破裂：杂音与主动脉瓣关闭不全相似，但有突发性胸痛，进行性右心功能衰竭，主动脉造影及超声心动图检查可确诊。

五、并发症

（1）充血性心力衰竭：为主动脉瓣关闭不全的主要死亡原因。一旦出现心功能不全的症状，

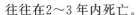

往往在2～3年内死亡。

(2)感染性心内膜炎:较常见。

(3)室性心律失常:较常见。

六、治疗

(一)内科治疗

1.预防感染性心内膜炎

避免上呼吸道感染及全身感染,防止发生心内膜炎。

2.控制充血性心力衰竭

避免过度的体力劳动及剧烈运动,限制钠盐摄入。无症状患者出现左心室扩大,特别是射血分数降低时,应给予地高辛。

3.控制高血压

控制高血压至关重要,因为它可加重反流程度。当伴发升主动脉根部扩张时,高血压也可促进主动脉夹层的发生。目前研究证实,应用血管扩张药特别是血管紧张素转换酶抑制剂能防止或延缓左心扩大,逆转左心室肥厚,防止心肌重构。

(二)外科治疗

主动脉瓣关闭不全,一旦心脏失去代偿功能,病情将急转直下,多数在出现心力衰竭后2年内死亡。主动脉瓣关闭不全的彻底治疗方法是主动脉瓣置换。最佳的手术时机为左心室功能衰竭刚刚开始即严重心力衰竭发生之前手术,或虽无症状,但左心室射血分数低于正常和左心室舒张末期内径>60 mm,应进行手术治疗。

对于左心室功能正常而无症状的患者,心脏结构改变不明显的应密切随诊,每6个月复查超声心动图及时发现手术时机。一旦出现症状或出现左心室功能衰竭或左心室明显增大应及时手术。

1.人工瓣膜置换术

风湿性和绝大多数其他病因引起的主动脉瓣关闭不全均宜施行瓣膜置换术。分机械瓣和生物瓣两种。心脏明显扩大、长期左心功能不全的患者,手术死亡率约为10%,尽管如此,由于药物治疗的预后较差,即使有左心衰竭也应考虑手术治疗。

2.瓣膜修复术

较少用,通常不能完全消除主动脉瓣反流,仅适用于感染性心内膜炎主动脉瓣赘生物或穿孔、主动脉瓣与其瓣环撕裂。由于升主动脉动脉瘤使瓣环扩张所致的主动脉瓣关闭不全,可行瓣环紧缩成形术。

3.急性主动脉瓣关闭不全的治疗

严重急性主动脉瓣关闭不全迅速发生急性左心功能不全、肺水肿和低血压,极易导致死亡,故应在积极内科治疗的同时,及早采用手术治疗,以挽救患者的生命。术前应静脉滴注正性肌力药物如多巴胺或多巴酚丁胺和血管扩张药如硝普钠,以维持心功能和血压。

第七节 肺动脉瓣关闭不全

一、病理生理

因原发性或继发性肺动脉高压,肺动脉瓣环性损伤引起的器质性肺动脉瓣关闭不全相对较少。肺动脉瓣关闭不全者,由于反流发生于低压低阻力的肺循环,故血流动力学改变通常不严重。若瓣口反流量增大可致右心室容量负荷增加。肺动脉瓣关闭不全的基本血流动力学改变是舒张期肺动脉瓣反流使右心室容量负荷增大,严重时引起右心室扩大、肥厚,最后导致右心衰竭。伴发肺动脉高压、出现急性反流或反流程度严重者,病情发展较快。

二、临床表现

（一）症状

肺动脉瓣关闭不全患者,在未发生右心衰竭前,临床上无症状。严重反流引起右心衰竭时,可有腹胀、尿少、水肿等症状。

（二）体征

1.视诊

胸骨左缘第 2 肋间隙可见肺动脉收缩期搏动。

2.触诊

胸骨左缘第 2 肋间隙可扪及肺动脉收缩期搏动,有时可伴收缩或舒张期震颤。胸骨左下缘可扪及右心室高动力性收缩期搏动。

3.叩诊

心界向右扩大。

4.听诊

（1）胸骨左缘第 2～4 肋间隙有随第二心音后立即开始的舒张早期叹气样高调递减型杂音,吸气时增强,称为 Graham Steell 杂音,系继发于肺动脉高压所致。

（2）合并肺动脉高压时,肺动脉瓣区第二心音亢进、分裂。反流量大时,三尖瓣区可闻及收缩期杂音,也可能有收缩期前低调杂音（右 Austin-Flint 杂音）。如瓣膜活动度好,可听到肺动脉喷射音。肺动脉高压者,第二心音肺动脉瓣成分增强。由于右心室心搏量增多,射血时间延长,第二心音呈宽分裂。有心搏量增多致已扩大的肺动脉突然扩张产生收缩期喷射音,在胸骨左缘第 2 肋间隙最明显。胸骨左缘第 4 肋间隙常有右心室第三和第四心音,吸气时增强。

三、辅助检查

（一）X 线检查

右心室增大,伴肺动脉高压时有肺动脉段凸出,肺门阴影增宽,尤其是右下肺动脉增宽（>10 mm）,胸透可见肺门动脉搏动。

（二）心电图检查

继发于肺动脉高压者可有右束支阻滞和/或右心室肥厚图形。

（三）超声心动图检查

1.M 型超声检查

主要呈右心室舒张期容量负荷改变。

2.二维超声检查

可明确病因。

3.彩色超声检查

多普勒右心室流出道内,于舒张期可测得源于肺动脉口的逆向血流束。

四、诊断和鉴别诊断

根据肺动脉瓣区舒张早期杂音,吸气时增强,可做出肺动脉瓣关闭不全的诊断。多普勒超声可明确诊断并可帮助与主动脉瓣关闭不全的鉴别。

五、治疗

继发于肺动脉高压的肺动脉瓣关闭不全者,主要应治疗其原发疾病。对原发于瓣膜的病变应进行病因治疗。如反流量大或右心室容量负荷进行性加重者,可施行人工心脏瓣膜置换术。

第八节 动脉导管未闭

动脉导管是胎儿血循环沟通肺动脉和降主动脉的血管,位于左肺动脉根部和降主动脉峡部之间,正常状态多于出生后短期内闭合。如未能闭合,称动脉导管未闭,见图 7-19。公元初 Gallen 曾经描述,直到 1888 年 Munso 首次在婴儿尸检中发现,1900 年,Gibson 根据听诊得出临床诊断,这种典型杂音,称为 Gibson 杂音,是确定动脉导管未闭诊断的最重要听诊体征。

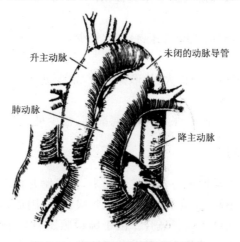

图 7-19 动脉导管未闭的解剖部位

动脉导管未闭是常见先天性心脏病之一，占第 3 位。其发病率在 Abbott 统计分析的先天性心脏病 1 000 例尸检中占 9.2％，在 Wood 统计 900 临床病例中占 15％。据一般估计，每 2 500～5 000 名活婴约有 1 例；早产儿有较高的发病率，体重少于 1 000 g 者可高达 80％，这与导管平滑肌减少、对氧的反应减弱和血循环中血管舒张性前列腺素水平升高等因素有关。此病女性较男性多见，男女之比约为 1∶2。约有 10％并发心内其他畸形。

一、解剖

绝大多数动脉导管未闭位于降主动脉起始部左锁骨下动脉根部对侧壁和肺总动脉分叉左肺动脉根部之间。少数右位主动脉弓的患者，导管可位于无名动脉根部对侧壁主动脉和右肺动脉之间。其主动脉端开口往往大于肺动脉端开口，形状各异，大致可分为 5 型（图 7-20）。

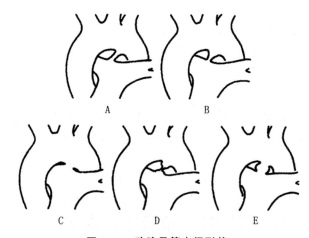

图 7-20　动脉导管未闭形状
A.管状；B.漏斗状；C.窗状；D.哑铃状；E.动脉瘤状

（一）管状
外形如圆管或圆柱，最为常见。

（二）漏斗状
导管的主动脉侧往往粗大，而肺动脉侧则较狭细，因而呈漏斗状，也较多见。

（三）窗状
管腔较粗大但缺乏长度，酷似主肺动脉吻合口，较少见。

（四）哑铃状
导管中段细。主、肺动脉向两侧扩大，外形像哑铃，很少见。

（五）动脉瘤状
导管本身呈瘤状膨大，壁薄而脆，张力高，容易破裂，极少见。

二、胚胎学和发病机制

胎儿的动脉导管从第 6 主动脉鳃弓背部发育而来，构成胎儿血循环主动脉、肺动脉间的生理性通道。胎儿期肺小泡全部萎陷，不含有空气，且无呼吸活动，因而肺血管阻力很大，故右心室排出的静脉血大都不能进入肺内循环进行氧合。由于肺动脉压力高于主动脉，因此进入肺动脉的大部分血液将经动脉导管流入主动脉再经脐动脉而达胎盘，在胎盘内与母体血液进行代谢交换，

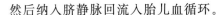

然后纳入脐静脉回流入胎儿血循环。

动脉导管的闭合分为2期。

(1)第一期为生理闭合期。婴儿出生啼哭后第一口吸气,肺泡即膨胀,肺血管阻力随之下降,肺动脉血流开始直接进入肺,建立正常的肺循环,而不流经动脉导管,促进其闭合。动脉导管的组织学结构与两侧的主动脉、肺动脉不同,管壁主要由平滑肌而不是弹性纤维组织组成,中层含黏性物质。足月婴儿出生后血氧张力升高,作用于平滑肌,使之环形收缩,同时管壁黏性物质凝固,内膜垫突入管腔,造成血流阻滞,营养障碍和细胞分解性坏死,因而导管发生生理性闭合。一般在出生后10~15 h完成,但在7~8 d有潜在性再开放的可能。

(2)此后内膜垫弥漫性纤维增生完全封闭管腔,最终形成导管韧带。导管纤维化一般起始于肺动脉侧,向主动脉延伸,但主动脉端可以不完成,因而呈壶腹状。纤维化解剖性闭合,88%的婴儿于8周内完成。如闭合过程延迟,称动脉导管延期未闭。出生后6个月动脉导管未能闭合,将终身不能闭合,则称持续动脉导管未闭,临床上简称动脉导管未闭。

动脉导管的闭合受到许多血管活性物质,如乙酰胆碱、缓激肽、内源性儿茶酚胺等释放的影响,但主要是血氧张力和前列腺素。后两者作用相反:血氧张力的升高使导管收缩,而前列腺素则使血管舒张,且随不同妊娠期而有所改变。成熟胎儿的导管对血氧张力相当敏感,未成熟婴儿则对前列腺素反应强。这些因素复杂的相互作用是早产婴儿有较多未闭动脉导管的原因。

三、病理生理

持续性未闭动脉导管,在组织学既与两侧的大动脉不同,亦与胎儿期的动脉导管有所不同。其内膜相对较厚,有一未断裂弹力纤维层与中层分隔。在中层黏性物质中,平滑肌呈螺旋形排列,其间尚有不等量弹性物质,形成薄层,因而其管壁接近主动脉化。此外,成人的动脉导管,尤其在主动脉端开口附近和近端肺动脉可有粥样硬化病变,甚至钙化斑块。长期的血流冲击,加之腔内压力增高,可使导管扩大,管壁变薄,形成动脉瘤。

如果动脉导管在出生后肺循环阻力下降时不能闭合,导管内血流方向发生逆转,产生左向右分流。非限制性动脉导管未闭患者(大量的左向右分流),常在出生后的第1年内发展到充血性心力衰竭。与室间隔缺损类似,成人未矫治的动脉导管未闭相对不常见。对少部分患者,肺循环阻力升高超过体循环阻力分流逆转。因为动脉导管未闭的位置低于左锁骨下动脉,头颈部血管接受氧合血,但降主动脉接受不饱和氧合血,于是出现分段性发绀,或叫差异性发绀。

当动脉导管未闭独立存在时,由于主动脉压高于肺动脉,无论收缩期或舒张期,血流均由主动脉流向肺动脉,即左向右分流,因肺循环血液过多可出现心力衰竭。分流的血液增加了左心负荷,发生左心扩大,晚期也发生肺动脉高压、右心室增大。合并其他缺损时有可能代替肺循环(如肺血管闭锁、室间隔不完整)或体循环(如主动脉闭锁)的血供,生存可能依赖于动脉导管永久性开放。显著肺动脉高压等于或超过主动脉压时可发生右向左分流。

四、临床表现

(一)症状

与分流量有关。轻者无症状,如果10岁以前没有出现充血性心力衰竭,大多数患者成年后可无症状。一小部分患者在20岁或30岁时可发展到充血性心力衰竭,出现劳力性呼吸困难、胸痛、心悸、咳嗽、咯血、乏力等。若发生右向左分流,可引起发绀。

（二）体征

患者几乎无发绀，但当出现发绀和杵状指时，通常不影响上肢。下肢和左手可出现发绀和杵状指，但右手和头部无发绀。脉压增宽，脉搏无力。左心室搏动呈高动力状态，常向外侧移位。无并发症的动脉导管未闭的典型杂音在左锁骨下胸骨左缘第二肋间最易闻及，收缩后期杂音达到峰值，杂音为连续性机器样，贯穿第二心音，在舒张期减弱。杂音在舒张晚期或收缩早期可有一停顿，向左上胸、颈及背部传导，绝大多数伴震颤。如果分流量大造成明显的左心室容量负荷过重可出第三心音奔马律和相对性二尖瓣狭窄的舒张期杂音（与大的室间隔缺损类似）。当肺循环阻力增加分流逆转时杂音也出现变化，先是杂音的舒张成分减弱，然后是杂音的收缩成分减弱，最后杂音消失，体格检查与肺动脉高压的表现一致。肺动脉瓣区第二心音亢进但易被杂音掩盖。体循环舒张压下降可产生水冲脉、枪击音等周围血管征。

五、辅助检查

（一）心电图检查

分流量少时心电图正常，分流量大时表现为左心房、左心室肥厚。当出现肺动脉高压、右向左分流占优势时，心电图表现为肺性 P 波，电轴右偏，右心室肥厚。

（二）放射线检查

分流量少时胸部 X 线片正常。分流明显时，左心室凸出，心影扩大，肺充血。在出现肺动脉高压时，肺动脉段突出，肺门影扩大可有肺门舞蹈征，周围肺血管出现残根征。年龄较大的成人动脉导管可能出现钙化。左心室、左心房扩大，右心室也可扩大。

（三）超声心动图检查

左心室、左心房扩大，室间隔活动增强，肺总动脉增宽，二维超声心动图可显示未闭的动脉导管，彩色多普勒超声可显示动脉导管及肺动脉干内连续性高速湍流。

（四）心导管检查

肺动脉血氧含量高于右心室 0.5％容积或血氧饱和度＞20％。有时导管可从肺总动脉通过动脉导管进入主动脉。左侧位降主动脉造影时可见未闭导管。

（五）升主动脉造影检查

左侧位造影示升主动脉和主动脉弓部增宽，降主动脉削狭，峡部内缘突出，造影剂经此处分流入肺动脉内，并显示出导管的外形、内径和长度。

六、诊断和鉴别诊断

凡在胸骨左缘第 2、3 肋间听到响亮的连续性机械样杂音伴局限性震颤，向左胸外侧、颈部或锁骨窝传导，心电图示电轴左偏，左心室高压或肥大，胸部 X 线片示心影向左下轻中度扩大，肺门充血，一般即可得出动脉导管未闭的初步诊断，并可由彩色多普勒超声心动图检查加以证实。非侵入性彩色多普勒超声的诊断价值很大，即使在重度肺动脉高压、心杂音不典型甚至消失的患者中都可检查出此病，甚至合并在其他心内畸形中亦可筛选出动脉导管未闭。可是超声心动图诊断尚有少数假阳性或假阴性者，因此对可疑病例需行升主动脉造影和心导管检查。升主动脉造影能进一步明确诊断。导管检查除有助于诊断外，血管阻力的测定尚有助于判别动力性或阻力性肺动脉高压，这对选择手术方法有决定性作用。

有许多从左向右分流心内畸形在胸骨左缘可听到同样的连续性机械样杂音或接近连续的双

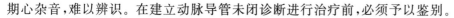

期心杂音,难以辨识。在建立动脉导管未闭诊断进行治疗前,必须予以鉴别。

（一）高位室间隔缺损合并主动脉瓣脱垂

当高位室间隔缺损较大时往往伴有主动脉瓣脱垂畸形,导致主动脉瓣关闭不全,并引起相应的体征。临床上在胸骨左缘听到双期杂音,不向上传导,但有时与连续性杂音相仿,难以区分。目前,彩色超声心动图已列入心脏病常规检查。在此病可显示主动脉瓣脱垂畸形及主动脉血流反流入左心室,同时通过室间隔缺损由左心室向右心室和肺动脉分流。为进一步明确诊断,可施行逆行升主动脉和左心室造影,前者可示升主动脉造影剂反流入左心室,后者则示左心室造影剂通过室间隔缺损分流入右心室和肺动脉。据此不难得出鉴别诊断。

（二）主动脉窦瘤破裂

临床表现与动脉导管未闭相似,可听到性质相同的连续性心脏杂音,只是部位和传导方向稍有差异;破入右心室者偏下外,向心尖传导;破入右心房者偏向右侧传导。如彩色多普勒超声心动图显示主动脉窦畸形及其向心室腔和肺动脉或心房腔分流即可判明。再加上逆行升主动脉造影更可确立诊断。

（三）冠状动脉瘘

这种冠状动脉畸形并不多见,可听到与动脉导管未闭相同的连续性杂音伴震颤,但部位较低,且偏向内侧。多普勒彩超能显示动脉瘘口所在和其沟通的房室腔。逆行升主动脉造影更能显示扩大的病变冠状动脉主支或分支走向和瘘口。

（四）主动脉-肺动脉间隔缺损

主动脉-肺动脉间隔缺损非常少见。常与动脉导管未闭同时存在,且有相同的连续性杂音和周围血管特征,但杂音部位偏低偏内侧。仔细的超声心动图检查才能发现其分流部位在升主动脉根部。逆行升主动脉造影更易证实。

（五）冠状动脉开口异位

右冠状动脉起源于肺动脉是比较罕见的先天性心脏病。其心脏杂音亦为连续性,但较轻,且较表浅。多普勒超声检查有助于鉴别诊断。逆行升主动脉造影显示冠状动脉异常开口和走向及迂回曲张的侧支循环可明确诊断。

七、治疗

存活到成年且有大的未矫治的动脉导管未闭的患者通常在 30 岁左右出现充血性心力衰竭或肺动脉高压（由左向右分流和不同程度的发绀）。大多数成年肺循环阻力正常或轻度升高,肺循环阻力 <4 U/m^2 的动脉导管未闭患者可无症状或仅有轻微症状,可通过外科结扎动脉导管或经皮封堵来治疗。肺循环阻力明显升高（>10 U/m^2）的患者,预后差。超过 40 岁的患者大约有 15% 可能存在动脉导管的钙化或瘤样扩张,使外科手术难度增加。外科结扎动脉导管或经皮弹簧圈或器械栓堵的病死率和致残率很低,不论未闭导管大小与分流情况如何均建议进行,因为未经治疗的病例具有心内膜炎的高危险性。以往动脉导管未闭主要采取外科手术治疗,但传统的外科手术结扎方法创伤大,住院时间长,并发症发生率高。人们一直探讨应用非开胸手术方法治疗动脉导管未闭,自 1967 年 Porstman 等经心导管应用泡沫塑料塞子堵塞动脉导管未闭成功后,通过介入方法治疗动脉导管未闭广泛开展起来。自 20 世纪 80 年代以来,先后有多种方法应用于临床,除了 Porstman 法以外,尚有 Rashkind 双面伞法、Sideris 纽扣式补片法、弹簧圈堵塞法、Amplatzer 蘑菇伞法。前 3 种方法操作复杂,并发症高,临床已不应用。目前主要应用后两种方法,尤其是 Amplatzer 蘑菇伞法应用最广。

八、并发症和预后

早产患儿常伴有其他早产问题,如呼吸窘迫综合征、坏死性小肠大肠炎、心室内出血等,加重了病情,故往往发生左心衰竭,内科治疗很难见效,病死率甚高。足月患儿未经治疗第一年也有30%死于左心衰竭。过了婴儿期,心功能获得代偿,病死率剧减。幼儿期可无症状,分流量大者会有生长发育迟缓。Key 等报告,活至 17 岁的患者,将再有 18 年的平均寿命。过了 30 岁每年病死率为 1%,40 岁为1.8%,以后升至 4%。在未使用抗生素的年代,40%死于心内膜炎,其余死于心力衰竭。据 20 世纪 80 年代Campbell 的推算,42%未治疗的患者在 45 岁前死亡。能存活至成人者将发生充血性心力衰竭、肺动脉高压,严重者可有 Eisenmenger 综合征。

第九节　主动脉夹层

急性主动脉夹层是一极为凶险、死亡率极高的疾病,不及时处理或处理不当,起病后每小时死亡率可高达 1%,2 天内约一半患者死亡。近年由于诊断和治疗技术的进步,死亡率已大幅度下降。该病在欧美年发病率(1~2)/10 万,主要集中在 50~70 岁年龄段,青少年罕见,男女比(3~4):1。以持续剧烈、撕裂、濒死样胸痛,血管杂音、脉搏不对称为临床特点。影像学,尤其是磁共振成像是其确诊的主要方法。治疗方法有药物、介入和手术三种。

一、病因和病理

该病的病因尚不十分清楚,但有几类人群发病率较高,故有较明确的易患因素。

(一)病因

1.动脉血管壁老化和硬化

中老年易患,故动脉管壁的老化和硬化是该病的重要原因之一。

2.动脉管壁的缺陷

马方综合征可能与主动脉中层囊性坏死、先天性缺陷有关,且发病年龄可明显提前。

3.高血压

主动脉夹层患者 80%以上发生于高血压人群,故认为高血压是主动脉夹层的主要易患因素。高血压增加了动脉壁的压力和搏动负荷,促进动脉壁的老化和退行性变可能是高血压人群主动脉夹层高发的原因。

4.二叶式主动脉瓣

7%~14%主动脉夹层患者合并二叶式主动脉瓣,无论其瓣膜功能如何,主动脉夹层的发病率是正常主动脉瓣的 9~10 倍,可能与二叶式主动脉瓣同时合并主动脉中层缺陷有关。

5.妊娠

占女性主动脉夹层 50%。妊娠引起主动脉夹层的确切机制尚不清楚,可能与妊娠期血容量及血压增加,血管搏动及压力负荷增加有关。

6.动脉炎症

各种主动脉炎性疾病,尤其是巨细胞性动脉炎,由于其中层破坏,容易引起主动脉夹层。

7.心脏手术

心脏直视手术相关者占主动脉夹层18%,尤其是主动脉瓣换瓣手术,主动脉夹层作为晚期并发症发生率较高;如伴主动脉扩张,主动脉反流,主动脉换瓣术后发生率更高。

8.其他

Turner综合征、可卡因成瘾、胸部钝性损伤引起主动脉内膜撕裂、左侧心导管手术、主动脉内球囊反搏术等均与主动脉夹层有关。

总而言之,主动脉夹层危险因素很多,相互之间致病程度可以叠加,如马方综合征合并高血压和/或妊娠是单纯马方综合征主动脉夹层的几倍,但必须指明的是,亦有不少主动脉夹层找不出相应的易患因素。

（二）病理与发病机制

主动脉中层退行性变与夹层有关。组织病理发现中层坏死、囊样坏死、纤维化及弹力纤维断裂等,但这些改变并不特异,衰老亦可见同样的变化。中层坏死和囊样坏死本质并非真有坏死,只是一个不恰当的描述退行性改变的名词。上述中层退行性改变可见于除外伤性动脉夹层以外的所有动脉夹层,故认为是其基本的病理基础。但是否发生主动脉夹层尚需其他因素参与,而动脉压力负荷、动脉搏动负荷是重要促发因素。主动脉夹层的方式有两种,其一是穿透性主动脉溃疡(penetrating aortic ulcer,PAU),指主动脉内膜溃破穿透达中层而形成主动脉夹层,该种方式比较常见;其二是主动脉壁内血肿,指主动脉壁内形成血肿(aortic intramural hematoma,AIH)。夹层的撕裂部位大多在中层靠近外膜处。目前认为二者是两种不同的疾病或者是同一种疾病的两种不同表现形式。PAU在主动脉中层退行性变的基础上形成,沿中层顺行或逆行撕裂,撕裂范围因人和治疗是否恰当而定。横向可累及主动脉壁1/3~2/3周径,纵向可波及所有的弹性动脉,但大多集中在主动脉及其主要分支。夹层内血肿可向管腔内突出,阻塞管腔,使所累动脉狭窄或闭塞,引起相应的临床症状、体征;夹层内血肿撕裂可向管壁内破溃,形成假性血管通道;夹层撕裂靠近外膜时,血液可向血管外渗出引起血肿,或向外膜破裂,引起大出血,多在短期内死亡。

（三）分类

1.根据病理解剖

即PAU部位及累及范围有三种分类方法,这三种分类方法的主要依据是:①发生频率及自然病史,85%左右累及升主动脉,自然病程仅8%超过一个月,而仅累及降主动脉者约15%,超过一个月自然病程者可达75%;②治疗方法和疗效不同,累及升主动脉者外科手治疗效果较好,而累及降主动脉者则手术死亡率高,大多不主张手术治疗。

（1）DeBakey分类法:结合PAU部位和累及范围分类。

DeBakeyⅠ型:PAU起源于升主动脉,但夹层达主动脉弓或主动脉弓以远。

DeBakeyⅡ型:PAU起源于升主动脉,但夹层仅局限于升主动脉。

DeBakeyⅢ型:PAU起源于降主动脉,夹层向PAU远端扩展,极少数亦可向近端逆行扩展到主动脉弓及升主动脉。

（2）Stanford分类法:仅根据是否累及升主动脉分类。①Stanford A型:只要累及升主动脉者均属A型;②Stanford B型:仅累及降主动脉者属B型。

（3）解剖学分类法：分近端夹层、远端夹层两种。前者包括 DeBakey Ⅰ、Ⅱ型和 Stanford A型，后者包括 DeBakey Ⅲ型和 Stanford B 型。

这三种分类方法以 DeBakey 分类较精确，其余两种分类方法简单明了。

2.根据发病时间分类

2 周内者为急性主动脉夹层；2 周以上者为慢性主动脉夹层，前者在临床上占 2/3，后者占 1/3。

二、临床表现

主动脉夹层临床症状严重，经过凶险，有时不典型，故高度警惕是临床诊断的前提。根据 RAD(International Registry of Aortic Dissection)12 个中心，464 例患者研究，与传统观念不符的是，绝大部分患者无明确诱因，存在的诱因中持重较常见，可能与持重引起血压增高有关，主要临床表现有以下几项。

（一）疼痛

疼痛是急性主动脉夹层最常见的症状，96％的急性病例可出现疼痛。慢性主动脉夹层可以没有疼痛。其性质为持续性剧烈、撕裂样、刀割样锐疼，有濒死感，疼痛往往提示夹层撕裂在继续进行，尤其是疼痛缓解后再度出现多表明夹层撕裂再次扩展。疼痛的部位与夹层撕裂部位高度一致，前胸疼 90％累及升主动脉；肩胛间区疼 90％累及降主动脉胸段；颈部、咽、下颌和面部疼痛多累及升主动脉；背、腰、腹和下肢疼痛多累及腹主动脉。极少数仅有胸膜炎样胸疼。

（二）血压及脉搏变化

70％的远端主动脉夹层患者有高血压，36％近端主动脉夹层患者可测得血压增高。血压降低在近端夹层患者中更为常见，约为 25％，远端夹层者仅 4％。夹层累及无名动脉和/或左锁骨下动脉时，由于夹层撕裂后血管壁肿或撕裂的内膜漂浮物阻塞相应的血管而出现假性低血压，甚至测不出，亦可表现为脉搏不对称或无脉（近端夹层发生率为 50％，远端为 15％）。累及降主动脉及其分支时，下肢血压可出现同样变化，股动脉、腘动脉、足背动脉搏动不对称和/或消失。严重肢体动脉阻塞可引起缺血坏死。真性低血压和休克主要原因是夹层破裂出血引起低血容量休克、心包填塞、急性严重主动脉瓣反流、心力衰竭引起的心源性休克，有时临床上区别真性和假性低血压有一定的困难，主动脉内测压可解决这一问题。

（三）血管杂音

受累血管由于管腔狭窄及血管内膜漂浮物的存在受累部可闻及收缩期血管杂音，如双颈动脉、腹主动脉、双肾动脉等在体表闻及血管杂音。由于杂音沿血流传导，杂音部位不能作为病变的部位。极少数情况下，夹层破入右心房和/或右心室，在心前区可闻及连续性血管杂音。

（四）心脏表现

1.急性主动脉瓣反流和心力衰竭

约 32％可出现急性主动脉瓣反流，其原因是主动脉扩张致瓣环扩张和升主动脉中层变性，主动脉瓣膜附着处和连接处撕裂，引起主动脉瓣脱垂，或二者兼有之，少数情况下是由于撕裂的内膜漂浮物脱入左心室流出道。在主动脉瓣区可闻及舒张期泼水样递增递减型杂音，其强度与血压及心功能有关，血压越高，心功能越好，杂音越强，反之越弱。亦可出现水冲脉和脉压增大等周围血管征。当出现心力衰竭时，主动脉瓣反流的杂音减弱或消失。

心力衰竭的主要原因是急性主动脉瓣反流，少数亦可由心肌梗死引起，主要为左心衰竭表现,气短、不能平卧、肺部湿啰音等。

2.心包积血和心包填塞

可发现心包摩擦音、心包积液和心包填塞的症状和体征。

3.急性心肌梗死

1%～2%病例,由于升主动脉夹层撕裂,血管内膜漂浮物可阻塞冠状动脉口而出现心肌梗死,以右冠状动脉口阻塞引起下壁心肌梗死多见,但主动脉夹层往往掩盖了心肌梗死的表现,故心电图和心肌损伤标志物的检查是必要的,包括心肌酶、cTnI/cTnT 等。另一方面,一旦确诊心肌梗死,又容易忽略对主动脉夹层的考虑,而用溶栓、抗凝、抗血小板等药物和介入治疗,造成灾难性后果。Kamp 报道一组 21 例主动脉夹层溶栓治疗后,71%死亡,大部分是心包填塞致死,故一定应警惕二者同时存在的可能性。

(五)神经系统表现

关于神经系统表现各家报道不一,最少 6%,最多高达 40%。脑卒中占 3%～6%,此外,尚有晕厥、Horner 综合征、意识模糊、昏迷等。

(六)反应性胸膜炎、胸腔积血

多见于左侧,反应性胸膜炎系动脉夹层后的炎症反应,可引起与呼吸相关的胸疼,少量淡黄色炎性积液,胸膜摩擦音等。往往与心包积液、积血同时存在,在心前区可闻及心包-胸膜摩擦音。胸膜积血可分两种情况,其一是主动脉夹层撕裂的血液渗入胸腔,发展较慢,多为中小量;其二是主动脉夹层撕裂破入心包,发展快、量大,很快死亡。

(七)肾动脉阻塞

5%～8%累及单侧或双侧肾动脉,引起难治性肾性高血压、肾梗死、肾衰竭等。

(八)肠系膜动脉阻塞

发病率为 3%～5%,引起肠缺血坏死。临床表现腹痛、腹胀、便血、发热等。

(九)其他表现

主动脉夹层撕裂后瘤样扩张可压迫喉返神经引起声嘶;压迫上呼吸道引起呼吸困难与咳嗽;向气管、支气管内穿破引起大咯血;压迫食管引起吞咽困难;向食管穿破则引起呕血;压迫上腔静脉引起上腔静脉综合征;累及颈动脉可见颈部搏动性包块等。

三、辅助检查及诊断技术

辅助检查仅能提供诊断线索或排除其他疾病,常用的有 X 线胸片、心电图、平滑肌肌凝蛋白重链检测等,可做常规筛选检查,影像学是主要的确诊技术。

(一)辅助检查

1.胸部 X 线片

81%～90%可见主动脉影增宽和/或特异性上纵隔影增宽。主动脉结钙化者可见"钙征",为主动脉夹层特异性征象,即内膜钙化影距外侧主动脉软组织影≥1 cm。部分可见增宽的主动脉结处双重影,外层影较内层影宽 3～5 mm,但不特异。部分患者可出现胸腔积液,大多在左侧。约 12%主动脉夹层患者无明显胸部 X 线表现。

2.心电图

主要目的用于排除冠心病和诊断主动脉夹层是否同时合并心肌梗死。

3.平滑肌肌凝蛋白重链检测

27 例小样本研究结果,用抗平滑肌肌凝蛋白重链单克隆抗体测量主动脉夹层发病 12 小时内血清,其敏感性和特异性分别 90％和 97％,因而是较为简单的筛选试验。

（二）诊断技术

1.主动脉造影

直接征象有:假腔形成、内膜漂浮物;间接征象:主动脉腔变形扭曲、主动脉壁增厚、分支血管异常和主动脉瓣反流。直接征象具一条即可诊断,但间接征象均不能作为确诊标准。

主动脉造影是一项对主动脉夹层具有诊断意义的诊断技术,几十年来一直作为诊断主动脉夹层的基本技术和金指标,但近年的研究及临床应用结果表明,主动脉造影并非如以前认识的那样可靠,其对主动脉夹层诊断的特异性和敏感性分别为 94％～100％和 77％～90％。直接征象假腔发现率为 80％～90％,夹层撕裂内膜漂浮物为 70％,而 PAU 部位确诊率仅为 50％。造成假阴性的原因有:①假腔内血栓形成使假腔不显影;②假腔和真腔等密度同步显影致使难以分辨;③非穿透性主动脉壁内血肿。除了敏感性不够以外,有创检查过程本身即可带来危险性,如加重夹层,费时等可加重病情,尤其是可能给不稳定患者带来生命危险。但主动脉造影亦有其他诊断技术难以实现的优点,如对夹层范围,尤其是分支动脉的判断、主动脉瓣关闭不全的判断、冠状动脉疾病的判断及对疾病的评判诊断十分重要。

2.计算机断层扫描

普通计算机断层扫描对夹层诊断能力有限,加强计算机断层扫描 可以通过夹层撕裂内膜漂浮和/或显影密度的差异来区别夹层撕裂的真腔和假腔,从而诊断夹层,同时可对心包积液和假腔内血栓进行诊断。其特异性为 87％～100％,敏感性为 94％～96％。其优点是快速、无创,缺点是不能确定 PAU 部位和不能诊断主动脉反流以及分支血管病变。

3.磁共振成像

主动脉夹层磁共振成像 的影像特征与加强计算机断层扫描基本相同,主要通过区分真、假腔及内膜撕裂漂浮物对主动脉夹层进行诊断,对 PAU 部位确认率为 88％,如动态 cine-磁共振成像技术尚可对主动脉瓣反流做出诊断,其敏感性可高达 85％,诊断心包积液的敏感性高达 100％。此外,对大的分支动脉是否受累亦可做出诊断,但不及主动脉造影范围广泛。磁共振成像对夹层撕裂的诊断特异性和敏感性均在 98％以上。

由于磁共振成像为无创性检查,图像清晰,对夹层诊断具高度特异性和敏感性,同时能诊断心包积液、主动脉反流,对 PAU 部位诊断亦较敏感,故认为是目前诊断夹层的金指标。但亦存在某些缺点,体内金属物品,如永久起搏器,置换的金属心脏瓣膜等均不能作磁共振成像检查。再者做磁共振成像检查时不能做监护,存在做检查时出现灾难性并发症而不能发觉的可能性,但 Nienaber 等人观察尚无做检查时发生并发症的情况。

4.超声心动图

包括经胸和经食管两种。直接征象是在主动脉腔可见夹层撕裂漂浮物,真、假腔内不同的彩色多普勒血流,假腔内血栓形成,钙化的主动脉内膜移位,主动脉壁增厚等均有助于诊断。此外,对心包积液及主动脉反流诊断极为敏感、精确。

经胸超声心动图诊断主动脉夹层敏感性为 59％～85％,特异性为 63％～96％,经食管超声心动图敏感性为 98％～99％,特异性为 77％～99％,73％可确定 PAU 部位,对假腔内血栓形成确诊率达 68％。以上结果与操作者技术水平有关。超声心动图可床旁反复检查,无创是其主要优点,故临床上比较常用,但食管超声一般需浅表麻醉、食管疾病禁忌、大气管对降主动脉探测有影响等是其不足。

血管内超声是指经股动脉,在X线引导下将特制超声探头送入血管达升主动脉进行超声诊断的一种方法。其探测血管横径、对真、假腔的辨别、夹层撕裂漂浮物探测、血管壁内血肿的探测均优于经胸及经食管超声。特别值得一提的是,其探测范围可随意选择,故对腹腔动脉及主动脉分支经胸及食管超声达不到的夹层尤其适用。此外,尚可引导主动脉内支架的放置及对其放置是否合适做出判断。由于该项技术应用不久,尚需积累更多的临床资料。

5.关于冠状动脉造影

尸检发现,主动脉夹层并冠心病者为25%左右。但围术期死于急性心梗者仅3%～5%,故有人认为不必行冠状动脉造影,特别是急诊手术,没有必要去做冠状动脉造影而延长检查时间,延误手术时间。如高度怀疑有冠心病可通过术中冠状动脉镜及触摸探查解决诊断及是否架桥的问题。而慢性稳定期限期手术患者,有冠心病证据者可作冠状动脉造影检查,否则亦不必做冠状动脉造影。

建议除非有明确的指征,如既往有明确的冠心病史或心电图有心肌缺血表现,应避免冠状动脉造影。

6.诊断技术的选择

在选择以上诊断技术时,必须考虑精确性、安全性、简单化、适应证等诸方面,此外对合并症的诊断亦应考虑。磁共振成像是目前公认首选的金标准,但由于其耗时及检查时不能监护,故不适于急诊患者。升主动脉造影耗时,且对不稳定患者亦有危险,亦不适用于急诊患者;计算机断层扫描、超声检查速度快,在急诊患者中应用较广泛。对高度怀疑主动脉撕裂的患者,或患者相对较平稳,可考虑磁共振成像或升主动脉造影。

四、处理

治疗目的:阻止夹层血肿的进展,因为致命的并发症不是来自内膜撕裂本身,而是血管损伤或主动脉破裂。

(一)内科治疗

药物治疗的两个首要目标即降低收缩压和减弱左心室收缩力(dP/dt)。左心室收缩力是作用于主动脉壁的主要压力,对主动脉夹层分离的形成和扩展都起作用。

所有怀疑急性主动脉夹层的患者必须予以急诊监护,稳定血流动力学,监测血压、心率和尿量,保持静脉通路。

止疼并将收缩压降至13.3～16.0 kPa(100～120 mmHg)[平均压8.0～9.3 kPa(60～70 mmHg)],保持重要脏器(心、脑、肾)灌注最低水平。同时无论疼痛和收缩期高血压存在与否,均应使用β受体阻滞剂来降低dP/dt(左心室收缩力的指标)。对可能要进行手术的患者要避免使用长效降压药物,以免使术中血压控制变得复杂。疼痛本身可以加重高血压和心动过速,必要时给吗啡。

硝普钠对紧急降低动脉血压十分有效。开始滴速20 $\mu g/min$,最大800 $\mu g/min$。当单独使用时,硝普钠实际升高dP/dt,这一作用可能潜在地促进夹层分离的扩展。因此,必须同时使用足够剂量的β受体阻滞剂。

为了迅速降低dP/dt,可静脉给β受体阻滞剂,使心率60～80次/分钟。静脉内注射普萘洛尔最大首次剂量不超过0.15 mg/kg(或10 mg左右)。为了维持足够的β受体阻滞效应,根据心率,每 4～6 小时静脉内给普萘洛尔,剂量通常小于首剂总量,在 2～6 mg。

拉贝洛尔同时具有 α 和 β 受体阻滞作用,可以同时有效降低 dP/dt 和动脉压,因此对主动脉夹层分离治疗特别有效。首剂两分钟静脉内注射 10 mg,然后每 10～15 分钟追加 20～80 mg(直至总剂量达到 300 mg)到心率和血压控制为止。通过静脉持续滴注拉贝洛尔,从 2 mg/kg 起直至(5～20 mg/kg),可以达到维持量。

有 β 受体阻滞剂的禁忌证时,包括窦性心动过缓,二度或三度房室传导阻滞,充血性心力衰竭、气管痉挛,应当考虑使用其他降低动脉压和 dP/dt 的药物。如钙通道阻滞剂,舌下含服硝苯地平可治疗主动脉夹层分离相关的顽固性高血压,在应用其他药物的同时应立即应用。然而硝苯地平几乎没有负性变时和负性肌力作用,相反,地尔硫草和维拉帕米都同时具有血管扩张和负性肌力作用,使其成为治疗主动脉夹层分离的合适药物。另外,这些药物都可以静脉内使用。

当分离的内膜片损害一侧或双侧肾动脉时,可引起肾素大量释放,导致顽固性高血压。在这种情况下最有效的降压药物可能是静脉内注射的血管紧张素转化酶抑制剂依那普利,通常首先每 4～6 小时给 0.625 mg,然后加大剂量。

如果患者血压正常而非高血压,可单独使用 β 受体阻滞剂降低 dP/dt,如果存在禁忌证,可选择地尔硫草或维拉帕米。

如果可疑主动脉夹层分离的患者表现为严重低血压,可能存在心包填塞或主动脉破裂,需快速扩容。在对这种低血压采取积极治疗前,必须仔细排除假性低血压的可能性,这种假性低血压是由于测量了夹层累及的肢体动脉的血压引起的。如果迫切需要升压药治疗顽固性低血压,可用去甲肾上腺素(左旋去甲肾上腺素)和去氧肾上腺素(新福林)。当需改善肾灌注时应小剂量使用多巴胺,因为它可能升高 dP/dt。

心包填塞的处理:急性近端主动脉夹层分离经常伴有心包填塞,是这类患者死亡的最常见原因之一。心包填塞往往是造成主动脉夹层分离的患者低血压的原因。在这种情况下进行心包穿刺可能促使循环衰竭和死亡,弊大于利。可能的原因是,心包穿刺后主动脉内压上升,导致假腔和心包腔关闭的通道重新打开,引起再次出血和致命的心包填塞。

心包填塞的主动脉夹层分离患者病情相对稳定时,心包穿刺的危险性超过获益,应尽快送手术室直接修补主动脉并进行术中心包血引流。然而当患者表现为电机械分离或显著低血压时,有理由进行心包穿刺以抢救患者。谨慎的做法是,在这类患者中只抽取少量液体使血压上升至最低限度能接受的水平。

(二)外科治疗

1.手术目的是预防主动脉破裂、心包填塞和减轻主动脉反流。

2.手术指征

(1)急性近端夹层分离首选的治疗。

(2)当急性远端夹层分离伴下列情况需手术治疗:①进展的重要脏器损害;②动脉破裂或接近破裂(例如囊状主动脉瘤形成);③主动脉瓣反流(罕见);④逆行进展至升主动脉;⑤马方综合征的夹层分离。

对急性近端夹层分离手术治疗比药物治疗更优越。即使近端夹层局限而不扩展,也可能引起严重后果,如主动脉破裂或心包填塞,急性主动脉反流等。因此除有急诊手术禁忌证(例如年龄或以往身体衰弱)的患者外,应首选手术治疗。

相反,远端夹层分离患者早期死于并发症的可能性一般要小于近端夹层分离的患者。此外,由于远端夹层分离的患者年龄偏大,严重动脉粥样硬化或心肺疾病的发病率相对较高,手术风险也相当大。因此首选药物治疗。

除非伴有主动脉破裂、动脉瘤形成、主动脉反流、动脉闭塞或夹层延伸和复发,对所有病情稳定的近端或远端慢性主动脉夹层分离患者都建议药物治疗。

马方综合征患者,无论近端或远端夹层分离,都要手术治疗。

手术包括切除最严重的主动脉病变节段,切除内膜撕裂部分,通过缝合夹层分离动脉的近端和远端以闭塞假腔的开口。

能否切除内膜撕裂处对接受手术患者的近期和远期生存率影响不大。手术修补主动脉弓可能增加操作的并发症和死亡率,而且切除内膜撕裂处不减少死亡率。

当主动脉夹层分离伴有主动脉瓣反流时,应消灭假腔以使瓣膜再度悬吊并恢复功能。然而更多见的保留主动脉瓣的方法是将夹层分离的两层主动脉壁缝合并用缝合使联合部再悬吊。在长期随访中发现使用这种再悬吊方法较少有主动脉瓣关闭不全复发,结果较理想。

尝试修复瓣膜失败或是既往有瓣膜疾病史或患马方综合征、瓣膜再悬吊后存在中度的主动脉反流,则选择瓣膜置换。如果近端主动脉脆弱或是严重撕裂,多数采用 Bentall 术式,术中使用组合人工移植物(将人工主动脉瓣膜缝合于管状涤纶移植物的末端)同时置换升主动脉和主动脉瓣。然后将冠状动脉像主动脉组织的纽扣一样和移植物相接。

血栓排除技术主要应用于降主动脉夹层分离,内容包括用涤纶袖状移植物作夹层动脉的旁路,在夹层分离的近端结扎主动脉,并在远端主动脉建立逆行血流以灌注夹层分离动脉节段的主要分支。闭塞的主动脉节段逐渐产生血栓,这样减少了病变延伸或破裂的危险性。

通过影像学手段明确手术部位以远重要脏器是否有血供,如果一侧或双侧肾动脉都由假腔供血,而且手术中不能直接修复,外科医师可以保留手术以远部位真假腔的通道以免影响肾灌注。

3.手术并发症

手术早期并发症:出血、感染、呼吸衰竭和肾功能不全、阻断了脊髓前动脉或肋间动脉的血供,导致脊髓缺血而引起截瘫。

晚期并发症包括未经换瓣的进展性的主动脉瓣关闭不全、局部动脉瘤形成、在原发或继发部位再次产生夹层分离。近端和远端夹层分离的术后生存率达 80%～90%。

慢性主动脉夹层分离时,除非产生晚期并发症,如主动脉反流或局限性动脉瘤形成需要手术治疗外,一般无论近端或远端病变,均推荐药物治疗。

(三)介入治疗

血管内技术更有前景的研究方向是使用血管内介入技术治疗主动脉夹层分离的高危患者。Walker 等对 5 例主动脉夹层分离患者同时进行了肾动脉成形和支架置放术,其中 4 例近期和远期血压控制得到了改善。在另一病例中,他们对内膜片中原先存在的膜孔进行气囊扩张,以改善周围血供。

更多的肯定的血管内介入技术被引入。在心肺体外循环时放置腔内无须缝合的人工替代物可以减少术中和术后并发症,改善预后。据更近的报道,运用经皮股动脉穿刺技术放置的血管内支架-移植物有望替代主动脉修补术。最近,Rato 等在狗的主动脉远端夹层分离模型中展示了自身扩张支架的能力,支架放置的时间不到两小时,经过冠脉造影证实了入口关闭和假腔内血栓形成。这种非手术的治疗方法特别适用于高危患者。支架植入是一项正在发展中的技术,为治疗 B 型（Ⅲ型）动脉夹层开辟了新的途径，对破裂口的封堵可产生血栓结构和血管壁的修复。

（四）长期治疗和远期随访

出院患者中，近端和远端病变，急性和慢性病变的药物和手术治疗组间生存率无显著差别。5 年生存率在 75%～82%。晚期并发症包括主动脉反流，夹层分离复发，动脉瘤形成或破裂。

长期药物治疗主要是控制血压和 dP/dt。终身治疗高血压，使收缩压维持在 17.3～18.7 kPa(130～140 mmHg)。较理想的药物为 β 受体阻滞剂或钙通道阻滞剂，必要时可以和利尿剂联合应用来控制血压，肼屈嗪能增加 dP/dt，所以只能和足量的 β 受体阻滞剂同时使用。血管紧张素转化酶抑制剂是对由夹层分离引起的一定程度肾缺血的病例特别有益。

多达 29% 术后晚期死亡病例是夹层动脉瘤或远端出现的另外的动脉瘤。长期监测的首要目的在于早期发现可能需要外科治疗的主动脉病变，如新的动脉瘤或动脉瘤的迅速扩展，夹层分离的扩展或复发，主动脉反流或者外周血管损伤。

随访评估包括反复认真的体格检查，定期胸片检查和一系列影像学检查包括心电图、计算机断层扫描或磁共振成像。磁共振成像是无创性检查，了解解剖细节，评价随访期间病变情况。患者刚出院的两年内危险性最高，而后危险性逐步降低，早期经常的随访十分重要。例如患者可在最初 3 个月和 6 个月复诊，然后每 6 个月复查共两年，再往后根据患者的危险情况每 6～12 个月复查一次。

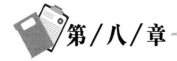

第八章

胸外科疾病

第一节 食管狭窄

多数食管狭窄的患者为后天获得性,少数为先天性的。食管良性狭窄多是患者误服强酸、强碱造成食管腐蚀性损伤所致瘢痕性狭窄。这类损伤在临床中并不少见,儿童及成人均可发生。在儿童,主要是将家用化学剂误认为是饮料或药品而自服或由他人给予误服。但这种类型所致食管损伤多不甚严重。在成人常因企图自杀而吞服腐蚀剂,因吞服量较多,治疗也很困难。我国对食管烧伤的发生率尚无精确统计,各地区均有病例报道,城市以吞服碱性腐蚀剂居多,而农村常因吞服酸性农药所致。其他原因有反流性食管炎及食管损伤合并感染。

一、病理生理

一般引起食管烧伤的腐蚀剂分为强酸和强碱两类,酸和碱浓度较高时均可造成食管及胃的严重损伤。强碱可使蛋白溶解、脂肪皂化、水分吸收而致脱水,并在溶解过程中产生大量热量对组织也有损伤。若灼伤面积广而深,容易发生食管壁坏死及穿孔。而酸性腐蚀剂则产生蛋白凝固性坏死,通常较为浅表。较少侵蚀肌层。但酸性腐蚀剂不像碱性腐蚀剂可被胃酸中和,因而可引起胃的严重损伤。腐蚀剂被吞服后可迅速引起食管的变化。引起病变的严重程度与吞入腐蚀剂的剂量、浓度和性质密切相关,固态物质易黏附于黏膜表面,烧伤面积较小,液态物质进入食管,接触面积广,破坏也严重。轻型病例仅是食管黏膜充血、水肿,数天即可消退。较严重的病例,表层组织坏死,形成类似白喉样的假膜,食管黏膜可能发生剥脱及溃疡形成,并有纤维素渗出。如果没有其他因素影响,这类病变可以逐渐愈合,严重食管烧伤则可引起波及食管全层的深部溃疡,甚至引起穿孔,形成纵隔炎,或穿入邻近的大血管引起致命性的大出血,这种深部溃疡愈合后形成的瘢痕,可引起不同程度的食管狭窄。临床上以胸中段瘢痕狭窄为最多见,其次为胸上段和下段。服化学剂量大者,可致全食管瘢痕狭窄甚至累及口咽部。一组 1 682 例食管烧伤后瘢痕狭窄部位的统计中,上段占 36.9%,中段占 45.8%,下段占 15.1%,多发性狭窄为 20%～25%,全食管狭窄占 4%～5%。

二、诊断

根据患者有吞服腐蚀剂病史,口唇、舌、口腔及咽部有灼烧伤,主诉咽部、胸部等疼痛,吞咽痛或吞咽困难,诊断并不困难,但需要对烧灼伤的范围及严重程度进行了解。对吞服腐蚀剂的剂量、浓度、性质(酸或碱)及原因(误服或企图自杀)等的了解对诊断或治疗均有帮助,尤其应注意企图自杀的患者,吞服腐蚀剂的量较多,损伤较为广泛,病情也甚严重。应注意神志、呼吸、血压、脉搏及中毒可能出现的症状及体征,有液气胸及腹部的体征均为食管、胃烧伤最严重的表现。一般情况食管吞钡检查是安全的,检查时可见到黏膜不规整、局部痉挛、充盈缺损或狭窄,如有穿孔则可见钡剂外溢。纤维食管镜检查可以及早提供有价值的资料,同时尚可进行治疗。早期行食管镜检查尚有不同意见,但近来不少人认为,有经验的内镜专家进行这项检查并无多大危险,而且能早期明确损伤的严重程度,对处理做出比较正确的对策,主张 24～28 h 内甚至在 3 h 内就可行纤维食管镜检查。

三、病史

吞服强酸、强碱后,食管黏膜出现广泛充血、水肿,继之脱落坏死,腐蚀严重区域出现溃疡、肉芽组织形成、成纤维细胞沉积。此时患者疼痛甚重,不能进食,时间为 3～4 周。由于食管组织的反复脱落、感染及肉芽组织增生,成纤维细胞变为纤维细胞,食管组织渐被纤维结缔组织所替代,管腔变窄,但患者疼痛减轻,可进流质或半流质饮食,此时为食管灼伤后 5～6 周。随着食管组织的进一步修复,肉芽组织增生,瘢痕形成,管腔失去扩张功能,而变得挛缩、僵硬、严重狭窄,患者出现严重吞咽困难,有的连唾液都难以咽下,因而引起严重营养缺乏及脱水、酸中毒。食管狭窄的程度和范围需 5～6 个月才能稳定。因此,为维持患者的营养,应及早行空肠或胃造瘘术,以防患者消耗衰竭。

四、早期处理

此病一旦确诊,就应给予积极的早期处理,因早期处理的好坏可直接影响患者的预后。在食管化学灼伤的早期,首先应确定患者有无酸中毒、脱水、电解质紊乱及休克,是否合并有胃或食管穿孔及纵隔炎。此时应保证正常血容量,维持体内酸碱平衡。如患者无食管及胃穿孔,应行食管灌洗,并吞服与化学剂相反的药液以中和、稀释吞服的腐蚀剂,减少其对组织的损害。服用强酸者,可用肥皂水、氧化镁等弱碱性液体冲洗;服用强碱者,可给予稀醋酸或枸橼酸等弱酸中和。服用的药液不定者,可给予生理盐水冲洗。能吞咽者,可给予蛋白水、色拉油口服,以保护食管及胃黏膜,减轻灼伤程度。同时,静脉除给予胶体及晶体液外,还应给予高效抗生素,以减轻食管黏膜组织的坏死及感染,减轻食管腔瘢痕狭窄程度。能进食者,应口服氢氧化铝凝胶,以保护食管及胃黏膜。同时给予高热量、高蛋白饮食,口服抗生素盐水及 0.5％丁卡因溶液,以减轻食管黏膜的刺激性疼痛。妥善的早期处理可显著减轻食管灼伤后的并发症,如食管胃穿孔、纵隔炎、败血症,减轻食管腔瘢痕狭窄,使一些患者可避免食管重建术。

五、手术适应证

(1)广泛性食管狭窄,广泛而坚硬的瘢痕狭窄,考虑扩张治疗危险较大而效果不好的。

(2)食管化学灼伤后短而硬的狭窄,经反复扩张治疗效果不佳者。

(3)有的学者认为,食管化学灼伤后 2～4 周即可行手术治疗,因此时患者消耗轻微,食管已开始瘢痕狭窄,是手术的最佳时机。而大多数学者认为,化学灼伤后 2～4 周其瘢痕范围尚未完全确定,瘢痕狭窄程度尚不稳定,术后残余食管有再狭窄的可能,并有术后再狭窄的经验教训,故

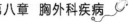

认为灼伤后 5～6 个月是手术的最佳时机,此时病变已较稳定,便于判定切除和吻合的部位。

六、手术方法

除个别非常短的食管狭窄可采取纵切横缝的食管成形术外,绝大多数的患者需要进行食管重建。胃、结肠、空肠,甚至肌皮瓣均可用于食管重建。常用食管良性狭窄的手术方法有胃代食管术及结肠代食管术,但必须注意,行胃代食管术要求胃基本正常,如胃长度受限,就应行结肠代食管术。

第二节 食 管 烧 伤

食管烧伤并不少见,儿童和成人均可发生,主要是吞服腐蚀剂如强酸或强碱引起的食管损伤及炎症,亦称为食管腐蚀伤。在丹麦食管烧伤每年的发生率为 5/10 万,而 5 岁以下的儿童达 10.8%;在美国每年大约 5 000 例 5 岁以下儿童误服清洁剂引起食管烧伤。尽管我国食管烧伤的发生率尚无确切的统计,但全国大多数地区均有报道。

一、病因

食管烧伤主要是吞服强碱或强酸引起,以吞服碱性腐蚀剂最多见,是吞服酸性腐蚀剂引起食管烧伤的 11 倍。实验证实 2% 的氢氧化钠就可以引起食管的严重损伤,成年人吞服腐蚀剂的原因常是企图自杀,吞服量多,引起食管损伤严重,甚至引起食管广泛坏死及穿孔,导致患者早期死亡,儿童多为误服。欧美国家家用洗涤剂碱性较强,一般家庭放置在餐桌上,虽然 20 世纪 70 年代美国政府立法对家用洗涤剂的浓度及包装进行了严格规定,加强了警示标志,儿童仍然易当作饮料误服,但这种类型所致的食管损伤多不严重。一组 743 例吞服腐蚀剂的儿童中,85% 小于 3 岁,仅 20% 证实有食管烧伤,仅 5% 产生瘢痕狭窄,3% 需要食管扩张治疗。我国不少地区家庭备有烧碱,尤其重庆地区人们喜欢吃火锅,不少食物如毛肚、鱿鱼等食前需用碱水浸泡,常用白酒瓶或饮料瓶盛装,儿童易当饮料饮用,成人易当白酒饮用,这种碱液浓度较高,饮入一口即可造成食管严重损伤。近年来,由于电动玩具广泛使用小型高能电池,儿童可将纽扣电池取出放入口中,误咽下的纽扣电池常停滞在食管腔内,破碎后漏出浓度很高的 KOH 或 NaOH 能够在 1 h 内引起食管的严重损伤。

二、发病机制

食管烧伤的病理改变与吞服腐蚀剂的种类、浓度和性状有关。浓度较高的腐蚀剂,无论酸或碱均可引起食管的严重损伤。液体腐蚀剂可引起食管广泛的损害,而固形腐蚀剂常贴附于食管壁,灼伤较局限但损伤严重,甚至波及食管全层。碱性腐蚀剂对食管造成的损害比酸性腐蚀剂更为严重。强碱可使蛋白溶解,脂肪分化,水分吸收而致组织脱水,并于溶解时产生大量热量也可对组织造成损伤,而强酸则产生蛋白凝固造成坏死,通常较为浅表,但不像碱性腐蚀剂可被胃液中和,因而可引起胃的严重损伤。但如吞服强碱量多,也同样可引起胃的严重损伤。

食管烧伤的病理变化与皮肤烧伤非常类似,轻型病例表现为黏膜充血、水肿,数日即可消退,较严重的病例,表层组织坏死,形成类似白喉样的假膜,食管黏膜可发生剥脱及溃疡形成,如果没有其他因素影响,这类患者可以逐渐愈合。严重的食管烧伤可累及食管全层,并形成深度溃疡,甚至引起穿孔,形成纵隔炎及液气胸,或侵及邻近血管引起致命性的大出血。严重食管烧伤愈合后形成的瘢痕,必然引起不同程度的食管狭窄。

有人采用纤维食管镜对食管烧伤患者进行了动态观察,较严重病例完全愈合需要 4 个月左右。

吞服腐蚀剂后,口腔、咽、食管及胃均可引起损伤,特别严重的病例甚至引起十二指肠的损伤。由于吞咽后的反流,可累及声门。受损伤较严重的部位是食管的三个生理狭窄区,特别是食管胃连接部。由于腐蚀剂在幽门窦部停留时间较久,严重损伤后瘢痕愈合常导致幽门梗阻,因而对需要行胃造口饲食的患者,于胃造口时,应注意探查幽门部。

食管烧伤的程度按 Estrera(1986 年)推荐食管化学性烧伤的临床分级与内镜所见(表 8-1)可以分为 3 度。

表 8-1　食管和胃的腐蚀性烧伤的病理改变及内镜分度

分度	病理改变	内镜所见
Ⅰ度	黏膜受累	黏膜充血水肿(表面黏膜脱落)
Ⅱ度	穿透黏膜下层,深达肌层,食管或胃周围组织未受累	黏膜脱落、出血、渗出、溃疡形成,假膜(伪膜)形成,组织粗糙
Ⅲ度	全层损伤,伴有食管周围器官或胃周围纵隔组织受累	组织脱落伴有深度溃疡。由于严重水肿,食管腔完全闭塞;有碳化或焦痂形成;食管壁变薄、坏死并穿孔

Ⅰ度烧伤食管黏膜和黏膜下层充血、水肿和上皮脱落,未累及肌层,一般不造成瘢痕性食管狭窄。Ⅱ度烧伤穿透黏膜下层而深达肌层、黏膜充血、出现水疱、深度溃疡,因此食管失去弹性和蠕动,大多形成食管瘢痕狭窄。Ⅲ度烧伤累及食管全层和周围组织,甚至食管穿孔,引起纵隔炎,可因大出血、败血症、休克而死亡,幸存者可产生重度狭窄。

Andreoni(1997 年)介绍米兰一医院 20 世纪 90 年代内镜分级法,不仅有形态学,还有功能上的观察,如食管蠕动情况和括约肌的张力等,反映了食管壁坏死的深度(表 8-2)。

表 8-2　米兰 20 世纪 90 年代内镜分级法

分级	损伤程度
0	黏膜正常
1	黏膜充血、水肿
2	黏膜充血、水肿、浅表坏死(黏膜苍白)、腐烂
3	深度坏死、出血、黏膜腐脱、溃疡
4	深度坏死(黏膜变黑)、严重出血、全厚层溃疡(即将穿孔)

根据这种分级法,1 级、2 级患者,或介于 2～3 级的患者,可以采取保守治疗方法。3 级、4 级患者应考虑急诊切除坏死食管和胃、颈段食管外置和空肠造瘘。再择期做消化道重建。

三、临床表现

食管烧伤的临床表现与吞服腐蚀剂的浓度、剂量、性状有关。Ⅰ度食管烧伤主要表现为咽部及胸部疼痛,有吞咽痛,进食时尤为明显。Ⅰ度烧伤大多在数天之后就可恢复经口进食。而Ⅱ度以上者除有明显的胸痛、吞咽痛外,常有吞咽困难,亦可发生呕吐,呕吐物带有血性液体。吞服量多而浓度高的病例,可以出现中毒症状,如昏迷、虚脱等。喉部损伤尚可引起呼吸困难,甚至窒息。因食管穿孔引起纵隔炎,一侧或两侧液气胸而出现相应的症状。穿入气管引起食管气管瘘,穿破主动脉引起大出血,这种大出血常发生在伤后 10 d 左右。严重的胃烧伤常可引起胃坏死穿孔,出现腹痛、腹肌紧张、压痛及反跳痛等弥漫性胸膜炎表现。

吞咽困难是食管烧伤整个病程中突出的症状。早期由于烧伤后的炎症、水肿引起,大多数病例经治疗后随着炎症、水肿的逐渐消退,约 1 周以后吞咽困难逐渐好转。若损伤不严重,不形成瘢痕狭窄的病例,逐渐恢复正常饮食,但如食管烧伤严重,3～4 周后因纤维结缔组织增生,瘢痕挛缩而致狭窄,再度出现逐渐加重的吞咽苦难,最后甚至流质饮食亦不能咽下,引起患者消瘦,营养不良。

四、诊断

(一)病史及体查
(1)应向患者或陪同亲友仔细询问吞服腐蚀剂的剂量、浓度、性质(酸或碱)、性状(液体或固体)及原因(误服或企图自杀),这对诊断、判断损伤的严重程度及治疗均有帮助。

(2)注意神态、血压、脉搏、呼吸的变化及有无全身中毒的症状及体征。

(3)观察口唇、口腔及咽部有无烧伤,但应注意大约 20% 的患者没有口腔的烧伤而有食管的损伤,70% 有口腔损伤而无食管损伤。

(4)胸部及腹部检查:有明显胸痛及呼吸困难患者,应检查有无气胸或液气胸的征象,腹痛患者检查腹部有无腹膜刺激症状。

(二)影像学检查
1.胸部 X 线检查
可发现有无反流引起的肺部炎症及食管穿孔的表现。

2.食管造影检查
早期食管吞钡检查,可见钡剂通过缓慢,并可见局部痉挛。如疑有食管穿孔,可用碘油或水溶性碘剂造影,如碘剂溢出食管腔外即可明确诊断。

3.胸部计算机断层扫描和超声内镜
对食管烧伤的诊断亦有帮助,但临床应用较少。

(三)食管镜检查
对食管烧伤后食管镜检查的时间有争议,认为早期食管壁较脆弱,检查引起的穿孔危险性较大,因而多主张 1 周后进行检查。近年来大多数主张伤后 24～48 h 施行,认为有经验的内镜专家进行纤维食管镜检查,引起穿孔的危险性小,对早期明确损伤的严重程度,及时做出比较正确的处理对策很有帮助。

五、治疗

(一)早期处理
吞服腐蚀剂立即来院诊治的患者,应根据吞服腐蚀剂的浓度、剂量及病情严重程度进行处理。吞服量多而病情较严重的患者应禁食,给予静脉输液镇静、止痛,应用广谱抗生素防治感染。

有喉部损伤出现呼吸困难者,应立即做气管切开,给患者饮用温开水或牛奶,饮用量不超过15 mL/kg,量过多可诱发呕吐,加重食管损伤。目前多不主张吞服强碱者饮用弱酸性液体或强酸饮用弱碱性液体进行中和,认为中和可产生气体和热量,加重食管损伤。对是否灌洗亦有不同意见,虽然有人不主张灌洗,但对吞服量多、浓度高及有毒物质(如农药)等仍以灌洗为好,可反复多次洗胃,每次注入量不宜太多,以免胃有烧伤时引起穿孔。对较重的患者应放置胃管,作为饲食维持营养及给予药物,尚可起到支撑、防止食管前后壁粘连的作用。

(二)急诊手术

对吞服腐蚀剂量多、浓度高的患者,特别是对企图自杀者,可有上消化道的广泛坏死、穿孔、严重出血,及时诊断及时手术治疗可望挽救部分患者的生命。除切除坏死食管或胃外,尚需行颈段食管外置及空肠造口,后期再行食管或胃重建。Vereezkei 等报道 24 例食管烧伤,10 例急诊手术中,4 例因损伤广泛未做进一步处理,均在 24 h 内死亡,余下 6 例中行食管胃切除或全胃切除及食管外置,3 例第一次手术后生存,择期行食管重建。

(三)食管瘢痕狭窄的预防方法

在食管烧伤的治疗中,应考虑到后期如何减轻和防止瘢痕狭窄的形成。目前研究或已用于临床的方法主要集中在药物和机械两方面。

1.采用药物控制瘢痕形成

类固醇早已用于食管烧伤后瘢痕狭窄的预防,但至目前对其疗效仍有争议,理论上类固醇可抑制炎症反应,减轻食管烧伤后瘢痕狭窄形成。动物实验研究亦证实有明显的效果,但一些临床对比研究中,未见到明显的差异,如一组 246 例经食管镜明确诊断的严重碱性腐蚀伤患者,97 例采用甲泼尼龙治疗,167 例作为对照组,结果发现两组狭窄的发生率无明显的差异($P > 0.05$)。Uarnak 等的观察亦得出了类似的结果。但多数人认为早期应用皮质激素,对中等程度的食管腐蚀伤仍有良好效果,不少人仍认为抗生素、皮质激素和食管扩张仍是目前治疗食管烧伤的基本模式之一。

2.食管扩张治疗

食管扩张在预防和减轻食管烧伤后瘢痕狭窄的疗效已得到公认,对瘢痕组织形成早期行食管扩张的效果较好,但严重、多发及广泛狭窄则效果不佳。目前何时开始施行扩张治疗仍有不同的看法,一些人认为过早施行扩张对有炎症、糜烂的食管创面会加重损伤,因而主张在食管再度上皮化后,开始进行扩张。有人用狗进行试验,长 10 cm 的食管黏膜剥脱后需要 8 周才能再次上皮化。一般情况多在食管烧伤后 10 d 开始进行扩张,但近一些年来,不少人主张早期扩张,其效果更为显著,甚至有在烧伤后 24~48 h 开始扩张。扩张时应注意,扩张器探查由细而粗逐步扩大。每次扩张更换探子不得超过 3 条,探子应在狭窄部位停留数分钟后再更换下一型号探子,开始扩张间隔时间每周 1 次,逐步延长至每月 1 次,扩张至直径 1.5 cm 而不再缩小才算成功。一般扩张时间需要半年至 1 年。为增强扩张治疗的效果,有作者于扩张时在病灶内注射皮质激素,经临床病例对比观察,可减少扩张的次数,提高治疗的效果。食管扩张的技术操作并不复杂,但要仔细操作,预防食管穿孔的并发症。食管扩张在欧美国家效果甚佳,大多数患者避免了复杂的重建手术,但国内常受多方面原因影响未能按时扩张,因而扩张治疗的效果并不理想。

除采用扩张器进行食管扩张外,亦可采用循环扩张法,这种方法是先做胃造口及放入牵拉用的丝线,食管扩张可在表面麻醉下进行,扩张时将口端之丝线缚于橄榄形之金属探头或梭形塑料探子,涂上或吞服少许液状石蜡,探头另一端再缚上丝线,将探子从口腔经狭窄区拉入胃内,再由胃内拉出(图 8-1)。扩张后将口端及胃端的丝线妥为固定,以免拖出,待下次扩张时使用。这种方法虽然早已用于临床,但最近国外仍有人采用,认为这种方法较为简单、方便、穿孔危险性较小,效果可靠,特别在我国一些经济不发达地区更为适用。

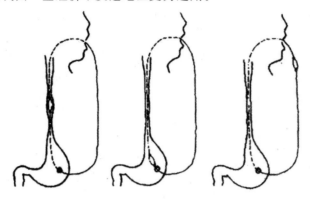

图 8-1　循环扩张法示意图

3.食管腔内置管

Rey 及 Mills 首先报道采用食管腔内置管预防食管烧伤后瘢痕狭窄。方法是在食管腔内置入长约40 cm、内径 0.95 cm 的医用硅胶管,下方有一抗反流活瓣,上端缚一小管,经口置入食管后,从鼻部引出,作为固定导管用。一般置管 3 周后拔出,同时应用抗生素和类固醇治疗,Mils 报道 4 例均获成功,但Bremer治疗 6 例,3 例仍然发生狭窄,失败原因认为是严重食管烧伤深达肌层及置管时间较短有关。最近 Mutaf 报道长时间的食管腔内置管 69 例,68％治愈,而对照用传统的方法,如食管扩张和激素等治疗172 例,治愈率为 33％,两组治疗效果有非常显著的差异。食管腔内置管组失败的原因主要由患者不能耐受长时间的置管和食管瘢痕形成短食管导致胃食管反流所致。

(四)食管瘢痕狭窄的外科治疗

严重食管烧伤瘢痕愈合后必然引起狭窄。狭窄部位可以在咽部、食管各段甚至全食管,以食管下段最为多见,可能与食物通过食管上段较快,下段较慢,接触腐蚀剂时间长,造成食管损伤也较严重有关。吞服酸性腐蚀剂除引起食管灼伤产生狭窄外,尚可引起胃烧灼伤,产生胃挛缩或幽门梗阻。腐蚀剂在幽门窦部停留时间较长,可无胃体的严重损伤而引起幽门梗阻。除酸性腐蚀剂容易引起胃的烧灼伤外,如吞服浓度高、剂量多的碱性腐蚀剂亦可引起胃的烧灼伤。

最近研究表明由于末端食管括约肌受到损伤或食管瘫痪形成造成的短食管而致末端食管功能不全,可以产生胃食管反流,是加重已产生的狭窄或狭窄经扩张后很快复发的原因。因此,对食管烧伤的患者进行食管功能学检查及 24 h pH 监测,对末端食管括约肌了解是有意义的。亦有报道伤后 5 d 进行食管测压,对损伤严重程度判定亦有帮助。

已形成瘢痕狭窄的病例,除部分可采用扩张治愈外,对扩张或其他方法治疗失败的食管狭窄病例,需要行外科手术治疗以解决患者的经口进食。

1.手术适应证

(1)广泛性食管狭窄:广泛而坚硬的瘢痕狭窄,企图扩张治疗是危险而无效的,常因扩张而导致食管穿孔。

(2)短而硬的狭窄:经扩张治疗效果不佳者。

（3）其他部位的狭窄,如幽门梗阻等。

2.手术方法

除个别非常短的食管狭窄可采取纵切横缝的食管成形术外,绝大多数的患者需要行食管重建。胃、结肠、空肠甚至肌皮瓣均可用于食管重建,但以结肠应用最多。除急性期有食管或胃坏死、穿孔、大出血等需要急诊手术外,已进入慢性狭窄期的病例多主张6个月后再行重建手术,此时病变已较稳定,便于判定切除和吻合的部位。食管瘢痕狭窄行食管重建是否切除瘢痕狭窄的食管仍有争议,主张切除者认为旷置的瘢痕食管,其食管癌的发生率比普通人群高1 000倍,并认为切除的危险性不如人们想象的大。多数人认为切除瘢痕狭窄甚为困难,出血较多,也容易损伤邻近的脏器,发生癌变的概率并不很高,多在13～71年后,而且恶变病例远处转移较少,预后较通常的食管癌好,因而主张旷置狭窄的病变行旁路手术。亦有人对病变波及中上段者行旁路手术,而对中下段者,则行病变食管切除,认为中下段食管解剖位置较松动,切除病变食管较容易,进行食管重建也较方便。

3.常用的食管重建方法

（1）胃代食管术:食管狭窄位于主动脉弓以下,可经左胸后外侧切口进胸,切开膈肌,游离胃,如旷置瘢痕食管,游离胃时,已将贲门离断者则将胃上提,在狭窄上方行食管胃侧侧吻合。如狭窄位置较低,胃足够大,未离断贲门者,最好在狭窄段食管上端切断,远端缝合关闭,近端与胃行端侧吻合。如切除病变食管,手术方法与食管癌切除的食管胃吻合方法相同。对中上段食管狭窄,如切除瘢痕食管,可经右胸前外侧切口进胸,再经腹将胃游离;将胃经食管床上拉到胸部（或颈部吻合）。虽然用胃重建食管具有操作简便,较安全的优点,但有时胃或幽门均遭受腐蚀损伤,难以用胃重建食管。

（2）倒置胃管或顺行胃管代食管术:切取胃大弯做成长管状代替食管,其优点是胃有丰富的血供,做成的胃管有足够的长度,可以与颈部食管,甚至咽部进行吻合,而且无须恐惧酸性胃液反流。但国内开展这一术式甚少。

（3）结肠代食管术:由于结肠系膜宽长,边缘血管较粗,其血液供应丰富,对酸有一定耐受力,口径与食管相仿,能切取的长度可以满足高位吻合的需要,采用结肠重建能较好地维持正常的胃肠功能。因而在广泛性食管狭窄的病例,只要既往未做过结肠手术,无广泛结肠病变或因炎症或手术造成腹腔广泛粘连,均可采用结肠重建食管。对计划切除瘢痕食管者,可采用右胸前外侧切口进胸,将整个胸段食管游离后,于膈肌上方2～3 cm处切断食管,用丝线贯穿缝合后,并通过颈部切口将其拉出。如不切除病变食管行旷置手术则不开胸,上腹正中切口进入腹腔后,必要时可将剑突切除,检查结肠边缘动脉的分布情况。选定使用的结肠段后,用无创伤血管钳阻断预计切断的血管,并用套有胶皮管的肠钳钳夹预计切断结肠段的两端,观察边缘动脉的搏动及肠管的色泽15 min。如边缘动脉搏动良好,肠管色泽红润,说明血供好;若无动脉搏动,色泽转为暗紫,说明该段血运不佳,应另选其他肠段或改行其他术式。

若用升结肠和回肠末端移植,则切断结肠右动脉,保留结肠中动脉供血,重建后为顺蠕动。若用横结肠顺蠕动方向移植,则保留结肠左动脉,切断结肠中动脉;若用横结肠逆蠕动方向移植则切断结肠左动脉,以结肠中动脉供血;若用升结肠代食管,则以结肠中动脉供血。上述各段结肠均可用于食管重建,具体应用可结合自己的经验和患者的具体情况,用升结肠和回肠末端重建,为顺蠕动,回盲瓣有一定的抗反流作用,在最近几年报告的文献中采用最多。左半结肠少有血管变异,肠腔口径大,肠壁较厚,容易吻合,在术后早期因逆蠕动部分患者进食可出现少量反吐。

如患者全身情况较差,移植段结肠可不经胸骨后隧道而由前胸皮下提至颈部,分别在颈部切口下缘和腹部切口上缘皮下正中分离,上下贯通,形成宽约 5 cm 的皮下隧道。这种经皮下结肠重建的方法,进食不如胸骨后通畅,而且也不太美观。

结肠代食管术在多个解剖部位施行,创伤较大,并发症较多,除一般常见的并发症外,主要有以下几方面:①颈部吻合口瘘,发生原因多为移植结肠血供不良,吻合技术欠佳,局部感染和吻合有张力等。多发生在术后 4～10 d,主要表现为局部红肿,有硬块压痛,此时需要将缝线拆除数针,分开切口,可有泡沫状分泌物流出,口服亚甲蓝可有蓝色液体流出。只要不是移植肠段大块坏死,预后大都良好,经更换敷料很快治愈。②声带麻痹:患者表现有声嘶,进食发呛,特别在流质食物时更为明显,可嘱患者进食较黏稠食物,经过一段时间,大多能代偿而恢复正常饮食。③颈部吻合口狭窄:多发生在术后数周甚至数月,患者有吞咽困难,甚至反吐,严重病例流质饮食亦难咽下。吞钡造影可明确狭窄的严重程度及长度,治疗可采用食管扩张,对扩张治疗无明显效果的患者应行手术治疗。对较短的吻合口狭窄,可行纵切横缝的成形手术,也可将狭窄切除重新吻合;对较长的吻合口狭窄,虽然可以将狭窄段切除采用游离空肠间置,但需开腹及颈部手术操作及显微外科技术,尚有吻合血管形成栓塞之虞。有学者采用颈阔肌皮瓣修复结肠重建食管后颈部吻合口狭窄,效果甚佳。④结肠代食管空肠代胃术:少数严重病例,除食管瘢痕狭窄,胃亦受到严重烧伤而挛缩。这类病例可按上述方法行结肠代食管,移植结肠下端与距屈氏韧带 10 cm 空肠做端侧吻合,再在吻合口之下方空肠做 5 cm 长之侧侧吻合。这种手术吻合口多,创伤较大,术前应做好肠道准备及营养支持等,严防吻合口瘘的发生。⑤带蒂空肠间置术:空肠受系膜血管弓的影响,有时难以达到足够的长度,而且对胃液反流的耐受较差,因而临床上很少用于食管烧伤后瘢痕狭窄的重建。但对过去曾做过结肠切除手术或结肠本身有较广泛病变的病例,亦可采用空肠代食管术。

第三节 食 管 穿 孔

食管穿孔常由于器械或异物损伤引起,近年来,随着内镜的广泛使用,其发生率有所上升,如不及时处理,几乎毫无例外地发生急性纵隔炎、食管胸膜瘘,并可能致死。正确的诊断和及时的治疗有赖于对食管穿孔临床特征的认识及正确选择影像学检查,治疗效果与引发因素、损伤部位、污染程度及穿孔至治疗的时间有关。据报道,食管穿孔的死亡率可达 20%,穿孔 24 h 后接受治疗死亡率甚至可高达 40%。外科手术治疗较其他治疗方法可减少 50%～70% 的死亡率。

一、病因及发病机制

食管可以被多种不同的原因引起穿孔。近年来,随着在食管腔内用仪器进行诊断和治疗的病例迅速增加,医源性食管穿孔在这类疾病中占的比例也不断增大,目前已达 59%;其次依次是食管内异物(12%)、创伤(9%)、手术损伤(2%)、肿瘤(1%)及其他(2%)。

食管由于没有浆膜层而不同于消化道的其他部位,更易受到损伤。食管的颈段后壁黏膜被覆一层很薄的纤维膜,中段仅被右侧胸膜覆盖,下段被左侧胸膜覆盖,周围没有软组织支持,加上正常胸腔内压力低于大气压,这些是食管易于穿孔的解剖因素。食管腔内检查和治疗引起的食管穿孔多位于食管的 3 个解剖狭窄段,最常见的部位是环咽肌和咽括约肌连接处颈部食管的 Killian's 三角,这个三角由咽括约肌和在颈椎 5、6 水平的环咽肌构成,这一区域的食管后侧没有肌层保护。其他易于发生食管穿孔的部位是食管的远端与胃连接处,还有梗阻病变的近段、食管癌延伸的部位以及进行检查活检或扩张的部位。发生食管穿孔的原因也与患者的体质、年龄以及患者是否合作有关。

医源性食管穿孔常见于食管镜检查、硬化治疗、曲张静脉结扎、球囊扩张、探条扩张及激光治疗。纤维食管镜的使用使因硬质食管镜检查导致的食管穿孔由 0.11% 下降至 0.03%,同期行食管扩张则可使食管穿孔的发生率上升 0.09%。内镜下硬化剂治疗食管静脉曲张可使食管黏膜坏死性损伤而导致食管穿孔的发生率为 1%～6%,降低硬化剂的浓度和用量可使食管穿孔发生率下降。球囊扩张治疗贲门失弛缓症的食管穿孔发生率为 1%～5%,球囊压力过高、既往有球囊扩张史患者发生率上升。放置胃管、球囊压迫止血、食管支架放置、气管内插管等操作同样可引起食管穿孔。

手术过程中可因直接损伤或在食管周围的操作导致食管穿孔的发生。常见于肺切除术、迷走神经切断术、膈疝修补术、颈椎骨折手术、食管超声及主动脉手术等。

穿透性食管穿孔主要发生在颈部,其发生率和死亡率与合并伤相关。胸部钝性损伤导致的食管穿孔极少见,常见于车祸和 Heimlich 操作手法。异物和腐蚀性物质的摄入所导致的食管穿孔常发生于咽食管入口、主动脉弓、左主支气管及贲门等解剖狭窄处。自发性食管穿孔常见于剧烈呕吐、咳嗽、举重等原因使食管腔内压力突然升高,常发生于膈上、食管远端左侧壁,呈全层纵行破裂,溢出的液体可进入左侧胸腔或腹膜腔。食管癌及转移性肿瘤、Barrett's 溃疡、食管周围感染、免疫缺陷性疾病等均可导致食管穿孔。

食管穿孔后口腔含有的大量细菌随唾液咽下,酸度很强的胃液、胃内容物在胸腔负压的作用下,较易经过穿孔的部位流入纵隔,导致纵隔的感染和消化液的腐蚀,并可穿破纵隔胸膜进入胸腔,引起胸腔内化脓性炎症。重者引起中毒性休克。

二、临床表现

食管穿孔的临床表现与食管穿孔的原因、穿孔部位以及穿孔后到就诊的时间等因素有关。由于食管穿孔的临床表现常与心肌梗死、溃疡穿孔、胰腺炎、主动脉瘤撕裂、自发性气胸、肺炎等胸腹部疾病相混淆,因而临床诊断较困难。常见的临床表现主要有胸痛、呼吸困难、吞咽困难、皮下气肿、上腹部疼痛、发热、心率增快等。

颈部食管穿孔症状较轻,较之胸部和腹部食管穿孔更易于治疗。颈部食管穿孔后污染物经食管后间隙向纵隔的扩散比较慢,而且食管附着的椎前筋膜可以限制污染向侧方扩散。患者诉颈部疼痛、僵直,呕吐带血性的胃内容物和呼吸困难。颈部触诊可发现颈部僵硬和由于皮下气肿产生的捻发音。95% 患者有影像学检查阳性。

胸部食管穿孔后污染物迅速污染纵隔,胸膜完整的患者,胃内容物进入纵隔形成纵隔气肿和纵隔炎,迅速发展为坏死性炎症。如胸膜破裂,可同时污染胸膜腔。由于胸膜腔为负压,胃液及胃内容物经破口反流到纵隔和胸膜腔,引起胸膜腔的污染和积液,形成纵隔和胸膜腔化脓性炎症。中上段食管穿孔常穿破右侧胸腔;下段食管穿孔则常穿破入左侧胸腔。食管穿孔后引起的这种炎症过程和体液的大量积蓄在临床上表现为一侧胸腔剧烈疼痛,同时伴有呼吸时加重。在穿孔部位有明确的吞咽困难,低血容量,体温升高,心率增快。全身感染中毒症状、呼吸困难的程度,根据胸腔污染的严重性、液气胸的量以及是否存在有气道压迫而有轻重不同。体格检查可发现患者有不同程度的中毒症状,不敢用力呼吸,肺底可听到啰音,当屏住呼吸时,可听到随着每次心跳发出的纵隔摩擦音或捻发音。颈根部或前胸壁触及皮下气肿,当穿孔破入一侧胸膜腔时,出现不同程度的液气胸的体征。受累侧胸腔上部叩诊鼓音,下部叩诊为浊音,病侧呼吸音消失。少数病例可发展为伴有气管移位、纵隔受压的张力性气胸,纵隔及胸腔的炎症产生对膈肌的刺激可表现为腹痛、上腹部肌紧张、腹部压痛,应注意与急腹症鉴别。

腹腔食管穿孔较少见,胃内液体进入游离腹腔,引起腹腔污染,临床表现为急性腹膜炎的症状和体征,与胃、十二指肠穿孔很相似。有时污染仅局限在后腹膜,使诊断更加困难,由于腹腔段食管与膈肌相邻近,常有上腹部疼痛和胸骨后钝痛并放射到肩部的较典型的特征,患者常诉背部疼痛,不能平卧。和胸腔内穿孔一样,患者早期即可出现心率增快、呼吸困难、发热并迅速出现败血症和休克。

三、诊断

早期迅速诊断可减少食管穿孔死亡率和并发症发生率。50％患者由于症状不典型导致延误诊断和治疗。对所有行食管内器械操作后出现颈部、胸部或腹部疼痛的患者,均应想到发生食管穿孔的可能性。结合有关病史、症状、体征及必要的辅助检查多可做出及时正确诊断。少数病例早期未能及时诊断,直至后期出现脓胸,甚至在胸穿或胸腔引流液中发现食物方做出诊断。

（一）X线检查

颈部穿孔行侧位 X 线检查可以发现颈椎前筋膜平面含有气体,这一征象早于胸部 X 线和临床症状。胸部食管穿孔时 90％患者胸部正侧位 X 线片发现纵隔影增宽,纵隔内有气体或气液平、胸腔内气液平,但与摄片时间有关,软组织影和纵隔气肿一般于穿孔后 1 h 左右出现,而胸腔积液和纵隔增宽则需数小时。腹部食管穿孔时可发现隔下游离气体。

（二）食管造影

食管造影仍然是诊断食管穿孔的主要手段。对于怀疑食管穿孔而考虑行食管造影者首选口服泛影葡胺,其阳性率颈部为 50％、胸部 75％～80％,但一旦吸入肺内,其毒性可引起严重的坏死性肺炎。如泛影葡胺未能发现食管穿孔而临床仍高度怀疑,可使用薄钡进行造影,钡剂造影可显示穿孔瘘口的大小、部位及纵隔的污染程度,阳性率在颈部为 60％,胸部达到 90％。尽管使用造影剂作为常规诊断手段,但仍有 10％的假阴性,因此当造影阴性时也不能完全除外食管穿孔,可在造影后间隔数小时复查或进行计算机断层扫描、纤维食管镜检查。

（三）纤维食管镜检查

纤维食管镜的食管穿孔诊断率可达到 100％,尤其对于微小穿孔、黏膜下穿孔的诊断。用纤维食管镜可直接看到食管穿孔的情况,并能提供准确的定位,了解污染的情况。但同时应该注意,当怀疑有微小穿孔时,禁忌通过食管镜注入空气。食管镜的检查结果也有助于治疗的选择。

（四）计算机断层扫描检查

当今的胸腹部计算机断层扫描检查已应用得相当普遍。当临床怀疑有食管损伤而 X 线不能提示确切的诊断依据、食管造影无法进行时,可选择胸部或腹部计算机断层扫描检查。计算机断层扫描影像有以下征象时应考虑食管穿孔的诊断:食管周围的纵隔软组织内有气体;食管壁增厚;充气的食管与一个临近纵隔或纵隔旁充液的腔相通;在纵隔或在胸腔的脓腔紧靠食管;左侧胸腔积液则更进一步提示食管穿孔的可能。经初步治疗患者症状无明显改善的可应用计算机断层扫描定位指导胸腔积液的抽取或胸腔引流。

（五）其他检查

食管穿孔患者由于唾液、胃液和大量消化液进入胸腔,在做诊断性胸腔穿刺时,抽得胸腔液体内含有未消化的食物,pH 低于 6.0,并且淀粉酶的含量升高,是一项简单而有诊断意义的方法。在怀疑有食管损伤的病例口服小量亚甲蓝后和可见引流物或胸腔穿刺液中有蓝色,同样有助于诊断。

四、治疗方法

食管穿孔的治疗选择取决于诱发食管穿孔的原因、部位、穿孔的严重程度以及穿孔至接受治疗的间隔时间。除年龄和患者的全身状态外,应同时考虑食管周围组织的损伤程度、伴随的食管病理及损伤。治疗的目标主要是防止来自穿孔的进一步污染,控制感染,恢复消化道的完整性,建立营养支持通道。因此,清除感染和坏死组织,精确地闭合穿孔,消除食管远端的梗阻,充分引流污染部位是治疗成功的关键。同时,必须应用胃肠外营养、抗生素。

（一）手术治疗

手术治疗包括一期缝合、加固缝合、食管切除、单纯引流、T 管引流食管外置和改道。手术方式及手术径路的选择与以下因素有关:损伤的原因;损伤的部位;是否同时存在其他食管疾病;从穿孔到诊断的时间;食管穿孔后污染的程度;炎症蔓延的情况;是否有邻近脏器损伤;患者年龄及全身情况;医院的医疗条件及医师的技术水平等。较小、污染程度轻的颈部至气管隆嵴的穿孔可经颈部切口行单纯的引流。胸部食管中上段穿孔选择右侧进胸切口,下段则选择左侧胸部进胸切口。上腹部正中切口则是治疗腹段食管穿孔的最好选择。

早期食管穿孔多采用一期缝合手术。术中应进一步切开肌层,充分暴露黏膜层的损伤,彻底清除无活力的组织,在良性病变大多数病例黏膜正常,手术时应将穿孔缘修剪成新鲜创缘,大的穿孔应探查纵隔,仔细找到穿孔的边缘,用 2-0 的可吸收缝线,也可以用不吸收的细线,间断缝合修补,同时灌注和引流污染区域。分层闭合黏膜和肌层是手术修复成功的关键。没有适当的暴露和严密的缝合是术后发生漏、增加死亡率和延长康复时间的主要原因。如果损伤时间较长,组织产生水肿时,可以仅闭合黏膜层,并同时彻底冲洗和清除污染的组织。用较大口径的闭式引流,7～10 d 后行食管造影,如没有造影剂外溢,则可恢复经口进食。食管穿孔时间大于 24 h 或局部污染、炎症反应严重、组织有坏死时,应只做局部引流,不修补穿孔。一期缝合最好是在健康的食管组织,当有远端梗阻时,单纯一期缝合是无效的,必须同时解决梗阻,才能达到成功的修复。

由于一期缝合食管损伤有因组织继续坏死而发生裂开和瘘的可能性,因此有必要采用周围组织移植包垫加固缝合的方法闭合食管穿孔。Grillo 等首先报道胸部食管穿孔一期缝合后采用周围较厚、发生炎症反应的胸膜片进行加固。其他可利用的组织还有网膜、膈肌瓣、背阔肌、菱形肌、心包脂肪垫等。对于颈部食管穿孔,可选择胸骨舌骨肌、胸骨甲状肌、胸锁乳突肌等组织材料。膈肌瓣不易坏死,有一定的张力,弹性较好,再生能力强。取全层 12 cm 长、5～7 cm 宽,基底位于食管处,向上翻起,用于食管下段的修复。缺损的膈肌切口可直接缝合。在使用带蒂的肋间肌瓣时,其基底部在内侧、椎旁沟处,并要有足够的长度。不论用哪种组织修复加固,这种组织最好是用在修复的食管壁之中,而不是简单覆盖于修复上。

对部分有严重的食管坏死、食管病理性梗阻的患者可选择食管切除与重建术。除保持胃肠道的完整性外,食管切除术可消除造成污染的食管穿孔,治疗造成食管穿孔的基础食管病变。Orringer 等建议使用颈部胃食管吻合,该方法使吻合口远离污染处,即使发生吻合口瘘,其治疗较胸腔内吻合更为简单。

因延误诊断造成严重污染和炎症的食管穿孔患者禁忌一期缝合。颈部穿孔可单纯行引流。而胸腹部食管穿孔由于污染物的继续污染使胸腹部感染持续存在,因而不能单纯行引流手术,可行 T 管引流,控制食管胃内容物继续污染胸腹部。

食管外置或旷置的手术方式有多种报道,其基本方法是关闭穿孔、广泛引流污染组织,同时行颈部食管外置造瘘术或胃造瘘减压术。但该方法近年来已很少使用,仅仅适用于营养状况极度不良的患者及无法用常规手术方法治疗的病例或手术失败的病例。

近年来有报道胸腔镜辅助治疗食管穿孔,疗效有待于进一步观察。

食管有梗阻性病变如食管狭窄、贲门失弛缓症或严重的胃肠道反流等病变的食管穿孔必须在手术治疗食管穿孔的同时加以处理。食管狭窄、贲门失弛缓症可采用食管扩张,Moghissi 等报道显示,仅修补穿孔而未同期处理远端梗阻的食管穿孔患者死亡率达 100%,而同时处理食管穿孔和梗阻性病变的死亡率为 29%。胃肠道反流可采用临床常规应用的抗反流手术。食管穿孔合并食管恶性肿瘤患者必须行食管肿瘤切除术,广泛转移者可行食管内支架放置。

(二)保守治疗

食管穿孔患者行保守治疗必须经过严格的选择。1965 年,Mengold 等首先报道应用保守治疗成功治愈食管穿孔患者,18 例因腔内损伤且 24 h 内诊断明确的患者经保守治疗仅死亡 1 例。1975 年,Larrieu 报道成功治愈自发性食管穿孔。

经过多年临床经验的积累,Altorjay 等总结食管穿孔接受保守治疗的指征为:①器械引起的颈部食管穿孔;②早期诊断小的局限的穿孔;③食管狭窄行食管扩张或硬化剂治疗食管静脉曲张;④食管穿孔延误诊断但临床症状轻微;⑤食管穿孔后食管周围有纤维化形成,能限制纵隔的污染;⑥穿孔引起的污染限于纵隔或纵隔与壁层胸膜之间,没有造影剂溢入附近体腔;⑦穿孔的位置不在肿瘤部位、不在腹腔、不在梗阻的近端;⑧症状轻微,无全身感染迹象。

具体方法如下:①禁食 48~72 h,如患者临床症状改善,可口服无渣流质;②应用广谱抗生素 7~14 d;③完全胃肠外营养;④经计算机断层扫描引导下行穿刺或置管引流纵隔或胸腔积液;⑤食管镜引导下行食管灌洗;⑥胃肠减压:应该有选择性地应用胃肠减压,目前有学者认为放入胃肠减压管使食管下段括约肌不能完全关闭,加重胃反流,导致纵隔污染加重;⑦穿过癌症或非癌症部位在食管腔内置管或置入支架。

五、预后及治疗效果

Clayton 等总结 1990—2003 年文献报道的 726 例食管穿孔患者治疗效果显示食管穿孔患者死亡率为 18%。死亡率与导致食管穿孔的原因、穿孔部位、诊断是否及时、食管的原发病变及治疗方法相关。

病因影响食管穿孔患者的预后。自发性食管穿孔的死亡率为 36%,医源性食管穿孔为 19%,创伤性食管穿孔为 7%。自发性食管穿孔死亡率较高的原因在于临床症状常常与其他疾病相混淆而延误诊断,污染广泛并迅速发展至败血症。医源性食管穿孔多发生于食管腔内操作过程中,易于诊断和治疗。创伤性食管穿孔多发生于颈部,污染较局限,多死于其他脏器的损伤。

食管穿孔部位同样影响患者的转归。颈部食管穿孔患者死亡率为 6%,胸部食管穿孔为 27%,腹部穿孔为 21%。造成差异的原因在于颈部污染物污染区域由于颈部筋膜的限制而局限,而胸部、腹部食管穿孔可造成胸腹部的二次污染,如延误诊断可迅速导致败血症。

尽管目前临床抗生素应用及临床监护的进步,24 h 后诊断的食管穿孔患者死亡率仍明显高于 24 h 内诊断的患者。White 等报道二者的死亡率分别为 31% 和 13%。在一组 390 例食管穿孔患者治疗报道中,死亡率分别为 27% 和 14%。

手术方式的选择对食管穿孔患者的死亡率有明显影响。一期缝合和加固缝合的死亡率为 0~31%,平均 12%。适当的暴露和严密的黏膜缝合、消除食管穿孔远端梗阻是降低死亡率的关键。24 h 后食管穿孔患者是否采取一期缝合或加固缝合目前尚有不同的观点,Wright 等报道一组食管穿孔采用一期缝合或加固缝合的患者中有 46% 为 24 h 后诊断明确。因而一期缝合或加固缝合适合没有恶性肿瘤、纵隔无弥漫性坏死、穿孔远端无梗阻患者。食管切除的死亡率为 17%,对于污染严重、合并肿瘤、穿孔远端狭窄患者行食管切除术是合理的选择。食管外置或旷置患者死亡率为 24%,单纯行引流患者死亡率为 37%,死亡率较高的原因可能与纵隔污染严重、患者全身情况差等因素相关。

在一组 154 例接受保守治疗患者的报道显示,保守治疗患者死亡率为 18%,甚至有报道接受保守治疗患者生存率达 100%。这一结果与严格控制保守治疗指征相关。但有报道约 20% 接受保守治疗的患者由于患者病情进展于 24 h 内改为手术治疗。

第四节　食管平滑肌瘤

一、流行病学

食管平滑肌瘤是最常见的食管良性肿瘤,占食管良性肿瘤的 60%~80%。本病男性发病多于女性,二者之比约为 2:1。肿瘤可发生于食管的任何部位,国外报道以食管下段最常见,但国内报道多见于食管中段,下段次之,上段最少见。

二、病因学

食管平滑肌瘤的病因还不清楚,而食管平滑肌瘤病并发 X 染色体连锁的 Alport 综合征的病因已有深入的研究。编码 IV 型胶原 α_5 和 α_6 链的 $COL4A5$ 和 $COL4A6$ 基因 $5'$ 端缺失与其有关。Heidet 等1998 年发现单发的食管平滑肌瘤也存在编码 IV 型胶原 α_5 和 α_6 链的 $COL4A5$ 和 $COL4A6$ 基因 $5'$ 端缺失。这意味着食管平滑肌瘤的发生与胶原合成的基因学关联密切。

三、生物学特性

食管平滑肌瘤是源于食管平滑肌组织的良性肿瘤,极少恶变。其生长缓慢,临床症状出现晚或无症状。大多数为单发,少数为多发,也有少数报道病变可呈弥漫性生长,其整个食管壁内充满彼此孤立的肿物。这有别于食管内弥漫且融合生长的平滑肌瘤病,后者少见,是以多个融合的肌瘤样结节为特征的肿瘤样病变。

四、病理学

食管平滑肌瘤 97% 为壁内型,1% 为腔内型,2% 为壁外型。食管平滑肌瘤可分为单发、多发食管平滑肌瘤和食管平滑肌瘤病 3 种,即以单一病灶出现的单发食管平滑肌瘤和以多个病灶出现的多发食管平滑肌瘤。多发食管平滑肌瘤不同于食管平滑肌瘤病,食管平滑肌瘤病是全身性平滑肌瘤病在食管的一种局部表现形式,除食管外其他器官如胃、支气管、尿道等亦有平滑肌瘤的发生。但两者在食管局部的病理行为是一样的。食管平滑肌瘤半数以上发生在下段食管。大约 10% 几乎围绕整个食管壁,且导致食管梗阻。

食管平滑肌瘤大体标本多呈圆形、椭圆形、哑铃形或腊肠样。直径在 2~5 cm,质量多在 1 kg 以下,有少数巨大肿瘤的报道。典型的食管平滑肌瘤质地较硬,可呈圆形或椭圆形肿瘤可发生于固有肌层及黏膜肌层,以纵行肌多见,也有的起源于壁内血管肌层及迷走的胚胎组织。食管平滑肌瘤大多表现为食管环形肌内偏向一侧的壁内实性肿瘤,突出于食管腔内,也可呈环形生长包绕食管腔造成狭窄。少数情况下,也可见到肿瘤突出于食管外壁向纵隔膨胀生长,需与纵隔肿瘤相鉴别。位于下段尤其是腹段食管者也可见到剑突下或上腹腔的肿块。肿瘤生长缓慢,其大小可多年不变。由于病变位于食管壁内且有黏膜覆盖,故而很少发生出血,短期内生长加快的报道较少,恶性变罕见,虽然也可见到食管平滑肌瘤恶性变的报道,但目前尚不能断定食管平滑肌肉瘤的发生与平滑肌瘤恶变之间有直接必然的关联。切面呈灰白色或带有黄色,一般可有不明显的包膜,表面光滑。瘤细胞呈旋涡状、栅栏状或束状交织,平滑肌束可呈纵横交错排列,其内混有一定量的纤维组织,也可包含有神经节细胞或神经成分,故而有时需要与神经纤维瘤等疾病相鉴别。细胞核的位置为偏心性。平滑肌瘤可以发生囊性变、钙化或玻璃样变。

近年来,随着免疫组织化学和分子生物学方法及电镜在病理诊断学上的广泛应用,胃肠道间质瘤(gastrointestinal stromal tumors,GISTs)的概念逐渐被临床接受。GISTs 起源于胃肠道肌壁间质的非上皮性及梭形细胞为主要成分的间叶性组织,多发于胃和小肠,发生在食管、结(直)肠的不到 10%。由于食管间质瘤与平滑肌瘤在临床病理学和分子生物学上有许多不同的特点,以往被普通 HE 染色和光镜诊断为"平滑肌瘤"的肿瘤,现在可以细分为平滑肌瘤、间质瘤、神经纤维瘤、雪旺瘤、自主神经瘤等。目前国际上对 GIST 有严格的定义,因此在诊断过程中必须采用免疫组化或其他方法才能准确区分食管间质瘤与其他类型的食管肿瘤。食管间质瘤通常有 CD117 和 CD34 的表达,而食管平滑肌瘤表达波形蛋白和肌动蛋白。王其彰等对 43 例普通病理学诊断的食管平滑肌瘤进行免疫组化检测,结果发现其中 11 例为食管间质瘤,31 例平滑肌瘤,1 例神经源性肿瘤。

五、临床表现

食管平滑肌瘤可发生于各个年龄段,多见于 30~60 岁患者,小儿少见。

食管平滑肌瘤的临床表现与肿瘤的大小及部位有关。肿瘤直径<2 cm 可无任何自觉症状,肿瘤直径界于 2~5 cm 者也可无自觉症状,常常由于查体时意外发现。临床症状的产生多与肿瘤阻塞管腔或占位效应造成压迫所引起。多见症状可有进食不畅或吞咽困难。但病史往往较长,病情发展缓慢或间歇发生,食管梗阻症状往往并不严重,可与食管癌相鉴别。也有以胸骨后

或上腹部疼痛、胀满为主诉者,此类患者往往病史很长,缓慢进展。其他如反酸、嗳气、食欲缺乏等均为一些非特异性主诉,肿瘤较大或邻近其他器官者也可产生相应压迫症状,如咳嗽、气促等。

六、诊断和鉴别诊断

诊断食管平滑肌瘤最常用的检查方法是食管钡剂 X 线检查。典型 X 线征象是在食管造影片上见到充盈缺损,但黏膜保持完整。食管呈现光滑的半月状压迹,轮廓清晰,肿物影与食管壁近端及远端呈现锐角。突入食管腔内的肿瘤表面黏膜皱襞消失,但其对侧的黏膜正常,被称为涂抹征或瀑布征(图 8-2)。一定角度下,肿瘤的轮廓因其表面光滑钡剂缺失所完全显现出来,呈环形征。同时钡剂 X 线检查还可发现一些合并症,如食管憩室或食管裂孔疝等。

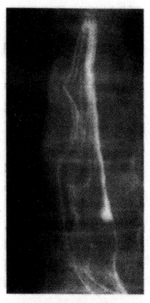

图 8-2　食管平滑肌瘤的钡剂造影
表现为充盈缺损,肿瘤表面黏膜消失,但对侧黏膜正常

内镜下食管平滑肌瘤表现为圆形或椭圆形肿物突向腔内,其表面黏膜完整,有的肿物在黏膜下可活动,但较小的平滑肌瘤也可能被内镜忽略。内镜检查时如怀疑食管平滑肌瘤时应避免行黏膜活检,以免对可能进行的手术摘除造成不利影响。

超声内镜对于平滑肌瘤的诊断有鉴别意义,可以探及肿物的位置、形态、密度、质地、内部结构、比邻关系等,从而与恶性肿瘤及其他良性肿瘤相鉴别。食管平滑肌瘤回声影像图:肿瘤呈均质低回声,与正常食管肌层相延续,黏膜及黏膜下层光滑完整,边界清楚,与周围组织无粘连,局部淋巴结无肿大(图 8-3)。超声内镜即可定位、又能显示病变的范围、形态,特别是能提供肿瘤内部结构和与周邻器官的关系和有无肿大淋巴结等信息。主动脉瘤压迫食管可表现出类似平滑肌瘤的影像,应用超声内镜技术相鉴别。

计算机断层扫描及磁共振成像检查可以帮助肿瘤的定位,尤其对于肿瘤的范围、偏向及走行判断有利,这对于外科手术选择、手术入路及手术术式很有帮助(图 8-4)。在复杂病例时行计算机断层扫描或磁共振成像可以帮助判断肿物的性质及与邻近器官的关系,鉴别良、恶性病变,以指导手术治疗。

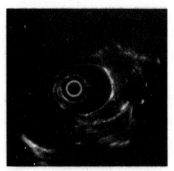

图 8-3　食管平滑肌瘤的超声内镜

表现为黏膜层和外膜完整,肌层有一类圆形低回声肿物,边界清晰

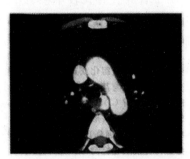

图 8-4　食管平滑肌瘤的计算机断层扫描表现

与食管平滑肌瘤相鉴别的疾病主要有:食管恶性肿瘤,如食管癌、食管平滑肌肉瘤以及引起食管外压性改变的疾病,如纵隔肿大淋巴结、纵隔肿瘤、主动脉瘤等(表 8-3)。

表 8-3　食管平滑肌瘤的鉴别诊断

	食管平滑肌瘤	食管恶性肿瘤	邻近外压病变
发病年龄	30～60 岁	40～65 岁	各个年龄段
病史	长	较短	不定
主要症状	吞咽困难或胸骨后不适	进行性吞咽困难、消瘦	除吞咽不适外可有原发病症状:发热、胸痛等
钡剂透视	瘤体表面黏膜无破坏,有典型的涂抹征等	黏膜破坏,食管僵硬、梗阻等	似平滑肌瘤的表现
食管镜检查	黏膜局限性隆起,黏膜光滑	黏膜破坏,可见溃疡、糜烂	似平滑肌瘤的表现
胸部计算机断层扫描	质均食管壁内肿瘤,纵隔无肿大淋巴结	食管内占位,可见纵隔肿大淋巴结	可见纵隔内原发病的影像,如肿大淋巴结、纵隔肿瘤等
食管超声	均匀低回声,黏膜完整	欠均匀低回声,黏膜破坏,局部淋巴结肿大	主动脉瘤可用多普勒技术鉴别,肿大淋巴结位于食管外

七、治疗

食管平滑肌瘤多采用手术治疗。但手术适应证的选择有所争议。传统观点认为,除直径在 2 cm 以下或身体条件不适宜手术者可以定期观察外,其余均适宜行手术治疗。但鉴于食管平滑肌瘤生长缓慢、发病年龄较食管癌年轻,发生恶性变概率很小,很多患者没有不适主诉,且手术治疗本身所造成的创伤较大,有人提出应慎重选择手术,认为肿瘤直径<5 cm且无临床症状的患者可以定期观察,有临床症状出现或肿瘤出现增长加快征象时方考虑手术治疗。而有症状的平滑肌瘤无论大小均适宜手术。

手术前应做好充分的检查以明确病变的准确位置。内镜下确定肿瘤距门齿距离可以帮助初步定位。计算机断层扫描检查有助于判定肿瘤的比邻关系及具体位置,对于手术入路及手术方式的选择均有帮助。术前置胃管可以帮助术中明确肿瘤与管腔间的关系。位于颈段食管的平滑肌瘤可经颈部切口;位于食管上中段者可选择右胸前切口;而位于食管下段者经左侧开胸较多。总之,手术入路应根据情况选择,以方便操作为原则。

除极少数起源于黏膜肌层、突出于管腔且直径较小(<2 cm)的病变有经内镜切除报道外,食管平滑肌瘤基本都常规采用手术治疗。手术方式的选择可以有平滑肌瘤摘除术、食管部分切除、食管重建术及经胸腔镜平滑肌瘤摘除术。开胸食管平滑肌瘤摘除术是最常被采用的术式。游离出食管后在肿瘤上方切开肌层,钝性分离多可摘除肿瘤。但要注意避免损伤黏膜层。如有损伤应即予以修补。肌层可松松缝合,缺损较大者可以周围组织予以修补。复杂、巨大、与黏膜紧密粘连或环形生长的平滑肌瘤无法行摘除的或黏膜损伤过多无法修补者可行食管部分切除食管重建术。近年经胸腔镜平滑肌瘤摘除术有报道,该手术对患者损伤小,恢复快,但仅限于一些相对容易处理的病例,尚不能完全替代开胸手术。

八、预后

食管平滑肌瘤预后良好,彻底切除后极少复发。但位于膈肌裂孔处的食管平滑肌瘤术后,偶有反流性食管炎的报道。

第五节 食 管 癌

一、食管癌的 TNM 分期

(一)2009 年胸段食管癌 TNM 分期概述

2009 年国际抗癌联盟(International Union Against Cancer,IUAC)食管癌分期第 7 版对 T、N、M 的划分标准都进行了较大的改动,并引入了肿瘤部位和分化程度的因素。同时与以往不同,新版食管癌 TNM 标准对食管癌的原发部位以肿块上缘所在的食管位置决定,以上切牙到肿块上缘的距离来表示具体位置。颈段食管:上接下咽,向下至胸骨切迹平面的胸廓入口,内镜检查距门齿 15～20 cm;胸上段食管:上自胸廓入口,下至奇静脉弓下缘水平,内镜检查距门齿 20～25 cm;胸中段食管:上自奇静脉弓下缘,下至下肺静脉水平,内镜检查距门齿 25～30 cm;胸下段食管:上自下肺静脉水平,向下终于胃,内镜检查距门齿 30～40 cm。食管胃交界癌:食管胃交界上 5 cm 的食管远端与食管胃交界以下 5 cm 的胃近端是一个充满争议的部位,新版食管癌

TNM 分期与胃癌 TNM 分期内容协调一致,明确规定:凡肿瘤位于①食管下段;②侵犯食管胃交界,均按食管腺癌 TNM 分期;③胃近端 5 cm 内发生的腺癌未侵犯食管胃交界者可称为贲门癌,连同胃其他部位发生的肿瘤,按胃癌的 TNM 标准分期。

新版分期与 2002 年第 6 版分期对照见表 8-4,新版分期细胞分化程度和肿瘤位置分级见表 8-5,食管鳞癌(包括其他非腺癌类型)与腺癌 TNM 分期预后分组见表 8-6、表 8-7。

表 8-4 国际抗癌联盟第 6 版与第 7 版食管癌 TNM 分期比较

分期	第 6 版(2002 年)	第 7 版(2009 年)
T 分期	T_x:原发肿瘤无法评估	T_x:原发肿瘤不能确定
	T_0:原发肿瘤不存在	T_0:无原发肿瘤证据
	T_{is}:原位癌	T_{is}:重度不典型增生
	T_1:肿瘤侵犯黏膜固有层、黏膜肌层或黏膜下层	T_1:肿瘤侵犯黏膜固有层、黏膜肌层或黏膜下层
		T_{1a}:肿瘤侵犯黏膜固有层或黏膜肌层
		T_{1b}:肿瘤侵犯黏膜下层
	T_2:肿瘤侵犯固有肌层	T_2:肿瘤侵犯食管肌层
	T_3:肿瘤侵犯外膜层	T_3:肿瘤侵犯食管纤维膜
	T_4:肿瘤侵犯周围结构	T_4:肿瘤侵犯食管周围结构
		T_{4a}:肿瘤侵犯胸膜、心包或膈肌(可手术切除)
		T_{4b}:肿瘤侵犯其他邻近结构如主动脉、椎体、气管等(不能手术切除)
N 分期	N_x:淋巴结状态无法评估	N_x:区域淋巴结转移不能确定
	N_0:无淋巴结转移	N_0:无区域淋巴结转移
	N_1:有区域淋巴结转移	N_1:1～2 枚区域淋巴结转移
		N_2:3～6 枚区域淋巴结转移
		N_3:≥7 枚区域淋巴结转移
M 分期	M_0:无远处转移	M_0:无远方转移
	M_1:有远处转移	M_1:有远方转移
	M_{1a}:胸上段肿瘤颈部淋巴结转移/胸下段肿瘤腹腔动脉淋巴结转移	
	M_{1b}:其他部位肿瘤颈部/腹腔动脉淋巴结转移或远处脏器转移	

表 8-5 国际抗癌联盟第 7 版食管癌 TNM 分期细胞分化程度和肿瘤位置分级

项目	定义
细胞分化程度	
G_x	分化程度无法评估
G_1	高分化
G_2	低分化

续表

项目	定义
肿瘤位置	
胸上段	奇静脉弓上方
胸中段	奇静脉弓至下肺静脉
胸下段	下肺静脉下方

表 8-6　第 7 版食管鳞癌(包括其他非腺癌类型)TNM 分期预后分组

分期	T	N	M	G	部位 *
0	Is(HGD)	0	0	1,X	Any
ⅠA	1	0	0	1,X	Any
ⅠB	1	0	0	2～3	Any
	2～3	0	0	1,X	下段,X
ⅡA	2～3	0	0	1,X	中、上段
	2～3	0	0	2～3	下段,X
ⅡB	2～3	0	0	2～3	中、上段
	1～2	1	0	Any	Any
ⅢA	1～2	2	0	Any	Any
	3	1	0	Any	Any
	4a	0	0	Any	Any
ⅢB	3	2	0	Any	Any
ⅢC	4a	1～2	0	Any	Any
	4b	Any	0	Any	Any
	Any	3	0	Any	Any
Ⅳ	Any	Any	1	Any	Any

＊:肿瘤部位按肿瘤上缘在食管的位置界定,X 指未记载肿瘤部位

表 8-7　第 7 版食管腺癌 TNM 分期

分期	T	N	M	G
0	is(HGD)	0	0	1,X
ⅠA	1	0	0	1～2,X
ⅠB	1	0	0	3
	2	0	0	1～2,X
ⅡA	2	0	0	3
ⅡB	3	0	0	Any
	1～2	1	0	Any
ⅢA	1～2	2	0	Any
	3	1	0	Any
	4a	0	0	Any
ⅢB	3	2	0	Any

续表

分期	T	N	M	G
Ⅲc	4a	1~2	0	Any
	4b	Any	0	Any
	Any	3	0	Any
Ⅳ	Any	Any	1	Any

（二）新版食管癌 TNM 分期对我国食管癌外科的指导意义

在此,我们结合新分期全球食管癌协作（Worldwide Esophageal Cancer Collaboration, WECC）病例组与上海市胸科医院胸外科、食管疾病诊治中心前瞻性记录连续收治的胸段食管鳞癌患者 209 例（SHCH 组）的疗效,进行比较分析,探讨两者间的异同,分析如何通过新分期指导临床,进一步提高食管癌的外科诊治效果。

1.我国食管癌患者以局部中晚期胸段食管鳞癌为主

2009 年新分期 WECC 病例组 4 627 例食管癌病例来自 13 个协作单位,其中仅 25% 来源于亚洲国家。由于近年来腺癌已取代鳞癌成为大多数西方国家食管癌的主要类型,因此 WECC 病例组中 60% 为食管和贲门腺癌,仅 40% 为胸段食管鳞癌;而我国及亚洲大部分国家食管鳞癌占绝大多数,上海市胸科医院组（SHCH 组）患者均为胸段鳞癌病例。西方国家食管腺癌大多源于 Barrett 食管,故 WECC 病例组近 70% 的病例肿瘤位于胸下段食管;而 SHCH 组病例 80% 以上位于胸中上段。鉴于反流性食管炎相关症状出现较早,在长期随访基础上早期癌变检出率较高,WECC 病例组中有 30% 以上为 pT_1 的早期患者;而胸段食管鳞癌早期进食梗阻不明显,待出现症状就诊时大多已为中晚期。SHCH 组病例中 T_1 仅占 7.7%,N_0 仅 45.5%,明显低于 WECC 病例组,而 T_4 病例占 12.9%,远处淋巴结转移 M_1 占 15.8%,明显高于 WECC 病例组。由此可见,目前我国食管外科治疗对象的特点是以胸中上段鳞癌为主、局部进展期肿瘤多见,与早期病例多见的 WECC 病例组所代表的西方国家胸下段食管腺癌存在很大差异。

2.T 分期与手术切除的根治性

T 分期代表肿瘤的浸润深度,与手术切除可能性及预后直接相关。新分期首先将使用多年的原位癌（carcinoma in situ, Tis）改为高度不典型增生（high grade dysplasia, HGD）,其依据是原位癌这一概念已不适用于胃肠道柱状黏膜上皮肿瘤,但对于鳞状上皮覆盖的食管而言 HGD 并不等同于 Tis,长期随访发现食管鳞状上皮 HGD 仅 20% 发展成为浸润癌,因此临床诊断时应十分慎重。新分期将 T_1 进一步细分为 T_{1a} 和 T_{1b},此举有重要意义,因为大量临床证据表明局限于黏膜层的早期食管癌很少发生淋巴结转移,非常适合采用黏膜切除（endoscopic mucosal resection, EMR）等内镜局部治疗手段,而由于食管黏膜下层富含淋巴管,肿瘤一旦侵及此处局部淋巴结转移率即可达 20%~30%。SHCH 组 T_{1b} 病例中局部淋巴结转移率即达到 25%,因此,必须进行系统性的淋巴结清扫方能达到准确分期和根治效果。

此外,新分期将 T_4 进一步细分为 T_{4a}（侵犯胸膜、心包和膈肌,可根治性切除）和 T_{4b}（侵犯主动脉、脊柱、气管等其他邻近结构,无法根治性切除）。SHCH 组根治性切除患者 5 年生存率显著高于姑息性切除病例（39% 和 19%）,而 T_{4b} 患者预后极差,无一例获得长期生存,但是 T_3 与 T_{4b} 患者间生存率比较差异无统计学意义（28% 和 32%,$P>0.05$）,这一结果首先提示根治性切除仍是食管癌最重要的预后因素;SHCH 组病例虽经食管腔内超声和计算机断层扫描术前评估,但仍有7.2%的病例术中发现为 T_{4b},且术后无一例获得长期生存;而 WECC 病例组中仅3.3%为 T_4(包括 T_{4a} 和 T_{4b})。因此如何进一步提高术前 T 分期的准确性对于提高外科疗效至关重要,通过有效的诱导治疗或许有助于提高 T_{4b} 病例的手术切除根治性,进而提高长期生存率;其次,鉴于目前的手术技巧, T_{4a} 病例根治性切除并无困难,其与 T_3 病例的生存率比较差异亦无统计学意义;尤其与贲门腺癌不同是从解剖结构来说,食管缺乏浆膜层,肿瘤一旦浸润至食管表面极易侵犯胸膜,故对于胸段食管鳞癌而言, T_3 与 T_{4a} 的划分是否合理尚有待大样本病例的研究结果加以验证。

3.N 分期对胸段食管癌预后的影响

淋巴结转移是影响许多实体肿瘤长期生存的独立预后因素,就食管癌而言尤其如此。新分期对 N 分期的改变体现在将原先单纯有无局部淋巴结转移细化为根据淋巴结转移的枚数分为 $N_1 \sim N_3$ 三个等级。虽然大量临床证据表明淋巴结转移数目与食管癌生存期呈负相关,但对于转移淋巴结数目界限的划分难以统一。傅剑华等报道淋巴结转移数目为 1~3 枚者生存率明显优于≥3 枚者;Kakagawa 报道转移淋巴结数<4 枚者 5 年生存率达 50%以上,而转移淋巴结≥4 枚者仅为 20%;Tachibana 等报道仅有 1 枚淋巴结转移的患者行淋巴结清扫后能获得与无淋巴结转移患者同样的长期生存。SHCH 组资料显示,按新分期中 N_0(无淋巴结转移)、N_1(1~2 枚淋巴结转移)、N_2(3~6 枚淋巴结转移)、N_3(≥7 枚淋巴结转移)划分,总体生存率比较差异有统计学意义。SHCH 组病例均进行了系统性淋巴结清扫,pN_0 仅 45%;而 WECC 病例中 pN_0占 57%,一定程度上体现了淋巴结清扫方式的差异。淋巴结清扫的目的在于提高分期的准确性、切除的根治性以及改善长期疗效。从新分期来看,系统性淋巴结清扫是保证临床分期准确性和判断预后的基本前提,按照第 6 版分期(N_0/N_1)要求仅需清扫 6 枚淋巴结,而按照新分期则必须清扫至少 12 枚淋巴结才能使 N 分级灵敏度达到 90%以上。

转移淋巴结肿大融合而不能确切分开或术中操作时一个淋巴结碎成数块等实际原因可影响淋巴结的准确计数,因此临床以转移淋巴结的枚数来准确进行 N 分期有一定困难;此外,在术前临床评估时要确定淋巴结转移的枚数可行性很小,也给新分期的使用造成了实际困难。食管的淋巴回流具有特殊的解剖结构,食管黏膜下层的淋巴管除横向穿透食管壁引流至附近的淋巴结外,还存在垂直的纵向交通,因此食管癌早期即可发生广泛的跳跃性淋巴结转移。理论上淋巴结转移范围越广,则预后越差;因此,Hosch 等认为按照转移淋巴结的区域进行 N 分期更为合理。诸葛雪朋等将转移淋巴结范围划分为无转移、1 野转移、≥2 野转移,三者间生存率比较差异均有统计学意义,因此建议按转移淋巴结的野数来进行 N 分期。SHCH 组结果则显示无淋巴结转移患者与 1 野淋巴结转移患者的生存率比较差异无统计学意义;但两者与 2 野、3 野淋巴结转移患者的生存率比较差异有统计学意义。鉴于颈胸腹三野淋巴结清扫并非常规术式,我们进一步以转移淋巴结的组数进行划分,发现无淋巴结转移和单组淋巴结转移与 2 组以上多组淋巴结转移患者之间生存率比较差异均有统计学意义(分别为 48%、38%和 11%);多因素分析显示,转移淋巴结组数、野数是影响食管癌手术的独立预后因素,而转移淋巴结枚数的差异并未达到统计学意义,说明较之转移淋巴结的枚数而言,淋巴结转移范围能更好地涵盖肿瘤进展程度的信息,依此进行 N 分期并区分食管癌的预后可能更为合理,同时也提示术中除了要求扫除足够枚数的淋巴结外,清扫的范围也是达到准确分期和预后判断的保证,包括整个纵隔和上腹部在内的胸腹二野淋巴结清扫应当成为食管癌规范化手术的基本要求。SHCH 组资料显示:根治切除后单个(32%)、单组(38%)、单野(35%)淋巴结转移患者仍能获得满意的长期生存,而多组乃至多野淋巴结受累的病例即使手术切除彻底亦难以获得理想的远期疗效,2组以上淋巴结转移者占25%,其5年生存率仅11%,而8%的患者颈胸腹均已有淋巴结受累,即使通过三野清扫仍无一获得长期生存。三野淋巴结清扫是食管癌手术极限,SHCH组结果与前述文献报道一致,说明淋巴结广泛转移提示该病例已由局部转化为区域乃至系统性疾病,手术切除作为首选治疗难以达到理想的效果。因此,新分期对N分级的改进强调食管癌术前评估中除了肿瘤浸润深度和切除可能性判断外,不可忽视对淋巴结受累程度范围的评估,对于多组、多野淋巴结转移的病例,通过有效诱导治疗使肿瘤降期后再行手术切除或许是改善治疗效果的出路。

4.颈部淋巴结转移应列入N分级还是M分级

颈部淋巴结转移在胸段食管癌患者中属常见现象,其发生率与胸淋巴结转移相似,均可达20%左右,不少学者在研究中认为其预后好于器官转移的患者,但其预后又较区域淋巴结转移差,认为其应属于"M_{1a}"或"N_2"以示区分,第6版分期即将胸上段肿瘤颈部淋巴结转移列为M_{1a},以示其预后好于胸中下段肿瘤,新分期则取消了M_{1a}与M_{1b}之分,将颈段食管旁淋巴结列入N分级,而将颈部大血管外侧的斜角肌前淋巴结列为M分级。颈淋巴结转移的判定及其预后意义与手术方式有很大关联,SHCH组病例经选择性三野清扫后pM_1(淋巴结转移)达15.8%,明显多于WECC病例组的7.8%,其中单纯颈淋巴结转移患者术后5年生存率仍可达20%,而Tachimori等也报道颈部淋巴结转移患者行三野清扫后3年生存率可达43.8%;同时本组多因素分析结果远处淋巴结转移(M分期)并未构成预后的独立预测因子,相反多组多野淋巴结受累才是术后无法获得长期生存的主要危险因素,因此胸段食管鳞癌是否出现颈部淋巴结转移即应列入M_1仍值得商榷。当然颈部可扪及肿大固定淋巴结或者已累及喉返神经引起声音嘶哑仍是公认的预后不良因素。

5.预后风险分级Ⅲc期明确预后不良

新分期的预后风险分级在Ⅰ～Ⅱ期中引入了肿瘤部位和分化程度的因素,但SHCH组无论是单因素还是多因素分析均未发现两者对生存率有明显的影响。原发肿瘤的位置和分化程度或许在食管腺癌中有一定预后意义,WECC病例组中60%为腺癌,而Roder等亦认为对于食管鳞癌,肿瘤分化程度与生存率之间无显著关联;另外,目前的外科技术对食管各段肿瘤的切除率已无明显差异,近年报道食管肿瘤越远端术后生存率越高的文献中腹段和下段食管腺癌占了很大比例,WECC病例组中食管下段肿瘤更占据了69%,而本组胸段食管鳞癌患者中胸下段肿瘤仅占19.6%,80%以上为胸上中段病变,与国内大部分单位病例相似,而Doki等分析501例食管鳞癌结果胸上、中、下段肿瘤生存率差异也无统计学意义。与之相对应的是新分期将T_{4b}和N_3均列入Ⅲc期,明确提示预后不良,如前所述本组结果也证明T_{4b}无法手术根治性切除,而N_3即使进行大范围淋巴结清扫亦难以达到根治效果,两者术后均很难获得长期生存,说明对于食管癌而言,Ⅲc期应视作局部晚期肿瘤。

基于上述原因,新出版的《食管癌规范化诊治指南》明确指出,胸段食管鳞癌的手术适应证应为:①病变未侵及重要器官($T_{0~4a}$,提示可根治性切除);②淋巴结转移未超过6个以上($N_{0~2}$,无淋巴结广泛受累);③无远处脏器转移(M_0,颈淋巴结不含在内)。

新分期中Ⅲc期以上疾病则被明确列为手术禁忌证,包括:①病变严重外侵(T_{4b});②多组、多野及多个淋巴结转移(N_3);③全身其他器官转移(M_1)。

综上所述,国际抗癌联盟制定的食管癌新版分期能较好地反映食管癌的预后,其中肿瘤的浸润程度和淋巴结转移的范围是最为重要的独立预测因子。对于国内以局部中晚期胸段食管鳞癌为主的患者而言,如何准确、细致地进行术前临床分期评估,并在此基础上通过有效的综合治疗提高手术切除的根治性进而改善患者的长期疗效,是今后食管外科工作者的重要任务。

二、食管癌的淋巴结清扫

综合国内外文献,影响食管癌患者预后的主要因素是淋巴结转移、肿瘤侵袭深度、细胞分化程度、肿瘤大小、部位和是否切缘癌残留等。淋巴结转移程度是影响胸段食管鳞癌术后长期生存的最重要因素。在影响食管癌患者术后远期生存的因素中,肿瘤侵袭深度、切缘癌残留情况及肿瘤部位是可以通过病理学检查和现代影像学及内镜检查确定的。对于区域淋巴结转移情况,为准确 N 分级,理论上应当清除所有食管癌引流区域淋巴结,并送病理学检查。事实上,这既不可能,也不现实,而且随着淋巴结清扫范围的扩大,虽可使部分患者获益,但手术风险明显增加。

食管癌淋巴结转移的规律:食管癌传统的治疗方式疗效不够理想,原因之一是食管淋巴回流具有特殊的解剖结构,黏膜下层网状淋巴管存在丰富的纵向交通,肿瘤早期侵及黏膜下层时即可发生广泛和跳跃性的淋巴结转移。据国外三野淋巴结清扫结果,食管癌浸润至黏膜下层淋巴结转移率可达 30%,肿瘤侵犯外膜层时淋巴结转移率更可高达 70% 以上,颈胸交界部(双侧喉返神经)、食管旁和贲门、胃左动脉旁淋巴为转移高发组,转移率在 20% 左右。食管壁内的淋巴管分布不同于其他的消化器官,食管全程的黏膜下层聚集着广泛而密集的淋巴管,并相互交织成网,且淋巴液易纵向移动,间或有淋巴管穿过肌层,抵达区域淋巴结或直接汇入胸导管,胸腔内负压使这些淋巴管道扩张通畅。一旦癌细胞穿过基底层,潜在的转移就可能发生,如果癌细胞栓子形成,则就可能形成逆行转移或"跳跃性"转移。食管癌转移有三条途径:①沿黏膜下淋巴管网纵向播散至区域淋巴结或非区域淋巴结;②经淋巴管至区域淋巴结;③经胸导管直接汇入静脉系统导致血行转移。有学者认为食管癌一旦侵入基底膜就成了系统性全身疾病。有学者报道食管壁纵行淋巴管的数量是横行的 6 倍,所以食管癌早期就有颈、腹淋巴结转移的可能,甚至多于胸内转移,也就是说食管癌的淋巴结转移具有上、下双向性和"跳跃性"的特点,并且淋巴结转移与肿瘤浸润深度呈正相关。

淋巴结的转移主要是区域性和上下双向性的转移。食管的集合淋巴管通常是各段分别注入不同的局部淋巴结。最后,气管分叉水平以下食管的淋巴管大部分下行注入腹腔淋巴结群;气管分叉水平以上的食管淋巴管上行注入颈部淋巴结群。食管癌发生位置越低,越有可能发生胃左动脉旁淋巴结癌转移,也越有必要彻底清扫胃左动脉旁淋巴结,包括尽可能切除胃左动脉。病理分期越晚,越有可能发生胃左动脉旁淋巴结转移,彻底清扫胃左动脉旁淋巴结切除胃左动脉的意义就越显著。食管癌病变部位越低、病理分期越晚,贲门旁淋巴结转移越多,胃左动脉旁淋巴结转移的可能性越大,越需要行胃左动脉旁淋巴结清扫。

食管的淋巴回流具有特殊的解剖结构,食管黏膜下层的淋巴管除横向穿透食管壁引流至附近的淋巴结外,还存在着垂直的纵向交通,因此食管癌早期侵及黏膜下层时即可发生广泛的跳跃性淋巴结转移,所以能够彻底地清除引流区域的受累淋巴结,则患者通过外科手术治愈的机会将大大地增加。临床研究表明,食管癌的手术治疗失败的原因主要是局部复发以及远处转移。

理论上如果在切除肿瘤病灶的同时能够彻底清除食管引流区域内的受累淋巴结,则患者通过外科手术获得治愈的机会将大大增加。然而传统的食管术式一般仅注重对肿瘤本身进行切除,淋巴结的扫除往往局限于肉眼明显肿大的食管旁淋巴结。这一指导思想下的手术径路选择也限制了淋巴结的清扫,如左胸径路由于主动脉弓及左侧颈总动脉、锁骨下动脉的遮挡,无法对上段食管旁及颈胸交界部的淋巴结予以清扫,腹部操作通过打开膈肌进行,扫除腹腔动脉旁淋巴结时亦有一定难度;经三切口具有清扫彻底的优点,但由于胸部切口暴露的局限性,无法彻底清除食管左侧的淋巴结。其缺点是手术病理分期欠准确,手术的根治性也受影响,且三切口的并发症高,加之传统的食管癌治疗模式过于依赖单纯的外科切除,缺乏有效的辅助治疗,术后较短时间内即可出现上纵隔或颈部淋巴结转移局部复发,引起喉返神经麻痹或气道阻塞,不仅妨碍了患者的长期生存,在缓解症状、提高生活质量方面亦受到影响。

在名称和定义上就把传统的胸腹部淋巴结清扫称为二野淋巴结清扫,把新的扩大(包括颈部)淋巴结清扫称为三野淋巴结清扫。后来又把二野淋巴结清扫分为现代二野淋巴结清扫(即加行上纵隔及双侧喉返神经链淋巴结清扫)和传统二野淋巴结清扫(即不行双侧喉返神经链淋巴结清扫)。

(一)二野淋巴结清扫

Ivor-Lewis 和 Akiyama 术式施行现代二野淋巴结清扫治疗胸部食管癌。该术式的特点是采用右胸后外侧切口,整个食管床显露十分充分,与周围脏器解剖分离非常清楚,无主动脉弓遮掩,尤其是对最易发生转移的后上纵隔喉返神经旁和右胸顶气管旁三角区淋巴结能彻底清扫。通过右胸顶气管旁三角区淋巴结清扫可经胸腔扩展到颈根部,使双侧喉返神经旁淋巴结清扫更为彻底,相对弥补了二野淋巴结清扫的不足,与部分日本学者报道的观点相同。需要指出的是,食管癌病变部位越低、病理分期越晚,贲门旁淋巴结转移越多,胃左动脉旁淋巴结转移的可能性越大,越需要行胃左动脉旁淋巴结清扫,对于二野淋巴结清扫的患者尤为如此。

(二)三野淋巴结清扫

20 世纪 60 年代初期,日本一些外科人士开始提倡对胸部食管癌切除术采用比传统胸腹部淋巴结清扫更为广泛的胸腹颈三部淋巴结清扫。其主要根据是:有统计表明为数不少的胸部食管癌,包括局部较早期的食管癌,在手术时已有颈部淋巴结转移,自此以后在名称和定义上就把传统的胸腹部淋巴结清扫称为二野淋巴结清扫,把新的扩大的清扫,包括颈部淋巴结清扫称为三野淋巴结清扫。后来又把二野淋巴结清扫分为现代二野淋巴结清扫,即加行上纵隔及双侧喉返神经链淋巴结清扫和传统二野淋巴结清扫,即不行双侧喉返神经链淋巴结清扫。

三野淋巴结清扫在 20 世纪 80 年代由日本学者提出,其原因是研究发现,食管癌术后早期死亡的病例有 50% 是由于局部复发而不是远处转移,而在二野淋巴结清扫的患者中,颈部淋巴结转移发生率在30%～40%。因此食管癌不应视为局灶性病变,而更应作为包括颈部、纵隔以及上腹部在内的区域性疾病。理论上通过扩大淋巴结清扫范围,可以降低复发率,提高生存率。

清扫范围:一野指腹区,清扫范围下至胰上缘,上至膈裂孔,左至脾门,右至肝十二指肠韧带和胃右动脉根部,后至腹主动脉的前方;二野包括胸区,该区清扫范围各家差异较大,故又将其分为三种,常规淋巴结切除包括全胸段食管旁(隆突下和右/左支气管旁淋巴结),扩大淋巴结切除包括常规淋巴结切除加右胸顶(喉返神经旁和气管旁淋巴结),全淋巴结切除包括扩大淋巴结切除加左胸顶(喉返神经旁和气管淋巴结);三野包括颈区,至少包括肩胛舌骨肌和颈静脉周围淋巴结一并切除,上至环状软骨,下至锁骨上缘。淋巴结转移数目是影响食管癌患者术后生存的一个重要因素,当手术摘除淋巴结数目<6 枚时,可能遗漏已转移的区域淋巴结,影响 N 分级的准确性,致使分期降级,最新的国际抗癌联盟推荐的手术清扫淋巴结数目不低于 6 枚有其合理性,应予以重视。

从文献报道可以看出,胸部食管癌切除的三野淋巴结清扫在一定条件下比二野淋巴结清扫可以获得较高的生存率和较少的局部复发。其中一个主要条件是当转移淋巴结只有少数几个的时候,也就是在肿瘤较局限的情况下,它才会显示这个优点。而在有更多淋巴结受累的情况下,肿瘤的远处或血行转移机会较大。三野和二野淋巴结清扫的预后并无明显差别。多年的临床实践使得三野淋巴结清扫的手术死亡率已有下降,但是这种手术所需的时间较长,且并发症发生率高。因此我们目前对这个问题可以这样理解:三野淋巴结清扫在一定条件下有其优点,但必须在精确定期的基础上严格掌握适应证。

常规食管癌手术方法不行颈淋巴结清扫,纵隔、腹腔淋巴结清扫亦不彻底;自 20 世纪 80 年代以来,日本有较多学者报道了食管癌颈、纵隔、腹腔三野淋巴结清扫根治术治疗结果,发现食管癌无论上、中、下胸段,颈淋巴结转移率达 20%~30%,有西方学者认为,既然食管癌较早期就有潜在转移灶,非区域性淋巴结及远处转移发生率高,应视为系统性全身疾病,手术范围应缩小;提倡行非开胸食管切除颈部吻合术,减少了手术创伤及器官功能的损害,缩短了手术时间,术后恢复快,并发症少,病死率低,生活质量显著提高,医疗费用也相应减少;过多的淋巴结清扫则增加了手术创伤,损害了大量淋巴免疫功能,手术时间长,喉返神经损伤,气管、支气管损伤和术后并发症发生率及病死率增加。随机对照研究结果显示,非开胸经裂孔食管切除组与经胸腔食管切除组的 5 年生存率差异无统计学意义。西方学者还认为,外科治疗作用是有限的,过多的淋巴结清扫对提高术后 5 年生存率并无益处,食管癌治疗效果的提高有赖于恶性肿瘤系统性治疗方面的发展与突破。有学者研究发现,食管癌颈部淋巴结转移者,其肋骨段有 88% 可以发现微转移灶,虽然术后骨转移发生率并不高(12%),但可以提示食管癌淋巴结清扫术的作用是有限的。多数研究结论是三野淋巴结清扫,特别是上纵隔、颈部双侧喉返神经区域淋巴结清扫对提高中晚期食管癌的远期生存率有意义,多数研究报告认为三野淋巴结清扫根治术可提高食管癌患者的远期生存率、降低局部复发率。但至今此手术并未普遍开展,其主要原因是三野淋巴结清扫手术时间长、创伤大、并发症发生率高,有较高的手术死亡率。近年来,颈淋巴结清扫对胸段食管癌治疗的意义得到重视,已发现无论上、中、下胸段食管癌,均有较高颈淋巴结转移率,而颈淋巴结转移应可视为食管癌区域淋巴结转移;已发现淋巴结清扫可降低食管癌患者的局部复发率、提高远期生存率,同时颈淋巴结清扫可帮助食管癌更准确分期。

三野淋巴结清扫的优越性体现在以下三个方面:①手术病理分期的准确性大幅度提高。②三野淋巴结清扫对食管癌的淋巴结转移方式有了更深的认识。日本、欧美和国内的结果都表明淋巴结转移程度与肿瘤本身的浸润深度有关,胸段食管癌淋巴结转移首先是食管旁淋巴结,然后胸上段食管癌多向颈部淋巴结转移,胸中段食管癌即向上转移至胸上段食管旁、气管旁、颈深部及锁骨上淋巴结。因此,认为食管癌主要沿食管旁淋巴结上下双向转移以及出现的"跳跃性"转移,这主要由食管壁淋巴管网路的解剖结构所决定的。③随着手术根治性的提高,术后长期生存率获得改善。

颈部淋巴结是否需要清扫是目前食管癌根治术的争论点。由于食管有丰富的淋巴管网,食管癌淋巴结转移非常常见,文献报道手术切除标本淋巴结转移率高达 40%~50%,而尸解标本淋巴结转移率更是高达 70% 左右。一般而言,胸段食管淋巴管网呈纵向排列,上 2/3 食管淋巴引流主要趋向近端,而下 1/3 食管淋巴引流趋向远端。另外,由于食管淋巴管网结构错综复杂,部分黏膜下淋巴管网可直接穿过肌层与食管外淋巴管网吻合,另一部分则先在食管黏膜下延伸一段距离后才穿过肌层,因此,部分食管癌可呈不规则或跳跃性转移。

在实践中发现胸部的淋巴结清扫关键在于右上纵隔、双侧喉返神经、胸上段食管、气管旁淋巴结,只有经右胸后外侧切口方能将术野完全显露,暴露双侧喉返神经、胸导管和气管,便于淋巴软组织清除而不损伤邻近脏器,尤其是避免喉返神经、胸导管的损伤,同时利于止血。从右上纵隔还可部分切除颈段食管气管旁淋巴结,该区域有较高的淋巴结转移率,这是经左胸切口无法做到的,胸中段食管癌应行全胸段食管切除加颈、胸、腹三野淋巴结清扫术;胸上段食管癌应行纵隔和下颈部淋巴结清扫术;胸下段食管癌淋巴结清扫重点在胸腹部,下颈部清扫可酌情施行;这样才有可能使手术达到根治的目的。由于食管癌细胞通过壁内淋巴管的扩散,且从食管癌病理研究中发现食管黏膜上皮增生、间变和上皮内癌可连续或间断地分布于整个黏膜其最大"生癌野"范围,可达食管纵长 13 cm,为尽可能达到根治性切除的要求,食管切除的范围要有足够的长度。

1997 年国际抗癌联盟食管癌分期将胸上段癌有颈淋巴结转移作为 M_{1a},其他远处转移为 M_{1b},胸中段癌无 M_{1a},非区域淋巴结转移或其他远处转移为 M_{1b},将胸下段癌中,腹腔动脉旁淋巴结转移作为 M_{1a},其他远处转移为 M_{1b}。胸段食管癌出现颈部淋巴结转移长期以来作为远处转移,为手术禁忌证。但目前许多研究发现三野淋巴结清扫能发现隐匿的颈部淋巴结转移,许多学者都倾向于将胸段食管颈部淋巴结转移归于区域淋巴结转移,有手术指征。

三野淋巴结清扫能有效地控制局部复发率,尤其是发现术前临床上未发现的颈部转移淋巴结,减少颈部淋巴结复发机会。

许多学者认为无论二野清扫还是三野清扫,最佳的手术入路决定了清扫的规范性,长期以来对于食管癌手术特别是中下段,国内同行接受左侧开胸术式,认为其有以下优点:①食管下段偏左胸,显露良好;②通过左膈膜部更易清扫淋巴结转移率最高的贲门旁淋巴结;③一个切口同时能完成全胸段食管、肿瘤切除及隆凸水平下胸腹二野淋巴结清扫术;④肿瘤与胸主动脉粘连时,分离更为彻底,不易误伤;⑤操作方便,手术和麻醉时间短,术中并发症低,术后康复快。但缺点也很明显:由于左侧主动脉弓的阻挡,使得上纵隔暴露差而难行系统的淋巴结清扫。有的学者认为经胸入路特别是经右胸第 5 肋间后外侧入路无法规范化地清扫腹腔淋巴结,多数术者未能在根部结扎冠状静脉和胃左动脉,错把部分小弯侧淋巴结误认为胃左动脉根部淋巴结,同时因术中显露不好易造成冠状静脉撕裂出血或脾损伤。然而对下段食管癌的淋巴结清扫单纯经右胸入路能系统地清扫上纵隔淋巴结,经腹入路能规范化地清扫腹腔淋巴结,兼顾二者如能经右胸、腹联合入路可能是下段食管癌根治术淋巴结清扫的最佳入路,国外许多胸外科医师常采取此术式。但具体采取哪种入路,还必须要根据患者的实际情况及手术医院的习惯、技术水平、临床经验等多因素来决定。

当在处理胃左动脉时,需在胰腺上缘推开胰腺包膜,应尽可能显露胃左动脉起始端,尽量在靠近腹腔动脉处予以切断、结扎。而处理其远端及其分支应在胃小弯紧贴胃壁处,分别切断、结扎。这样,就可以清扫胃小弯从贲门至胃左动脉处全部网膜脂肪组织,包括一段胃左动脉和周围全部淋巴结。

亦有学者通过手持式探针(gamma-detecting probe,GDP)术中探测病灶及转移淋巴结,探讨对下段食管癌转移淋巴结转移检测的临床价值,探针探测淋巴结的灵敏度为 100%,特异性为98.94%,准确性为 97.60%,但此研究尚在科研中,未广泛应用于临床实践。

绝大多数国内外学者对三野淋巴结清扫持慎重态度,因此我们目前对这个问题是否可以这样理解:三野淋巴结清扫在一定条件下有其优点,但必须在精确定期的基础上严格掌握适应证,对于较晚期的食管癌患者,综合放射化学治疗才是提高生存率的研究方向。

三、结肠代食管术

1911年由德国学者 Kelling 首先提出结肠代食管术式(esophageal replacement with colon, ERC)并为一例食管下段癌患者施行横结肠短路解决进食梗阻问题,该患者不幸手术失败死亡。同年 Vulliet 也做了一例右半结肠短路手术。1921年 Ritter 分别以升结肠和降结肠完成2例结肠代食管。1922年,Bardy 采取部分横结肠加降结肠完成了结肠代食管术获得成功。1923年,Roith 采用右半结肠完成了代食管手术,1932年 Owens、1934年 Ochsner 报道了20例结肠代食管的经验,但其死亡率却高达22%。此后,陆续报道皮管-结肠-食管手术,但都是短段结肠移植。由于当时对结肠血运和解剖特点不了解,很难实现长段结肠移植。直到20世纪50年代,由于麻醉、生理、解剖、围术期监护的进步,1950年法国学者一期完成了横结肠代食管,经胸骨前移至颈部,食管结肠吻合重建。1964年,在贝尔格莱德,第一大学外科医院完成了长段结肠的替代。1965年 Belsey 首次报道了左结肠代食管获得了良好的效果。此种术式也逐渐获得了众学者的推崇和采用。

1959年国内李温仁首先开展结肠代食管治疗食管癌的研究。1963年顾恺时、1964年苏应衡及刘琨等也相继开展。武汉大学人民医院1959年开展结肠代食管的基础和临床研究,并在腹腔手术时仔细观察研究左、中、右结肠动脉的分布和走行,于1984年举办全国首届结肠代食管学习班,为我国结肠代食管手术的开展发挥了积极的作用。作者所在医院20世纪70年代就进行了结肠代食管术。但病例选择严格,适应证很窄,而且例数很少。80年代末在学习总结国内外医院经验的基础上较为系统地开展了此项手术,使此项手术适应证不断扩大,病例数迅速增多,而且从颈部吻合扩展到胸腔内吻合,打破了胸腔内不能进行食管-结肠吻合的禁区,其并发症发生率和死亡率也在逐年降低。

(一)结肠的血运

结肠的血液供应主要由较粗的肠系膜上动脉和略细的肠系膜下动脉组成。两者均发自降主动脉,相距4~6 cm。肠系膜上动脉依次发出中结肠动脉、右结肠动脉、回结肠动脉。据研究,中结肠动脉分支情况大致如下:①Y形分布,主干长约4 cm,再分出左右两支(51%);②T形分布,主干长6 cm左右,以160°角分出左右支(27%),最适宜以左支做血供移植降、横结肠;③V形分布,主干分支1 cm左右,以较小角度分出左右支(10%);④中动脉缺如或多支并行,最适宜以左结肠动脉升支做血供移植横、降结肠(12%)。右结肠动脉较中结肠动脉细小、供血量少,且变异较多甚至缺如。临床上以右结肠动脉做血供移植结肠代食管的病例仅5%左右。肠系膜下动脉依次发出左结肠动脉、乙状结肠动脉、直肠上动脉。左结肠动脉发出4 cm后分成升、降两支。这些动脉血管相互吻合成弓,与相应结肠伴行,称为结肠边缘动脉(marginal artery)或称Drummond血管弓。从边缘动脉上发出结肠垂直小动脉,再分出短小动脉支营养系膜侧和长小动脉支营养系膜对侧。在肝曲和脾曲处血管弓的完整连接对于结肠移植有极为重要的作用。

据研究,脾曲处多为管状连接,血流灌注量大,完整者占97.3%。而肝曲处多为网状或细血管状连接,血流量少,其完整者占88.7%,有时难以保证移植结肠的血供。由于脾曲血管弓的恒定、管状吻合、血流量大,为以左结肠动脉升支做血供,移植部分横、降结肠及以中结肠动脉左支做血供,移植部分降、横结肠奠定了良好的解剖基础和丰富的血液供应。这也就是临床上95%以上的病例均用左结肠动脉或中结肠动脉做移植血供的原因。

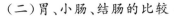

（二）胃、小肠、结肠的比较

食管癌切除术后，为恢复消化道的完整性，能替代的器官有胃、小肠、结肠。胃有网膜左、右动脉及胃左动脉、胃右动脉、胃短动脉供血，并有丰富的交通吻合支。胃有很强的伸缩性和舒展性，极易移至弓上、颈部甚至下咽吻合而无张力。胃和食管的黏膜上皮有很好的组织相容性。胃仅靠一些韧带固定，游离出来无大难度。一个吻合口就恢复了消化道的完整性。但其不足之处是极易反流和胸胃占据胸腔空间对心肺的压迫。小肠没有与之平行伴行的血管，其营养血管，呈弓形从肠系膜上动脉发出，且血管纤细，难以保证充足的血运。其系膜又呈扇形分布，较短，难以提起。一般仅能游离至下肺静脉水平。临床上仅适于全胃切除的替代，或带血管蒂的部分空肠移植。结肠有右、中、左动脉独立的血管供血，并有与结肠伴行的边缘动脉，还有吻合连接的肝曲、脾曲，将三支血管连在一起保证全段结肠的良好血供。结肠有良好的系膜，易于伸展而无张力。结肠有很强的耐酸耐碱力，极少出现反流性结肠炎、食管炎。但其不足之处如下：①技术烦琐复杂，至少三个吻合口甚至五六个吻合口、闭合口。瘘的出现概率要高得多。②对术者技巧要求更高，不仅要有丰富的胸外科经验也要有扎实的腹外科知识。③结肠腔内细菌多而杂，易污染术野而致严重感染。④操作范围广泛：上至胸顶、颈部，下达腹腔中下部。⑤食管结肠口径不一致，精确吻合难度很高。⑥结肠血运稍有不慎就会发生障碍甚至部分坏死。⑦手术费时、费力，花销大，平均 8 h 左右，长者可达 16 h。⑧可能出现胸结肠综合征：由于食管肌层厚，结肠肌层薄，蠕动强度不一所致。⑨食管-结肠弓上或颈部吻合时易有张力，甚至长度不够；而行结肠-胃或结肠-空肠吻合时易出现下端冗长、迂曲、成角、淤滞。⑩术后并发症发生率为 22.6%～42.5%，术后死亡率高达 6.9%～22.4%。而胃和结肠的替代基本上可以相互替换。一般而言，凡是胃所能替代的结肠皆能完成。

国内有学者 1940 年首先用胃代食管成功，晚于 Kelling 结肠代食管 30 余年，可至今胃代食管的技术不仅可以在省/市大医院，也完全可以在地、县级城市医院进行。可以说凡是有胸外科的医院就能实行食管癌切除胃代食管术。全国每年手术逾数万例之多，积累了丰富的临床经验。相比而言，能开展结肠代食管手术的医院较之甚少。而对此有丰富经验的医院和胸外科医师就更少了。为什么先问世的结肠代食管术却让位于晚问世几十年的胃代食管术呢？这是因为以下几点。

（1）结肠有右、中、左三支动脉供血。更重要的还应有完整恒定的、管状相连的脾曲、肝曲血管弓。这是移植成功的关键所在。而胃网膜左、右动脉，胃左、右动脉，本身连接充分完整，不存在缺如，且黏膜下有极为丰富的血管网相连相通。因此从血管供应方面胃要远远强于结肠。

（2）横结肠为腹膜内位器官，有很大的移动度。升、降结肠为腹膜后器官，且自右下腹上行至上中腹再至左下腹，还要跨越脾曲、肝曲两个转弯，游离操作难度很大。而胃仅靠大小网膜、系膜及周围韧带固定，游离操作较易。

（3）结肠的功能是进一步吸收食物残渣的水分，使其由糊状转为半团块状大便。结肠腔内甚脏，充满了大肠埃希菌。而胃是充满酸性胃液的囊状空腔器官，其内相对干净得多。

（4）若用胃代食管仅需一个吻合口。若用结肠代食管，起码要有三个吻合口，多者要五六个吻合口。吻合口越多其发生瘘的概率越高。

（5）胃代食管、结肠代食管并发症发生率为 6%～10%、22%～42%。其死亡率分别为 3.5%～4.6%、6.8%～15.4%。此外，还有食管-结肠吻合口径不一致；手术操作费时、费力；出血渗血颇多；术中、术后皆有可能出现血管供应障碍，导致结肠坏死或吻合口瘘。

结肠代食管强于胃代食管最主要的是有良好组织相容性，耐酸性强，不易产生反流。且胃在原腹腔内,消化功能良好,术后生活质量高,不会产生因胸胃过胀而发生的压迫症状。

（三）结肠代食管适应证

由于现已形成了胃为食管癌切除术后第一替代器官的原则。那么胃代不可能时即为结肠代食管的适应证了。

1.胃部分切除术后

见图8-5～图8-9。

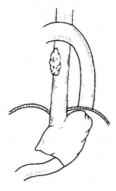

图8-5　毕Ⅰ式胃切除术后食管癌

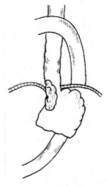

图8-6　毕Ⅰ式胃切除术后贲门癌

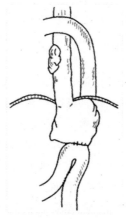

图8-7　毕Ⅱ式胃切除术后食管癌

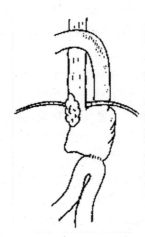

图8-8　毕Ⅱ式胃切除术后贲门癌

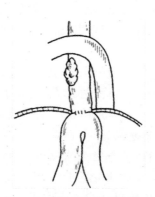

图8-9　全胃切除术后食管癌

（1）部位：近端或远端部分切除。

（2）性质：恶性肿瘤或良性溃疡。

（3）术式：毕Ⅰ式或毕Ⅱ式。

（4）时机：急诊或择期。

（5）状态：穿孔或非穿孔。穿孔又可分为食后或空腹两种情况。

这种胃先期切除后的结肠代食管术，腹腔粘连较为严重，手术更为艰苦复杂。一般以5年为界，随时间延长粘连逐渐变轻。

同期需行胃切除的结肠代主要是指食管癌伴同期胃癌（胃窦、胃体、贲门），食管癌和胃癌的部位相距越长，就越需要结肠代。例如，食管中段癌伴同期胃窦癌时，开始时因为经验不足而行全胃及部分食管切除，结肠代胃、代食管术。但此术式过多切除了近端胃损失了过多的消化功能，影响了生活质量。后来改为先行远端胃大部切除（根据胃癌侵及幽门情况决定毕Ⅰ或毕Ⅱ式吻合）然后再做结肠代食管术。此术式吻合口较前者更多而会使术者添加忧患。哪种术式更具优越性因病例数少尚无定论。有时术前能诊断出食管、胃同期双原发癌就较为主动。若未能诊断就很被动。如食管癌高度狭窄，造影剂及胃镜难于通过时就易于遗漏胃癌的诊断。此时若行了上腹部计算机断层扫描检查或许避免漏诊。或医师在操作时仅满足于食管肿瘤的诊断，而忽略了胃可能存在疾病的检查。如果食管癌伴同期胃贲门癌，这两个肿瘤相距较近，且贲门肿瘤不太大时，就可能将食管癌及贲门部分切除后，用胃代食管而不用结肠代了。

2.食管癌切除术后移植胸胃原发癌

此为较罕见的病例（图8-10、图8-11）。此种手术难度更大，胸腔不仅有致密的粘连，更有严重的外侵。渗血出血颇多，费时更长，并发症及死亡率更高。

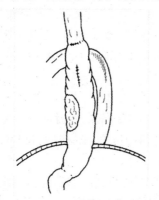

图8-10　食管癌术后移植胸胃胃体癌

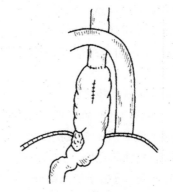

图8-11　食管癌术后移植胸胃胃窦癌

食管癌或贲门癌切除术后复发的切除，或第二次局部切除术后复发的再切除，此类手术为重复性手术。肿瘤与大血管、气管、纵隔形成极为致密的粘连和外侵，手术极为困难和凶险，稍有不慎台上就出现意外危险。

贲门处较大肿瘤上侵食管下段4 cm时就需用结肠代。贲门癌多数为沿小弯向下侵犯。但也可看到不仅下侵严重，上侵也很严重。病期较晚，常伴有梗阻或出血情况。我们做了3例。第1例无经验，未做结肠准备改为术中冲洗，造成了被动。第2、3例时，结肠做好了充分准备，顺利完成了全胃及食管下段部分切除，结肠代胃、代食管弓下吻合术。

胃代食管手术失败者因某些意外原因胃不能使用时，被迫行食管颈部外置，腹部空肠造瘘。

待过数月后二期行食管结肠颈部吻合,结肠空肠腹部吻合。

胸内食管-胃吻合口裂开,甚至撕脱断开患者中毒症状严重,病情危急。本着先挽救生命后治疗疾病的原则,将食管经颈部外置,切除感染水肿的胃上半部分,并将余胃还纳入腹腔。积极抗感染,加强营养增强体质,待过 3～6 个月患者情况明显改善后,经胸骨后,行食管-结肠颈部、结肠-残胃腹部吻合术。

(四)结肠代食管禁忌证

(1)患有结肠息肉、结肠腺瘤及多发性溃疡性结肠炎的病例。

(2)结肠不全,尤其是横结肠切除者。

(3)曾发生过肠系膜动脉血栓者。

虽然肥胖不是禁忌证,但肥胖者多为腹部脂肪肥厚,大小网膜皆为脂肪占据。越是肥胖血管相对就越细。结肠系膜短且肥硕,难于提起。结肠系膜缘也被脂肪覆盖,边缘动脉搏动弱甚至看不到搏动。结肠垂直小动脉藏匿脂肪中且发育不良,口径纤细血流量少。肝曲、脾曲的交通吻合支发育更差,多为网状相连或连接不畅。可以移植的结肠段很短,稍长即出现血供障碍。对此我们有过经验和教训。移植较短结肠间置时(短于 15 cm)尚可承受(colon in terposition)。若移植过长时,在试验阻断结肠血管后,移植结肠的上端就已没有了血管搏动,颜色灰暗失去光泽,最终被迫放弃手术。在一定程度上可以认为,与其说是移植结肠,不如说是移植血管;与其说是移植血管,不如说是移植系膜。只有发育长薄而不肥厚的系膜和口径粗大、血流充分的供血血管,以及完整、恒定的肝曲、脾曲管状汇合支才能保证移植结肠的足够长度和良好血运。

(五)结肠代食管的径路

1.胸骨前皮下径路

此为早期常用径路。常用于颈部吻合。因为结肠内严重污染,当时又缺乏结肠血管的研究,唯恐术后血运障碍坏死好便于处理。另外,由于皮下组织较紧,压迫血运,且需要从腹腔引至皮下,再从胸骨上窝引至颈部,两个狭窄形成压迫,容易影响血运。进食后皮下隆起极不美观,现多已弃之不用。

2.胸骨后前纵隔径路

常用于食管灼伤旷置时使用,或食管胃吻合口瘘切除后食管颈部旷置时使用。需用卵圆钳分离出宽阔的胸骨后间隙及扩张较窄的胸廓入口,去除狭窄部的压迫,结肠经此到达颈部。

3.后纵隔食管床径路

最常用径路,适用于绝大部分结肠代食管。在胸内食管床吻合或颈部吻合。因路径是直线所以移植距离最短,张力最小,吻合口笔直状。可以在纵隔内受到保护并压迫纵隔内的渗血,不占用胸腔容积,此为其优点。其缺点为一旦吻合口瘘了较难于处理,若术后纵隔处需要放射治疗也会对结肠形成副损伤。

4.胸腔径路

行食管-结肠弓上吻合或胸顶吻合常选此路径。视野宽阔,显露清晰,便于操作。若对吻合有忧虑时,可在吻合口处放置一根橡胶引流管便于观测引流。

现最常用的是纵隔径路和胸腔径路。

(六)术后并发症

结肠代食管中最重要、最危险的并发症是移植结肠段的大部或者远端部分坏死及吻合口瘘。

1.结肠血运障碍或坏死

虽然结肠的血供十分丰富,但与胃的血运相比,仍差之甚多。胃代食管时只要保留了胃网膜右动脉就可以不考虑胃的血供障碍。但在行结肠代食管时,无论用哪支结肠动脉做血供,也无论此支血管如何粗大,血供如何丰富,要时刻想到此种意外的可能性。即使移植前测试血供良好,完成吻合后血供也良好。术后也可能因为牵拽、挤压、扭曲或血栓等原因形成血供障碍问题。若出现此种情况需紧急处理。如果在颈部吻合,远端部分结肠出现了血运障碍,必然会出现吻合口瘘,而且情况会更严重。从颈部探查,可以看到结肠颜色发暗甚至变黑失去生机,吻合口部分或全部脱开。如果在胸内吻合,是血运良好的单纯吻合口瘘还是血运障碍引起的瘘较难鉴别。但血运障碍时结肠坏死段的毒素易被机体吸收。患者中毒症状会更加严重,甚至是致命性的后果。其病死率高达50%。如果食管-结肠吻合后,结肠边缘动脉搏动良好,颜色红润,与食管同为粉红色,就大可放心。如果远端结肠颜色发暗失去光泽,边缘小动脉无搏动,就应果断将此血运障碍的部分结肠切除。文献屡有报道结肠移至颈部后颜色暗淡、坏死被迫行切除的情况。目前最难处理的是介于二者之间的血运状态。我们遇到3例胃大部切除术后食管中段癌,移植结肠段22～24 cm行弓上吻合。在试验阻断结肠血管及完成食管-结肠吻合后,结肠血供良好,边缘动脉搏动有力,色泽红润。在继续进行并完成结肠-胃、结肠-结肠吻合及腹腔操作后,再检查胸部时,发现食管结肠吻合处2 cm血运障碍,颜色由红润变为暗淡,边缘动脉也由搏动良好变为几不可触及,肠管也似乎失去张力。但供血动脉根部搏动良好。我们采用了热盐水纱垫热敷、滴注罂粟碱及低分子右旋糖酐等一切办法,观察2 h之久,仍无改善。若贸然切除移植结肠,则意味着此手术的彻底失败。若冒险关胸,一旦出现结肠部分坏死,吻合口撕裂,后果也极为凶险。在万般无奈的情况下,只得在吻合口处另放置一根橡胶管引流。每天除严密观察患者的生命体征外,同时观察引流液的颜色和气味。2例术后顺利恢复。1例术后12 d,流出脓性分泌物,中毒症状并不严重,考虑单纯吻合口瘘。由于整个胸腔已形成紧密粘连,未对生命形成较大威胁。又由于结肠内容物不多,对口引流充分,同时增加营养,半月后完全康复。

2.吻合口瘘

凡是吻合口处不连续、部分裂开和外界周围组织相通,皆可称为瘘。但是一个小的瘘口,如2～3 mm,只要血运良好,控制住感染和增加营养,皆有愈合的可能。若吻合口裂开大于四分之三周径甚至完全裂开、一点都不连续(不管其原因如何),似称为吻合口撕裂离断更为贴切。因为这种情况非常危险,中毒症状严重,很少有自愈的可能。如前所述食管胃吻合口撕裂甚至断开正是结肠代食管的适应证之一。食管结肠吻合口瘘严格讲应分为两种情况:①血运良好情况下的吻合口瘘。由于部分微细血运障碍,或吻合技术的缺欠,或局部感染,或吻合有张力或营养不良、高龄、糖尿病等情况。②有血运障碍的吻合口瘘或称吻合口离裂,这是继发改变,情况更加严重和危险。为减少瘘的发生,需注意下列几点:①选择粗大的动脉作为移植血管,保护好结肠边缘动脉和垂直小动脉;②由于结肠内细菌多而杂,污染和感染要远远重于胃,术前做好结肠的清洁无菌极为重要。术前3 d口服肠道杀菌剂。庆大霉素16万单位2次/天,甲硝唑0.4 g 2次/天。备好深静脉穿刺导管,输入蛋白、血浆等营养物质及抗生素。洗肠:术前3天、4天洗肠1次/晚,术前1天晚、术晨温盐水清洁洗肠至无便渣。术日晨最后一次灌入甲硝唑400 mL并保留15 min。饮食:术前3天、2天口服无渣饮食,术前1天禁食。

手术操作时须用纱垫保护好术野,尽量减少结肠内容物对胸腹腔的污染。在开放结肠腔时,多用碘伏棉球擦拭,进一步杀灭肠腔内的细菌,同时也有滑润作用,便于吻合器在肠腔内的运行。

吻合完成后,再用碘伏棉球擦拭吻合口周围污染处,或用碘伏水浸泡。为减少吻合时的张力,一定测量好移植结肠的长度,严格讲是移植系膜的长度。并要比实际长出 2 cm 为好。剪开横结肠系膜腹背侧的腹膜,使之得以舒展延伸增长。在长度确信无疑的情况下,离断结肠。精准、细腻、轻巧的吻合技术是防止吻合口瘘至关重要的一环。若是颈部吻合结肠宜经食管床移上,关键之处是两侧黏膜无张力地对拢吻合。黏膜面进针边距约 3 mm,浆膜面出针约 5 mm,针距约 3 mm,保证完成内翻吻合。同时将结肠和颈部肌肉固定,一方面减少吻合口张力,另一方面也将颈部与胸腔、纵隔完全隔离,万一漏了避免出现大的危险。胸腔内吻合时,倡导用吻合器操作。熟练使用时省时省力,并能保证全层合拢严密。必须在食管、结肠缘留足 5 mm 的安全界,使黏膜不致回缩。缓缓拧紧旋转柄,在保证无夹闭周围组织前提下,稳准精确击发。并持续压紧 10 s 左右,反向拧开旋转柄两圈后,将吻合器及底座轻柔撤出,检查食管及结肠的切除缘,宽度 7 mm 左右,浆(纤维)膜面及黏膜面均应确切连续,呈完整的 O 而不是 C。并以小纹钳插入其中得以在纱垫上自由滚动。同时检查吻合口有无纰漏,若有用 1 号线修补。最后再用结肠包埋食管并以周围组织遮盖。我们出现了 5 例胸内吻合口瘘(5.8%)似与器械使用不当有关。3 例治愈,2 例死亡。既往认为:胸内食管结肠吻合口瘘一旦出现就意味着死亡。现看来并非如此。因为结肠腔内液体远较胃少得多,经瘘口流出的也少很多。经充分消毒后的结肠引发的感染也并非那样严重,加之近来我们习惯在吻合口处放置橡胶引流管,而且放置时间较长,万一出现瘘可以充分引流,促使瘘口早期愈合。无论颈部还是胸腔吻合,建议引流管放置 2 周左右,以防晚期瘘发生后陷入难以处理的窘境。

3.下端结肠扭曲冗长

此是结肠残胃或结肠空肠吻合口食物通过不畅的主要原因。我们曾遇到过 6 例,多因经验不足所致。结肠代食管术最易出现上端短——吻合有张力,下端长——结肠迂曲成角。这是因为经测量后,我们将移植结肠的上、下端同时切断。先完成上端的吻合后再完成下端。根据移植结肠的长度要长于实际长度2 cm的原则,所以下端都会长些,故而难免出现冗长成角。现我们改进为先切断拟与食管吻合的结肠端,并用 25 号吻合器完成食管-结肠端端吻合,再将移植结肠段拉直、摆顺。根据实际应用长度再切断结肠下端。由于残胃和空肠均有一定的移动度,用此移动度来调整下端吻合长度和松紧,使之既无张力又不成角迂曲状态,十分便利。改为此种方法吻合后,造影显示结肠顺直,不再扭曲,食物通过良好。

至于其他吻合口狭窄、肺部感染、出血等并发症无须在此赘述。

(七)中结肠动脉和左结肠动脉做血供的比较

如前所述,可用的结肠分为升结肠、横结肠、降结肠。相应的血管为右结肠动脉、中结肠动脉、左结肠动脉。有四种代食管的方式。①右结肠动脉升支做血供,移植部分升、横结肠,逆蠕动吻合;②左结肠动脉升支做血供,移植部分横、降结肠,顺蠕动吻合;③中结肠动脉左支做血供,移植部分降、横结肠,逆蠕动吻合;④中结肠动脉右支做血供,移植部分升结肠、盲肠及部分回肠,逆蠕动吻合。

由于中结肠动脉及左结肠动脉分为肠系膜上、下动脉的第一分支,血管口径均较右结肠动脉粗大,压力高,血流灌注量大。再加之脾曲处结肠边缘动脉吻合支的恒定及管状吻合。无论中动脉的左支向左动脉的升支还是左动脉的升支向中动脉的左支供血均通畅良好,远远优于肝曲处中动脉的右支和右动脉的升支的网状吻合。而且中结肠动脉在横结肠左 2/3、右 1/3 处分为左支和右支。无论用中动脉还是左动脉做血供,用横结肠的左侧大部分和降结肠的上部分(40～

50 cm)显得更容易、便捷,这就是为什么临床上95％以上的病例均用左结肠动脉或中结肠动脉的原因。Postlethwait 也报道右结肠移植和左结肠移植后,结肠缺血坏死率分别是10.8％和4.6％。差别超过一倍多,显然与右结肠动脉细小,以及肝曲血管吻合支多为网状吻合或缺如有关。如脾曲结合处不如右动脉及肝曲处时,改用右动脉做血供来移植重建也是完全可以的。

若中结肠动脉左支和左结肠动脉升支条件同样良好时。许多学者倡导用左动脉升支做血供,关键这样做成了顺蠕动。文献报道,左结肠动脉做血供者占73.9％,中结肠动脉做血供者占23.9％,而右结肠动脉供血者仅为2.2％。若中结肠动脉左支优于左结肠动脉升支时如何选择?作者认为血供要远远重要于顺逆蠕动,我们的经验表明,顺逆蠕动吻合方式对吻合口的愈合没有任何影响。对口腔中的不愉快气味及食物在结肠通过的快慢随着时间的顺延也无大碍。既往我们都首先选择左结肠动脉升支做血供,移植部分横、降结肠顺蠕动吻合。近来我们发现,中结肠动脉要优于左结肠动脉。这是因为以下原因。

(1)肠系膜上动脉的口径要大于肠系膜下动脉的口径。同样,中动脉左支的口径也比左动脉升支的口径略为粗大,血流量更加充分。

(2)肠系膜上动脉从腹主动脉发出的部位要比肠系膜下动脉发出的部位高3～6 cm。因此更有利于向上延伸移植。

(3)横结肠长约50 cm,两端固定于肝曲、脾曲处,中央部位成U形向下垂延。因此有更大的移动性,便于游离、伸展。而降结肠为腹膜后器官,移动性较前者差,需切开侧腹膜后,才便于查找游离。

(4)结肠的口径,以盲肠部最粗,为4～6 cm。随着结肠的下行,其口径逐渐转细,至乙状结肠时又增粗。降结肠远端的口径要较横结肠近端细,与食管口径相匹配便于吻合。

(5)结肠系膜的边缘血管弓,从升结肠处开始,离肠壁3～5 cm,随着向下行走,血管弓逐渐靠近结肠壁。在结肠脾曲处及降结肠处靠得最近,有时仅为1 cm。这也为降结肠向胸顶或颈部的移植创造了良好的条件。所以以中结肠动脉左支做血供,游离部分横、降结肠。无论是在胸腔还是颈部吻合均较左结肠动脉更为容易、简便,且血供更充分。

若供应血管粗大、边缘动脉吻合支良好,可不实行阻断观察。如条件较差,或术者经验较少,仍宜试行阻断为好。移植结肠的长度一定要长于实际长度2 cm为宜,此点极为重要。一旦长度不够,或有张力,术者一般会强行向上牵拉结肠。这样极易损伤边缘动脉、垂直小动脉。处于松弛状态和张力状态的血管及其供血是大不一样的。我们曾遇到过移植结肠至颈部,原本血运良好,由于长度稍欠,就加力上提,初时结肠色泽红润,吻合后,颜色逐渐暗紫。为安全起见,将吻合口拆除,结肠还纳入腹腔。继续游离结肠的系膜,松解其皱褶及粘连。同时将束缚结肠系膜的前后面腹膜予以分离剪开,争取到了宝贵的2 cm长度,再次吻合而成功。因此食管-结肠吻合张力大时,适当增加结肠长度的最佳方法是仔细、认真、分离松解腹背侧的结肠系膜,使之减少不必要的束缚和牵拉,而不是盲目粗暴地生拉硬拽。这种手法是最愚笨的,甚至会导致严重后果,应坚决摒弃废除。

另外,在移植结肠的通道上不能有狭窄区域或粘连带的束缚,这些都会对结肠的血运产生不利。若移植到颈部吻合,胸廓入口狭窄处一定要钝性分离至最大,以减少对结肠血供的影响。在移植操作过程中,要时刻保护好结肠边缘血管,切勿用手指捏、揉、牵拉。这都会对血管内膜造成损伤,同时要将移植血管放在胸腔或纵隔最深面,使之得到充分的保护。只有保护好了血管,才能最大限度地降低血供障碍引起的坏死和瘘的发生。

（八）胸内吻合和颈部吻合的比较

既往，多选择食管-结肠颈部吻合，就是认为一旦漏了，多为非致命性的观点。实际上这种看法很片面。若是血运障碍所致的瘘也是很危险的。因此在血运障碍和吻合口瘘两大并发症上，前者要比后者严重得多。出现了血运障碍，轻者吻合口瘘，重者部分结肠坏死。后果往往是致残性的，甚至是致命性的。因此保证移植结肠的血供是至关重要之处。由于移植结肠血管口径有限，又是单一血管供血（移植胃是双重血管供血），血流的灌注量也是有限的。加之脾曲、肝曲处原均为双向动脉血流灌注，而离断任何移植段结肠，也必然将其相应血管切断。其动脉血流的灌注就要靠保留的移植结肠根部单向血管供应。血压虽可维持正常范围，但血流量要比离断前减少一半，而结肠长度却要延长。这就使得移植结肠的远端难以得到充分的动脉血流灌注。移植越长，其远端血流越差，轻则血运障碍，重则部分结肠坏死。我们将移植结肠的血运分为三种情况。优：结肠边缘动脉搏动明显，呈喷射性出血，结肠颜色红润，张力良好，甚至可以见到蠕动波；中：结肠边缘动脉搏动不甚明显，断端血管有血液流出，无搏动性喷血，颜色略暗，无蠕动波；差：结肠边缘动脉搏动消失，小动脉出血暗红色，结肠颜色暗紫，失去光泽。所以从结肠移植距离看，距离越短，血运越优；距离越长，血运越差。胸内吻合缩短了移植结肠的长度，却获得了更良好的血流灌注量，结肠断端小动脉呈喷射性出血。这也是我们敢于施行胸内吻合的理论依据。其次，将结肠经食管床移至颈部时，胸廓入口也是一个狭窄区域。对于移植胃而言，此狭窄空间不至于压迫搏动有力的网膜右动脉和胃右动脉。但对于移植结肠，很容易对薄弱的结肠血管形成束缚压迫，甚至阻断。再次，由于结肠移植颈部较长，万一长度欠缺时，外科医师首选的就是用手或器械上提结肠。若张力较大时就会用更大的力上提。殊不知，此种操作极易对结肠边缘动脉、垂直小动脉及其长短分支形成损伤而增加吻合口瘘的发生率。

目前我们多根据肿瘤的位置和切除长度来决定与结肠吻合于颈部或胸部，而不再是千篇一律的颈部吻合。食管-结肠颈部吻合例数在下降，而胸腔吻合例数在增多。其并发症发生率及死亡率也呈下降趋势。移植结肠的丰富血运是保证吻合口良好愈合的核心；移植结肠的清洁无菌是保证吻合口良好愈合的基础；移植结肠和食管的无张力吻合是保证吻合口良好愈合的根本；精湛细腻的吻合技术是保证吻合口良好愈合的关键。食管-结肠胸内吻合口瘘的发生率及病死率降至与食管-胃胸内吻合同一水平是完全可以实现的。

（九）胸内吻合器的使用

吻合器的广泛应用为结肠代食管的手术提供了极大的便利和改进。食管-胃吻合是吻合器从胃底戳孔引出，行端-侧吻合。初始食管结肠吻合时，从移植结肠上缘置入吻合器，距此缘 2 cm 处系膜对侧戳孔引出做食管-结肠端-侧吻合。在多年实践后，发现四点不足：①端-侧吻合多增加了一个闭合口及一个盲端，使医师又多了一分忧患。②端-侧吻合口对侧的结肠壁紧贴于吻合口处，食物易有不畅滞留感；端-端吻合呈垂直状，更易使食物通行。③端-侧吻合牺牲了 2 cm 长度的结肠，使吻合口容易有张力；端-端吻合则没有上述弊端。④在弓上或胸顶置入吻合器，空间狭小，极为不便，稍有不慎就会伤及结肠血管。后改为测量好移植结肠长度后，将结肠近、远端同时断开，从结肠下端开口处置入吻合器，经过结肠肠腔 30～40 cm，再经上口引出，后又悟出此法弊端：吻合器在较长的结肠腔内潜行极为不便、不畅，易导致结肠激惹，吻合器通行困难；较长的结肠腔更易污染吻合器及术野；强行通行时易伤及结肠边缘动脉。

经过多年的积累总结出下列方法更为安全、便捷、实用：①根据精确测量好的长度，先用荷包钳夹闭，离断拟与食管吻合的结肠端，并将其与安放好底座的食管端贴近，使其既无张力又不冗长。②在移植结肠的上 2/3、下 1/3 交界处系膜对侧电刀戳孔,再用碘伏棉球擦洗肠腔,既为消毒又为滑润。③将吻合器从此孔置入,经结肠上缘将顶针引出,同时将荷包线收紧于顶针。此时结肠在荷包线上方应有 5 mm 安全缘。缓缓拧紧、稳重击发吻合器。闭合食管结肠。④将吻合器撤出后,仔细检查食管及结肠两切缘,均应有 5～7 mm,完整切缘呈 O 形,可以置入小蚊钳,在纱垫上滚动;若为 C 形,必不能滚动,说明切割闭合不完整,需用小圆针 1 号线修补以防隐患。⑤测量好结肠与残胃或空肠的距离后,用荷包针线闭合并切断结肠下端;再从戳孔处向下置入另一吻合器完成结肠与残胃或空肠的吻合。⑥将胃管从食管上端引入,经过结肠放入残胃或空肠内;用碘伏消毒所戳之孔及其周围,用小圆针 1 号线闭合,外再包埋一层。

在少则三个、多则六七个吻合口、闭合口中,外科医师最为担忧的莫过于食管-结肠吻合口。若是在颈部,仅为良好血运情况下的瘘,且不与胸腔或纵隔相通,一般预后良好。经换药多可治愈。为防止和胸腔相通,一定要将结肠浆膜和颈部肌肉固定四五针。一方面可以缓解吻合口张力,另一方面封住胸廓入口,将颈部与胸腔纵隔隔离。若为胸腔内食管结肠吻合,为防不测,可将一橡胶引流管置于吻合口处。保证对口引流。5～7 d 后,引流管基本上无液体引出,且整个胸腔渐形成粘连。若出现瘘,由于此管距吻合口最近,也便于引出分泌物,不会影响肺膨胀和过多干扰心肺功能。我们用此法处理胸内吻合患者颇为安全实用,无论瘘与否,较以前放单一引流管踏实了许多。

(十)展望

我国食管癌切除术后已形成胃为第一替代器官的原则。95%以上的病例均循此法治疗。在胃代已不可能的前提下,仅 8%～12%的病例用结肠代。而国外在胃完好的情况下,10%～18.5%的病例用结肠代。胃代食管术操作起来远较结肠代简便、容易、安全。并发症发生率及死亡率均较结肠代低,一般情况下,外科医师更多考虑的是手术质量、降低并发症发生率及死亡率、提高术后生存率,而较少关注术后生活质量。但术后随访显示,结肠代食管的生活质量远远强于胃。有作者随机研究了两组胃代(130 例)、结肠代(58 例)食管的资料,发现在进食量降低、进食后胸闷不适、体重下降发生率指标中分别为:67.6%、36.4%;33.8%、6.1%;64.5%、30.3%,两组具有显著差异($P<0.05$)。就反流而言,食管胃吻合并不因吻合方式的不同而改变胃的反流,而且也不会随时间的延长而缓解。近期也有作者报道 336 例食管切除术后结肠代,并发症发生率为 26.48%,死亡率为 4.16%,已接近于食管癌切除术后胃代的死亡率。但长期随访却显示 75.89%的患者获得良好的生活质量,要远远高于胃代。因此,代食管术不能仅从单一手术操作难易繁简角度考虑,而多应关注到术后何种器官替代更能给患者带来长久的裨益及高质量的生活。目前,结肠代食管术的并发症发生率及死亡率要高于胃代,正说明我们这方面工作的不足,也说明结肠代食管手术的例数太少、经验太欠缺所致。这就类似于初期食管癌术后胃代时并发症发生率及死亡率均高一样。我们经过数十年的坚持不懈努力,数万例手术的经验和总结,才将胃代食管的并发症发生率及死亡率降至目前的低水平。

随着结肠代食管理念的确立及手术量的增加,在不远的将来,食管癌术后,结肠代和胃代将占据同样的地位,甚至结肠代食管将会取代胃而成为第一替代器官,其术后并发症发生率及死亡率也同样会降至胃代食管同等水平。

四、空肠移植食管重建术

（一）概述

1.历史及现状

空肠移植食管重建术历史悠久,通常称为空肠代食管术,1907年Roux和Herzen首次用空肠代食管治疗1例食管良性狭窄病例成功,之后此种术式逐渐得到运用。但在1934年Ochsner和Owens指出Roux式带蒂空肠吻合技术中,吻合失败率及死亡率分别为22.2%和46.6%,考虑Roux式空肠代食管术风险极大,主要原因是由于空肠段的血运较差,空肠代食管手术受到质疑。随着血管吻合技术的发展,1946年,Longmire用血管吻合技术吻合胸廓内动脉和肠系膜动脉,改善了空肠段的血运,提高了手术成功率,现代微血管吻合技术逐步提高,带蒂空肠代食管手术也逐渐得到推广。Seidenberg等(1959年)首次用游离空肠段血管吻合术治疗颈段食管狭窄获得成功,此后用游离空肠加显微外科血管吻合术治疗食管病变的报道逐渐增多,扩大了空肠代食管的手术适应证。

国内空肠代食管术开展较晚,1979年张涤生等报道采用空肠部分带蒂、空肠远端血管与颈部甲状腺上动脉及颈外浅静脉吻合,或与胸廓内静脉吻合以替代食管手术,治疗食管中段癌2例,以及食管化学灼伤所致食管狭窄2例,获得成功。此后陆续有各家医院报道带蒂或游离空肠代食管手术,空肠代食管技术逐渐成熟。

但是由于空肠耐酸性差,不能耐受胃酸的侵蚀,术后容易发生吻合口溃疡,加之空肠的血管弓短且细小,解剖变异较多,伸展性差,高位移植可导致末端肠管坏死,所以临床并不常规采用空肠代食管手术。目前在国内应用带蒂或游离空肠代食管的手术例数较少,还没有大宗的病例报道。对不适合应用胃和结肠代替食管的,或者食管局部切除的病例,仍需要用空肠移植来延续消化道的畅通。

2.空肠的应用解剖

空肠位于腹部左腰区和脐区的位置,上自十二指肠空肠曲、十二指肠悬韧带,下端移行于回肠,但空肠与回肠之间并无明显界限,都为腹膜所包裹,在腹腔内可自由活动。空肠肠管较回肠稍粗而壁厚,空肠壁血管较多,颜色较红,空肠系膜血管弓较大而稀,肠系膜不如回肠厚,脂肪沉积不如回肠多。这些都可作为手术中空回肠的辨别特点。

空肠的血液供应来自肠系膜上动脉,向左分出血管到达空肠,一般为1～5支,大多数为3～5支,极少数只有1支血管,手术时要仔细检查。血管发出后在小肠系膜内形成动脉弓。典型的情况是血管弓动脉初由肠系膜上动脉分出时较长,在距肠管3～4 cm处分支互相吻合,构成肠管的第1层血管弓。从此弓再分支,各支再互相吻合形成第2层弓,反复分支形成下一级血管弓,末级弓分出许多小血管进入肠管。空肠近侧端动脉弓级数较少,向空回肠交界部级数增多,大致有如下的规律:将全部空、回肠均分成4段,近侧1/4只有1级动脉弓,中间2/4段有2级和3级动脉弓,远侧1/4段有4级甚至5级动脉弓。

空肠的系膜血管,形成1级或2级血管弓到达肠壁的终支较长,数目相对少而口径粗,愈靠近肠壁,其血管弓的结构愈密集复杂。空肠肠管边缘不像结肠那样有明显的边缘血管弓,空肠动脉弓细少,小分支直接进入肠壁,供应相应肠管血运,在肠壁内吻合不够丰富。所以,若要移植一段高位和较长的空肠,至少要分断3～4个血管弓的供应支,而只能保留1条血管弓的供血支,因为供给全肠段的血管支较细,供血量常常不够充足。

（二）空肠代食管术的手术方法

利用空肠移植重建食管，目前临床应用方法较多。全胃切除加部分食管切除后用空肠代胃及下段食管，通常采用空肠襻或者 Roux-Y 吻合方式，本节不再具体阐述。本节重点阐述空肠部分或全部代食管手术。根据空肠移植是否带血管蒂，可分为带蒂（或部分带蒂）空肠代食管术和游离空肠代食管术两种。

根据空肠移植途径，可以分为经皮下空肠代食管术、经胸骨后空肠代食管术和经纵隔空肠代食管术。三种途径各有优缺点，有学者认为空肠移植途径通过皮下较好，便于测量所需空肠长度，安全性高，也可以避免空肠扭曲打折，并且吻合胸廓内动脉与空肠血管较为方便，此种术式在临床应用较常见。后纵隔途径是三种术式中空肠所需距离最短者，但是不能测量需重建的距离，也难以置放减压管，易扭曲，术后易发生穿孔，穿孔率可达 7.7%，因此，此种术式缺点较多。有学者认为胸骨后路径较好，可以克服后纵隔缺点，并具有经皮下途径的优点（图 8-12）。

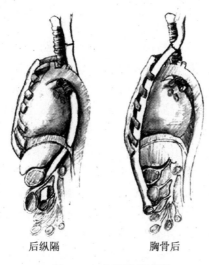

后纵隔　　　　　　胸骨后

图 8-12　空肠移植路径

目前的观点多认为，考虑到空肠重建的安全性和血管吻合的方便，应采用皮下和胸骨后路径较为合适。

1.带蒂空肠代食管手术方法

带蒂空肠移植手术指供应移植空肠段的血管全部为空肠原固有血管，并无血管吻合。部分带蒂空肠移植手术指移植空肠除原自身固有血管供应外，还采取血管吻合技术，将空肠系膜血管和其他部位血管吻合以保证空肠的血供。

Doki 等 2008 年报道，在空肠食管吻合方法中，日本多采用吻合器端侧吻合，西方国家多采用手工端端吻合，两者吻合口瘘发生率无明显区别，分别为 13.2%（19/144）和 19.4%（14/72）。空肠代食管与结肠相比有较多优点，可以有较少的死亡率，口径与食管更接近，术后食物排空与抗反流效果较好。所以 Takushi Yasuda 等认为空肠代食管应该优于结肠代食管，值得推广。

（1）带蒂空肠段间置术。①手术适应证：主要用于下段食管部分切除或近端胃切除，以保留部分胃和幽门功能，避免过多影响营养摄入，预防术后反流性食管炎，提高术后生活质量；②手术方法：患者取平卧位，左侧胸腹部垫高 30°，经左第 6 或第 7 肋间胸腹联合切口，游离食管下段、贲门，包括肿瘤，清扫胸腹腔肿大的淋巴结，游离胃及下段食管。根据病变范围决定切除胃及食管的位置,食管断端留待与空肠端端吻合,胃部与空肠远端端侧吻合。寻找十二指肠悬韧带,提起空肠起始段,检查空肠系膜血管的供血情况,用纱布条测量食管切缘至胃残端的长度,即移植空肠段的长度,长15～20 cm即可。距十二指肠悬韧带15 cm处切断空肠,经横结肠后,在胸内按顺蠕动做食管空肠端端吻合,食管与空肠全层间断吻合后再用浆肌层包埋固定吻合口。按移植空肠段的长度切断远端空肠,置入吻合器,于胃前壁做空肠胃端侧吻合,残端闭合器闭合胃切口,置入胃管。丝线间断缝合空肠与胃吻合口的浆肌层以加固吻合口,防止反流。切断的空肠与空肠行端端吻合。

Wright(1987年)报道30例空肠段顺蠕动间置手术,远期疗效较好。如果操作正确,需要时空肠段近端可到达胸腔上部。也要避免肠段过长和剩余,否则易引起扭曲和梗阻。吴昌荣等(1989年)对比了带蒂空肠间置术与单纯食管胃吻合术(各20例),通过内镜活检、食管腔内测压、酸灌注实验及胃食管反流症状评定等方法证明:贲门切除后带蒂空肠间置能可靠地预防反流性食管炎。

(2)带蒂空肠移植,食管、空肠颈部吻合术。①手术适应证:主要适用于需全食管或大部分食管切除的患者,又因疾病不能用胃或结肠替代食管进行重建;②手术方法:患者可以采用两种路径进行手术,通过食管拔脱或经膈食管切除,两组人员分别进行腹部和颈部手术,或通过腹部、颈部和右胸部三切口进行手术。以食管拔脱为例,患者取仰卧位,头转向右侧,腹部手术组取上腹部正中切口进腹,找到十二指肠悬韧带后上提空肠,仔细查看空肠肠管有无异常,用透光法检查空肠系膜血管分布有无异常情况。根据病变范围游离下段食管及胃,切除部分胃及食管,食管带固定食管残端,食管带远端用纱布包扎固定,长度约与食管床相同,与颈部手术组配合,提出食管,纱布段填塞食管床止血。缝闭膈肌裂孔。保留空肠动脉第1支,以保证十二指肠及剩余空肠起始部的血运。测量所需空肠长度,根据需要离断空肠系膜动脉第2、3支,直至第4支。注意要保留空肠系膜动脉血管弓。在距屈氏韧带10 cm处切断空肠,如果空肠长度不够,或者空肠迂曲较多,还可以垂直空肠长轴剪开系膜,注意保护血管弓,有助于相对空肠段的伸展。胸骨后做隧道,准备与颈部组配合提出空肠管吻合。

颈部组与腹部组配合行食管拔脱。在左颈部胸锁乳突肌前缘依次切开皮肤、筋膜,顺肌间隙分离,游离出颈段食管。剪开食管壁,找出胃管拉出,食管带从食管腔内被带出,再次牵拉食管带,食管内翻拔出,随后纱布段被拉入食管床。切断食管,食管近侧端准备做食管、空肠吻合术。配合腹部组作胸骨后隧道,空肠段的上口用牵引线经胸骨后隧道上提至颈部切口,与食管近侧断端做端侧吻合。在颈部吻合口处放置橡皮引流条,缝合颈部切口。在上腹适当部位切断空肠,移植空肠段的下端与胃前壁近胃底部作端侧吻合。空肠本身的两断端作端端吻合,闭合肠系膜空隙,安放引流管后逐层关腹。

国内外文献都有报道直接用带蒂空肠代食管手术而不用吻合血管。黄金林等报道,认为在处理第2～5直支间的连接支时,必须仔细,只要最后一级血管弓保留完好,在上提肠管时注意保护好血管弓,肠管的存活是有保障的。姜平等从解剖学上也得出结论,空肠的血运并不比结肠差,因为测量空肠(约距屈氏韧带40 cm)段系膜动脉管径要比左半结肠动脉管径粗,据此可以推论出用空肠代食管也可以和用结肠代食管一样不用进行血管吻合。但是解剖中发现断掉空肠的两支动脉后,空肠血运减少2/3,并且有空肠血管变异情况,手术中还需要仔细观察。目前国内外用此种术式的报道相对较少,而多采用血管吻合技术以保证空肠血运。

(3)部分带蒂空肠代食管加远端血管吻合:一般认为,单蒂血管可以维持长约30 cm的空肠,超过 30 cm 至 50 cm 的空肠则需要至少两根血管供应。首选的吻合血管是空肠系膜近侧血管和胸廓内血管,其次是与颈外动脉及颈内静脉的分支,或者是颈横动脉和其伴行静脉或颈外静脉分支。如果这些血管难以满足,胸肩峰血管或胸背血管可以用于吻合。Longmire 首次报道血管吻合时用的是左侧胸廓内动脉,但是 Schwabegger 解剖 86 具尸体认为,右侧胸廓内动脉平均直径为男性 2.34 mm,女性 2.28 mm;而左侧平均为男性 1.68 mm,女性 1.58 mm,因此右侧有利于吻合。但是对于胸骨后路径行空肠移植的,首选仍是左侧,因为左侧胸骨柄、第 1 肋、锁骨部分切除扩大胸廓入口以松解血管时较为方便。在手术前有必要行强化计算机断层扫描检查以明确血管粗细,从而选择手术路径。张涤生等报道采用空肠部分带蒂、空肠远端的血管与颈部甲状腺上动脉及颈外浅静脉吻合,或与胸廓内静脉吻合以替代食管手术获得成功。

1)手术适应证:化学性灼伤后颈段和胸段食管同时发生狭窄;少数病变广泛或高位食管癌切除需要颈胸段食管同时修复手术;食管癌手术后,胃及结肠无法用来行重建手术;需行食管及喉咽部切除者。

2)手术方法:手术需要两组或者三组人员,包括胸外科医师、普通外科医师和整形科医师。通常采取右胸、腹部及颈部三切口进行手术或经腹、颈部两切口进行手术。以三切口为例,首先经右胸游离切断食管,关胸。腹部手术组取上腹部正中切口进腹,掏出食管断端,按照病变范围切除食管下段和/或胃部分,找到十二指肠悬韧带后上提空肠,仔细查看空肠肠管有无异常,用透光法检查空肠系膜血管分布有无异常情况。测量切除食管后需要空肠代食管重建消化道的长度,决定切除空肠的长度。与颈部组协作做胸骨后通道,自剑突下沿胸骨后打通与颈部的隧道,7~8 cm 宽。目前打通胸骨后隧道多用胸腔镜辅助,做到精确,减少出血和损伤重要器官的风险。

保留空肠系膜动脉第 1 支,切断空肠系膜动脉第 2、3 支,在第 2、3 支之间可以游离系膜垂直至空肠浆膜,这样可以延伸空肠,防止迂曲,一定要保留第 3、4 支之间的血管弓。如果患者所需空肠较长,可以同时切断第 2 至第 4 支空肠系膜血管,并垂直空肠长轴切开第 3、4 支之间的系膜直至空肠浆膜,一定要注意保留第 2、3 支之间和第 4、5 支之间的血管弓,这样空肠可以延伸到 30~40 cm。

颈部组沿左胸锁乳突肌前缘至同侧锁骨上缘做弧形切口,切除部分胸骨柄、锁骨头及部分第 1 肋,以松解胸廓入口,避免压迫空肠。根据病变范围切断食管,留断端与空肠吻合。与腹部组配合做胸骨后通道。选择吻合血管,根据情况,可以选择颈横动脉、甲状腺上动脉或颈浅动脉和颈静脉分支或者内乳动脉。在空肠血管断掉之前选择好血管,选定血管后将空肠段通过结肠后,拉过胸骨后隧道,与颈部血管吻合。首先吻合静脉,再吻合动脉。将空肠系膜第 2 支静脉与颈静脉分支吻合,要选择口径相似的血管,并利于吻合。空肠系膜第 2 支动脉与颈横动脉或甲状腺上动脉吻合。血管吻合用 9-0 涤纶线间断外翻缝合。颈部食管和空肠行手工端端吻合,如果行全喉咽切除,也可行咽部空肠端侧吻合。

由腹部组重建消化道的连续性,行空肠胃后壁吻合,如果胃部已经切除,可以行 Roux-en-Y 空肠吻合。常规造口置放空肠营养管,以保证术后营养,尽量不从口置放营养管,那样不但困难,并且极容易发生肠管损伤。

患者术后转入重症监护病房,根据患者恢复情况术后 7~14 d 做吞钡造影检查,如果吻合后愈合良好,可进流食。

Melissa Poh 报道采用此种手术方法治疗 51 例患者(其中包括 38 例食管癌),多数应用内乳动脉和颈横动脉作为受体动脉,内乳静脉和颈内静脉为受体静脉,3 例空肠移植失败,7 例患者发生临床症状的颈部吻合口瘘。2例患者死于气管坏死和吻合口瘘。90％的患者能够达到正常进食，多数没有反流或者反流较轻。特别要注意的是，在垂直切断肠系膜至空肠浆膜的病例中，空肠通过胸骨后一定要观察肠管变化，如果可疑肠管血运较差，可以吻合空肠动脉和胃网膜右动脉、胃右动脉甚至原肠系膜动脉残支。

从技术上讲，手术成败与否的三个关键因素在于：选择合适的移植空肠部位，选择合适的受体血管，建立合适的移植通道。

2.游离空肠段代食管术

随着显微外科技术的发展，血管吻合技术日臻成熟，目前已有大量的游离空肠移植成功的报道，死亡率也随之下降。游离空肠移植指供应移植空肠段的系膜血管全部离断，而采用新的受体血管吻合技术来保证空肠的血运，包括短段空肠代替上段或颈部食管和咽部重建消化道，长段空肠代食管胃重建消化道。

（1）短段游离空肠代颈段食管术：用短段空肠代替咽食管重建消化道的手术方法已经在临床得到公认，尤其对于喉癌和下咽部癌切除、颈部消化道重建的手术中较常用，空肠代颈段食管相比结肠、胃窦具有口径相似、血管直径相近易于吻合、无臭味等优势。常选择受体血管为面部的血管、甲状腺上下动脉、颈横动脉和颈外静脉等，对于颈部接受过放射治疗或者接受过手术如颈部淋巴结清扫术可选择胸肩峰血管。

1）手术适应证：颈段食管闭锁、狭窄；喉癌、下咽癌和颈段食管癌切除；其他手术造成的颈段食管缺损。

2）手术方法：手术分为颈腹两组，颈部组按常规行左颈部胸锁乳突肌前缘切口，游离食管肿瘤或病变，进行切除。选择受体血管，根据所选血管部位再行相应切口，游离出受体动静脉，准备与腹部组配合行游离空肠段的血管吻合及消化道重建。

腹部组行上腹正中切口，探查腹腔有无粘连及空肠有无畸形，找到十二指肠悬韧带下方不远处，显露肠系膜动脉、静脉的第1～4血管支。保留肠系膜血管第1支，在第1支血管远侧端选择一段空肠，一般在距十二指肠悬韧带下方20 cm处取肠，按照颈部测量所需肠管长度再加5 cm长计算，绝大多数切取10～15 cm游离空肠段。选择的空肠段要保留一支肠系膜血管（通常选取保留第2支肠系膜血管），在该血管支一侧切断肠系膜血管弓，只保留靠近空肠的最后一级血管弓。去掉距离血管支远侧两支血管弓支的空肠，因为两支血管弓支以后的空肠血运难以保证。游离切断所选空肠段和肠系膜血管后，将游离空肠段交予颈部组。

颈部组将游离空肠适当缝合固定几针于颈部或胸廓出口处；然后在显微外科镜下首先行空肠静脉与受体静脉端端吻合，血管吻合用9-0涤纶线间断外翻缝合，再吻合空肠动脉与受体动脉，若有可能，再吻合一支空肠静脉。血管吻合要先吻合位置较深或较困难的血管，后为位置较浅或吻合比较容易的血管。然后将食管近侧端（或咽部）及食管远侧断端分别与游离空肠两侧断端间断全层内翻缝合进行吻合，直至全周吻合完毕。

国外几组数据显示，游离空肠颈部代食管术后吻合口瘘发生率在8％～22％，60％的患者术后能够正常饮食，19％发生吻合口狭窄。英国Pouria Moradi报道，自2000年至2009年连续行43例短段游离空肠代颈部食管和咽部重建，平均年龄62岁，包括喉咽切除术和颈部食管切除术，其中23例为首发病例，20例为术后复发或需二次手术病例，有21例患者经历过放射治疗。近侧吻合口有9例用吻合器吻合，其余手工缝合，远侧吻合口全部用吻合器吻合。结果显示，有1例术后12 d死于吻合口瘘引起的颈动脉出血，共发生3例吻合口瘘，其中2例发生于放射治疗后患者,总的吻合口瘘发生率为 7%(3/43),都发生于空肠近侧吻合口。经历放射治疗后的患者在吻合时有 14 例用带蒂胸大肌筋膜瓣包埋吻合口,术后没有吻合口瘘的发生。术后发生吻合口狭窄的有10例(23%),其中 4 例由于肿瘤复发,6 例由于单纯的良性狭窄,这 6 例中 4 例发生于远侧吻合口,2 例发生于近侧吻合口,术后 6 个月行吻合口扩张术。66% 的患者术后吞咽良好。

(2)长段游离空肠代食管术:长段游离空肠代食管指的是用较长游离空肠全程代替食管以完成消化道重建,游离空肠的近侧端和远侧端分别与相应的受体血管吻合。此种术式在国内外都有报道,手术过程在空肠代食管各种术式中最为复杂。

1)手术适应证:主要适用于需全食管或大部分食管切除的患者,又因疾病不能用胃或结肠替代食管进行重建。如化学性灼伤后颈段和胸段食管同时发生狭窄;食管癌、贲门癌或者胃癌重复癌患者需同时行全食管和胃切除;食管癌手术后,胃及结肠无法用来行重建手术等。

2)手术方法:手术同样需要两组或者三组人员,包括颈部组、腹部组和胸部组。以食管癌食管全切术为例,行右胸、腹部及颈部三切口进行。首先经右胸游离探查食管肿瘤,胸膜顶处充分游离食管至颈部,切断食管,结扎残端。下段食管自膈肌处切断结扎,送至腹腔,关闭膈肌食管裂孔,取出标本,关胸。患者重新平卧位,颈部组和腹部组同时行手术。腹部手术组取上腹部正中切口进腹,掏出食管断端,按照病变范围切除食管下段和/或胃部分。游离出胃网膜右血管长 10 cm 左右备用。找到十二指肠悬韧带后上提空肠,仔细查看空肠肠管有无严重粘连或畸形,用透光法检查空肠系膜血管分布有无异常情况,找出空肠系膜的供应血管支。游离与颈部组协作做胸骨后通道,自剑突下沿胸骨后打通与颈部的隧道,7~8 cm 宽。测量所需空肠的长度,保留空肠系膜动脉第 1 支,切断空肠系膜动脉第 2、3 支,切断空肠近侧端,将空肠游离端经胸骨后牵出交给颈部组行颈部空肠血管和受体血管吻合以及空肠和颈部或咽部食管吻合。腹部组按所需可以切断空肠系膜血管第 4 支,将第 4 支与胃网膜右血管吻合,按照测量所需的空肠长度切断空肠远侧端,与残胃吻合,如果行全胃切除,空肠远端可不切断在结肠后与空肠近侧断端处行端侧吻合,即 Roux-en-Y 式空肠吻合(图 8-13、图 8-14)。

颈部组手术方法仍按照部分带蒂空肠代食管的手术方法,沿左胸锁乳突肌前缘切口,游离颈段食管,选择好受体血管后要按照受体血管区域再行切口,切除部分胸骨柄、锁骨头及部分第 1 肋,以松解胸廓入口,避免压迫空肠。根据病变范围切断食管,留断端与空肠吻合。与腹部组配合做胸骨后通道。选择吻合血管,多选择颈横动脉、甲状腺上动脉或颈浅动脉和颈静脉分支或者内乳动脉,或者选择胸廓内血管、胸肩峰血管、胸背血管。在空肠血管断掉之前选择好血管,选定血管后将空肠段通过结肠后,拉过胸骨后隧道,按顺蠕动方向与颈部血管吻合。首先吻合静脉,再吻合动脉,将空肠系膜第 2 支静脉与受体静脉支吻合,要选择口径相似的血管,空肠系膜第 2 支动脉与受体动脉吻合。颈部食管和空肠行手工端端吻合,如果行全喉咽切除,也可行咽部空肠端侧吻合。

有学者应用空肠移植修复食管狭窄或缺损 46 例,应用吻合血管技术作游离空肠段或带血管蒂空肠段移植 33 例,吻合血管的空肠片移植 2 例,未吻合血管的带血管蒂的肠襻移植 11 例。游离肠段 40~60 cm;吻合用的腹部血管是胃网膜右动、静脉,颈部为甲状腺下动脉、颈横动脉、颈外静脉。共吻合动脉 61 支,静脉 58 支,吻合动脉直径 1.0~2.5 mm,静脉直径 1.5~3.5 mm。45 例手术成功,1 例因血管弓断裂失败。手术后发生并发症 8 例,其中 3 例手术后 3 个月内因消耗死亡。

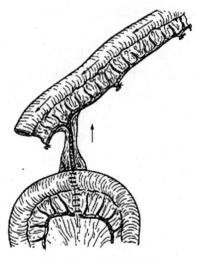

图 8-13　空肠向上提拉

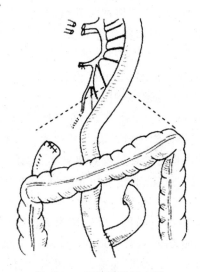

图 8-14　空肠结肠后上提

一般肠管对缺血耐受性较好，但尽量不超过 60 min。为防止静脉内小血栓形成，也可采用在空肠动脉切断后，静脉未切断前，用显微导管插入移植空肠动脉内，以生理盐水肝素液（10 mg/100 mL）灌洗，用量一般为 20～50 mL，然后再阻断静脉并予以切断。空肠游离移植手术后应按照显微血管外科手术后常规给予抗凝药物 7～10 d，低分子右旋糖酐 500 mL，每天 2 次，静脉滴入；并给予抗血管痉挛药，如丹参注射液 4 支，加入 5% 葡萄糖液 250 mL 静脉滴注，每天两次；口服双嘧达莫 25 mg，每天 3 次；阿司匹林 0.5 g，每天 1 次；抗凝药物连续使用 5 d 后减量，7～10 d 停药。

（三）手术效果

空肠代食管手术最大的并发症是空肠坏死，可以导致瘘、严重感染，其他的并发症有出血、狭窄、发音和吞咽困难等。空肠坏死原因很多，主要与血供有关，血管吻合不良，空肠迂曲折叠缺血，血栓形成都可以导致空肠缺血坏死。有些国外学者采用术中留切口做观察窗，术后密切观察空肠情况，及时处理。如果空肠迂曲较长，可以切掉过多的迂曲肠管，以尽量拉直肠管。空肠代食管发生空肠坏死短期内可以用带蒂的肌肉筋膜修补,或者行旷置术二期修补。从目前的情况看,严重并发症都能控制在可接受的范围内,可以说空肠代食管的临床应用会进一步扩大,手术技术会有更大提高,直至登上一个新的台阶。

第六节 纵隔肿瘤

一、纵隔解剖

左右侧胸膜腔内侧面的中间部分,其间有被结缔组织连接在一起而相邻的脏器和器官,此间无胸膜和其他筋膜包裹,称为纵隔。纵隔内包含有许多重要器官,如心包、心脏、大血管、气管、食管、胸导管、胸腺、神经以及周边的结缔组织。一般将纵隔分为 5 个部分。以胸骨角与第 4 胸椎体下缘的水平连线为界,将纵隔分为上纵隔和下纵隔,上纵隔又以气管为界,分为气管前区的前上纵隔和气管后区的后上纵隔。下纵隔以心脏为界,分为心脏前缘的前下纵隔,心脏后缘的后下纵隔和心脏本身所占据的中纵隔。纵隔的划分是为了试图简化判断纵隔肿物的起源。在前上纵隔自上而下,最常见的病变依次为胸骨后甲状腺和胸腺的肿瘤,气管周围恶性肿瘤,多为淋巴源性肿瘤,良性肿瘤可有气管旁囊肿、淋巴结核、结节病,较少见的有嗜铬细胞瘤、生殖细胞瘤和错构瘤、脂肪瘤、纤维瘤等。在前下纵隔多为畸胎瘤或畸胎囊肿,下中纵隔即心包及其周围多为心包囊肿。整个后纵隔多在脊柱旁,主要是神经源性肿瘤,当然,食管旁可有食管旁囊肿。但是纵隔肿瘤并不严格按区生长,有些大肿瘤可占据几个分区甚至整个一侧胸腔,上纵隔肿瘤可以一侧为主跨越后两个分区,故在确定肿瘤性质时,要结合临床多加考虑。

二、病史采集

（一）症状

纵隔肿瘤多无明显症状,其症状有无和严重程度多取决于肿瘤的大小和恶性程度。一般来说,恶性者症状出现较早,而且进行性加重,其主要症状由肿瘤压迫、向邻近器官侵袭、自身分泌和化学物质引起。

1.一般症状

胸闷、胸痛、心悸、气短是各种纵隔肿瘤最常见的症状。如果疼痛剧烈,患者难以忍受者,多为恶性肿瘤。主要是由肿瘤压迫心脏、肺脏和刺激胸膜的神经所引起。如肿瘤压迫或侵犯食管可引起吞咽困难等症状。

2.呼吸系统症状

肿瘤压迫或侵犯肺、支气管,常引起刺激性干咳、气短,严重时发生呼吸困难。肿瘤溃破会产生肺不张和肺内感染,如畸胎瘤破入肺组织可以咯血,咳出毛发、牙齿、皮脂样物质。

3.神经系统症状

发生于神经源性肿瘤,主要由于侵及臂丛神经引起臂痛、上肢麻木等;侵及肋间神经引起胸痛等;侵及交感神经引起眼睑下垂、瞳孔缩小、眼球内陷等;侵及喉返神经引起声音嘶哑等;侵及膈神经引起呃逆、膈肌麻痹等。神经源性肿瘤可以呈哑铃状,肿瘤可以通过椎间孔侵及脊髓引起截瘫等。

4.上腔静脉梗阻症状

主要由淋巴瘤、霍奇金病引起。多为上腔静脉受压引起面部、颈部水肿等,也可由癌栓栓塞所致。

5.特殊症状

此类症状与肿瘤性质密切相关,如胸腺肿瘤可以出现重症肌无力、贫血等;甲状腺肿瘤可以出现甲状腺功能亢进;部分神经节细胞瘤和神经母细胞瘤可有腹泻、腹胀、高血压和面色潮红等;嗜铬细胞瘤可有高血压等,围术期应特别注意。

(二)家族史

是否有此类疾病的家族史。

(三)既往史

是否有肌无力等与纵隔肿瘤相关的病史。

(四)手术史

既往手术病史,尤其是胸部手术病史。

(五)过敏史

是否有药物过敏史。

(六)传染病史

有无传染性疾病史及与传染病患者接触史。

三、体格检查

注意患者生命体征:体温、血压、呼吸状态、脉搏以及肢体活动情况、胸廓形态、气管位置、呼吸动度、触觉语颤、肺部呼吸音。查看有无肿瘤压迫症状或者侵及相关脏器或神经引起相关症状出现,并注意有些纵隔肿瘤可因内分泌功能或释放其他化学物质伴发全身症状。例如,胸腺瘤伴有重症肌无力的表现;纵隔类癌产生异位促肾上腺皮质激素,引起库欣综合征;纵隔甲状腺肿引起甲状腺功能亢进症;嗜铬细胞瘤引起高血压;纵隔甲状旁腺瘤产生过多的甲状旁腺素,引起高血钙症等。此外,要注意患者自身相关基础疾病引起的症状,如心脏病、糖尿病等。

四、辅助检查

完善检查时,必须基于详尽的病史采集与分析,才能在完善基础检查后决定相关的特殊检查。

(一)一般检查

1.化验检查

血常规、尿常规、肝功能、肾功能、血糖、血清离子、肝炎病毒、凝血五项、人类免疫缺陷病毒+梅毒螺旋体特异性抗体试验+快速血浆反应素试验。

2.物理检查

肺功能、心电图,肝胆脾超声。

(二)特殊检查

1.化验检查

相关肿瘤标志物以及相关激素水平,如胆碱酯酶、儿茶酚胺等。

2.物理检查

胸部计算机断层扫描、骨扫描、纤维支气管镜检查,必要时行相关部位磁共振、纵隔镜和活组织检查。

(1)X线检查:是诊断纵隔肿瘤最常用并且最为重要的手段。大部分无症状患者是在进行X线检查时发现的。由于大部分纵隔肿瘤有特定的好发部位以及较典型的影像特点,因此常规的胸部摄片往往能初步确定纵隔病变。计算机断层扫描常能明确肿瘤与周边的毗邻关系,有无完整包膜、是否有钙化或者骨性病灶以及肿瘤与附近重要脏器或组织结构的相互关系,为判断肿瘤的性质及手术切除的可能性提供了参考。另外磁共振对可能侵及脊髓的纵隔病变有较高的诊断价值。

(2)超声检查:主要用于了解肿瘤为囊性或实质性。

(3)纵隔镜检查或经胸壁穿刺活组织检查:适用于不能进行手术治疗的恶性肿瘤,目的是确定病理诊断进而制订非手术治疗方案。

(4)颈部或者锁骨上淋巴结活检:适用于同时发现颈部或者锁骨上淋巴结异常肿大,为了明确纵隔肿物性质,进而决定进一步治疗方案。

(5)放射性核素:扫描可协助诊断胸骨后甲状腺肿。

诊断性放射治疗(小剂量 10～30 Gy)能否在短期内使肿瘤缩小,有助于鉴别对放射性敏感的肿瘤,如恶性淋巴瘤等。

3.其他

患者基础疾病应完善的其他相关化验与检查。

五、鉴别诊断

(一)纵隔型肺癌

有些中央型肺癌由于阴影靠近纵隔面,有时易误诊为纵隔肿物,必要时可完善纤维支气管镜检查。

(二)纵隔淋巴结结核

主要见于儿童,肿块阴影可呈分叶状或结节形,肺内可以存在结核病灶,可以有肺门淋巴结肿大,患者结核菌素试验呈阳性有助于鉴别。成人也可以有长圆形、表面光滑的结核块影,经抗结核治疗后能完全吸收。

(三)胸椎结核并椎旁脓肿

很容易与后纵隔神经源性肿瘤相混淆,增强计算机断层扫描以及磁共振成像有助于鉴别。

六、治疗

纵隔肿瘤诊断一经成立,如患者无明显手术禁忌,应积极行手术治疗。虽然大部分纵隔肿瘤为良性病变,但由于手术前难以确定,加之部分病例有恶变可能;另外部分囊性肿瘤有破裂、感染或囊内突然出血可能,而且肿瘤增大可能会压迫纵隔内重要脏器和组织,因此纵隔肿瘤首选手术治疗。对于手术不能彻底切除的恶性肿瘤和神经源性肿瘤,术后可进行放射治疗和化学药物治疗。对于临床上确定的淋巴源性肿瘤除非肿瘤表现为孤立性单个肿块的病例可行放射化学联合治疗外,应转入血液科行进一步治疗。

七、常见纵隔肿瘤介绍

常见的纵隔肿瘤及囊肿有以下数种。

（一）神经源性肿瘤

神经源性肿瘤为纵隔肿瘤中最常见的一种。据国内外多组报道，病例占 25％～50％，常发生于肋间神经或脊神经根部。因此，绝大多数位于后纵隔脊柱旁沟内。在组织学上，根据组织起源通常将神经源性肿瘤分为 3 类：①起源于神经鞘细胞的，如神经鞘瘤、神经纤维瘤，恶性神经鞘瘤；②起源于神经细胞的，如神经节瘤、神经节母细胞瘤及神经母细胞瘤；③起源于副神经节细胞的，如副神经节细胞瘤。大多数神经鞘细胞瘤，包括神经鞘瘤、神经纤维瘤，起源于高度分化成熟的施万（Schwann）细胞，通常为良性肿瘤。这些肿瘤呈圆形，有完整包膜。术中所见肿瘤包膜均与周围组织器官外膜附着不牢。约有 10％的纵隔神经源性肿瘤，往往延伸至椎间孔，以致有部分肿瘤生长在椎管内，这种所谓哑铃状肿瘤大约有 2/3 的病例起源于神经鞘。对有神经症状及椎孔扩大的病例，术前应行脊髓造影。对于典型的良性神经鞘瘤，手术切除多无困难，但哑铃状神经鞘瘤手术需胸外科与神经外科医师共同完成。

在纵隔良性肿瘤中，约有 30％最终发生恶性变。在恶性肿瘤中，主要为神经纤维肉瘤及神经母细胞瘤。凡有包膜的良性纵隔肿瘤，术中均能较彻底切除。

一般良性神经源性肿瘤多无临床症状，只是在查体时偶然发现，少数病例自觉有胸痛、胸闷及气短，诊断主要靠 X 线检查。

（二）皮样囊肿及畸胎瘤

按国内外统计，在纵隔肿瘤中，皮样囊肿及畸胎类肿瘤仅次于神经源性肿瘤，居第二位。皮样囊肿常以外胚层为主，囊内含有皮脂腺、毛发及胆固醇结晶；畸胎瘤则来自各胚层，除皮脂腺、毛发外，还含有骨、软骨及牙齿，易由 X 线检查显出，常位于前下纵隔，主要症状为胸骨后闷胀、胸痛及气短。此类肿瘤一般均为良性，但有 40％最后发生恶性变。

实质性的畸胎瘤，常是恶性的，呈圆形或卵圆形，此与轮廓光滑的皮样囊肿完全相反。个别畸胎瘤呈分叶状，阴影密度一般均匀，术前 X 线检查有骨、牙齿于肿瘤之内，诊断即可明确。治疗主要是手术摘除。

（三）胸内甲状腺

胸内甲状腺瘤的来源有二：①胚胎时期在纵隔内遗存的甲状腺组织以后发展成为胸内甲状腺瘤；②原为颈甲状腺瘤，以后下坠入胸骨后间隙，一般多见于前上纵隔，亦可见于中、后纵隔。

胸内甲状腺肿瘤的症状：①气管受压症状，如刺激性咳嗽、呼吸困难等，此种现象在患者于仰卧位时表现明显；②胸内闷胀感或胸背部疼痛；③少数病例有甲状腺功能亢进症状。

诊断的主要根据是：①部分患者颈部曾有肿块出现历史；②由于肿块存在，而致气管移位；③在透视下可见肿块随吞咽动作上下移动（据统计，此类肿瘤有 40％可变为恶性）；④应用放射性碘检查，伴纵隔扫描有助于确定胸内甲状腺肿瘤的诊断。

X 线检查可见上纵隔有圆形或呈分叶状致密阴影，向胸内一侧或双侧突出。

胸内甲状腺肿瘤的治疗：一般多采用手术摘除，如肿瘤位置靠上且肿块体积不大，行颈部切口摘除；如肿块下降进入胸腔，可行胸部前外侧切口摘除；如肿块较大且位置较深，以后外侧切口进胸较好或行正中切口显露更佳。手术时应特别注意喉返神经损伤。

（四）胸腺瘤

胸腺瘤是最常见的前纵隔肿瘤，少数病例位于后纵隔或胸内其他部位。其发生率在纵隔肿瘤中居第三位。按组织学结构，胸腺瘤可分为 3 种类型：①含淋巴细胞 80％以上为淋巴细胞型胸腺瘤；②含梭形上皮细胞 80％以上为上皮细胞型胸腺瘤；③混合型即淋巴上皮型。胸腺瘤绝大多数为良性，常见于成年人，临床上常无症状，只是在常规胸部 X 线检查时偶然发现。患者有时有胸闷、胸痛、咳嗽及气短。如系恶性则症状明显且生长较快，手术切除后常易复发。据文献报道，胸腺瘤可伴发免疫缺陷状态和再生障碍性贫血，且与重症肌无力有极不寻常的关系。1939 年，Blalocle 等首次报道 1 例重症肌无力患者在胸腺切除术后症状改善。后经许多学者研究，确定了这两种疾病之间的关系。胸腺瘤患者重症肌无力发生率约为 20％，重症肌无力患者只有 15％有胸腺瘤。胸腺瘤患者发生重症肌无力，其 5 年生存率下降；而重症肌无力伴有胸腺瘤患者比没有胸腺瘤的重症肌无力患者缓解率低。

X 线检查：可见前上纵隔内块影，在斜位照片上显示更为清楚，分别为类圆形块状影或舌形影。其特点是均有向上延伸的条索影伸向胸膜顶部，术中常证实其与粘连牵拉有关。

与大多数纵隔肿瘤一样，胸腺瘤首选的治疗手段是早期手术切除肿瘤，良性者效果满意，恶性者应尽量行彻底切除，且术后给予放射治疗。甚至在出现胸膜转移或者其他局部侵犯体征时，亦应争取彻底切除。

关于手术切口的选择，应依其肿瘤的大小与部位而定，原则是要充分显露。肿瘤不大，且伸向一侧者，可行前外侧开胸切口；对瘤体较大，且位于中后纵隔，应行单侧前外侧开胸切口；肿瘤位于胸骨后，并突向两侧胸腔，则可采用胸骨正中切口。此种纵劈胸骨的切口，一方面可对前纵隔进行全面探查，另一方面又能彻底清除自胸廓入口至膈肌之间的全部胸腺和前上纵隔脂肪组织。

根据手术所见及手术标本组织学检查，一般把胸腺瘤分为三期。①非浸润期：包膜完整，虽肿瘤已侵犯包膜，但未穿透包膜；②浸润期：肿瘤已穿透包膜，侵犯纵隔脂肪组织；③扩展期：肿瘤侵犯周围器官或胸内已有转移。文献报道，Ⅰ、Ⅱ期患者复发率较低，约占 4％，而Ⅲ期患者手术病死率高达 27％，且复发率高达 38％，术后 5 年生存率约占 40％。

（五）支气管及食管囊肿

支气管囊肿和肠源性囊肿形成是由于支气管和食管均发源于前胸，在胚胎发育过程中，如有部分胚芽细胞脱落至纵隔内即成囊肿。

1.支气管囊肿

常见于气管分叉或主支气管附近，位于前纵隔，向一侧胸腔突出，囊肿内膜为假复层纤毛柱状上皮，外层有平滑肌及软骨，囊内含黏液。如无并发症，一般无症状。小儿有时可产生呼吸道、食管压迫症状。如囊肿破入支气管，可继发感染。

（1）X 线检查：囊肿呈现圆形或椭圆形阴影，轮廓光滑，密度均匀一致，与气管或支气管不易分离，吞咽时可见块影随气管上下移动，囊肿可被气管或支气管挤压成扁平状。如果囊肿与支气管相通，囊内可出现液平。

（2）治疗：手术切除。

2.食管囊肿

食管囊肿是与食管壁相连的囊肿，其病理特点有二：①囊肿内层黏膜多为胃黏膜，且具有分泌胃酸功能；部分为肠黏膜，而食管黏膜少见。胃酸可引起囊壁溃疡、穿孔、呕血，如侵蚀支气管可引起咯血、肺部感染和呼吸困难等症状。②囊肿外壁由平滑肌组成，多数病例囊肿肌层与食管肌层融合在一起,但囊肿与食管之间不相通。

(1)X线检查:可见后纵隔与食管相连密切的阴影,吞咽时可见上下移动,阴影密度均匀,轮廓清楚,可突向食管腔内。

(2)治疗:需用后外侧开胸切口手术切除,但必须注意避免损伤食管。

(六)心包囊肿

心包囊肿是发生于心包附近的囊肿,其最常见部位为右侧心膈角处,但亦有发生于较高位置,甚至延伸至上纵隔者。一般认为,起源于原始心包发育不全、心包腔不能融合或胚胎胸膜异常。皱襞是由胚胎时组成心包的芽孢遗留下来的组织所形成的,常附着于心包外壁,为良性病变,极少引起压迫症状。

心包囊肿的特点:①壁薄,几乎透明;②囊内有液体,有的则与心包相交通;③囊壁内为一层内皮细胞组织。患者很少有症状,常为X线检查时偶然发现于心膈角靠前处或附近有一圆形或椭圆形阴影,密度淡而均匀,边缘锐利,阴影与心包不易分开。由于与其他纵隔肿块区分困难,故应行开胸手术切除。

(七)纵隔淋巴类肿瘤

1.淋巴水囊肿

淋巴水囊肿囊肿水瘤或淋巴管瘤是较少见的起源于淋巴管的良性肿瘤。这种淋巴瘤由巨大的、扩张的囊性淋巴腔隙所构成,腔内表面有上皮被覆,常含有无色透明液体。

儿童纵隔囊性水瘤通常是颈部病变的延伸。而单纯的纵隔囊性水瘤多见于成人。最常发生的部位是上纵隔,其次为前纵隔,只有不到10%的淋巴水囊肿发生于后纵隔。

治疗:①大多数以颈部低领状切口切除,如肿瘤巨大,可延长切口加胸骨正中切开;②颈部及纵隔囊性水瘤应以颈-胸骨正中联合切口切除;③根据具体情况,并可行颈部及单侧前外侧切口切除。虽切除后很少复发,但颈部病变切除不彻底则常会复发。

2.淋巴瘤

胸腔内任何类型的淋巴瘤,均可发生于中纵隔或后纵隔,但前纵隔是胸内淋巴瘤最好发的部位,其次肺实质和胸膜也可发生淋巴瘤。淋巴瘤是4岁以上儿童最常见的恶性肿瘤。在一组纵隔肿瘤病例中,淋巴瘤是最常见的儿童纵隔肿瘤,占所有前纵隔肿瘤的75%以上。

(1)临床表现:主要为发热、呼吸困难、乏力、胸腔积液以及气管和上腔静脉常有受压征象。

(2)X线检查:可见前纵隔有一大的圆形肿块或显示双侧肺门对称性呈分叶状阴影。生长快,常有远处转移,此种情况淋巴肉瘤或霍奇金病可能性较大。

(3)诊断:目前诊断纵隔淋巴瘤最主要的方法是:①颈部或锁骨上凹淋巴结活检,一般均能获得诊断;②如病变仅局限于纵隔,可行开胸或纵隔镜活检。

(4)治疗:除胸腺霍奇金病外,手术切除并不能提高生存率。放射及化学治疗仍是治疗淋巴瘤的最主要方法。

(八)其他较少见的纵隔肿瘤

其他较少见的纵隔肿瘤有血管瘤、脂肪瘤、纤维瘤及软骨瘤等。

第七节 胸骨骨折

胸骨骨折在胸部创伤中较少见,多为严重胸外伤所致,可合并心脏大血管、胸壁血管及气管损伤而引起胸腔积血、气胸和胸廓反常呼吸运动等严重并发症,伤情复杂,易导致严重后果。

一、病因及发病机制

胸骨骨折既往罕见,但随着高速交通工具的迅速发展,发生率也有所增加,国外统计占胸部伤的1.5%~5%。多因直接暴力撞击挤压,如牛顶、马踢,特别是汽车紧急减速时,驾驶员前胸撞击方向盘造成所谓"方向盘骨折"或称"方向盘综合征",也有间接暴力引起者。胸骨各处均可发生骨折,但最多见部位是胸骨柄、体交界处及胸骨体部。多为横行骨折,骨折上断端有锁骨和肩胛骨的支撑和缓冲作用,且第1或第2肋骨骨折机会较少,故移位的机会很少,而下部骨折端如伴双侧肋软骨或肋骨骨折,可向后上方移位,如果胸骨体下部同时骨折,即胸骨双骨折与其相连接的两侧肋骨或肋软骨均发生骨折,可引起反常呼吸运动,这种损伤多是在强大直接暴力下造成的,其中半数以上可发生纵隔血肿、心脏压塞、心包裂伤、心肌挫伤、瓣膜损伤、冠脉挫伤或急性外伤性心肌梗死、心脏或胸主动脉破裂以及支气管断裂等继发性损伤,病死率可高达30%~47%。

二、临床表现

单纯胸骨骨折可仅表现为局部肿胀、疼痛、压痛及皮肤软组织挫伤,如有移位可见畸形,如合并内脏损伤,根据受伤脏器的不同可有不同的临床症状及体征,如肺挫伤临床表现为进行性呼吸困难、咳血痰或泡沫样痰、缺氧表现、气胸等,心脏挫伤可以出现心率加快、心律失常、气短等。X线及计算机断层扫描检查表现为胸骨骨折以及合并伤的表现。

三、诊断

典型的胸骨骨折诊断并不困难,有明确的外伤史,体检中有明显的胸前区压痛,胸部触诊可触及骨折摩擦感,骨折断端重叠,严重者可形成胸骨畸形,此时摄胸骨的侧位或斜位X线片多能做出诊断。诊断中要注意有否胸腹脏器的损伤,这些合并伤的存在是死亡的主要原因,B超及计算机断层扫描是重要的诊断手段。胸骨骨折是由强大的外力直接作用于胸骨区或挤压所致,常引起胸腔器官损伤或多发性肋骨骨折、连枷胸和心脏压塞等,出现呼吸、循环功能障碍时病死率较高,应引起临床医师的高度警惕。

四、治疗

(一)胸骨骨折无移位的处理

胸骨骨折无移位采取非手术治疗,取半卧位卧床休息,应用胸带固定,防止胸骨骨折移位,给予镇痛、吸氧、抗生素预防肺部感染及对症处理,同时应注意迟发性血气胸及肺不张的发生。

(二)单纯胸骨骨折有移位的处理

此类患者的治疗应根据移位的程度、患者体质、一般状况等因素综合考虑,选择非手术或手术治疗。一般可在局麻镇痛的基础上手法复位,成功后则按单纯胸骨骨折无移位处理。

采用闭式复位方法时患者取仰卧位,背部中间垫一枕头,助手立于床头,两手按压患者两肩部前方使患者处于挺胸位,视骨折移位情况而选用不同的复位手法和处理措施;骨折上断端向内移位时,术者两掌根相叠按压在胸骨骨折下端凸起处,逐渐用力向下按压,同时令患者屏气鼓胸用力咳嗽数次;胸骨骨折下端向内移位时,术者左手掌根按压在胸骨骨折上端凸起处,右手掌根按压在胸骨剑突部,两手逐渐用力向下按压,同时令患者屏气鼓胸咳嗽数次。此时术者可闻及或感觉到骨折复位时滑移声响,检查骨折端移位畸形是否消失,如骨折端已平整即告成功。胸前加垫,以胸部固定带或肋骨固定带固定。定期调整,2 周后便可下地行走,做深呼吸锻炼。损伤10 d 以内的新鲜骨折固定 6 周,10 d 以上者固定 4～5 周。复位时应注意操作适当,以免造成胸骨后心包和心脏的损伤及胸廓内动脉撕裂出血。闭式复位不成功则需手术治疗。

(三)合并有胸腹脏器损伤的胸骨骨折的处理

对此类患者应实施急诊剖胸剖腹探查术,手术应以处理脏器损伤和恢复胸廓的完整性为目的。术中先处理脏器损伤,对于不同的脏器伤给予相应处理:心包挫伤、心包积血者应电灼止血并清除积血;多发肋骨骨折形成连枷胸者可用钢丝内固定;支气管破裂者实行支气管成形术,应用 5 mm×15 mm 双头针带垫片无创线间断缝合,针距 2～3 mm;心脏挫裂伤者应用 3-0 无创线带垫片间断褥式缝合;肝脏损伤者可根据情况行修补或部分切除;脾脏损伤者可行修补或摘除。最后处理胸骨骨折,首先以咬骨钳咬除骨刺,使骨折断端基本平整,然后应用 2～3 根钢丝“8”字形固定胸骨。术后应用抗生素预防感染,必要时用呼吸机辅助呼吸。胸骨骨折常合并肺挫伤,对肺挫伤的处理应慎重。急救处理包括保持呼吸道通畅、给氧、纠正软化胸壁及反常呼吸。需动态观察血气分析,以对肺挫伤的程度进行判断,如呼吸频率＞40 次/分钟、PaO_2＜8.0 kPa(60 mmHg)、$PaCO_2$＞6.7 kPa(50 mmHg)即为呼吸机应用指征,同时予以止痛、利尿,合理应用抗生素,积极抗休克治疗,限制液体量,慎用晶体液。

第八节　肋　骨　骨　折

肋骨是构成骨性胸廓最主要的成分,肋骨富有弹性,由后上向前下走行,同一根肋骨前后水平距离几乎相差 4 根肋骨宽度,正因为这种结构,使肋骨不仅保护着胸腔和腹上区脏器,而且参与呼吸运动。吸气时,胸廓向前上、外上抬举,使前后径和左右径同时扩大,胸腔负压亦加大、双肺随之膨胀;呼气时,由于肺的弹性回缩作用,使肺又恢复到自然状态,从而保证了氧气和二氧化碳的交换。

肋骨骨折是平时和战时最常见的胸部损伤,尤其是钝性挤压伤的发生率更高。根据报道,在平时住院的胸部伤员中有 60%～80% 可见肋骨骨折。

一、病因

(一)直接暴力

骨折多在暴力作用部位,骨折端多向内刺,容易损伤肋间血管、胸廓内血管、胸膜、肺组织及邻近脏器。

（二）间接暴力

骨折多由于胸廓受到挤压，暴力沿前后肋骨传导引起肋骨成角处折断，一般多在胸廓外侧，如腋中线、腋后线或腋前线处骨折，骨折断端多向外侧，内脏损伤机会减少。如暴力过大，除传导骨折外，暴力点处也可发生直接骨折，此时亦应注意暴力局部内脏损伤的可能性。

二、好发部位

由于胸廓后上背部有肩胛骨和前上胸部有锁骨及厚实的肌群保护，第9、10肋连接于更富于弹性的肋弓，第11、12肋为游离肋骨，所以以上肋骨不易发生骨折，一般骨折的好发部位多在第3~8肋骨。骨折与年龄亦有明显关系，其发生率与年龄成正比，少儿、幼儿肋骨富于弹性，一般不易骨折，即使骨折亦常为青枝骨折，而成年人，尤其老年人，骨质弹性减弱和骨质疏松，容易发生骨折，且比较严重。同样暴力，年轻人发生的肋骨骨折较少、较轻，而老年人更易发生多根多处骨折，甚至1根肋骨有3或4处折断者也有所见。有时老年人在剧烈咳嗽、打喷嚏时就可引起骨折，而Trinkle报道80岁以上老年人肋骨骨折病死率达20%。

三、合并内脏损伤

一般骨折部位尤其是直接暴力导致的肋骨骨折，易造成骨折断端下的内脏损伤，应特别引起警惕。例如，低位肋骨骨折，不仅可伤及膈肌，还可刺破脾脏、肝脏；近脊柱旁低位肋骨骨折，由于骨折两断端各向后内、外着力而致后腹膜内肾脏和十二指肠降、横部刺破和牵拉破裂；左前近心包部肋软骨骨折可致心包、心脏、大血管损伤；锁骨和第1、2肋骨骨折应警惕锁骨下动静脉损伤。Albers等报道第1~2肋骨骨折病死率约为5%，这与暴力大、常有严重血管合并伤有关。

四、分类

患者仅发生1根肋骨骨折者称为单根骨折。发生1根肋骨2处或2处以上骨折者称单根2处或多处骨折。发生2根或2根以上骨折者称为多根骨折。多根相邻的肋骨如发生骨折并有多处骨折称多根多处系列骨折。

五、临床表现

单纯肋骨骨折都有明显疼痛，甚至平静呼吸时亦如此，在咳嗽、深呼吸和身体转动时加剧，这不仅给伤员带来痛苦，也可使伤员胸壁肌肉产生反射性痉挛，导致呼吸表浅，不敢咳痰而导致胸部伤后可能产生的呼吸道分泌物或血痰不易咳出，常出现轻度呼吸困难和低氧血症，有时伤员在短期内可并发肺不张、肺炎，尤其老年人发生的概率明显增高。体格检查可以发现骨折部位肿胀、皮肤瘀斑、压痛，有时可以触到骨擦感和听到骨擦音。

六、辅助检查

（一）X线检查

1.常规胸部平片上肋骨骨折直接征象

（1）由于断端重叠形成线形或带状密度增高影。

（2）骨折处外形改变，断端分离、移位、骨折片存在。

(3)骨痂生成,骨折线模糊或消失。

2.可疑骨折表现的间接征象

(1)与对侧肋骨及邻近序列肋骨比较,肋骨走行及肋间隙有改变,骨折处软组织改变。

(2)心影后及膈下肋骨与心影及膈面重叠而掩盖,腋段肋骨由于近矢状面走行较陡,肋骨重叠及此处胸壁软组织厚度增加显示较差。

(3)有一部分肋骨骨折在 X 线片中不易被发现,因而误、漏诊的可能性较大。透视下能多角度地观察患处,使本来重叠的影像分离开来,把最佳角度观察到的肋骨骨折情况拍摄下来,准确地显示肋骨骨折的部位、骨折的数目、骨折的类型及移位情况,有时需要行高电压肋骨像检查。

(二)计算机断层扫描检查

普通计算机断层扫描受扫描速度慢、重建质量差等因素限制,观察肋骨骨折效果不佳,而应用多层螺旋计算机断层扫描容积再现技术(volume rendering technique,VRT)和三维重建诊断肋骨骨折,通过曲面重建像可有效观察骨折的部位、数量、形态和移位方向以及是否有骨痂形成。对不全骨折、前肋骨折,特别是靠近肋软骨和胸椎、无明显移位的骨折,多层螺旋计算机断层扫描三维重建具有明显优势。

(三)超声波检查

高频超声具有胸部 X 线片所不具备的优点。

(1)高频超声检查不受患者骨折部位的影响,可从多方位探测,而胸部 X 线片受摄片体位影响较明显。

(2)高频超声对肋骨、肋软骨具有很高的分辨率,(5～10)MHz 的频率能清晰地分辨出骨膜和软骨组织,能较为清晰地显示骨皮质的连续性,对不完全骨折或移位微小的骨折能做出诊断。

(3)高频超声能动态地显示图像,可以在患者呼吸过程中或体位改变过程中发现骨折。此外,高频超声还能鉴别骨折所致局部肿胀是血肿还是软组织水肿,可以弥补胸部 X 线片的某些不足。

七、诊断要点

根据胸部受伤病史、局部体征以及 X 线表现一般诊断并不困难。由于常规胸片经济、快速,目前仍是肋骨骨折的主要检查手段,但它同时也存在一些缺点,如在合并有腹部脏器损伤时,平片便很难发挥作用。因此,在临床工作中,根据具体情况配合计算机断层扫描等进一步检查或可加摄特殊体位,常采用电透下多体位观察点片,以避免肋骨相互间重叠及其他器官的影响,提高肋骨骨折检出率。

诊断重点是把影响伤员预后的浮动胸壁(连枷胸)、胸部和腹上区脏器继发性损伤和可能发生的并发症、肺挫伤、急性呼吸窘迫综合征、肺不张、肺炎等诊断出来。

八、治疗

(一)单纯肋骨骨折的治疗原则

治疗原则是止痛、固定和预防肺部感染。可口服或肌内注射止痛剂。肋间神经阻滞或痛点封闭有较好的止痛效果,且能改善呼吸和咳嗽功能。肋间神经阻滞可用 0.5% 或 1% 普鲁卡因 5 mL 注射于脊柱旁 5 cm 处的骨折肋骨下缘,注射范围包括骨折肋骨上、下各 1 根肋骨。痛点封闭是将普鲁卡因直接注射于肋骨骨折处,每处 10 mL,必要时阻滞或封闭重复一次。半环式胶布固定具有稳定骨折和缓解疼痛的功效,方法是用 5～7 cm 宽的胶布数条,在呼气状态下自后而前、自下而上作叠瓦式粘贴胸壁,相互重叠2～3 cm,两端需超过前后正中线 3 cm,范围包括骨折肋骨上、下各 1 根肋骨。但因其止痛效果并不理想、限制呼吸且有皮肤过敏等并发症,所以除在转送伤员时才考虑应用外,一般不常规应用。临床上应用多头胸带或弹力束胸带,效果很好。预防肺部并发症主要在于鼓励患者咳嗽、经常坐起和辅助排痰,必要时行气管内吸痰术。适量给予抗生素和祛痰剂。

（二）对于连枷胸的处理

除了上述原则以外,尤其注意尽快消除反常呼吸运动、保持呼吸道通畅和充分供氧、纠正呼吸与循环功能紊乱和防治休克。当胸壁软化范围小或位于背部时,反常呼吸运动可不明显或不严重,可采用局部夹垫加压包扎。但是,当浮动幅度达到 3 cm 以上时可引起严重的呼吸与循环功能紊乱,当浮动幅度超过5 cm或为双侧连枷胸（软胸综合征）时,必须进行紧急处理。首先暂时予以夹垫加压包扎,然后进行肋骨牵引固定。以往多用布巾钳重力牵引,方法是在浮动胸壁的中央选择 1～2 根能负重的肋骨,局麻后分别在其上、下缘用尖刀刺一小口,用布巾钳将肋骨钳住,注意勿损伤肋间血管和胸膜,用牵引绳系于钳尾部,通过滑车用 2～3 kg 质量块牵引 2 周左右。目前,已由类似原理设计出多种牵引器,采用特制的钩代替布巾钳,用胸壁外固定牵引架代替滑车重力牵引,方法简便,患者能够起床活动且便于转送。对于需做开胸手术的患者,可同时对肋骨骨折进行不锈钢丝捆扎和缝扎固定或用克氏针作骨髓内固定。目前已不主张对连枷胸患者一律应用控制性机械通气来消除反常呼吸运动（呼吸内固定法）,但对于伴有严重肺挫伤且并发急性呼吸衰竭的患者,及时进行气管内插管或气管切开后应用呼吸器治疗,仍具有重要作用。

（三）肋骨骨折转归

肋骨骨折多可在 2～4 周内稳定并能够自行愈合,治疗中也不像对四肢骨折那样强调对合断端。单纯性肋骨骨折本身并不致命,治疗的重点在于对连枷胸、各种合并伤的处理以及防治并发症,尤其是呼吸衰竭和休克。

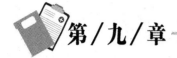

第九章

泌尿外科疾病

第一节 膀 胱 损 伤

一、病因

膀胱位于盆腔深部,耻骨联合后方,周围有骨盆保护,通常很少发生损伤。究其受伤原因大体分为以下三种。

(一)外伤性

最常见的原因为各种因素引起的骨盆骨折,如车祸、高处坠落等;其次为膀胱在充盈状态下突然遭到外来打击,如下腹部遭受撞击、摔倒等;少见原因尚有火器、利刃所致穿通伤等。

(二)医源性

最常见于妇产科、下腹部手术,以及某些泌尿外科手术,如经尿道切除膀胱肿瘤、经尿道前列腺电切术及输尿管镜检查等均可导致膀胱损伤。尤其是近年来随着腹腔镜手术的日益开展,医源性损伤更加不容忽视。

(三)自身疾病

比较少见,可由意识障碍引起,如醉酒或精神疾病;病理性膀胱如肿瘤、结核等可致自发性破裂。

二、临床表现

无论何种原因,膀胱损伤病理上大体分为挫伤及破裂两类。前者伤及膀胱黏膜或肌层,后者根据破裂部位分为腹膜外型、腹膜内型及两者兼有的混合型,从而有不同的临床表现。

轻微损伤仅出现血尿、耻骨上或下腹部疼痛等;损伤重者可出现血尿、无尿、排尿困难、腹膜炎等。

(一)血尿

可表现为肉眼或镜下血尿,其中肉眼血尿最具有提示意义。有时伴有血凝块,大量血尿者少见。

(二)疼痛

多为下腹部或耻骨后的疼痛,伴有骨盆骨折时,疼痛较剧。腹膜外破裂者,疼痛主要位于盆腔及下腹部,可有放射痛,如放射至会阴部、下肢等。膀胱破裂至腹腔者,表现为腹膜炎的症状及体征:全腹疼痛、压痛及反跳痛、腹肌紧张、肠鸣音减弱或消失等。

（三）无尿或排尿困难

膀胱发生破裂,尿液外渗,表现为无尿或尿量减少,部分患者表现为排尿困难,与疼痛、恐惧或卧床排尿不习惯等有关。

（四）休克

常见于严重损伤者。由创伤及大出血所致,如腹膜炎或骨盆骨折。

三、诊断

膀胱损伤的病理类型关系到治疗效果,因而应尽量做出准确诊断。和其他疾病一样,需结合病史(如外伤、手术史等)及症状、体征,以及辅助检查,综合分析,做出诊断。

膀胱损伤常被腹部、骨盆外伤引起的症状干扰或被其所掩盖。当患者诉耻骨上或下腹部疼痛,排尿困难,结合外伤、手术史,耻骨上区触疼,腹肌紧张,以及肠鸣音减弱等,应考虑膀胱损伤的可能。

（一）导尿检查

一旦怀疑膀胱损伤,即应马上给予导尿,如尿液清亮,可初步排除膀胱损伤;如尿液很少或无尿,应行注水试验:向膀胱内注入 $200\sim300$ mL 生理盐水,稍待片刻后抽出,如出入量相差很大,提示膀胱破裂。该方法尽管简便,但准确性差,易受干扰。

（二）膀胱造影

膀胱造影是诊断膀胱破裂最有价值的方法,尤其是对于骨盆骨折合并肉眼血尿的患者。导尿成功后,经尿管注入稀释后的造影剂(如 $15\%\sim30\%$ 的复方泛影葡胺),分别行前后位及左右斜位摄片,将造影前后 X 线片比较,观察有无造影剂外溢及其部位。腹膜内破裂者,造影剂溢出至肠系膜间相对较低的位置或到达膈肌下方;腹膜外破裂者可见造影剂积聚在膀胱颈周围。亦有人采用膀胱注气造影法,向膀胱内注气,观察气腹症,以帮助诊断。需要指出的是,由于 $10\%\sim29\%$ 的患者常同时出现膀胱和尿道损伤,故在发现血尿或导尿困难时,尚应行逆行尿道造影,以排除尿道损伤。

（三）计算机断层扫描及磁共振成像

临床应用价值低于膀胱造影,不推荐使用。但患者合并其他伤需行计算机断层扫描或磁共振成像检查,有时可发现膀胱破口或难以解释的腹部积液,应想到膀胱破裂的可能。

（四）静脉尿路造影

在考虑合并有肾脏或输尿管损伤时,行静脉尿路造影检查,同时观察膀胱区有无造影剂外溢,可辅助诊断。

四、治疗

除积极处理原发病及危及生命的并发症外,对于膀胱损伤,应根据不同的病理损伤类型,采用不同的治疗方法。

（一）膀胱挫伤

一般仅需保守治疗,卧床休息,多饮水,视病情持续导尿数天,预防性应用抗生素。

（二）腹膜外膀胱破裂

钝性暴力所致下腹部闭合性损伤，如患者情况较好，不伴有并发症，可仅予以尿管引流。主张采用大口径尿管（22Fr），以确保充分引流。2 周后拔除尿管，但拔除尿管前推荐行膀胱造影。同时应用抗生素持续至尿管拔除后 3 d。

以下情况应考虑行膀胱修补术：①钝性暴力所致腹膜外破裂，有发生膀胱瘘、伤口不愈合、菌血症的潜在可能性时；②因其他脏器损伤行手术探查时，如怀疑膀胱损伤，应同时探查膀胱，发现破裂，予以修补；③骨盆骨折在行内固定时，应对破裂的膀胱同时修补，防止尿外渗，从而减少内固定器械发生感染的机会。而对于膀胱周围血肿，除非手术必需，否则不予处理。

（三）腹膜内膀胱破裂

腹膜内膀胱破裂其裂口往往比膀胱造影所见要大得多，往往难于自行愈合，因而一旦怀疑腹膜内破裂，即应马上手术探查，同时检查有无其他脏器损伤。术中发现破裂，应用可吸收线分层修补，并在膀胱周围放置引流管。根据情况决定是单纯行留置导尿管，还是加行耻骨上膀胱高位造瘘，但最近观点认为后者并不优于单独留置导尿管。术后应用抗生素。有时，膀胱造影提示膀胱裂口很小，或患者病情不允许，可暂时行尿管引流，根据病情决定下一步是否行手术探查或修补。

以下两点需注意：①术中在修补膀胱裂口前，应检查输尿管有无损伤，通过观察输尿管口喷尿情况，静脉注射亚甲蓝或试行逆行插管来判定；输尿管壁内段或邻近管口的损伤，放置双 J 管或行膀胱输尿管再植术。②术中如发现直肠或阴道损伤，应将损伤的肠壁或阴道壁游离，重叠缝合加以修补，同时在膀胱与损伤部位之间填塞有活力的邻近组织，或者在修补的膀胱壁处注入生物胶，尽量减少膀胱直肠（阴道）瘘的发生；但结肠或直肠损伤时，如粪便污染较重，应改行结肠造瘘，二期修补。

（四）膀胱穿通伤

应马上手术探查，目的有二：①观察有无腹内脏器损伤。②观察有无泌尿系损伤；发现膀胱破裂，分层修补；同时观察有无三角区、膀胱颈部或输尿管损伤，视损伤情况做对应处理。当并发直肠或阴道损伤时，处理同上。

对于膀胱周围的血肿，应予以清除。留置的引流管需在腹壁另外戳洞引出。术后应用抗生素。

第二节　输尿管损伤

一、病因

输尿管是位于腹膜后间隙的细长管状器官，位置较深，有一定的活动范围，一般不易受外力损伤。输尿管损伤多为医源性。

（一）外伤损伤

1.开放性损伤

外界暴力所致输尿管损伤率约为 4%，主要是由刀伤、枪伤、刃器刺割伤引起。损伤不仅可以直接造成输尿管的穿孔、割裂或切断，而且继发感染，导致输尿管狭窄或漏尿。

2.闭合性损伤

多发生于车祸、高处坠落及极度减速事件中，损伤常造成胸腰椎错位、腰部骨折等。损伤机制有两方面：一方面由于腰椎的过度侧弯或伸展直接造成输尿管的撕脱或断裂；另一方面由于肾脏有一定的活动余地，可以向上移位，而相对固定的输尿管则被强制牵拉，造成输尿管的断裂，最常见的就是肾盂输尿管连接处断裂。

（二）手术损伤

医源性损伤是输尿管损伤最常见的原因，常见于外科、妇产科的腹膜后手术或盆腔手术，如子宫切除术、卵巢切除术、剖宫产、髂血管手术、结肠或直肠的肿瘤切除术等。临床上尤以子宫切除术和直肠癌根治术损伤输尿管最为常见。

（三）器械损伤

随着腔内泌尿外科的发展及输尿管镜技术的不断进步，输尿管镜引起输尿管损伤率也由7%下降至1%～5%。

1.输尿管插管损伤

在逆行肾盂造影、经皮肾镜碎石术术前准备、留置肾盂尿标本等检查或操作时需行输尿管插管，若输尿管导管选择不当、操作不熟练会引起输尿管损伤，尤其是在狭窄段和交界段。轻者黏膜充血水肿，重者撕裂穿孔。

2.输尿管镜检查损伤

输尿管扭曲成角或连接、交界处处于弯曲时，行硬性输尿管镜检查，如果操作不当或输尿管镜型号选择不当，就会损伤输尿管，形成假道或穿孔，甚至输尿管完全断裂。

3.输尿管碎石损伤

无论是选择取石钳、套石篮还是输尿管镜下钬激光碎石，较大的结石长期嵌顿刺激，结石周围黏膜水肿，甚至形成息肉，对于这种情况如果强制通过输尿管镜或导丝可能损伤输尿管。

4.其他碎石损伤

腔镜下使用激光或体外冲击波碎石治疗输尿管结石，可能会发生不同程度的管壁损伤。

（四）放射治疗损伤

宫颈癌、前列腺癌等放射治疗后，输尿管管壁易水肿、出血、坏死，进而形成纤维瘢痕或尿瘘。

二、临床表现

输尿管损伤的临床表现复杂多样，有可能出现较晚，也有可能不典型或者被其他脏器损伤所掩盖。常见的临床表现如下。

（一）尿外渗

开放性手术所致输尿管穿孔、断裂，或其他原因引起输尿管全层坏死、断离者，都会有尿液从伤口中流出。尿液流入腹腔会引起腹膜炎，出现腹膜刺激征；流入后腹膜，则引起腹部、腰部或直肠周围肿胀、疼痛，甚至形成积液或尿性囊肿。

（二）血尿

血尿在部分输尿管损伤中会出现，可表现为镜下或肉眼血尿，具体情况要视输尿管损伤类型而定。输尿管完全离断时，可以表现为无血尿。

（三）尿瘘

溢尿的瘘口一周左右就会形成瘘管。瘘管形成后常难以完全愈合，尿液不断流出，常见的尿瘘有输尿管皮肤瘘、输尿管腹膜瘘和输尿管阴道瘘等。

（四）感染症状

输尿管损伤后，自身炎症反应、尿外渗及尿液聚集等很快引起机体炎症反应，轻者局部疼痛、发热、脓肿形成，重者发生败血症或休克。

（五）无尿

如果双侧输尿管完全断裂或被误扎，伤后或术后就会导致无尿，但也要与严重外伤后所致休克、急性肾衰竭引起的无尿相鉴别。

（六）梗阻症状

放射性或腔内器械操作等所致输尿管损伤，由于长期炎症、水肿、粘连等，晚期会出现受损段输尿管狭窄甚至完全闭合，进而引起患侧上尿路梗阻，表现为输尿管扩张、肾积水、腰痛、肾衰竭等。

（七）合并伤表现

表现为受损器官的相应症状，严重外伤者会有休克表现。

三、诊断

（一）病史

外伤、腹盆腔手术及腔内泌尿外科器械操作后，如果出现伤口内流出尿液或一侧持续性腹痛、腹胀等症状时，均应警惕输尿管损伤的可能性。

（二）辅助检查

1.静脉尿路造影

部分输尿管损伤可以通过静脉尿路造影显示。

（1）输尿管误扎：误扎的输尿管可能完全梗阻或者通过率极低，因而造影剂排泄障碍，出现输尿管不显影或造影剂排泄受阻。

（2）输尿管扭曲：输尿管可以表现为单纯弯曲，也可以表现为弯曲处合并狭窄引起完全或不完全梗阻。前者造影剂可以显示扭曲部位，后者表现为病变上方输尿管扩张，造影剂排泄受阻。

（3）输尿管穿孔、撕脱、完全断裂：表现为造影剂外渗。

2.逆行肾盂造影

表现为在受损段输尿管插管比较困难，通过受阻。造影剂无法显示，自破裂处流入周围组织。该检查可以明确损伤部位，了解有无尿外渗及外渗范围，需要时可以直接留置导管引流尿液。

3.膀胱镜检查

膀胱镜不仅可以直视下了解输尿管开口损伤情况，观察有无水肿、黏膜充血，而且可以观察输尿管口有无喷尿或喷血尿，判断中上段输尿管损伤、梗阻的情况。

4.计算机断层扫描

可以良好显示输尿管的梗阻、尿外渗范围、尿瘘及肾积水等，尤其配合增强影像可以进一步提高诊断准确率。

5.B超

B超简易方便,可以初步了解患侧肾脏、输尿管梗阻情况,同时发现尿外渗。

6.放射性核素肾图

对了解患侧肾功能及病变段以上尿路梗阻情况有帮助。

(三)术中辨别

手术中,如果高度怀疑输尿管损伤时,可以应用亚甲蓝注射来定位诊断。方法是将1～2 mL亚甲蓝从肾盂注入,仔细观察输尿管外是否有蓝色液体出现。注射时不宜太多太快,因为过多亚甲蓝可以直接溢出或污染周围组织,影响判断。

四、治疗

输尿管损伤的处理既要考虑输尿管损伤的部位、程度、时间及肾脏膀胱情况,又要考虑患者的全身情况,了解有无严重合并伤及休克。

(一)急诊处理

(1)首先抗休克治疗,积极处理引起输尿管损伤的病因。

(2)术中发现的新鲜无感染输尿管伤口,应一期修复。

(3)如果输尿管损伤24 h以上,组织发生水肿或伤口有污染,一期修复困难时,可以先行肾脏造瘘术,引流外渗尿液,避免继发感染,待情况好转后再修复输尿管。

(二)手术治疗

1.输尿管支架置放术

对于输尿管小穿孔、部分断裂或误扎松解者,可放置双J管或输尿管导管,保留2周以上,一般能愈合。

2.肾造瘘术

对于输尿管损伤所致完全梗阻不能解除时,可以肾脏造瘘引流尿液,待情况好转后再修复输尿管。

3.输尿管成形术

对于完全断裂、坏死、缺损的输尿管损伤者,或保守治疗失败者,应尽早手术修复损伤的输尿管,恢复尿液引流通畅,保护肾功能。同时,彻底引流外渗尿液,防止感染或形成尿液囊肿。

手术中可以通过向肾盂注射亚甲蓝,观察术野蓝色液体流出,来寻找断裂的输尿管口。输尿管吻合时需要仔细分离输尿管并尽可能多保留其外膜,以保证营养与存活。

(1)输尿管-肾盂吻合术:上段近肾盂处输尿管或肾盂输尿管连接处撕脱断裂者可以行输尿管-肾盂吻合术,但要保证无张力。若吻合处狭窄明显时,可以留置双J管作支架,2周后取出。近年来,腹腔镜下输尿管-肾盂吻合术取得了成功,将是一个新的治疗方式。

(2)输尿管-输尿管吻合术:若输尿管损伤范围在2 cm以内,则可以行输尿管端端吻合术。输尿管一定要游离充分,保证无张力的吻合。双J管留置2周。

(3)输尿管-膀胱吻合术:输尿管下段的损伤,如果损伤长度在3 cm之内,尽量选择输尿管-膀胱吻合术。该手术并发症少,但要保证无张力及抗反流。双J管留置时间依具体情况而定。

(4)交叉输尿管-输尿管端侧吻合术:如果一侧输尿管中段或下段损伤超过1/2,端端吻合张力过大或长度不足时,可以将损伤侧输尿管游离,跨越脊柱后与对侧输尿管行端侧吻合术。尽管该手术成功率高,但也有学者认为不适合泌尿系肿瘤和结石的患者,以免累及对侧正常输尿管,提倡输尿管替代术或自体肾脏移植术。

（5）输尿管替代术：如果输尿管损伤较长，一侧或双侧病变较重，无法或不适宜行上述各种术式时，可以选择输尿管替代术。常见的替代物为回肠，也有报道应用阑尾替代输尿管取得手术成功者。近年来，组织工程学材料的不断研制与使用，极大地方便并降低了该手术的难度。

4.放射治疗性输尿管损伤

长期放射治疗往往会使输尿管形成狭窄性瘢痕，输尿管周围也会纤维化或硬化，且范围较大，一般手术修补输尿管困难，且患者身体情况较差时，宜尽早行尿流改道术。

5.自体肾脏移植术

当输尿管广泛损伤，长度明显不足以完成以上手术时，可以将肾脏移植到髂窝中，以缩短距离。手术要将肾脏缝在腰肌上，注意保护输尿管营养血管及外膜。不过需要注意的是，有8％的自体移植肾者术后出现移植肾无功能。

6.肾脏切除术

损伤侧输尿管所致肾脏严重积水或感染，肾功能严重受损或肾脏萎缩者，如对侧肾脏正常，则可施行肾脏切除术。另外，内脏严重损伤且累及肾脏无法修复者，或长期输尿管瘘存在无法重建者，也可以行肾脏切除术。

第三节 肾脏损伤

一、病因与分类

（一）闭合性损伤

造成肾脏闭合性损伤的外力因素可以是直接外力，也可以是间接外力。直接外力引起的闭合性损伤往往是钝性外力直接撞击腹部、腰部或背部造成的肾实质损伤。由交通事故、体育活动撞击或暴力冲突等产生的外力挤压肾脏，并导致肾脏与脊柱、肋骨相撞引起肾实质损伤或裂伤。

间接外力引起的闭合性损伤主要是指身体剧烈运动或体位变化导致的肾实质损伤。机动车突然减速、高处坠落等可以诱发瞬间的肾脏过度活动，进而导致肾实质裂伤、肾血管内膜撕脱或肾盂输尿管连接部断裂等。由于轻微外力引起肾损伤的患者往往提示其肾脏可能存在某种先天性或病理性改变如肾盂输尿管连接部狭窄导致的肾积水、肾肿瘤等。

（二）开放性损伤

开放性肾脏损伤主要以刀刺伤、枪击伤多见。刀刺伤引起的肾损伤往往为肾脏贯通伤，严重时可以同时穿透肾实质、集合系统及肾血管。此外，肾损伤的程度与刀具或匕首的长短、粗细、刺入部位和深度密切相关。枪击伤引起的肾脏贯通伤通常伴有延迟性出血、尿外渗、感染及脓肿形成等表现。这是由于子弹穿过肾脏可产生放射性或爆炸性能量，其气流冲击作用使软组织呈洞状损坏，其组织破坏程度与发射子弹的速度相关，并易出现延迟性组织坏死。

（三）医源性损伤

医源性损伤是指在疾病诊断或治疗过程中发生的肾损伤。如体外冲击波碎石、肾盂输尿管

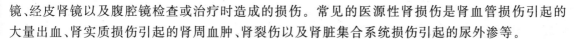

镜、经皮肾镜以及腹腔镜检查或治疗时造成的损伤。常见的医源性肾损伤是肾血管损伤引起的大量出血、肾实质损伤引起的肾周血肿、肾裂伤以及肾脏集合系统损伤引起的尿外渗等。

（四）自发性肾破裂

自发性肾破裂是指在无明显外伤情况下突然发生的肾实质、集合系统或肾血管的损伤，临床较罕见。自发性肾破裂的发生往往由肾脏本身病变所致，如巨大肾错构瘤或肾癌、肾动脉瘤、肾积水以及肾囊肿等疾患引起。

二、发病机制

肾损伤的发生机制和肾损伤的分类密切相关。

对于闭合性肾损伤的患者来讲，直接外力和间接外力引起损伤的机制也有所不同。直接外力引起的闭合性肾损伤是由于肾脏局部承受的压力突然增加导致肾脏移位并撞击邻近骨骼，或肾被膜破裂而产生。间接外力引起的闭合性肾损伤主要是由于肾脏随呼吸正常活动的范围突然加大导致肾脏过度活动而产生。

显而易见，开放性肾损伤的发生就是肾脏直接受到外界创伤的结果。一般认为贯通性肾损伤约80%同时合并多处脏器的损伤。肾损伤的发生机制也与是否发生泌尿系以外的脏器损伤相关，腹部贯通伤涉及肾脏的占6%~17%。文献报道贯通性肾损伤合并胸腔或腹腔脏器损伤的比例高达85%~95%。而贯通性肾损伤的发生与体表受伤的部位相关。当刀刺进入部位在腋前线或腋后线时，肾损伤同时合并其他脏器损伤的仅占12%。

肾蒂血管损伤的发生主要见于开放性肾损伤的患者，但是也有20%左右闭合性肾损伤的患者可以表现为肾血管损伤。国内外的文献报道显示在肾蒂血管损伤的患者中，肾动脉、肾静脉均损伤者占47%，肾静脉损伤者占34%，而肾动脉损伤者仅占19%。

三、诊断

在肾损伤的诊断中最主要的一项内容就是对创伤或外伤史的了解，同时配合全面的体格检查和各种辅助检查对患者进行全面的评估，获得明确的诊断。

（一）创伤史

对创伤史的了解应该首先考虑患者的受伤程度和病情的危急状况，尽可能在较短的时间内了解外伤或创伤现场的情况，有无体表创伤的发生，体表创伤的部位、深度和利器的种类。无论损伤是来自钝器直接暴力或刀刺贯通伤，根据体表解剖特点，如果受伤部位是从后背、侧腰部、上腹部或下胸部，均可能导致肾损伤。贯通伤的利器或子弹类型等也是询问并记录的重要内容，这不仅可评估损伤程度，也有助于考虑对失去血供组织清创术的范围。如因机动车交通事故所致，需了解机动车车速、伤者是司机、乘客或是行人。高处坠落伤应了解坠落高度及坠落现场地面情况。无论是机动车或高处坠落突然减速致伤，虽然未出现血尿也不能忽略有肾损伤的可能，必须进一步检查以明确有无肾损伤和是否需要外科治疗。

（二）临床表现

患者受到各种创伤后的临床表现非常复杂，同时临床表现会随时发生变化，因此在了解创伤史的同时应该掌握其临床表现的特征，达到不延误治疗时机的目的。

1.休克

患者受到各种创伤后发生的休克分为创伤性休克和失血性休克。创伤性休克是由于创伤后腹腔神经丛受到创伤引起的强烈刺激,导致血管张力下降和心排血量下降出现暂时性血压下降所致,一般情况下经输液治疗后可以获得恢复。而失血性休克是因为肾损伤伴随的大量出血和血容量的减少导致血压下降,需要及时输血补充患者的血容量,并同时采用各种方法止血,迅速达到救治目的。

2.血尿

尽管血尿被认为是肾损伤最常见、也是最重要的临床表现,但是我们不能忽略的是有 5%～10% 肾损伤的患者可以暂时没有血尿的表现。出现肉眼血尿通常预示患者有较严重的肾损伤,但是血尿的严重程度并不完全和损伤机制及肾损伤的程度相关。某些重度肾损伤如肾血管断裂、肾盂输尿管连接部破裂、输尿管断裂或血块阻塞输尿管,可能表现为镜下血尿,甚至无血尿。而在受到创伤前明确有肾脏疾病的患者如肾肿瘤、肾血管畸形、肾囊肿等,有时较轻的创伤也会出现不同程度的血尿。

3.疼痛

疼痛往往是患者受到外伤之后的第一个症状。一般情况下,疼痛部位和程度与受创伤的部位和程度是一致的。疼痛症状可以由肾被膜下出血导致的张力增加引起,表现为腹部或伤侧腰部的剧烈胀痛等疼痛症状。输尿管血块梗阻引起的疼痛常表现为钝痛。血块在输尿管内移动可导致痉挛,出现肾绞痛症状。肾损伤后出现的肾周血肿和尿外渗通常伴随明显的进行性的局部胀痛,在部分患者可以触及腰部或侧腹部肿块。

如果肾损伤引起的出血仅局限于腹膜后,疼痛症状以腰肌紧张、僵直以及较剧烈的疼痛为主。如果腹膜后血肿或尿液刺激腹膜或后腹膜破裂,血肿进入腹膜腔就会出现明显的腹痛和腹膜刺激征。同时合并腹腔脏器损伤的患者也会表现为明显的腹膜刺激征,但是应该注意的是出现腹膜刺激征并非一定有腹腔脏器损伤。在我国一项 250 例肾损伤中有腰痛症状者占 96%,有腹膜刺激者占 30%,而合并有腹腔脏器损伤者仅占 8.8%。

4.多脏器损伤

肾损伤合并其他脏器损伤的发生率和创伤部位与创伤程度有关。与肾损伤同时出现的合并伤主要涉及与肾相邻的脏器如肝、脾、胰腺、胸腔、腔静脉、主动脉、胃肠道、骨骼及神经系统等。有合并伤的肾损伤患者其临床表现更为复杂。合并腹腔内脏器损伤者主要表现为急腹症及腹胀等症状。合并胸腔脏器损伤者多表现为呼吸循环系统症状。合并大血管损伤的患者可以表现为失血性休克,合并不同部位骨折及神经系统损伤的患者也会出现相应的临床表现。国内近期多篇报道肾损伤合并其他脏器损伤占 14%～41%,而国外报道明显高于国内,闭合性损伤合并其他脏器损伤者占 44%～100%。贯通性肾损伤合并腹腔胸腔脏器损伤者占 80%～95%,其中枪伤全部合并其他脏器损伤。

(三)体格检查

对所有创伤患者首先应该积极监测各项生命体征的变化。定时监测患者的血压、脉搏、呼吸及意识等。如果患者的收缩压<12.0 kPa(90 mmHg)应该考虑有发生休克的可能。在进行全面体格检查时,注意观察创伤的部位和创伤程度。如果受伤部位在下胸部、上腹部、腰部并伴随有血尿等症状时,应考虑有肾损伤的可能。腰部或腹部触及肿块表明有严重肾损伤和腹膜后出血的可能。对于体表或体内有利器残留的患者,应该观察利器扎入体内的深度,是否伴随有出血或尿液样体液的流出,以及利器是否随呼吸移动等特征。

因肾损伤同时合并腹部脏器损伤发生率高达 80%,临床检查时要除外是否合并腹部脏器损

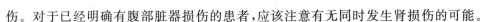

伤。对于已经明确有腹部脏器损伤的患者,应该注意有无同时发生肾损伤的可能。

（四）尿液检查与分析

对于疑有肾损伤的患者应尽早获取尿液标本进行检测,判断有无血尿的发生。血尿的判断分为肉眼血尿和镜下血尿两种,出现肉眼血尿的患者同时还应该通过血尿的状况,如有无血块等初步判断出血量的多少以及是否需要留置尿管进行膀胱冲洗等。尿液标本收取过程中应该特别注意收集伤后第一次尿液进行检测,因为有些伤者在受伤后第一次排尿为血尿,而之后的几次排尿由于输尿管血块堵塞的原因出现暂时性血尿消失的现象。

（五）影像学检查

影像学检查包括腹部平片、静脉尿路造影、计算机断层扫描、肾动脉造影、超声检查、磁共振成像及逆行造影等各种类型检查手段。

1.B超

由于B超检查的普及以及快捷方便的特点,对于怀疑有肾损伤,尤其是闭合性损伤的患者应该尽早进行B超检查。必要时可以反复进行B超检查进行动态对比,目的就是对肾损伤获得早期诊断。由于方便可靠的特点,在肾损伤的影像学检查中B超检查被认为是首选检查手段。

B超检查可以判断肾脏体积或大小的变化,有无严重肾实质损伤的存在,肾血管的血流是否正常等,同时也能够对肾脏有无积水,肿瘤占位等病变做出判断。对造影剂过敏、不能接受X线检查的患者(如妊娠妇女)及有群体伤员时可以作为一种筛查性手段。

2.腹部平片与静脉尿路造影

腹部平片应包括双肾区、双侧输尿管及膀胱区。在获得腹部平片后应该首先观察骨骼系统有无异常、伤侧膈肌是否增高等泌尿系之外的变化,及时判断有无多脏器损伤的可能。对于开放性肾损伤的患者,通过腹部平片还可以了解体内有无金属利器、断裂刀具以及子弹或碎弹片的残留。

静脉尿路造影通常采用大剂量造影剂快速静脉推入后连续观察的手段。当静脉尿路造影显示患肾不显影表明功能严重受损,可能为肾损伤严重或肾动脉栓塞,而肾动脉栓塞的可能性约占50%。

3.计算机断层扫描

计算机断层扫描对肾周血肿及尿外渗范围的判断能力均优于静脉尿路造影。采用增强扫描可观察肾实质缺损部位、程度,辨别有无肾动脉或分支的损伤和栓塞。采用螺旋计算机断层扫描可更清晰地显示复杂肾损伤的生理解剖学图像。计算机断层扫描应包括全腹及盆腔,必要时口服对比剂或灌肠以排除胃肠道的破裂,达到了解腹膜内脏器有无合并伤的目的,为重度肾损伤患者是否能采用非手术治疗提供更多信息,避免过多开放手术导致肾切除的风险,尤其是孤立肾及双肾损伤患者。

计算机断层扫描平扫对创伤部位、深度、肾血管损伤,有无尿外渗及肾功能的判断效果差,常需增强扫描补充。临床经验认为无论是闭合性还是贯通性损伤常常以计算机断层扫描作为首选,减少过多地搬动患者,并能为医师对病情判断提供更快更有价值的信息。

四、分级

肾损伤的分级在肾损伤的诊断与治疗中意义重大,对肾损伤严重程度的正确评估是制订合理的进一步检查和处理措施的基础。而根据肾损伤的分级判断患者能否进行进一步检查,选择何种治疗手段,最大限度地达到救治患者及保护患肾的目的。

最初肾损伤按其损伤机制进行分类,即分为闭合性损伤及贯通性损伤,其中包括医源性损伤及自发性肾破裂等。

为了临床诊治的方便,有学者提出肾损伤只分轻度和重度。轻度损伤为肾挫伤、被膜下少量血肿、肾浅表裂伤。重度损伤为肾深层实质裂伤、裂伤深达髓质及集合系统、肾血管肾蒂损伤、肾破碎、肾周大量血肿。并认为轻度损伤占70%,破碎肾和肾蒂损伤占10%~15%。也有学者将肾损伤分为轻度、中度、重度。轻度为肾挫伤和小裂伤占70%,中度为较大裂伤,约占20%,重度为破碎伤及肾蒂损伤,约占10%。

然而,这些分级及分类方法只是根据肾脏本身的损伤程度限定的,并不完全反映伤者的整体状况。创伤患者的特点和整体状况密切相关,如肾损伤常常同时合并多脏器的损伤。然而,目前关注更多的问题是对肾损伤的评估应该建立在对患者全身状况正确评估的基础上,尤其是合并多脏器损伤的患者,在进一步的临床检查和治疗过程中常常需要多个科室医师的密切配合。因此,不论何种肾损伤的分级方法都不能替代对患者全身状况的评估。

五、肾脏损伤的治疗

在肾损伤的临床治疗中,如何选择手术时机和手术方法一直都是泌尿外科医师关注的问题。在决定治疗方式之前,更重要的一点就是需要判断患者是否具有手术适应证。而手术适应证的判断主要是根据患者的创伤史、损伤的种类与程度、送入急诊室后的临床表现及全面检查的结果决定。

(一)急诊救治

实际上,对送入急诊室的创伤患者来讲,临床治疗和检查是同步进行的。通过对血压、脉搏、呼吸及体温等生命体征的监测,需要立即决定患者是否需要输血、输液或复苏处理。在询问创伤史的同时,完成各项常规检查。根据创伤的分类即闭合性或开放性损伤,初步判断患者是单纯肾损伤还是多脏器损伤。对于仅怀疑为单纯肾损伤的患者,应该根据患者有无血尿以及血尿常规检查和B超等辅助检查的结果决定患者进一步的治疗计划。如果是多脏器损伤需要与相关科室的医师取得联系,共同决定下一步临床检查的内容和救治方案。

(二)保守治疗

肾脏闭合性损伤的患者90%以上可以通过保守治疗获得治疗效果。近年来随着影像技术的进展与普及,尤其是计算机断层扫描检查,对闭合性肾损伤患者肾脏损伤的程度能够获得明确的判断,手术探查发生率明显下降。手术探查往往会出现难以控制的出血而导致患肾切除,因此,需要严格把握手术探查的适应证。一般认为接受保守治疗的患者应该具备以下条件:①各项生命体征平稳;②闭合性损伤;③影像学检查结果显示肾损伤分期为Ⅰ、Ⅱ期的轻度损伤;④无多脏器损伤的发生。

在保守治疗期间应密切观察各项生命体征是否平稳,采取输液,必要时输血补充血容量和维持水电解质平衡等支持疗法,并给以抗生素预防感染。注意血尿的轻重、腹部肿块扩展及血红蛋白、血细胞比容的改变。患者尿量减少,要注意患者有无休克或伤后休克期过长发生急性肾衰可能。患者有先天性畸形或伤前有病理性肾病如先天性孤立肾,对侧肾有病理性肾功能丧失而发生肾血管栓塞,尿路血块梗阻等均可导致尿量减少或无尿。必要时进行影像学检查或复查,随时对肾损伤是否出现进展或并发症进行临床判断和救治。在观察期间病情有恶化趋势时应及时处理或手术探查。

接受保守治疗的患者需要绝对卧床 2 周以上,直到尿液变清,并限制活动至镜下血尿消失。因伤后损伤组织脆弱,或局部血肿,尿外渗易发生感染,因此往往在伤后 1~3 周因活动不当常可导致继发出血。

（三）介入治疗

随着血管外科介入治疗的发展,越来越多的肾损伤患者可以通过介入治疗获得明确的效果。当肾损伤合并出血但血流动力学平稳,由于其他损伤不适宜开腹探查或延迟性再出血,术后肾动静脉瘘及肾动脉分支损伤,均可采用选择性动脉插管技术,在动脉造影的同时栓塞出血的肾动脉。由于介入治疗失败后还存在外科治疗的可能,因此对暂时不具备外科治疗适应证,同时存在出血风险的患者可以考虑进行血管造影及介入治疗。目前介入治疗可以达到超选择性血管栓塞的效果,对止血以及保护肾功能都具有临床意义。介入治疗尤其适用于对侧肾缺如,或对侧肾功能不全的肾损伤患者。肾损伤患者介入治疗后需要卧床休养和观察,在此期间一旦病情发生变化需要外科治疗时应该积极准备下一步外科治疗的实施。

（四）外科治疗

对于肾损伤患者,在决定外科治疗时应该考虑的几个问题是该患者是否需要手术治疗,手术治疗的目的是外科探查还是目标明确的肾修补术。在外科治疗之前一定要明确对侧肾脏的状况,同时要告知患者及其家属伤侧肾脏有切除的可能。因为不论是手术探查还是肾修补术,手术前都很难判断伤侧肾脏的具体情况,必要时术者需要术中和向患者家属说明病情,决定手术方式。

1.外科探查

外科探查主要见于下列几种状况。

（1）难以控制的出血:由于肾外伤导致大量的持续性显性出血或全身支持疗法不能矫正休克状态的患者,应立即手术止血挽救生命。可以在手术中进行静脉尿路造影了解双肾功能。

（2）腹部多脏器损伤:腹部脏器损伤是手术适应证。肾损伤往往伴有腹部多脏器损伤。腹部多脏器损伤采用计算机断层扫描、超声波等综合诊断后可以进行手术,同时探查肾脏损伤状况。

（3）大量尿外渗:尿外渗是由于肾损伤导致肾脏集合系统包括肾盂、输尿管连接部损伤断裂所致。少量的尿外渗大部分可以自然愈合,大量的尿外渗可形成尿性囊肿,若继发感染后导致脓肿及肾出血。肾损伤后出现大量尿外渗的患者,应该积极进行手术探查尽早修补集合系统的损伤。

2.外科探查原则

（1）外科探查前或打开腹膜后血肿前未做影像学检查者应手术中行大剂量静脉尿路造影,了解肾损伤严重程度及对侧肾功能。对侧肾脏有病理性改变及先天缺如者应尽力保留伤肾。对侧肾功能正常者原则上也须尽力保留,不能轻易切除伤肾。

（2）在打开后腹膜清除肾周血肿暴露肾脏前必须控制肾脏的血液循环,以避免出现难以控制的出血而导致生命危险及患肾切除。

（3）探查时肾血管控制温缺血时间不应超过 60 min,如超时需用无菌冰降温并给予肌苷以保护肾功能的恢复。

（4）暴露整个肾脏并仔细检查肾实质、肾盂、输尿管及肾血管,并评估损伤程度,注意有无失去活力组织及尿外渗。

(5)需彻底清创,尤其是因枪伤所致的肾损伤。清除因子弹爆炸效应出现的组织缺血坏死,可减少术后感染、出血及高血压等并发症。

(6)腹膜后留置导管引流。因肾损伤常累及集合系统,术后尿外渗及渗血可经引流管引出,避免术后尿性囊肿及感染等并发症。

3.外科探查手术入路

(1)急性肾创伤的手术探查最好采取经腹途径,以便探查腹腔脏器和肠管。通常取剑突下至耻骨的腹正中切口,此入路能在打开肾周筋膜清理血肿前较易游离并控制双肾的动脉及静脉。

(2)迅速进入腹腔,在出血不严重时探查腹腔脏器并可修补。在探查肾脏之前,如有必要,应先对大血管、肝脏、脾脏、胰腺和肠管创伤进行探查及处理。当出血证实主要来自肾脏应尽快暴露肾血管及肾脏控制出血。

(3)由于腹膜后有大量血肿使正常解剖关系破坏变形,需仔细辨别标志。可提起小肠暴露后腹膜,在肠系膜下动脉、主动脉前壁前方向下剪开后腹膜。血肿过大难以辨认主动脉时可以肠系膜静脉作为标志,祛除血肿找到主动脉前壁向下剪开后腹膜。

(4)从左肾静脉与下腔静脉连接处提起左肾静脉较易暴露双侧肾动脉和腹主动脉。游离双肾的动脉、静脉,注意约25%患者双侧有多个肾动脉而15%患者有多个肾静脉。多个肾静脉者约80%发生在右侧肾脏。

(5)将游离的肾脏血管分别用橡皮带提起或用无损伤血管钳夹住。确保肾血管已得到控制后,提起伤肾侧结肠,剪开侧腹膜并打开肾周筋膜清理肾周血肿并完全暴露肾脏,观察肾脏损伤程度及范围。也可分别从升结肠或降结肠外侧腹膜处剪开上至肝区或脾区,将结肠推向中线,暴露肾脏血管。

4.肾修补缝合术和肾部分切除术

当肾裂伤比较限局时可行肾脏修补缝合术控制出血。在肾上极或下极有严重裂伤也可采用肾部分切除术。在控制肾血管及暴露肾脏之后,剥离肾包膜并尽可能保留肾包膜,锐性清除破碎及无活力组织。肾创伤断面有撕裂的肾盏或肾盂及较大血管可用蚊式钳夹住并以4-0可吸收铬制线间断缝扎关闭破碎集合系统及止血。再以2-0铬制缝线通过肾包膜贯穿褥式缝合裂开肾实质,以游离的包膜遮盖肾裂伤处,避免术后出血。结扎缝线时应松紧适度,于裂伤及缝线处垫备好的脂肪或可吸收的明胶海绵,避免结扎缝线用力过度,撕裂肾实质。包膜短缺也可用带蒂网膜或邻近裂伤处腹膜遮盖创面并缝合止血。网膜中间切开勿损伤主要血管。将其网膜片由外侧裹向前方,可用1-0可吸收肠线绑扎数道避免大网膜滑脱。开放肾循环观察无出血后,冲洗伤口并腹膜后留置引流管一根,缝合伤口。大网膜包裹伤肾,取材方便,能增加伤肾血供,可促进其恢复。

肾脏损伤后的修复技术可影响损伤的愈合。过多地缝合肾实质可能导致局部压迫性坏死,破坏肾实质的结构。因此尽可能缝合肾包膜而少缝肾实质。包膜不够时可用腹膜或大网膜移植皮片或特殊结构网套(polyglycolic acid,聚乙醇酸网)包绕肾脏。应用该网套60 d可完全吸收。肾被膜重建完整而用肠线缝合三个月仍有肠线残留且伴炎性反应。因此采用合成缝线较铬制肠线更佳。

5.肾切除术

术中发生难以控制的出血,肾蒂损伤,集合系统断裂无法修复与吻合,或肾栓塞时间过长,功能难以恢复时,在对侧肾功能良好的情况下可考虑肾切除术。以肾蒂钳双重钳夹肾蒂,剪断肾蒂血管,用 10 号丝线双重结扎及缝扎肾蒂血管,钳夹及剪断上段输尿管,以 7 号丝线结扎输尿管远端。切除伤肾后清除血肿并冲洗肾窝,如止血充分可不置引流管。如放置引流可于术后 1～3 d 拔除。

6.肾切除术的适应证

肾创伤修补术受很多因素影响。体温低、凝血功能差的病情不稳定患者,如果对侧肾脏功能良好则不应冒险进行肾修补术。如前所述,24 h 内有计划的紧急处理(包扎伤口、控制出血和纠正代谢和凝血异常)为治疗提供了选择机会。对于广泛肾创伤,如行肾修补术危及患者生命时,应立即采取完整肾切除术。Nash 和同伴回顾由于肾创伤行肾切除术的病例时发现,77% 的肾切除是因为肾实质、血管创伤和严重的复合伤,其余的 23% 是在肾修补术中因血流动力学不稳定而被迫施行肾切除术。

7.肾损伤外科治疗术后观察要点

(1)注意观察生命体征,包括血压、脉搏、体温、尿量、尿颜色、伤口出血、血红蛋白、血细胞比容等变化,必要时可用止血药物。

(2)保持卧床 2 周以上,直到尿液变清。

(3)引流管无血性液体或尿外渗等分泌物排出可于术后 5～10 d 拔除。

(4)采用抗感染治疗一个月。

(5)定期检测肾功能及影像学检查。

(6)观察可能发生的并发症,如延迟性出血、局部血肿、尿性囊肿、脓肿形成及高血压等,必要时应用超声及计算机断层扫描检查。根据不同情况选用穿刺引流,选择性肾动脉栓塞或再次手术肾切除等方法治疗。

(五)医源性损伤的救治

在医源性损伤的救治过程中,及时明确诊断非常重要。由于医源性损伤主要是由于各种腔镜操作不当引起,因此规范化的腔镜操作是预防医源性损伤的唯一途径。一旦发生医源性损伤,应该及时进行治疗,以免延误最佳治疗时机。

1.肾血管损伤引起的大量出血

腔镜操作引起肾血管或腔静脉损伤并继发的大量出血往往来势迅猛,突然之间腔镜的视野全部被出血掩盖。这时就需要迅速判断可能的出血部位。经过迅速的腔内处理仍然达不到止血效果时应该及时改开放手术,在清晰的视野下完成损伤血管的修复手术。

腹腔镜操作引起肾静脉或腔静脉损伤的另一个特点是由于气腹的高压状态,即使发生了损伤也有可能无明显的出血。当解除或降低气腹压力后,才能表现出明显的出血。对于这类情况最好的处理也是及时发现出血,可以在降低气腹压力后再次观察,或及时观察引流管的引流液,一旦确认有活动性出血应该积极处理。

2.肾周血肿、肾裂伤或尿外渗

腔镜操作引起的肾周血肿、肾裂伤或尿外渗一般通过手术中的缝合处理都能够达到救治的目的,但是需要引起重视的是手术后应该按照肾外伤的处理原则观察引流液的状况、必要的卧床休息和追加的抗感染治疗。

六、肾脏损伤的并发症

(一)尿外渗和尿性囊肿

国外报道闭合性肾损伤尿外渗发生率为 2%～18%,而贯通伤为 11%～26%。未处理的尿外渗一般伤后 2～5 d 可在腹膜后脂肪组织蓄积,随着尿液蓄积增多,周围组织纤维化反应,形成纤维包膜或囊壁而成尿性囊肿。尿性囊肿可在伤后数周内形成,也可在数年后形成,尿外渗或尿性囊肿的出现表明肾的集合系统损伤,也可能因血块、输尿管壁及周围血肿压迫导致尿液引流不畅而外渗。

持久的尿外渗可以导致尿囊肿、肾周感染和肾功能受损。这些患者应早期给予全身抗生素治疗,同时严密观察病情。在多数情况下,尿外渗会自然消退。如果尿外渗持续存在,那么置入输尿管支架常常可以解决问题。尿性囊肿可采用在超声或计算机断层扫描引导下的穿刺引流,将 22 号穿刺针,经腰部皮肤进入囊腔,抽取液体标本做常规检查、培养,用扩张器逐个扩张通道至使 F12～F16 导管等进入囊内,排空渗出的尿液。长期引流尿液不能减少或消失,应考虑损伤严重或远端输尿管有狭窄或梗阻因素。尿性囊肿长期刺激和梗阻可使肾周组织纤维化,影响肾脏功能,当肾已失去功能,破坏严重,在对侧肾功能良好情况下可考虑肾切除术。

(二)延迟性出血

迟发的肾脏出血在创伤后数周内都有可能发生,但通常不会超过 3 周。最基本的处理方法为绝对卧床和补液。迟发性出血的处理应该根据患者全身状况,出血严重程度及影像学检查结果而定,大量出血危及生命应急诊手术。如果表现为持续性的出血,可以进行血管造影确定出血部位后栓塞相应的血管。

(三)肾周脓肿

肾创伤后肾周脓肿极少发生,但持续性的尿外渗和尿性囊肿是其典型的前兆。肾周脓肿可有急性及慢性表现两种。急性表现可在伤后 5～7 d 出现高热、腰背疼痛、叩击痛,甚至腹胀、肠梗阻症状。慢性特点仅表现为低烧、盗汗、食欲下降、体重下降,出现感染迹象时应特别注意有可能发生继发性出血。其诊断主要根据超声与计算机断层扫描检查。

早期可以经皮穿刺引流,必要时切开引流。应注意肾周脓肿往往是多房性的,当引流不畅时,应手术将其间隔破坏,保证引流通畅,或切除已破坏的肾脏。根据感染细菌类型及敏感性选用相应抗生素控制感染。

(四)肾性高血压

创伤后早期发生高血压很少有报道,多数患者出现肾损伤后高血压,一般在伤后一年内。然而临床发现有早在伤后一天内就有高血压表现,也有在 20 年后才出现高血压。创伤后发生肾性高血压的机制为:①肾血管外伤直接导致血管狭窄或阻塞;②尿外渗压迫肾实质;③创伤后发生的肾动静脉瘘。在以上因素的作用下,肾素-血管紧张素系统由于部分肾缺血而受到刺激,进而引起高血压。

第四节　膀　胱　结　石

膀胱结石是较常见的泌尿系统结石,好发于男性,男女比例约为10∶1。膀胱结石的发病率有明显的地区和年龄差异。总的来说,在经济落后地区,膀胱结石以婴幼儿为常见,主要由营养不良所致。随着我国经济的发展,膀胱结石的总发病率已显著下降,多见于50岁以上的老年人。

一、病因

膀胱结石分为原发性和继发性两种。原发性膀胱结石多由营养不良所致,现在除了少数发展中国家及我国一些边远地区外,其他地区该病已少见。继发性膀胱结石主要继发于下尿路梗阻、膀胱异物等。

（一）营养不良

婴幼儿原发性膀胱结石主要发生于贫困饥荒年代,营养缺乏,尤其是动物蛋白摄入不足是其主要原因。只要改善婴幼儿的营养,使新生儿有足够的母乳或牛乳喂养,婴幼儿膀胱结石是可以预防的。

（二）下尿路梗阻

一般情况下,膀胱内的小结石以及在过饱和状态下形成的尿盐沉淀常可随尿流排出。但当有下尿路梗阻时,如良性前列腺增生、膀胱颈部梗阻、尿道狭窄、先天畸形、膀胱膨出、憩室、肿瘤等,均可使小结石和尿盐结晶沉积于膀胱而形成结石。

此外,造成尿流不畅的神经性膀胱功能障碍、长期卧床等,都可能诱发膀胱结石的出现。尿液潴留容易并发感染,以细菌团、炎症坏死组织及脓块为核心,可诱发晶体物质在其表面沉积而形成结石。

（三）膀胱异物

医源性的膀胱异物主要有长期留置的导尿管、被遗忘取出的输尿管支架管、不被机体吸收的残留缝线、膀胱悬吊物、由子宫内穿至膀胱的Lippes环等,非医源性异物如发夹、蜡块等。膀胱异物可作为结石的核心而使尿盐晶体物质沉积于其周围而形成结石。此外,膀胱异物也容易诱发感染,继而发生结石。

当发生血吸虫病时,其虫卵亦可成为结石的核心而诱发膀胱结石。

（四）尿路感染

继发于尿液潴留及膀胱异物的感染,尤其是分泌尿素酶的细菌感染,由于能分解尿素产生氨,使尿pH升高,使尿磷酸钙、铵和镁盐的沉淀而形成膀胱结石。这种由产生尿素酶的微生物感染所引起、由磷酸镁铵和碳磷灰石组成的结石,又称为感染性结石。

含尿素酶的细菌大多数属于肠杆菌属,其中最常见的是奇异变形杆菌,其次是克雷伯杆菌、假单胞菌属及某些葡萄球菌。少数大肠埃希菌、某些厌氧细菌及支原体也可以产生尿素酶。

（五）代谢性疾病

膀胱结石由人体代谢产物组成,与代谢性疾病有着极其密切的关系,包括胱氨酸尿症、原发性高草酸尿症、特发性高尿钙、原发性甲状旁腺功能亢进症、黄嘌呤尿症、特发性低柠檬酸尿症等。

（六）肠道膀胱扩大术

肠道膀胱扩大术后膀胱结石的发生率高达 36％～50％，主要原因是肠道分泌黏液所致。

（七）膀胱外翻-尿道上裂

膀胱外翻-尿道上裂患者在膀胱尿道重建术前因存在解剖及功能方面的异常，易发生膀胱结石。在重建术后，手术引流管、尿路感染、尿液潴留等又增加了结石形成的危险因素。

二、病理

膀胱结石的继发性病理改变主要表现为局部损害、梗阻和感染。由于结石的机械性刺激，膀胱黏膜往往呈慢性炎症改变。继发感染时，可出现滤泡样炎性病变、出血和溃疡，膀胱底部和结石表面均可见脓苔。偶可发生严重的膀胱溃疡，甚至穿破到阴道、直肠，形成尿瘘。晚期可发生膀胱周围炎，使膀胱和周围组织粘连，甚至发生穿孔。

膀胱结石易堵塞于膀胱出口、膀胱颈及后尿道，导致排尿困难。长期持续的下尿路梗阻可使膀胱逼尿肌出现代偿性肥厚，并逐渐形成小梁、小房和憩室，使膀胱壁增厚和肌层纤维组织增生。长期下尿路梗阻还可损害膀胱输尿管的抗反流机制，导致双侧输尿管扩张和肾积水，使肾功能受损，甚至发展为尿毒症。肾盂输尿管扩张积水可继发感染而发生肾盂肾炎及输尿管炎。

当尿路移行上皮长期受到结石、炎症和尿源性致癌物质刺激时，局部上皮组织可发生增生性改变，甚至出现乳头样增生或者鳞状上皮化生，最后发展为鳞状上皮癌。

三、临床表现

膀胱结石的主要症状是排尿疼痛、排尿困难和血尿。疼痛可为耻骨上或会阴部疼痛，由结石刺激膀胱底部黏膜而引起，常伴有尿频和尿急，排尿终末时疼痛加剧。如并发感染，则尿频、尿急更加明显，并可发生血尿和脓尿。排尿过程中结石常堵塞膀胱出口，使排尿突然中断并突发剧痛，疼痛可向阴茎、阴茎头和会阴部放射。排尿中断后，患者须晃动身体或采取蹲位或卧位，移开堵塞的结石，才能继续排尿，并可缓解疼痛。

小儿发生结石堵塞，往往疼痛难忍，大声哭喊，大汗淋漓，常用手牵扯阴茎或手抓会阴部，并变换各种体位以减轻痛苦。结石嵌顿于膀胱颈口或后尿道，则出现明显排尿困难，尿流呈滴沥状，严重时发生急性尿潴留。

膀胱壁由于结石的机械性刺激，可出现血尿，并往往表现为终末血尿。尿流中断后再继续排尿亦常伴有血尿。

老年男性膀胱结石多继发于前列腺增生症，可同时伴有前列腺增生症的症状；神经性膀胱功能障碍、尿道狭窄等引起的膀胱结石亦伴有相应的症状。

少数患者，尤其是结石较大、且有下尿路梗阻及残余尿者，可无明显的症状，仅在做 B 超或 X 线检查时发现结石。

四、诊断

根据膀胱结石的典型症状，如排尿终末疼痛、排尿突然中断，或小儿排尿时啼哭牵拉阴茎等，可做出膀胱结石的初步诊断。但这些症状绝非膀胱结石所独有，常需辅以 B 超或 X 线检查才能确诊，必要时做膀胱镜检查。

　　体检对膀胱结石的诊断帮助不大,多数病例无明显的阳性体征。结石较大者,经双合诊可扪及结石。婴幼儿直肠指检有时亦可摸到结石。经尿道将金属探条插入膀胱,可探出金属碰击结石的感觉和声音。目前此法已被 B 超及 X 线检查取代而很少采用。

　　实验室检查可发现尿中有红细胞或脓细胞,伴有肾功能损害时可见血肌酐、尿素氮升高。

　　超声检查简单实用,结石呈强光团并有明显的声影。当患者转动身体时,可见到结石在膀胱内移动。膀胱憩室结石则变动不大。

　　腹部平片亦是诊断膀胱结石的重要手段,结合 B 超检查可了解结石大小、位置、形态和数目,还可了解双肾、输尿管有无结石。应注意区分平片上的盆部静脉石、输尿管下段结石、淋巴结钙化影、肿瘤钙化影及粪石。必要时行静脉肾盂造影检查以了解上尿路情况,作膀胱尿道造影以了解膀胱及尿道情况。纯尿酸和胱氨酸结石为透 X 线的阴性结石,用淡的造影剂进行膀胱造影有助于诊断。

　　尿道膀胱镜检查是诊断膀胱结石最可靠的方法,尤其对于透 X 线的结石。结石在膀胱镜可一目了然,不仅可查清结石的大小、数目及其具体特征,还可明确有无其他病变,如前列腺增生、尿道狭窄、膀胱憩室、炎症改变、异物、癌变、先天性后尿道瓣膜及神经性膀胱功能障碍等。膀胱镜检查后,还可同时进行膀胱结石的碎石治疗。

五、治疗

　　膀胱结石的治疗应遵循两个原则,一是取出结石,二是去除结石形成的病因。膀胱结石如果来源于肾、输尿管结石,则同时处理;来源于下尿路梗阻或异物等病因时,在清除结石的同时必须去除这些病因。有的病因则需另行处理或取石后继续处理,如感染、代谢紊乱和营养失调等。

　　一般来说,直径<0.6 cm,表面光滑,无下尿路梗阻的膀胱结石可自行排出体外。绝大多数的膀胱结石均需行外科治疗,方法包括体外冲击波碎石术、内腔镜手术和开放性手术。

　　(一)体外冲击波碎石术

　　小儿膀胱结石多为原发性结石,可首选体外冲击波碎石术;成人原发性膀胱结石≤3 cm 者亦可以采用体外冲击波碎石术。膀胱结石进行体外冲击波碎石时多采用俯卧位或蛙式坐位,对阴囊部位应做好防护措施。由于膀胱空间大,结石易移动,碎石时应注意定位。较大的结石碎石前膀胱需放置 Foley 尿管,如需做第 2 次碎石,两次治疗间断时间应>1 周。

　　(二)腔内治疗

　　几乎所有类型的膀胱结石都可以采用经尿道手术治疗。在内镜直视下经尿道碎石是目前治疗膀胱结石的主要方法,可以同时处理下尿路梗阻病变,如前列腺增生、尿道狭窄、先天性后尿道瓣膜等,亦可以同时取出膀胱异物。

　　相对禁忌证:①严重尿道狭窄经扩张仍不能置镜者;②合并膀胱挛缩者,容易造成膀胱损伤和破裂;③伴严重出血倾向者;④泌尿系统急性感染期;⑤严重全身性感染;⑥全身情况差不能耐受手术者;⑦膀胱结石合并多发性憩室应视为机械碎石的禁忌证。

　　一般采用蛛网膜下腔麻醉、骶管阻滞麻醉或硬膜外麻醉均可,对于较小、单发的结石亦可选择尿道黏膜表面麻醉。小儿患者可采用全身静脉麻醉。手术体位取截石位。

　　目前常用的经尿道碎石方式包括机械碎石、液电碎石、气压弹道碎石、超声碎石、激光碎石等。

　　1.经尿道机械碎石术

　　经尿道机械碎石是经尿道用机械力将结石击碎。常用器械有大力碎石钳(图 9-1)及冲压式碎石钳(图 9-2),适用于 2 cm 左右的膀胱结石。如同时伴有前列腺增生,尤其是中叶增生者,最好先行前列腺切除,再行膀胱碎石,两种手术可同时或分期进行。

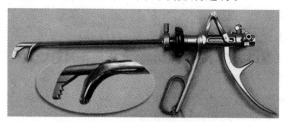

图 9-1　大力碎石钳

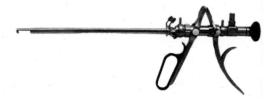

图 9-2　冲压式碎石钳

机械碎石有盲目碎石和直视碎石两种,盲目碎石现已很少使用,基本上被直视碎石所取代。直视碎石是先插入带内镜的碎石钳,充盈膀胱后,在镜下观察结石的情况并在直视下将碎石钳碎。操作简便,效果满意且安全。

由于膀胱结石常伴有膀胱黏膜的充血水肿,若碎石过程中不慎夹伤黏膜或结石刺破黏膜血管,有可能导致膀胱出血。因此,碎石前必须充盈膀胱,使黏膜皱褶消失,尽量避免夹到黏膜;碎石钳夹住结石后,应稍上抬离开膀胱壁,再用力钳碎结石。术后如无出血,一般无需留置导尿管。如伴有出血或同时做经尿道前列腺切除手术,则需留置导尿管引流,必要时冲洗膀胱。

膀胱穿通伤是较严重的并发症,由碎石钳直接戳穿或钳破膀胱壁所致。此时灌注液外渗,患者下腹部出现包块,有压痛,伴有血尿。如穿通至腹膜外,只需留置导尿管引流膀胱进行保守治疗和观察即可;如出现明显腹胀及大量腹水,说明穿通至腹腔内,需行开放手术修补膀胱。

2.经尿道液电碎石术

液电碎石的原理是通过置入水中的电极瞬间放电,产生电火花,生成热能制造出空化气泡,并进一步诱发形成球形的冲击波来碎石。

液电的碎石效果不如激光和气压弹道,而且其热量的非定向传播往往容易导致周围组织损伤,轰击结石时如果探头与膀胱直接接触可造成膀胱的严重损伤甚至穿孔,目前已很少使用。

3.经尿道超声碎石术

超声碎石是利用超声转换器,将电能转变为声能(声波),声波沿着金属探条传至碎石探头,碎石探头产生高频震动使与其接触的结石碎裂。超声碎石常用内含管腔的碎石探头,其末端接负压泵,能反复抽吸进入膀胱的灌注液,一方面吸出碎石,另一方面使视野清晰并可使超声转换器降温,碎石、抽吸和冷却同时进行。

在膀胱镜直视下,将碎石探头紧触结石,并将结石压向膀胱壁而可进行碎石。注意碎石探头与结石间不能有间隙。探头不可直接接触膀胱壁,以减少其淤血和水肿。负压管道进出端不能接错,否则会使膀胱变成正压,导致膀胱破裂。

超声碎石的特点是简单、安全性高,碎石时术者能利用碎石探头将结石稳住,同时可以边碎边吸出碎石块。但由于超声波碎石的能量小,碎石效率低,操作时间较长。

4.经尿道气压弹道碎石术

气压弹道碎石于1990年首先在瑞士研制成功,至今已发展到第3代,是同时兼备超声碎石和气压弹道碎石的超声气压弹道碎石清石一体机。

气压弹道碎石的原理是通过压缩的空气驱动金属碎石杆,以一定的频率不断撞击结石而使之破碎。气压弹道能有效击碎各种结石,整个过程不产生热能及有害波,是一种安全、高效的碎石方法。其缺点是碎石杆容易推动结石,结石碎片较大,常需取石钳配合使用。膀胱结石用气压弹道碎石时结石在膀胱内易移动,较大的结石需要时间相对比较长,碎石后需要用冲洗器冲洗或用取石钳将结石碎片取出膀胱。

使用超声气压弹道碎石清石一体机可同时进行超声碎石和气压弹道碎石,大大加快碎石和清石的速度,有效缩短手术时间。

5.经尿道激光碎石术

激光碎石是目前治疗膀胱结石的首选方法,目前常用的激光有钕-钇铝石榴石(Nd:YAG)激光、Nd:YAG双频激光(FREDDY波长532 nm和1 064 nm)和钬-钇铝石榴石(Ho:YAG)激光,使用最多的是钬激光。

钬激光是一种脉冲式近红外线激光,波长为2 140 nm,组织穿透深度不超过0.5 mm,对周围组织热损伤极小。有直射及侧射光纤,365 μm的光纤主要用于半硬式内镜,220 μm的光纤用于软镜。钬激光能够粉碎各种成分的结石,碎石速度较快,碎石充分,出血极少,其治疗膀胱结石的安全性、有效性和易用性已得到确认,成功率可达100%。同时,钬激光还能治疗引起结石的其他疾病,如前列腺增生、尿道狭窄等。

膀胱镜下激光碎石术只要视野清晰,常不易伤及膀胱黏膜组织,术后无需作任何特殊治疗,嘱患者多饮水冲洗膀胱即可。

(三)开放手术治疗

耻骨上膀胱切开取石术不需特殊设备,简单易行,安全可靠,但随着腔内技术的发展,目前采用开放手术取石已逐渐减少,开放手术取石不应作为膀胱结石的常规治疗方法,仅适用于需要同时处理膀胱内其他病变时使用。

开放手术治疗的相对适应证:①较复杂的儿童膀胱结石;②>4 cm的大结石;③严重的前列腺增生、尿道狭窄或膀胱颈挛缩者;④膀胱憩室内结石;⑤膀胱内围绕异物形成的大结石;⑥同时合并需开放手术的膀胱肿瘤;⑦经腔内碎石不能击碎的膀胱结石;⑧肾功能严重受损伴输尿管反流者;⑨全身情况差不能耐受长时间手术操作者。

开放手术治疗的相对禁忌证:①合并严重内科疾病者,先行导尿或耻骨上膀胱穿刺造瘘,待内科疾病好转后再行腔内或开放取石手术;②膀胱内感染严重者,先行控制感染,再行手术取石;③全身情况极差,体内重要器官有严重病变,不能耐受手术者。

第五节　输尿管结石

　　输尿管结石是泌尿系统结石中的常见疾病,发病年龄多为 20～40 岁,男性略高于女性。其发病率约占上尿路结石的 65%。其中 90% 以上是继发性结石,即结石在肾内形成后降入输尿管。原发于输尿管的结石较少见,通常合并输尿管梗阻、憩室等其他病变。所以输尿管结石的病因与肾结石基本相同。从形态上看,由于输尿管的塑形作用,结石进入输尿管后常形成圆柱形或枣核形,亦可由于较多结石排入,形成结石串俗称“石街”。

　　解剖学上输尿管的 3 个狭窄部将其分为上、中、下 3 段:①肾盂输尿管连接部;②输尿管与髂血管交叉处;③输尿管的膀胱壁内段。此 3 处狭窄部常为结石停留的部位。除此之外,输尿管与男性输精管或女性子宫阔韧带底部交叉处以及输尿管与膀胱外侧缘交界处管径较狭窄,也容易造成结石停留或嵌顿。过去的观点认为,下段输尿管结石的发病率最高,上段次之,中段最少。但最新的临床研究发现,结石最易停留或嵌顿的部位是输尿管的上段,约占全部输尿管结石的 58%,其中又以第 3 腰椎水平最多见;而下段输尿管结石仅占 33%。在肾盂及肾盂输尿管连接部起搏细胞的影响下,输尿管有节奏地蠕动,推动尿流注入膀胱。因此,在结石以下输尿管无梗阻的情况下,直径≤0.4 cm 的结石约有 90% 可自行降至膀胱随尿流排出,其他情况则多需要进行医疗干预。

一、症状

（一）疼痛

1.中、上段输尿管结石

当结石停留在 1 个特定区域而无移动时,常引起输尿管完全或不完全性的梗阻,尿液排出延迟引起肾脏积水,可出现腰部胀痛、压痛及叩痛。随着肾脏“安全阀”开放引起尿液静脉、淋巴管或肾周反流,肾内压力降低,疼痛可减轻,甚至完全消失。而当结石随输尿管蠕动和尿流影响,发生移动时,则表现为典型的输尿管绞痛。上段输尿管结石一般表现为腰区或胁腹部突发锐利的疼痛,并可放射到相应的皮肤区及脊神经支配区,如可向同侧下腹部、阴囊或大阴唇放射。值得注意的是,腰背部皮肤的带状疱疹经常以单侧腰胁部的疼痛出现,在疱疹出现前几乎无法确诊,因此常与肾脏或输尿管上段的结石相混淆,需要仔细询问病史以排除可能性。中段的输尿管结石表现为中、下腹部的剧烈疼痛。这种患者常以急腹症就诊,因此常需与腹部其他急症相鉴别。例如右侧需考虑急性阑尾炎、胃、十二指肠溃疡穿孔;左侧需考虑急性肠憩室炎、肠梗阻、肠扭转等疾病。在女性还需要注意排除异位妊娠导致输卵管破裂、卵巢扭转、卵巢破裂等疾病,以免造成误诊。

2.下段输尿管结石

下段输尿管结石引起疼痛位于下腹部,并向同侧腹股沟放射。当结石位于输尿管膀胱连接处时,由于膀胱三角区的部分层次由双侧输尿管融合延续而来,因此可表现为耻骨上区的绞痛,伴有尿频、尿急、尿痛等膀胱刺激征,排尿困难。在男性还可放射至阴茎头。牵涉痛产生于髂腹股沟神经和生殖股神经的生殖支神经。因此在排除泌尿系统感染等疾病后,男性患者需要与睾丸扭转或睾丸炎相鉴别。在女性则需要与卵巢疾病相鉴别。

（二）血尿

约90％的患者可出现血尿,而其中10％为肉眼血尿,还有一部分患者由于输尿管完全梗阻而无血尿。输尿管结石产生血尿的原因是:结石进入输尿管引起输尿管黏膜受损出血或引起感染。因此一般认为,先出现输尿管绞痛而后出现血尿的患者应首先考虑输尿管结石;而当先出现大量肉眼血尿,排出条索状或蚯蚓状血块,再表现为输尿管绞痛的患者则可能是由于梗阻上端来源的大量血液排入输尿管后未及时排出,凝固形成血块引起绞痛,因此需要首先排除肾脏出血性疾病,例如肾盂恶性肿瘤或者肾小球肾炎等肾脏内科疾病。

（三）感染与发热

输尿管结石可引起梗阻导致继发感染引起发热,其热型以弛张热、间歇热或不规则发热为主。严重时还可引起中毒性休克症状,出现心动过速、低血压、意识障碍等。产脲酶的细菌感染（如变形杆菌、铜绿假单胞菌、枯草杆菌、产气肠杆菌等）还可形成感染性结石进一步加重梗阻。尽管抗生素治疗有时可以控制症状,但许多情况下,在解除梗阻以前,患者的发热不能得到有效的改善。

（四）恶心、呕吐

输尿管与胃肠有共同的神经支配,因此输尿管结石引起的绞痛常引起剧烈的胃肠症状,表现出恶心、呕吐等。这一方面为其诊断提供了重要的线索,但更多情况下往往易与胃肠或胆囊疾病相混淆,造成误诊。当与血尿等症状同时出现时,有助于鉴别。

（五）排石

部分患者以排尿过程中发现结石为主诉就诊,其中有部分患者已确诊患有结石,行碎石治疗后,结石排出;还有部分患者既往无结石病史。排石的表现不一,从肉眼可见的结石颗粒到浑浊的尿液,常与治疗方式及结石的成分有关。

（六）其他

肾脏移植术后输尿管结石的患者,由于移植物在手术过程中神经、组织受到损伤,发生结石后一般无明显症状,多在移植术后随访过程中通过超声波探查发现。妊娠后子宫增大,压迫输尿管,导致尿液排出受阻可并发结石,其发病率＜0.1％,其中又以妊娠中、晚期合并泌尿系统结石较多见。临床表现主要有腰腹部疼痛、恶心呕吐、膀胱刺激征、肉眼血尿和发热等,与非妊娠期症状相似,且多以急腹症就诊,但需要与妇产科急症相鉴别。尽管输尿管结石的患者多由于上述主诉而就医,但不可忽视少数患者可无任何临床症状,仅在体检或者治疗结石后随访中发现输尿管结石。

二、体征

输尿管绞痛的患者,表情痛苦,卧位、辗转反复变换体位。输尿管上段结石常可表现为肾区、胁腹部的压痛和叩击痛。输尿管走行区域可有深压痛,但除非伴有尿液外渗,否则无腹膜刺激征,可与腹膜腔内的脏器穿孔、感染相鉴别。有时经直肠指诊可触及输尿管末端的结石,是较方便的鉴别手段。

三、输尿管结石的诊断

与肾结石一样,完整的输尿管结石诊断应包括:①结石自身的诊断,包括结石部位、体积、数目、形状、成分等；②结石并发症的诊断，包括感染、梗阻的程度、肾功能损害等；③结石病因的评价。对通过病史、症状和体检后发现，具有泌尿系统结石或者排石病史，出现肉眼或镜下血尿和/或运动后输尿管绞痛的患者，应进入下述诊断过程。

（一）实验室检查

1.尿液检查

尿液常规检查可见镜下血尿，运动后血尿加重具有一定意义。伴感染时有脓尿。结晶尿多在肾绞痛时出现。尿液 pH 可为分析结石成分提供初步依据。尿液培养可指导尿路感染抗生素的使用。

2.血液常规检查

剧烈的输尿管绞痛可导致交感神经高度兴奋，机体发生应激反应，出现血白细胞升高；当其升到$13×10^9$/L以上则提示存在尿路感染。血电解质、尿素和肌酐水平是评价总肾功能的重要指标，当由于输尿管梗阻导致肾脏积水、肾功能损害时，常需要结合上述指标指导制订诊疗方案。

（二）影像学检查

影像学检查是确诊结石的主要方法。目的在于明确结石的位置、数目、大小、可能的成分、可能的原因、肾功能、是否合并肾积水、是否合并感染、是否合并尿路畸形、既往治疗情况等。所有具有泌尿系统结石临床症状的患者都应该行影像学检查，其结果对于结石的进一步检查和治疗具有重要的参考价值。

1.B超

超声波检查是一种简便、无创伤的检查，是使用最广泛的输尿管结石的筛查手段。它可以发现 2 mm 以上非 X 线透光结石即通常所称"阳性"结石及 X 线透光结石即"阴性"结石。超声波检查还可以了解结石以上尿路的扩张程度，间接了解肾皮质、实质厚度和集合系统的情况。超声波检查能同时观察膀胱和前列腺，寻找结石形成的诱因和并发症。但输尿管壁薄，缺乏 1 个良好的"声窗"衬托结石的背景，因此输尿管结石检出率低于肾结石。不过一旦输尿管结石引起上尿路积水，则可沿积水扩张的输尿管下行，扫查到输尿管上段的结石或提示梗阻的部位。由于受肠道及内容物的影响，超声波检查诊断输尿管中段结石较困难。而采用充盈尿液的膀胱作为"声窗"，则能发现输尿管末端的结石。此外，经直肠超声波检查也能发现输尿管末端的结石。尽管超声波检查存在一定的缺陷，但其仍是泌尿系统结石的常规检查方法，尤其是在肾绞痛时可作为首选方法。

2.尿路平片

尿路平片可以发现 90% 左右非 X 线透光结石，能够大致地确定结石的位置、形态、大小和数量，并且通过结石影的明暗初步提示结石的化学性质。因此，可以作为结石检查的常规方法。在尿路平片上，不同成分的结石显影程度依次为：草酸钙、磷酸钙和磷酸铵镁、胱氨酸、含尿酸盐结石。单纯性尿酸结石和黄嘌呤结石能够透过 X 线，胱氨酸结石的密度低，后者在尿路平片上的显影比较淡。最近还有研究者采用双重 X 线吸光度法（dual X-ray absorptiometry）检测结石矿物质含量（stone mineral content，SMC）和密度（stone mineral density，SMD）。并在依据两者数值评估结石脆性的基础上，为碎石方法的选择提供重要依据。他们认为当结石 SMC＞1.27 ng 时，应采用经皮肾镜碎石术或输尿管镜等方法，而不宜选择体外冲击波碎石术。

与肾或膀胱结石相比，输尿管结石一般体积较小，同时输尿管的走行区域有脊椎横突及骨盆组织重叠，因此即使质量优良的尿路平片，尽管沿输尿管走行区域仔细寻找可能增加结石检出的概率,但仍有约50%急诊拍片的结石患者无法明确诊断。腹部侧位片有助于胆囊结石与输尿管结石的鉴别,前者结石影多位于脊柱的前侧;后者多位于脊柱的前缘之后。钙化的淋巴结、静脉石、骨岛等也可能被误认为结石,需仔细鉴别。可插入输尿管导管拍摄双曝光平片,如钙化影移动的距离和导管完全一致,则表明阴影在导管的同一平面。另外,由于输尿管的走行不完全位于1个冠状平面,因此尿路平片上结石影存在不同的放大倍数,输尿管中段放大率最大,下段最小。因此,中段结石下移,结石影会缩小,此时不应认为结石溶解。

3.静脉尿路造影

静脉尿路造影应该在尿路平片的基础上进行,其价值在于了解尿路的解剖,发现有无尿路的发育异常,如输尿管狭窄、输尿管瓣膜、输尿管膨出等。确定结石在尿路的位置,发现尿路平片上不能显示的X线透光结石,鉴别尿路平片上可疑的钙化灶。此外,还可以初步了解分侧肾脏的功能,确定肾积水程度。在一侧肾脏功能严重受损或者使用普通剂量造影剂而肾脏不显影的情况下,采用加大造影剂剂量或者延迟拍片的方法往往可以达到肾脏显影的目的。在肾绞痛发作时,由于急性尿路梗阻往往会导致肾脏排泄功能减退,尿路不显影或显影不良,进而轻易诊断为无肾功能。因此建议在肾绞痛发生2周后,梗阻导致的肾功能减退逐渐恢复时,再行静脉尿路造影检查。

静脉尿路造影的禁忌证主要包括:①对碘剂过敏、总肾功能严重受损、妊娠早期(3个月内)、全身状况衰竭者为静脉尿路造影绝对禁忌证;②肝脏功能不全、心脏功能不全,活动性肺结核、甲状腺功能亢进、有哮喘史及其他药物过敏史者慎用;③总肾功能中度受损者、糖尿病、多发性骨髓瘤的患者肾功能不全时避免使用。如必须使用,应充分水化减少肾脏功能损害。

4.计算机断层扫描

随着计算机断层扫描技术的发展,越来越多复杂的泌尿系统结石需要做计算机断层扫描以明确诊断。计算机断层扫描不受结石成分、肾功能和呼吸运动的影响,而且螺旋计算机断层扫描还能够同时对所获取的图像进行二维及三维重建,获得矢状或冠状位成像,因此,能够检出其他常规影像学检查中容易遗漏的微小结石(如0.5 mm的微结石)。关于计算机断层扫描的厚度,有研究者认为,采用3 mm厚度扫描可能更易发现常规5 mm扫描容易遗漏的微小的无伴随症状的结石,因而推荐这一标准。而通过计算机断层扫描后重建得到的冠状位图像能更好地显示结石的大小,为结石的治疗提供更为充分的依据,但这也将增加患者的额外费用。计算机断层扫描诊断结石的敏感性比尿路平片及静脉尿路造影高,尤其适用于急性肾绞痛患者的确诊,可以作为B超、X线检查的重要补充。计算机断层扫描片下,输尿管结石表现为结石高密度影及其周围水肿的输尿管壁形成的"框边"现象。近期研究发现,双侧肾脏计算机断层扫描值相差5.0 Hu以上,计算机断层扫描值较低一侧常伴随输尿管结石导致的梗阻。另外,结石的成分及脆性可以通过不同的计算机断层扫描值(Hu单位)改变进行初步的评估,从而对治疗方法的选择提供参考。对于碘过敏或者存在其他静脉尿路造影禁忌证的患者,增强计算机断层扫描能够显示肾脏积水的程度和肾实质的厚度,从而反映肾功能的改变情况。有的研究认为,增强计算机断层扫描在评价总肾和分肾功能上,甚至可以替代放射性核素肾脏扫描。

5.逆行或经皮肾穿刺造影

属于有创性的检查方法,不作为常规检查手段,仅在静脉尿路造影不显影或显影不良以及怀疑是X线透光结石、需要做进一步的鉴别诊断时应用。逆行性尿路造影的适应证包括:①碘过敏无法施行静脉尿路造影;②静脉尿路造影检查显影效果不佳,影响结石诊断;③怀疑结石远端梗阻;④需经输尿管导管注入空气作为对比剂,通过提高影像反差显示 X 线透光结石。

6.磁共振水成像

磁共振对尿路结石的诊断效果极差,因而一般不用于结石的检查。但是,磁共振水成像能够了解上尿路梗阻的情况,而且不需要造影剂即可获得与静脉尿路造影同样的效果,不受肾功能改变的影响。因此,对于不适合做静脉尿路造影的患者(例如碘造影剂过敏、严重肾功能损害、儿童和妊娠妇女等)可考虑采用。

7.放射性核素显像

放射性核素检查不能直接显示泌尿系统结石,但是,它可以显示泌尿系统的形态,提供肾脏血流灌注、肾功能及尿路梗阻情况等信息,因此对手术方案的选择以及手术疗效的评价具有一定价值。此外,肾动态显影还可以用于评估体外冲击波碎石对肾功能的影响情况。

8.膀胱镜、输尿管镜检查

输尿管结石一般不需要进行膀胱镜检查,其适应证主要有:①需要行静脉尿路造影或输尿管插管拍双曝光片;②需要了解碎石后结石是否排入膀胱。

四、治疗方法的选择

目前治疗输尿管结石的主要方法有保守治疗(药物治疗和溶石治疗)、体外冲击波碎石、输尿管镜、经皮肾镜碎石术、开放及腹腔镜手术。大部分输尿管结石通过微创治疗如体外冲击波碎石和/或输尿管镜、经皮肾镜碎石术治疗均可取得满意的疗效。输尿管结石位于输尿管憩室内、狭窄段输尿管近端的结石以及需要同时手术处理先天畸形等结石病因导致微创治疗失败的患者往往需要开放或腹腔镜手术取石。

对于结石体积较小(一般认为直径＜0.6 cm)可通过水化学治疗法,口服药物排石。较大的结石,除纯尿酸结石外,其他成分的结石,包括含尿酸铵或尿酸钠的结石,溶石治疗效果不佳,多不主张通过口服溶石药物溶石。对于 X 线下显示低密度影的结石,可以利用输尿管导管或双 J 管协助定位试行体外冲击波碎石术。尿酸结石在行逆行输尿管插管进行诊断及引流治疗时,如导管成功到达结石上方,可在严密观察下行碱性药物局部灌注溶石,此方法较口服药物溶石速度更快。

关于体外冲击波碎石术和输尿管镜碎石两者在治疗输尿管结石上哪种更优的争论一直存在。相对于输尿管镜碎石术而言,体外冲击波碎石术再次治疗的可能性较大,但其拥有微创、无须麻醉、不需住院、价格低廉等优点,即使加上各种辅助治疗措施,体外冲击波碎石术仍然属于微创的治疗方法。另一方面,越来越多的文献认为,输尿管镜是一种在麻醉下进行的能够“一步到位”的治疗方法。有多篇文献报道了输尿管镜和体外冲击波碎石术之间的对照研究,对于直径≤1 cm 的上段输尿管结石,意见较一致,推荐体外冲击波碎石术作为一线治疗方案;而争论焦点主要集中在中、下段输尿管结石的治疗上。对于泌尿外科医师而言,一位患者具体选择何种诊疗方法最合适,取决于经验及所拥有的设备等。

五、保守治疗

(一)药物治疗

临床上多数尿路结石需要通过微创的治疗方法将结石粉碎并排出体外,少数比较小的尿路结石可以选择药物排石。排石治疗的适应证包括:①结石直径＜0.6 cm;②结石表面光滑;③结石以下无尿路梗阻;④结石未引起尿路完全梗阻,局部停留少于2周;⑤特殊成分(尿酸结石和胱氨酸结石)推荐采用排石疗法;⑥经皮肾镜、输尿管镜碎石及体外冲击波碎石术后的辅助治疗。

排石方法主要包括:①每天饮水2 000~3 000 mL,保持昼夜均匀。②双氯芬酸钠栓剂肛塞:双氯芬酸钠能够减轻输尿管水肿,减少疼痛发作风险,促进结石排出,推荐应用于输尿管结石,但对于有哮喘及肝肾功能严重损害的患者应禁用或慎用。③口服α受体阻滞剂(如坦索罗辛)或钙离子通道拮抗剂,坦索罗辛是一种高选择性α肾上腺素能受体阻滞剂,使输尿管下段平滑肌松弛,尤其可促进输尿管下段结石的排出,此外,越来越多的研究表明口服α受体阻滞剂作为其他碎石术后的辅助治疗,有利于结石碎片,特别是位于输尿管下段的结石排出。④中医中药:治疗以清热利湿,通淋排石为主,佐以理气活血、软坚散结。常用的成药有尿石通等;常用的方剂如八正散、三金排石汤和四逆散等。针灸疗法无循证医学的证据,可以作为辅助疗法,包括体针、电针、穴位注射等。常用穴位有肾俞、中脘、京门、三阴交和足三里等。⑤适度运动:根据结石部位的不同选择体位排石。

(二)溶石治疗

近年来,我国在溶石治疗方面处于领先地位。其主要应用于纯尿酸结石和胱氨酸结石。尿酸结石:口服别嘌醇,根据血、尿的尿酸值调整药量;口服枸橼酸氢钾钠或NaHCO₃片,以碱化尿液维持尿液pH在6.5~6.8。胱氨酸结石:口服枸橼酸氢钾钠或NaHCO₃片,以碱化尿液,维持尿液pH在7.0以上。治疗无效者,应用青霉胺,但应注意药物不良反应。

六、体外冲击波碎石术

体外冲击波碎石术可使大多数输尿管结石行原位碎石治疗即可获得满意疗效,并发症发生率较低。但由于输尿管结石在尿路管腔内往往处于相对嵌顿的状态,其周围缺少一个有利于结石粉碎的液体环境,与同等大小的肾结石相比,粉碎的难度较大。因此,许多学者对体外冲击波碎石术治疗输尿管结石的冲击波能量和次数等治疗参数进行了有益的研究和探讨。以往的观点认为冲击波能量、次数越高治疗效果越好。但最近,有研究表明,当结石大小处于1~2 cm时,低频率冲击波(60~80次/分钟)较高频率(100~120次/分钟)效果更好。这样一来,相同时间下冲击波对输尿管及周围组织的损伤总次数减少,因而出现并发症的概率随之降低。

体外冲击波碎石术疗效与结石的大小、结石被组织包裹程度及结石成分有关,大而致密的结石再次治疗率比较高。大多数输尿管结石原位碎石治疗即可获得满意的疗效。有些输尿管结石需放置输尿管支架管通过结石或者留置于结石的下方进行原位碎石;也可以将输尿管结石逆行推入肾盂后再行体外冲击波碎石术治疗。但体外冲击波碎石术的总治疗次数应限制在3次以内。对直径≤1 cm的上段输尿管结石首选体外冲击波碎石术,>1 cm的结石可选择体外冲击波碎石术、输尿管镜和经皮肾镜碎石术;对中、下段输尿管结石可选用体外冲击波碎石术和输尿管镜。当结石嵌顿后刺激输尿管壁,引起炎症反应,导致纤维组织增生,常可引起结石下端输尿管的梗阻,影响体外冲击波碎石术术后结石排出。因此,对于结石过大或纤维组织包裹严重,需联合应用体外冲击波碎石术和其他微创治疗方式(如输尿管支架或输尿管镜、经皮肾镜碎石术)。

随着计算机技术和医学统计学以及循证医学的发展,研究者在计算机软件对输尿管结石体外冲击波碎石术术后的评估方面进行了有益的探索。Gomha等人将结石部位、结石长度、宽度、术后是否留置双J管等数据纳入了人工神经网络(artificial neural network,ANN)和logistic回归模型(logistic regression model,LR)系统,对比两者在输尿管结石体外冲击波碎石术术后无结石生存情况方面的预测能力。结果显示,两者在体外冲击波碎石术有效患者的评估中均具有较高价值,两者无明显差别。但对于体外冲击波碎石术碎石失败的输尿管结石患者 ANN 的评估效果更好。

七、输尿管镜

自 20 世纪 80 年代输尿管镜应用于临床以来,输尿管结石的治疗发生了根本性的变化。新型小口径硬性、半硬性和软性输尿管镜的应用,与新型碎石设备如超声碎石、液电碎石、气压弹道碎石和激光碎石的广泛结合,以及输尿管镜直视下套石篮取石等方法的应用,极大地提高了输尿管结石微创治疗的成功率。

(一)适应证及禁忌证

输尿管镜取石术的适应证包括:①输尿管中、下段结石;②体外冲击波碎石术失败后的输尿管上段结石;③体外冲击波碎石术术后产生的"石街";④结石并发可疑的尿路上皮肿瘤;⑤X 线透光的输尿管结石;⑥停留时间超过 2 周的嵌顿性结石。

禁忌证:①不能控制的全身出血性疾病;②严重的心肺功能不全,手术耐受差;③未控制的泌尿道感染;④腔内手术后仍无法解决的严重尿道狭窄;⑤严重髋关节畸形,摆放截石位困难。

(二)操作方法

1.输尿管镜的选择

输尿管镜下取石或碎石方法的选择,应根据结石的部位、大小、成分、合并感染情况、可供使用的仪器设备、泌尿外科医师的技术水平和临床经验以及患者本身的情况和意愿等综合考虑。目前使用的输尿管镜有硬性、半硬性和软性 3 类。硬性和半硬性输尿管镜适用于输尿管中、下段结石的碎石取石,而软输尿管镜则多适用于肾脏、输尿管中、上段结石特别是上段的碎石及取石。

2.手术步骤

患者取截石位,先用输尿管镜行膀胱检查,然后在安全导丝的引导下,置入输尿管镜。输尿管口是否需要扩张,取决于输尿管镜的粗细和输尿管腔的大小。输尿管硬镜或半硬性输尿管镜均可以在荧光屏监视下逆行插入上尿路。软输尿管镜需要借助 1 个 10~13F 的输尿管镜镜鞘或通过接头导入一根安全导丝,在其引导下插入输尿管。在入镜过程中,利用注射器或者液体灌注泵调节灌洗液体的压力和流量,保持手术视野清晰。经输尿管镜发现结石后,利用碎石设备(激光、气压弹道、超声、液电等)将结石粉碎成 0.3 cm 以下的碎片。对于小结石以及直径≤0.5 cm 的碎片也可用套石篮或取石钳取出。目前较常用的设备有激光、气压弹道等,超声、液电碎石的使用已逐渐减少。钬激光为高能脉冲式激光,激光器工作介质是包含在钇铝石榴石(YAG)晶体中的钬,其激光波长 2 100 nm,脉冲持续时间为 0.25 ms,瞬间功率可达 10 kW,具有以下特点:①功率强大,可粉碎各种成分的结石,包括坚硬的胱氨酸结石;②钬激光的组织穿透深度仅为 0.4 mm,很少发生输尿管穿孔,较其他设备安全;③钬激光经软光纤传输,与输尿管软、硬镜配合可减少输尿管创伤;④具有切割、气化及凝血等功能,对肉芽组织、息肉和输尿管狭窄的处理方便,出血少,笔者推荐使用。但在无该设备的条件下,气压弹道等碎石设备也具有同样的治疗效果。最近还有研究人员在体外低温环境中对移植肾脏进行输尿管镜检及碎石,从很大程度上减低了对移植肾脏的损伤。

3.术后留置双 J 管

输尿管镜下碎石术后是否放置双 J 管,目前尚存在争议。有研究者认为,放置双 J 管会增加术后并发症,而且并不能通过引流而降低泌尿系统感染的发病率。但下列情况下,建议留置双J管:①较大的嵌顿性结石(>1 cm);②输尿管黏膜明显水肿或有出血;③术中发生输尿管损伤或穿孔;④伴有输尿管息肉形成;⑤术前诊断输尿管狭窄,有/无同时行输尿管狭窄内切开术;⑥较大结石碎石后碎块负荷明显,需待术后排石;⑦碎石不完全或碎石失败,术后需行体外冲击波碎石术治疗;⑧伴有明显的上尿路感染,一般放置双J管1~2周。如同时行输尿管狭窄内切开术,则需放置4~6周。如果留置时间少于1周,还可放置输尿管导管,一方面降低患者费用,另一方面有利于观察管腔是否通畅。

留置双J管常见的并发症及其防治主要有以下几点。①血尿:留置双J管可因异物刺激,致输尿管、膀胱黏膜充血、水肿,导致血尿,就诊者多数为肉眼血尿,经卧床、增加饮水量、口服抗生素2~3 d后,大部分患者血尿可减轻,少数患者可延迟至拔管后,无须特殊处理。②尿道刺激症状:患者常可出现不同程度的尿频、尿急、尿痛等尿路刺激征,还可能同时伴有下尿路感染,这可能与双J管膀胱端激惹膀胱三角区或后尿道有关,口服解痉药物后,少部分患者症状能暂时缓解,但大多患者只能在拔管后完全解除症状。③尿路感染:输尿管腔内碎石术可导致输尿管损伤,留置双J管后肾盂输尿管蠕动减弱,易引起膀胱尿液输尿管反流,引起逆行性上尿路感染,术后可给予抗感染对症处理;感染严重者在明确为置管导致的前提下可提前拔管。④膀胱输尿管反流:留置双J管后,膀胱输尿管抗反流机制消失,膀胱内尿液随着膀胱收缩产生与输尿管的压力差而发生反流,因此,建议置管后应持续导尿约7 d,使膀胱处于空虚的低压状态,防止术后因反流导致上尿路感染或尿瘘等并发症。⑤双J管阻塞引流不畅:如术中出血较多,血凝块易阻塞管腔,导致引流不畅,引起尿路感染,患者常表现为发热、腰痛等症状,一旦怀疑双J管阻塞应及时予以更换。⑥双J管移位:双J管放置正确到位,很少发生移动;双J管上移者,多由于管末端圆环未放入膀胱内,可在预定拔管日期经输尿管镜拔管;管下移者,多由于上端圆环未放入肾盂,还可见到由于身材矮小的女性患者双J管长度不匹配而脱出尿道的病例,可拔管后重新置管,并酌情留置导尿管。⑦管周及管腔结石生成:由于双J管制作工艺差别很大,部分产品的质量欠佳,表面光洁度不够,使尿液中的盐溶质易于沉积。此外,随着置管时间的延长,输尿管蠕动功能受到的影响逐渐增大。因此,医师应于出院前反复、详细告知患者拔管时间,有条件的地区可做好随访工作,置普通双J管时间一般不宜超过6周,如需长期留置可在内镜下更换或选用质量高的可长期留置型号的双J管。术后适当给予抗感染,碱化尿液药物,嘱患者多饮水,预防结石生成。一旦结石产生,较轻者应果断拔管给予抗感染治疗;严重者可出现结石大量附着,双J管无法拔除。此时可沿双J管两端来回行体外冲击波碎石术粉碎附着结石后,膀胱镜下将其拔出。对于形成单发的较大结石可采用输尿管镜碎石术后拔管,还可考虑开放手术取管,但绝不可暴力强行拔管,以免造成输尿管黏膜撕脱等更严重的损伤。

4.输尿管镜碎石术失败的原因及对策

与中、下段结石相比,输尿管镜碎石术治疗输尿管上段结石的清除率最低。手术失败的主要原因如下。

(1)输尿管结石或较大碎石块易随水流返回肾盂,落入肾下盏内,输尿管上段结石返回率可高达16.1%。一般认为直径≥0.5 cm的结石碎块为碎石不彻底,术后需进一步治疗。对此应注意:①术前、术中预防为主。术前常规尿路定位片,确定结石位置。手术开始后头高臀低位,在保持视野清楚的前提下尽量减慢冲水速度及压力。对于中下段较大结石(直径≥1 cm)可以采用较大功率和"钻孔法"碎石以提高效率,即从结石中间钻洞,贯穿洞孔,然后向四周蚕食,分次将结石击碎。然而对于上段结石或体积较小(直径<1 cm),表面光滑、质地硬、活动度大的结石宜采用小功率(<1.0 J/8~10 Hz,功率过大可能产生较大碎石块,不利于结石的粉碎,而且易于结石移位)、细光纤、"虫噬法"碎石,即用光纤抵住结石的侧面,从边缘开始,先产生1个小腔隙,再逐渐扩大碎石范围,使多数结石碎块<0.1 cm。必要时用"三爪钳"或套石篮将结石固定防止结石移位。结石松动后较大碎块易冲回肾内,此时用光纤压在结石表面,从结石近端向远端逐渐击碎。②如果手术时看不到结石或发现结石已被冲回肾内,这时输尿管硬镜应置入肾盂内或换用软输尿管镜以寻找结石,找到后再采用"虫噬法"碎石,如肾积水严重或结石进入肾盏,可用注射器抽水,抬高肾脏,部分结石可能重新回到视野。

(2)肾脏和上段输尿管具有一定的活动性,受积水肾脏和扩张输尿管的影响,结石上、下段输尿管容易扭曲、成角,肾积水越重,角度越大,输尿管镜进镜受阻。具体情况有:①输尿管开口角度过大,若导管能进入输尿管口,这时导管尖一般顶在壁内段的内侧壁,不要贸然入镜,可借助灌注泵的压力冲开输尿管口,缓慢将镜体转为中立位,常可在视野外侧方找到管腔,将导管后撤重新置入,再沿导管进镜;无法将导管插入输尿管口时,可用电钩切开输尿管口游离缘,再试行入镜。②输尿管开口、壁内段狭窄且导丝能通过的病例,先用镜体扩张,不成功再用金属橄榄头扩张器进行扩张,扩张后入镜若感觉镜体较紧,管壁随用力方向同向运动,不要强行进镜,可在膀胱镜下电切输尿管开口前壁0.5~1.0 cm扩大开口,或者先留置输尿管导管1周后再行处理。③结石远端输尿管狭窄,在导丝引导下保持视野在输尿管腔内,适当增加注水压力,用输尿管硬镜扩张狭窄处,切忌暴力以防损伤输尿管壁。如狭窄较重,可用钬激光纵向切开输尿管壁至通过输尿管镜。④结石远端息肉或被息肉包裹,导致肾脏积水、肾功能较差,术后结石排净率相对较低,可绕过较小息肉碎石,如息肉阻挡影响碎石,需用钬激光先对息肉进行气化凝固。⑤输尿管扭曲,选用7F细输尿管和"泥鳅"导丝,试插导丝通过后扭曲可被纠正;如导丝不能通过,换用软输尿管镜,调整好角度再试插导丝,一旦导丝通过,注意不可轻易拔除导丝,若无法碎石可单纯留置双J管,这样既可改善肾积水,又能扩张狭窄和纠正扭曲,术后带双J管体外冲击波碎石术或1个月后再行输尿管镜检;中、上段迂曲成角的病例,可等待该处输尿管节段蠕动时或呼气末寻找管腔,并将体位转为头低位,使输尿管拉直便于镜体进入,必要时由助手用手托起肾区;若重度肾积水造成输尿管迂曲角度过大,导管与导丝均不能置入,可行肾穿刺造瘘或转为开放手术。

(三)并发症及其处理

并发症的发生率与所用的设备、术者的技术水平和患者本身的条件等因素有关。目前文献报道并发症的发生率为5%~9%,较为严重的并发症发生率为0.6%~1%。

1.近期并发症及其处理

(1)血尿:一般不严重,为输尿管黏膜挫伤造成,可自愈。

(2)胁腹疼痛:多由术中灌注压力过高造成,仅需对症处理或不需处理。

(3)发热:术后发热≥38 ℃者,原因有:①术前尿路感染或脓肾;②结石体积大、结石返回肾盂内等因素增加了手术时间,视野不清加大了冲水压力,体外研究表明压力>4.7 kPa(35 mmHg)会引起持续的肾盂-静脉、淋巴管反流,当存在感染或冲洗温度较高时,更低的压力即可造成反流。

处理方法:①针对术前尿培养、药敏结果应用抗生素,控制尿路感染;如术前怀疑脓肾,可先行肾造瘘术,二期处理输尿管结石以避免发生脓毒症。②术中如发现梗阻近端尿液浑浊,应回抽尿液,查看有无脓尿并送细菌培养和抗酸染色检查,呋喃西林或生理盐水冲洗,必要时加用抗生素;尽量缩短手术时间,减小冲水压力。

（4）黏膜下损伤：放置双J支架管引流1～2周。

（5）假道：放置双J支架管引流4～6周。

（6）穿孔：为主要的急性并发症之一，小的穿孔可放置双J管引流2～4周，如穿孔严重，应进行输尿管端端吻合术等进行输尿管修复。

（7）输尿管黏膜撕脱：为最严重的急性并发症之一，应积极手术重建（如自体肾移植、输尿管膀胱吻合术或回肠代输尿管术等）。

2.远期并发症及其处理

输尿管狭窄为主要的远期并发症之一，其发生率为0.6％～1％，输尿管黏膜损伤、假道形成或者穿孔、输尿管结石嵌顿伴息肉形成、多次体外冲击波碎石术致输尿管黏膜破坏等是输尿管狭窄的主要危险因素。远期并发症及其处理如下。

（1）输尿管狭窄：输尿管狭窄内（激光）切开或狭窄段切除端端吻合术。

（2）输尿管闭塞：闭塞段切除端端吻合术；下段闭塞，应行输尿管膀胱再植术。

（3）输尿管反流：轻度者随访每3～6个月行B超检查，了解是否存在肾脏积水和/或输尿管扩张；重度者宜行输尿管膀胱再植术。

八、经皮肾镜取石术

经皮肾镜取石术能快速去除结石，但术后康复时间较长以及手术并发症相对较高。其主要适应证有：①上段输尿管体积巨大的结石（第3腰椎水平以上）；②远段输尿管狭窄；③行各种尿流改道手术的输尿管上段结石患者。

对于伴有肾积水的嵌顿性输尿管上段结石，经皮肾镜碎石术具有明显的优势，理由如下：①对于伴有肾脏积水的输尿管上段结石，积水的肾脏行穿刺、扩张简单，不容易造成肾脏损伤，只要从肾脏中、上盏进针，即能进入输尿管上段进行碎石，部分肾重度积水患者，无须超声或X线引导，盲穿即可进行；术中处理完肾脏结石后将扩张鞘推入输尿管，使其紧靠结石，可避免碎石块随水流冲击返回肾盂，引起结石残留。②结石被息肉包裹的患者，逆行输尿管硬镜碎石须先处理息肉后才能发现结石，可能造成输尿管穿孔，导致碎石不完全或者需转为其他手术方式；经皮肾镜碎石术在内镜进入输尿管后可直接窥见结石，碎石过程直接、安全。③结石取净率高，无须考虑肾功能以及输尿管息肉对术后排石的影响，短期内就可以达到较好的疗效。④对结石体积大的患者，与输尿管镜相比经皮肾镜碎石术手术时间较短。⑤可同时处理同侧肾结石。

九、开放手术、腹腔镜手术

输尿管结石的开放手术仅用在需要同时进行输尿管自身疾病的手术治疗，如输尿管成形术或者体外冲击波碎石术和输尿管镜碎石、取石治疗失败的情况下。此外，开放手术还可应用于输尿管镜取石或体外冲击波碎石术存在着禁忌证的情况下。后腹腔镜下的输尿管切开取石可以作为开放手术的另一种选择。

十、双侧上尿路结石的处理原则

双侧上尿路同时存在结石约占泌尿系统结石患者的15％，传统的治疗方法一般是对两侧结石进行分期手术治疗，随着体外碎石、腔内碎石设备的更新与泌尿外科微创技术的进步，对于部分一般状况较好、结石清除相对容易的上尿路结石患者，可以同期微创手术治疗双侧上尿路结石。

双侧上尿路结石的治疗原则：①双侧输尿管结石，如果总肾功能正常或处于肾功能不全代偿期，血肌酐值＜178.0 μmol/L，先处理梗阻严重一侧的结石；如果总肾功能较差，处于氮质血症或尿毒症期，先治疗肾功能较好一侧的结石，条件允许，可同时行对侧经皮肾穿刺造瘘，或同时处理双侧结石。②双侧输尿管结石的客观情况相似，先处理主观症状较重或技术上容易处理的一侧结石。③一侧输尿管结石，另一侧肾结石，先处理输尿管结石，处理过程中建议参考总肾功能、分肾功能与患者一般情况。④双侧肾结石，一般先治疗容易处理且安全的一侧，如果肾功能处于氮质血症或尿毒症期，梗阻严重，建议先行经皮肾穿刺造瘘，待肾功能与患者一般情况改善后再处理结石。⑤孤立肾上尿路结石或双侧上尿路结石致急性梗阻性无尿，只要患者情况许可，应及时外科处理，如不能耐受手术，应积极试行输尿管逆行插管或经皮肾穿刺造瘘术，待患者一般情况好转后再选择适当治疗方法。⑥对于肾功能处于尿毒症期，并有水电解质和酸碱平衡紊乱的患者，建议先行血液透析，尽快纠正其内环境的紊乱，并同时行输尿管逆行插管或经皮肾穿刺造瘘术，引流肾脏，待病情稳定后再处理结石。

十一、"石街"的治疗

"石街"为大量碎石在输尿管与男性尿道内堆积没有及时排出，堆积形成"石街"，阻碍尿液排出，以输尿管"石街"为多见。输尿管"石街"形成的原因有：①一次粉碎结石过多；②结石未能粉碎为很小的碎片；③两次碎石间隔时间太短；④输尿管有炎症、息肉、狭窄和结石等梗阻；⑤碎石后患者过早大量活动；⑥体外冲击波碎石术引起肾功能损害，排出碎石块的动力减弱；⑦体外冲击波碎石术术后综合治疗关注不够。如果"石街"形成3周后不及时处理，肾功能恢复将会受到影响；如果"石街"完全堵塞输尿管，6周后肾功能将会完全丧失。

在对较大的肾结石进行体外冲击波碎石术之前常规放置双J管，"石街"的发生率明显降低。对于有感染迹象的患者，给予抗生素治疗，并尽早予以充分引流。通过经皮肾穿刺造瘘术放置造瘘管通常能使结石碎片排出。对于输尿管远端的"石街"，可以用输尿管镜碎石以便将其最前端的结石击碎。总之，输尿管镜治疗为主，联合体外冲击波碎石术、经皮肾镜碎石术是治疗复杂性输尿管"石街"的好方法。

十二、妊娠合并输尿管结石的治疗

妊娠合并输尿管结石临床发病率不高，但由于妊娠期的病理、生理改变，增加了治疗难度。妊娠期间体内雌、孕激素的分泌大量增加，雌激素使输尿管等肌层肥厚，孕激素则使输尿管扩张及平滑肌张力降低导致蠕动减弱，尿流减慢。孕期膨大的子宫压迫盆腔内输尿管而形成机械性梗阻，影响尿流，并易发生尿路感染。

妊娠合并结石首选保守治疗，应根据结石的大小、梗阻的部位、是否存在着感染、有无肾实质损害以及临床症状来确定治疗方法。原则上对于结石较小、没有引起严重肾功能损害者，采用综合排石治疗，包括多饮水、补液、解痉、止痛和抗感染等措施促进排石。

对于妊娠的结石患者，保持尿流通畅是治疗的主要目的。通过局麻下经皮肾穿刺造瘘术、置入双J管或输尿管支架等方法引流尿液，可协助结石排出或为以后治疗结石争取时间。妊娠期间麻醉和手术的危险很难评估，妊娠前3个月（早期）全麻会导致畸胎的风险增加。提倡局麻下留置双J管，并且建议每4周更换1次，防止结石形成被覆于双J管。肾积水并感染积液者，妊娠 22 周前在局麻及 B 超引导下进行经皮肾造瘘术为最佳选择,引流的同时尚可进行细菌培养以指导治疗。与留置双 J 管一样,经皮肾穿刺造瘘也可避免在妊娠期进行对妊娠影响较大的碎石和取石治疗。还要强调的是,抗生素的使用应谨慎,即使有细菌培养、药敏作为证据,也必须注意各种药物对胎儿的致畸作用。

约 30% 的患者因保守治疗失败或结石梗阻而并发严重感染、急性肾衰竭而最终需要手术治疗。妊娠合并结石不推荐进行体外冲击波碎石术、经皮肾镜碎石术与输尿管镜治疗。但也有报道对妊娠合并结石患者进行手术,包括经皮肾穿刺造瘘术、置入双 J 管或输尿管支架管、脓肾切除术、肾盂输尿管切开取石术、输尿管镜取石或碎石甚至经皮肾镜取石术。但是,如果术中一旦出现并发症则较难处理。

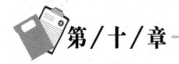

第/十/章

创伤骨科疾病

第一节　肱骨远端骨折

一、肱骨髁上骨折

肱骨髁上骨折是指发生在肱骨髁与肱骨干之间骨质相对薄弱部分的骨折。最常见于5～8岁的儿童，占全部肘部骨折的50%～60%，属关节外骨折，虽及时治疗后功能恢复较好，但有相当一部分病例合并肘内翻畸形，成人移位骨折大多需要采取手术治疗。一般分为2种类型：伸展型和屈曲型，伸展型占绝大多数（95%）。

（一）伸展型

1.损伤机制

肘部直接受到内收或外展的暴力可致此种骨折；跌倒时手掌撑地，同时肘部过伸及前臂旋前也是常见原因；肘部受到直接撞击也不少见。原始暴力和肱三头肌牵拉鹰嘴可使远折端向后、向近端移位；内、外上髁有前臂肌肉起点，肌肉牵拉可造成远折端呈屈曲状态，近折端尖部可移位至肘前窝，使肱动脉、正中神经受到挫伤或刺伤。

2.症状和体征

肘部肿胀、疼痛，远折端向后移位，可与肘后脱位相混淆，但肘后三角关系正常，据此可鉴别。伤后或复位后应注意是否有肱动脉急性损伤和前臂掌侧骨筋膜室综合征，是否出现"4P"征，即：①疼痛（pain）；②桡动脉搏动消失（pulselessness）；③苍白（pallor）；④麻痹（paralysis）。

X线所见取决于骨折移位程度，不论移位程度如何，正位片骨折线常呈横形，恰位于关节囊近端，中度移位者，远折端可位于肱骨干内侧或外侧；重度移位者，远折端在冠状面上可有轴向旋转或成角。侧位X线片上，骨折线自前下至后上呈斜形，若骨折无移位，仅可发现"脂肪垫征"阳性；轻度移位者，可见关节面与肱骨干纵轴的交角变小；明显移位者，可发现远折端向后、向近端明显移位。

3.治疗方法

（1）非手术治疗：无移位或轻度移位可用石膏后托制动1～2周，然后开始轻柔的功能活动。6周后骨折基本愈合，再彻底去除石膏或夹板固定。

闭合复位:儿童患者大多采用此方法,一般应在臂丛麻醉或全麻后进行。助手经上臂及前臂保持伸肘位进行牵引,前臂旋后并稍外翻,术者拇指于远折端后侧将其向前推起,同时用其余手指将近折端向后压下,以矫正前后移位,而后再矫正侧方移位和旋转畸形,最后屈肘以使后侧的骨膜及三头肌紧张,使骨折复位得到维持。在 X 线透视下证实复位满意后,用石膏后托或小夹板固定。

骨折复位后将前臂制动于旋前还是旋后位,至今仍存争议。一般认为如远折端向内侧移位,则内侧骨膜保持完整,应将前臂固定在旋前位;若远折端向外侧移位,则外侧骨膜保持完整,应固定在旋后位。

复位后的处理:复位后应即刻拍摄 X 线片,并在第 2 天、7 天、14 天复查,以防再移位,期间应仔细观察远折端关节面与肱骨干轴线的关系,并与健侧对照。

(2)手术治疗如下。

1)经皮穿针固定:手术关键是要掌握骨性标志。可分别通过内、外上髁进入克氏针直达骨折近端,但有可能造成尺神经损伤。为避免此并发症,可将 2 枚固定针都在肘外侧进入,1 枚通过外上髁进入,另 1 枚在小头-滑车沟区域的鹰嘴外侧进入。

2)切开复位内固定手术指征:①骨折不稳定,闭合复位后不能维持满意的复位;②骨折合并血管损伤;③合并同侧肱骨干或前臂骨折。如合并血管损伤需进行修补,更应同时稳定骨折端,可通过前方的 Henry 入路完成。若不合并血管损伤,则可采取内、外侧联合切口或后正中切口。一般认为后正中切口较好。可用重建钢板或特制的 Y 形钢板固定,尽可能用拉力螺钉增加骨折端稳定。两块钢板呈 90°角分别固定内、外侧柱,其抗疲劳性能优于后方单用 1 块 Y 形钢板或双髁螺丝钉固定。粉碎骨折应一期植骨。

开放骨折应及时行清创术,污染严重者可考虑延期闭合伤口,彻底清创后可用内固定或外固定架稳定骨折端。

4.并发症

(1)Volkmann 缺血挛缩:保守治疗时,必须密切观察患肢末梢血运,是否出现"4P"征象等,高度重视早期手指过伸痛。若对指端末梢血运有怀疑,则应立刻去除所有外固定物,并减少屈肘角度,必要时行筋膜切开减张术。

(2)肘内翻畸形:畸形超过 20°,观察至伤后 1~2 年畸形稳定,无持续进展,肘部功能也基本恢复,可考虑行髁上楔形截骨矫正术。

(3)肱动脉断裂:较少见。多因骨折端移位压迫肱动脉而造成肢体缺血性改变,应予积极处理,必要时行急诊手术治疗。

(4)神经损伤:主要因骨折局部压迫、牵拉或挫伤所致,神经断裂少见,大多于伤后数周内自行恢复。若伤后 12 周仍无恢复,结合肌电图检查结果,可行手术探查并进行适当处理。

(二)屈曲型

少见,占髁上骨折的 2%~4%。损伤机制是跌倒时肘部处于屈曲位,肘后方受到直接应力所致。远折端相对于肘部向前移位,其后方骨膜破裂,前方骨膜则保持完整,仅与近折端前方骨面分离。

1.症状和体征

同伸展型髁上骨折。肘部处于被动屈曲位,肘后正常突起消失。

2.X线检查

侧位X线片骨折线自前上至后下呈斜形,与伸展型相反。远折端位于肱骨前方,肘部屈曲;正位X线片骨折线呈横形。

3.治疗方法

(1)非手术治疗:常很难处理。屈肘位牵引前臂可能获得复位,若在伸肘位牵引前臂则会增加前臂肌肉对髁部的牵拉,使远折端更加屈曲,阻碍复位和损伤肘前结构。在维持牵引时,可用拇指向后推压远折端,并对抗牵引近折端。另一种复位方法是术者一手抓住肱骨髁,另一手维持前臂在屈肘旋后位,牵引肱骨髁以矫正骑跨和成角畸形,助手将石膏管形的衬垫铺好,术者再用手掌向后推压远折端使骨折复位,然后用长臂石膏管形将其固定6周。

(2)手术治疗:采取保守治疗时,大多在极度伸肘位才能维持复位,故对儿童患者可采取经皮穿针固定。

二、肱骨髁间骨折

(一)概述

肱骨髁间骨折至今仍是比较常见的复杂骨折,其治疗具有很大的挑战性,是很难处理的少数几个骨折之一。

(二)损伤机制

尺骨滑车切迹撞击肱骨髁所致,屈肘和伸肘位都可发生,分为屈曲和伸直型2种损伤。

(三)骨折分型

Müller等人的分类(AO分类)主要是根据骨折是否累及髁上部位及骨折的粉碎程度,将肱骨远端骨折分为A、B、C共3型,其中C型为髁间骨折,C_1型为T形骨折伴移位;C_2型为干骺端粉碎,髁间为简单骨折;C_3型为干骺端与髁间均为粉碎。

(四)症状和体征

局部肿胀,疼痛。因髁间移位、分离致肱骨髁变宽,尺骨向近端移位使前臂变短。可出现骨擦音,肘后三角关系改变。

放射学检查:正、侧位X线片可评估骨折移位和粉碎程度,骨折真实情况常比X线表现还要严重和粉碎,可行多方向拍片或计算机断层扫描检查,进一步判断骨折情况。

(五)治疗方法

年轻患者应尽可能获得关节面的解剖复位;老年骨质疏松者,若骨折粉碎,内固定效果差,或不可能获得满意的固定,可行一期或二期全肘关节置换术。

1.非手术治疗

(1)石膏固定:主要适用于Ⅰ型无移位骨折,屈肘90°以石膏前后托或管形固定,直至肿胀消退。2～3周开始主动活动。有可能发生再移位,需密切随诊观察。

(2)牵引:闭合复位后,用牵引来维持或进一步改善复位,目前已很少使用。

2.手术治疗

肱骨髁间骨折为关节内骨折,多需手术切开复位内固定治疗。手术内固定时,2个部位需要固定,一是髁间,二是髁上。重点放在髁间,但也应重视髁上。术中将髁间复位后,应根据骨块大小及对应关系选择适宜的内固定物。内固定物应位于滑车的中心,不能穿出关节面或进入鹰嘴窝。髁间有缺损或属严重粉碎骨折,应用拉力螺钉固定时,应防止由于加压操作引起滑车关节面变窄。X 线片显示的Ⅲ型骨折在术中有可能转化为Ⅳ型粉碎骨折,需要进行植骨,故应常规将髂骨部位消毒备用。

完成髁间固定后,再用钢板将其与骨干进行固定。特制的后方 Y 形钢板的缺点是单平面固定,双钢板固定能够提供更为牢固的稳定。若髁间与髁上骨折连接处有较大间隙或有骨缺损,应予松质骨植骨,否则可发生钢板断裂失效,骨折不愈合;骨折较靠远端时,可将内侧钢板围绕内上髁进行塑形固定。注意恢复肱骨远端的正常前倾。

全肘关节置换:对年龄大于 65 岁、患者原有严重骨性关节炎,又发生髁间严重粉碎骨折时,可一期或二期行全肘关节置换。

三、肱骨髁骨折

（一）解剖和分类

肱骨远端分为内、外髁,其分界线是小头-滑车间沟。每一髁都包括关节和非关节部位,上髁属非关节部位,外髁的关节面是肱骨小头,内髁的关节面是滑车。

（二）损伤机制

侧副韧带的紧张可产生撕脱应力,伸肘位,由于前臂的杠杆作用,可使作用于侧副韧带的张力增加,前臂的内收或外展可使这些应力集中于肱骨远端的一侧。压应力亦可作用于关节面,也可因直接暴力所致,常直接作用于屈肘位时的肘后方。若外力在中心部位平均施加,可使肱骨髁楔形劈开,造成髁间骨折;若外力偏心施加,可导致单独一个髁的骨折。在临床上,应力很少以一种单纯的形式出现,常常是混合性的,造成各种类型的骨折。注意区分单纯髁骨折与髁骨折合并肘脱位:单纯髁骨折后,滑车侧方能够维持肘部稳定。

（三）肱骨外髁骨折

1.临床表现

症状和体征:局部可出现相对于肱骨干和内髁的异常活动。上肢悬垂在肢体一侧时,携带角消失。常出现骨擦音,前臂被动旋转可使骨擦音增强。

放射学表现:骨折线常呈斜形,由小头-滑车间沟或滑车外侧缘斜向髁上嵴。根据骨折类型不同,可出现尺骨相对于肱骨干的外侧移位。伸肌附着点的牵拉可使骨块发生移位。应与小头骨折相鉴别:外髁骨折包括关节面和非关节面 2 个部位,并常带有滑车的桡侧部分,而小头骨折只累及关节面及其支撑骨。

2.治疗方法

（1）保守治疗:无移位或轻微（不超过 1 mm）移位者可保守治疗,简单制动 2～4 周至骨折愈合。也可采取经皮穿针固定。

（2）手术治疗:治疗目的有二,一是必须恢复肱骨髁的对位,以防发生旋转;二是在Ⅱ型骨折中,滑车外侧壁不完整,应予重建。采取后侧或外侧入路均可,常用螺钉或克氏针固定。术中尽可能保持折块的软组织附着。

3.并发症和预后

临床疗效取决于骨折粉碎程度及是否获得了准确复位和稳定固定。解剖复位和稳定内固定有助于防止出现创伤性关节炎和活动受限。不正确的复位或固定失效在Ⅰ型骨折可造成肘外翻,在Ⅱ型骨折还可导致尺骨向外侧半脱位,如将合并的小头骨折切除,更可能增加发生上述并发症的危险。外翻可使内髁更加突出和出现尺神经症状,常需在晚期行松解前移术。

（四）肱骨内髁骨折

1.概述

单纯内髁骨折少见，主要原因是对肘内侧的直接打击常可导致突出的内上髁骨折，很少造成深部的内髁骨折。损伤机制是伸肘位摔伤并受到肘内翻的应力，或屈肘位摔伤，鹰嘴直接受力后撞击肱骨髁所致。前臂屈肌可使骨块向远端移位。骨折线一般由深部呈斜形攀升至髁上嵴的末端，若桡骨头边缘像楔子样对关节面施加应力，就可发生骨折线在小头-滑车间沟、呈斜形斜向内上的Ⅱ型损伤。

2.症状和体征

局部异常活动，如桡骨头与尺骨及内髁折块一起向内侧移位，则外髁和肱骨小头明显突出。伸肘使前臂屈肌张力增加，可造成骨块移位。有时可出现尺神经损伤症状。合并肘关节韧带损伤者可出现外侧触痛和肿胀。

3.治疗

（1）非手术治疗：无移位者可用石膏后托制动2～4周。屈肘、前臂旋前、腕关节掌屈可放松起自内上髁的肌肉张力。移位骨折闭合复位很难获得成功且不易维持。

（2）手术治疗：尽管对某些移位骨折可采取闭合复位，但很难保证关节面不出现"台阶"。一般应采取骨折切开复位与内固定。暴露折块时，应首先显露尺神经并予保护，一旦骨折累及尺神经沟或尺神经受到损害，应将尺神经前移。

4.并发症和预后

因骨折涉及滑车沟，很可能造成关节面残留"台阶"，导致活动受限及发生创伤性关节炎。向近端移位的髁部骨折畸形愈合可导致肘内翻畸形，骨折畸形愈合或骨痂过度生长可造成迟发尺神经症状。

四、肱骨远端的关节面骨折

包括肱骨小头骨折、滑车骨折，或两者共存。骨折线位于冠状面，平行于肱骨前侧，骨折块没有或几乎没有软组织附着。压缩、劈裂或剪切应力均可造成关节面骨折。因缺少软组织附着，撕脱应力并不能造成这些骨折。骨折原始移位与造成骨折的外力有关。

关节面骨折往往包含有不同程度的软骨下骨骨折。尽管将其分为小头骨折和滑车骨折，并分开来讨论，但实际上两者常常合并在一起发生。

（一）肱骨小头骨折

1.概述

占全部肘部损伤的0.5%～1%。好发于青少年（12～17岁），极易漏诊。

肱骨小头骨折与外髁骨折的区别：外髁的一部分即关节内部分是小头骨折，不包括外上髁和干骺端，而外髁骨折除包括小头外，还包括非关节面部位，常累及外上髁。小头的前方和下方有关节软骨，后方无关节软骨。屈肘时桡骨头与小头前方关节面相接触；伸肘时桡骨头与小头下方关节面相接触。

2.损伤机制

常由桡骨头传导的应力所致，桡骨头就像内燃机上的"活塞"一样向上运动对小头进行剪切，也可以解释为什么有时合并桡骨头骨折。最为常见的致伤方式是跌倒后手掌撑地，外力沿桡骨传导至肘部，撞击小头所致。

3.临床表现

常有肘部活动受限。Ⅰ型骨折影响屈肘，Ⅱ型骨折则阻挡伸肘。前臂旋转不受限制是其特点。可有骨擦音。

X线表现：因骨折块包含有较大的关节软骨，故 X 线片不能准确反映其真正大小。正位 X 线片有助于判断合并的滑车骨折块大小，侧位则表现为"双弧征"。

普通平片上对骨折块大小、来源及移位程度进行准确判断比较困难时可行计算机断层扫描检查。

4.治疗方法

(1)非手术方法：对无移位骨折可行石膏托固定 3 周。

(2)手术治疗：可取外侧入路，在肘肌前方进入。此切口稍偏前，可避开后方的外侧尺骨副韧带，且不易损伤桡神经深支。可用微型螺丝钉自后向前旋入固定骨折端，亦可用 Herbert 螺丝钉治疗，自前方向后方旋入固定，钉尾埋入关节面下。

若骨折块严重粉碎，几乎不含有软骨下骨，可考虑行切除术。合并肘部其他部位的骨折或肘脱位时，应避免行切除术。

与股骨头不同，肱骨小头即使与它的血供完全分离，也很少发生塌陷和骨关节病。推测骨折块可从软骨下骨的爬行替代获得再血管化，而上肢的关节又不像下肢的完全负重关节一样，在恢复期间，通过肱桡关节的应力并不足以引起塌陷和关节畸形，故即使出现与软组织完全剥离的小头骨折块，也可进行切开复位与内固定。

(二)肱骨滑车骨折

少见，大多认为它不是一种单独损伤。滑车的结构特点决定了它不易成为一个单独的骨折：肱骨小头易遭受来自桡骨头的剪切或压缩应力，直接撞击也可导致小头骨折，而滑车位于肘关节深部，则可使它免遭直接撞击。

伤后关节内渗出，肿胀，活动受限及出现骨擦音。X 线可显示骨折块位于关节内侧并恰在内上髁远端时，应高度怀疑滑车骨折，骨折线可自滑车向内上髁延伸。

无移位骨折，可用石膏托固定 2～3 周；如骨折移位，则应手术治疗，复位后用螺钉或克氏针固定。

五、肱骨上髁骨折

每一个上髁都有自己的骨化中心，这在儿童肘部损伤中有其特殊的意义，因为相对于富有张力的侧副韧带，骨骺生长板本身是一个薄弱点。由于撕脱应力的作用，儿童内上髁骨折常使骨骺分离。在成人，原发的、单纯的上髁骨折少见，大多与其他损伤一起发生。

(一)肱骨外上髁骨折

少见，实际上，有很多学者怀疑它在成人是否是一个单独存在的骨折。外髁的骨化中心较小，在 12 岁左右出现。一旦骨化中心与主要部分的骨骼融合，撕脱骨折更为少见。外上髁与肱骨外髁平坦的外侧缘几乎在一水平，遭受直接暴力的机会很少。治疗原则类似于无移位的肱骨外髁的治疗，包括对肘部进行制动，直至疼痛消失，然后开始功能活动。

(二)肱骨内上髁骨折

1.概述

比外上髁骨折多见。内上髁的骨化中心直到 20 岁才发生融合，是一个闭合比较晚的骨骺，也有人终生不发生融合，应与内上髁骨折相鉴别。

2.损伤机制

儿童或青少年发生肘脱位时，可合并内上髁撕脱骨折，骨折块可向关节内移位，并停留在关节内,影响肘脱位的复位。20 岁后再作为一个单独的骨折出现或合并肘脱位则比较少见。

3.骨折分类

(1) I 型:内上髁骨折,轻度移位。

(2) II 型:内上髁骨折块向下、向前旋转移位,可达肘关节间隙水平。

(3) III 型:内上髁骨折块嵌夹在肘内侧关节间隙,肘关节实际上处于半脱位状态。

(4) IV 型:肘向后或后外侧脱位,撕脱的内上髁骨块嵌夹在关节间隙内。

4.临床表现

前臂屈肌的牵拉可使骨折块向前、向远端移位。内上髁区域肿胀,甚至皮下淤血,并有触痛和骨擦音。

对青少年患者,应将正常的骨化中心与内上髁骨折进行鉴别,拍摄健侧肘部 X 线片有助于诊断。骨折合并肘后脱位时,一定要除外关节内是否嵌夹有骨折块:在简单的撕脱骨折中,骨折块向远端移位,可达关节间隙水平;如果在关节间隙水平发现骨折块,则必须排除是否有关节内嵌顿的可能。

5.治疗方法

对轻度移位骨折或骨折块嵌顿于关节间隙内的治疗已达成共识。若骨折无移位或轻度移位,可将患肢制动于屈肘、屈腕、前臂旋前位 7～10 d 即可。如果骨折块嵌顿于关节内,则应尽早争取手法复位,可在伸肘、伸腕、伸指、前臂旋后位,使肘关节强力外翻,重复创伤机制,利用屈肌群的紧张将骨折块从关节间隙拉出,变为 II 型损伤,然后用手指向后上方推挤内上髁完成复位,以 X 线证实骨折复位满意后,用石膏制动 2～3 周。

中度或重度移位骨折的治疗至今仍存争议,有 3 种方法可供选择:①手法复位,短期石膏制动;②切开复位与内固定;③骨折块切除。支持非手术治疗者认为,所遗留的任何残疾与持续存在的移位骨折块之间没有明确关系;获得纤维愈合者没有出现肘部疼痛和残疾;内上髁骨块向远端移位并未导致肘部功能下降或前臂屈肌和旋前肌力弱;对患者来说获得纤维愈合与获得骨性愈合的最终结果是一样的。支持手术治疗者认为,移位的内上髁骨块可导致出现晚期尺神经症状及屈腕肌力弱和骨折不愈合,行外翻应力试验检查时会产生肘关节不稳定,并把上述并发症作为手术治疗的理由。一般认为采取保守治疗时,肘部不稳定并不是严重问题,应尽可能进行早期功能锻炼,否则将导致关节僵硬,而不是关节不稳定;功能恢复可能需要长达一年时间,无须过分注意骨折块移位或局部疼痛,即使出现尺神经症状,也可通过在后期进行骨折块切除或神经松解、前移来解决之。

第二节 骨盆骨折

一、概述

骨盆是由骶骨、尾骨和两侧髋骨(髂骨、耻骨、坐骨)接连而成的坚强骨环,形如漏斗。两髂骨与骶骨构成骶髂关节;髋臼与股骨头构成髋关节;两侧耻骨借纤维软骨构成耻骨联合;三者均有

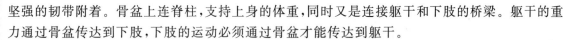

坚强的韧带附着。骨盆上连脊柱,支持上身的体重,同时又是连接躯干和下肢的桥梁。躯干的重力通过骨盆传达到下肢,下肢的运动必须通过骨盆才能传达到躯干。

骨盆环的后方有两个负重主弓,骶骨是两个主弓的汇合点。股骶弓是由两侧髋臼向上,通过髂骨的加厚部分到达骶骨。此弓在站立时支持体重。坐骶弓是由两侧坐骨结节向上,经过坐骨体从髂骨的加厚部分到达骶骨。此弓在坐位时支持体重。

前方上下各有一个起约束作用的副弓,上束弓经耻骨体及耻骨上支,防止股骶弓分离;下束弓经耻骨下支及坐骨下支,支持坐骶弓,防止骨盆向两侧分开。副弓远不如主弓坚强有力。受外伤时副弓必先分离或骨折,当主弓有骨折时,副弓很少不发生骨折(耻骨联合分离时可无骨折),耻骨上支较下支更易骨折。

骨盆外围是上身与下肢诸肌的起止处。如外后方有臀部肌肉(臀大、中、小肌)附着,坐骨结节处有股二头肌、半腱肌、半膜肌附着;缝匠肌起于髂前上棘,股直肌抵止于髂前下棘,在耻骨支、坐骨支及坐骨结节处有内收肌群附着;骨盆的上方,在前侧有腹直肌、腹内斜肌、腹横肌分别止于耻骨联合及耻骨结节和髂嵴上;在后侧有腰方肌抵至髂嵴。这些肌肉的急骤收缩均可引起附着点的撕脱骨折,同时也是骨盆骨折发生移位的因素之一。

骨盆对盆腔内的脏器和组织(如膀胱、直肠、输尿管、性器官、血管和神经)有保护作用。严重的骨盆骨折,除影响其负重功能外,常可伤及盆腔内脏器或血管神经,尤其是大量出血会造成休克,管腔脏器破裂可造成腹膜炎,能危及生命。

骨盆结构坚固,适应在活动和负重时生物力学的要求,因此在骨关节损伤中骨盆伤的发生率相对较低。骨盆损伤多系高能量外力所致,交通伤是骨盆伤的重要原因,重物砸伤和高处坠落伤是造成骨盆损伤的另一重要原因。

近 20 年来资料表明,造成骨盆骨折的主要原因是伴发的严重损伤。骨盆开放性损伤死亡率则高达 30%～50%。

（一）病因病理

骨盆骨折多由强大的直接外力所致,也可通过骨盆环传达暴力而发生它处骨折。如车轮碾、碰撞、房屋倒塌、矿井塌方、机械挤压等外伤所造成,个别是由摔倒或由肌肉强力牵拉而致骨折。如骨盆侧面受挤压时,可造成耻骨单侧上下支骨折、耻骨联合分离、骶髂关节分离、骶骨纵行骨折、髂骨翼骨折。如暴力来自骨盆前、后方,可造成耻骨上下支双侧骨折、耻骨联合分离,并发骶髂关节脱位、骶骨骨折和髂骨骨折等,并易引起膀胱和尿道损伤。如骨盆超过两处以上骨折,且骨盆环断裂,则骨折块会有上下较大的移位,引起骨盆腔内大出血。如急剧的跑跳、肌肉强力收缩,则会引起肌肉附着点撕脱性骨折,常发生在髂前上棘和坐骨结节处。

（二）分类

骨盆骨折的严重性,决定于骨盆环的破坏程度及是否伴有盆腔内脏、血管、神经的损伤。因此在临床上可将骨盆骨折分为三大类。

1.骨盆边缘骨折

这类骨折不影响骨盆的完整性,病情较轻。如髂前上棘、髂前下棘、坐骨结节、尾骨等骨折。

2.骨盆环单弓断裂无移位骨折

这类骨折影响到骨盆环,但未完全失去连接,基本保持环状结构的完整。如一侧耻骨上支或下支或坐骨上支或下支单独骨折、髂骨翼骨折、骶骨骨折等。骨折仅表现为裂纹骨折,或有轻度移位,但较稳定,预后良好。

3.骨盆环双弓断裂移位骨折

这类骨折均由强大暴力引起,多为挤压伤,由于骨折移位和伴有关节错位,而致骨盆环的完整性遭到破坏,不但导致功能的严重障碍,而且常损伤盆腔内脏器或血管、神经,产生严重后果。常见有以下几种:一侧耻骨上下支或坐骨上下支骨折伴耻骨联合分离;双侧耻骨上下支或坐骨上下支骨折;髂骨骨折伴耻骨联合分离;耻骨或坐骨上下支骨折伴骶髂关节错位;耻骨联合分离并骶髂关节错位及骨盆环多处骨折。上述骨折共同特点是折断的骨块为骨盆环的一段,处于游离状态,移位较大而且不稳定。

根据骨折后局部骨折块的移位及骨盆环是否稳定可分为稳定性骨折和不稳定性骨折。骨盆环稳定性骨折和脱位即骨折与脱位后不影响骨盆环的稳定者,如耻骨单支骨折、髂骨翼骨折、髂前上下棘骨折、坐骨结节骨折、髋臼底骨折、骶尾骨折、耻骨联合分离等,为轻伤。骨盆环非稳定性骨折和脱位即骨折与脱位后骨盆变形,骨折上下移位严重,影响了骨盆环的稳定者,可并发脏器损伤、血管损伤,给治疗带来麻烦,如双侧耻骨上下支骨折、单侧耻骨上下支骨折合并骶髂关节脱位或骶骨骨折、耻骨联合分离合并骶髂关节脱位和骶骨骨折或髂骨骨折等,均属重伤。

二、临床表现

单处骨折且骨盆环保持完整者,除局部疼痛及压痛外,常无明显症状。但骨盆环的完整性遭到破坏后,患者多不能起坐、翻身,下肢活动困难。用手掌按住左右两侧髂前上棘,并向后外轻轻推压,盆弓连接不完整时,骨折处因分离而发生疼痛,称为骨盆分离试验阳性。用手掌扶托两侧髂前上棘并向内相对挤压,盆弓连接不完整时,也可产生疼痛,称为骨盆挤压试验阳性。直接挤压耻骨联合,不但耻骨支骨折处和耻骨联合分离处可以产生疼痛,髂骨翼骨折因受牵拉,亦可产生疼痛。骶尾椎骨明显压痛,肛门指检有压痛或异常活动或不平骨折线,系骶尾椎骨折。髋关节活动受限且同侧肢体短缩,系髋臼骨折合并股骨头中心性脱位。

三、并发症

骨盆骨折多由强大暴力所造成,可合并头、胸、腹及四肢的复合性损伤,而且较骨折本身更为严重。常见的并发症有以下几种。

(一)血管损伤

骨盆各骨主要为松质骨,盆壁肌肉多,其邻近又有较多的动脉和静脉丛,血管供应丰富。骨折后可引起广泛出血,甚至沿腹膜后的疏松结缔组织间隙蔓延至肾区和膈下,形成腹膜后血肿。髂骨内外动脉或静脉或其分支,可被撕裂或断裂,引起骨盆内大出血。患者可有腹胀及腹痛等腹膜刺激征;大血管破裂可致出血性休克迅速死亡。为了鉴别腹膜后血肿与腹腔内出血,须行诊断性穿刺,即让患者侧卧一分钟后,取下腹部髂前上棘内上方2~3 cm处穿刺,然后向另一侧侧卧,再按上法穿刺。若针尖刚进入腹腔即很容易抽出血液,为腹腔内出血,若无血液抽出,为腹膜血肿。

(二)膀胱或尿道损伤

骨盆骨折时,骨折断端可刺破膀胱,在膀胱膨胀时尤易发生。如破裂在前壁或两侧未被腹膜覆盖的部位,尿渗入膀胱周围组织,可引起腹膜外盆腔蜂窝织炎,直肠指检有明显压痛和周围软组织浸润感;如破裂在膀胱顶或后壁腹膜覆盖部位,尿液进入腹膜腔,可引起明显腹膜刺激症状。患者除有休克、下腹部疼痛外,可有排尿障碍。膀胱破裂诊断有困难时,可经尿道插入导尿管,并经导尿管注入 50～100 mL 的生理盐水,如不能抽出等量液体,则明确膀胱已破裂。尿道损伤更为常见,多发生在后尿道。患者有尿痛、尿道出血、排尿障碍、膀胱膨胀和会阴部血肿。渗尿范围随损伤部位而不同。后尿道膜上部破裂时,因有尿生殖膈的限制,外渗尿液局限于膀胱周围;尿道球部破裂时,外渗的尿液可随会阴浅筋膜蔓延至阴茎、阴囊、前腹壁。尿外渗容易引起组织坏死和感染。

（三）直肠损伤

直肠上 1/3 位于腹膜腔内,中 1/3 仅前面有腹膜覆盖,下 1/3 全无腹膜。如破裂在腹膜反折以下,可引起直肠周围感染,常为厌氧菌感染;如损伤在腹膜反折以上,可引起弥漫性腹膜炎。

（四）神经损伤

多因骨折移位牵拉或骨折块压迫所致。伤后可出现括约肌功能障碍,臀部或下肢某些部位麻木,感觉消退或消失,肌肉萎缩无力,多为可逆性,一般经治疗后能逐渐恢复。

四、诊断

根据病史、临床表现及辅助检查多可确诊。X 线检查能够明确骨折的部位及移位。根据情况,可进行骨盆的前后位、入口位、出口位以及髂骨斜位和闭孔斜位的投照,可以清晰地显示骨盆各部位的损伤。对于骨盆有严重创伤以及怀疑是否有不稳定分离的患者,应考虑做计算机断层扫描检查。计算机断层扫描能弥补 X 线片的不足,能清楚地显示骨盆的移位平面和立体方向,能详细地显示髋臼的情况。

五、治疗

（一）急症处理

骨盆骨折可以引起严重的并发症,死亡率较高。及时合理的早期救治是减少骨盆骨折患者疼痛、控制出血、预防继发的血管神经损伤和脂肪栓塞综合征、凝血障碍等晚期并发症的首要环节。在现场和转送途中即院前阶段,根据患者伤情进行基本生命支持,即初级 ABC 和止血包扎固定搬运四大技术;对病情严重者要施行生命支持,即上述急救内容加上气管插管输液和抗休克等措施。

首先应把抢救创伤性出血休克放在第一位,应抓紧时间进行抢救。对于失血过多造成血脱者,应迅速补足血容量。对骨盆骨折合并休克,采取以下抢救措施:①立即建立静脉输液通路,必要时同时建立 3～4 条;②在 20 min 内输入 2 000～2 500 mL 液体后再补全血;③氢化可的松 20～50 mg/kg,亦可达 50～150 mg/kg;④经大剂量补液、补血不能纠正休克时要积极考虑髂内动脉结扎术。

如有较大的血管损伤,患者陷于严重的休克状态,估计出血量已接近或超过总量的 1/2,在有效抗休克的治疗下,血压不稳而且逐渐下降,血红蛋白和红细胞继续降低,同时腹膜后血肿也逐渐增大,则应考虑手术探查,及时结扎髂内动、静脉止血,可挽救生命。如合并盆腔内脏损伤者,应立即进行手术修补。

（二）非手术治疗

非手术治疗是传统的治疗方案,包括卧床、手法复位、下肢骨牵引和骨盆悬吊牵引。

1.复位手法

(1)骨盆边缘骨折:髂前上、下棘骨折,骨折块有移位者,应予以手法复位。患者仰卧,患侧膝下垫高，使髋膝关节呈半屈曲位，术者以捏挤按压手法将骨折块推回原位。坐骨结节骨折，患者侧卧位，使髋伸直膝屈曲位，术者以两手拇指按压迫使骨折块复位。复位后保持患肢伸髋、屈膝位休养，以松弛腘绳肌防止再移位。

（2）骨盆环单弓断裂无移位骨折：骨盆环虽有骨折但无移位，骨盆环保持完整而稳定。如髂骨翼骨折，一侧耻骨上、下支或坐骨上、下支单独骨折，骶骨裂纹骨折等。一般无须整复。

（3）骨盆环双弓断裂移位骨折有以下 3 种情况。

双侧耻骨上、下支与坐骨上、下支骨折：此骨折致骨盆环的前方中间段游离，由于腹肌的牵拉而往往向上向右移位。整复时患者仰卧屈髋，助手把住腋窝向上牵拉，术者双手扣住耻骨联合处，将骨折块向前下方扳提，触摸耻骨联合之两边骨折端平正时，表示已复位。整复后，术者以两手对挤髂骨部，使骨折端嵌插稳定。一侧耻骨上、下支与坐骨上、下支骨折伴耻骨联合分离者，触摸耻骨联合处整齐无间隙，则表示复位。

髂骨骨折合并耻骨联合分离：骨块连同伤侧下肢多向外上方移位，并有轻度外旋。此时患者仰卧，上方助手把住腋窝向上牵引，下方助手握患肢踝部向下牵引同时逐渐内旋。术者立于患侧，一手扳住健侧髂骨翼部，一手向前下方推按骨折块，触摸耻骨联合平正无间隙，提示已复位。

耻骨或坐骨上、下支骨折伴同侧骶髂关节错位：伤侧骨块连同下肢常向上移位并有外旋，因骶髂关节错位而不稳定。整复时患者仰卧，上方助手把住腋窝向上牵拉，下方助手握伤肢踝部向下牵引并内旋，术者立于患侧向下推按髂骨翼，测量两侧髂嵴最高点在同一水平时，再以对挤手法，挤压两髂翼及两髋部，使骨折块互相嵌插，触摸骨折处无凹凸畸形，即已复位。耻骨联合分离并一侧骶髂关节错位复位手法亦基本相同。

2.固定方法

对于髂前上下棘骨折，复位后可采取屈髋屈膝位休息，同时在伤处垫一平垫，用多头带或绷带包扎固定。3～4 周去固定，即可下床活动。骶尾部骨折，一般不需固定，如仰卧位可用气圈保护。4～5 周即可愈合。

（1）骨盆环单弓断裂无移位骨折：可用多头带及弹力绷带包扎固定，4 周解除固定。

（2）骨盆环双弓断裂有移位骨折：必须给予有效的固定和牵引。对于双侧耻骨上下支和坐骨上下支、一侧耻骨上下支或坐骨上下支骨折伴耻骨联合分离者，复位后可用多头带包扎固定，或用骨盆兜带将骨盆兜住，吊于牵引床的纵杆上，4～6 周即可。对于髂骨骨折合并耻骨联合分离、耻骨上下支或坐骨上下支骨折伴同侧骶髂关节错位、耻骨联合分离并一侧骶髂关节错位者，复位后多不稳定，除用多头带固定外，患肢需用皮肤牵引或骨骼牵引，床尾抬高。如错位严重行骨骼牵引者，健侧需上一长石膏裤，以作反牵引。一般 6～8 周即可去牵引。

3.下肢骨牵引和骨盆悬吊牵引

采用胫骨结节或股骨髁上持续骨牵引，使骨盆骨折逐渐复位，是最基本、常用和安全的方法。若需牵引力量较大，最好用双侧下肢牵引，可以更好地使骨盆固定，防止骨盆倾斜。牵引重量一般为体重的1/7～1/5，注意开始时重量要足够大，3～4 d 后，摄片复查骨折复位情况，再酌情调整，直至复位满意为止。维持牵引至骨折愈合，一般需 8～12 周，不宜过早去掉牵引或减重，以免骨折移位。具体应用时还需根据骨折类型、骨盆变位情况，给予相应牵引。

垂直型骨盆骨折、单侧骨盆向上移位及轻微扭转变形者，可选用单纯持续骨牵引；骨盆变形属分离型者，可同时加用骨盆兜悬吊骨盆，使外旋的骨盆合拢复位。但也需注意防止过度向中线挤压骨盆,造成相反畸形;压缩型骨盆骨折,禁用骨盆兜牵引,可在牵引的同时辅以手法整复,即用手掌自髂骨峰内缘向外挤压,以矫正髂骨内旋畸形。少数内旋畸形严重者,必要时,牵引前亦可先用"4"字形正复手法矫正,即髋关节屈曲、外展,膝关节屈曲,使患侧足放置于对侧膝关节前面,双腿交叉呈"4"字形,术者一手固定骨盆,一手向下按压膝关节,使之向外旋转复位,然后行骨牵引。若半侧骨盆单纯外旋,同时向后移位,亦可采用90°-90°-90°牵引法。即行双侧股骨下端骨牵引,将髋、膝和踝3个关节皆置于90°位,垂直向上牵引,利用臀肌作兜带,使骨折复位。此种方法的优点是便于护理,并可减少对骶部的压迫,避免发生压疮。对骨盆多发骨折,可根据X线片所示骨盆变形及骨折移位情况,给予相应的牵引,力争较好的复位。一般牵引6周内不应减量,以防止再移位,直至骨愈合,一般约12周,如位置理想,疼痛消失,可去牵引活动。

4.练功活动

骨盆周围有坚强的筋肉,骨折复位后不易再移位,且骨盆各骨为松质骨,血运丰富,容易愈合。未损伤骨盆后部负重弓者,伤后第1周练习下肢肌肉收缩及踝关节伸屈活动,伤后2周练习髋膝关节伸屈活动,3周后可扶拐下地活动。如骨盆后弓损伤者,牵引期间应加强下肢肌肉收缩锻炼及踝关节活动,解除固定后,应抓紧时间进行各方面的功能锻炼。

5.药物治疗

由于骨盆骨折并发症多,对全身影响较大,故药物治疗更为重要。如因出血过多引起休克时,可内服独参汤加附子、炮姜,同时冲服三七粉或云南白药。若局部肿胀、疼痛严重者,应活血化瘀,消肿止痛,可选用复元活血汤或活血止痛汤。如伤后肠胃气滞、腹胀纳呆、呕吐、二便不通者,治宜活血顺气、通经止痛,可选用顺气活血汤或大成汤。如伤后小便不利、黄赤刺痛,小腹胀满、口渴发热等,治宜滋阴清热解毒,通利小便,可应用导赤散合八正散加减。中期以续筋接骨为主,内服接骨丹。后期应补肝肾、养气血、舒筋活络为主,可选用生血补髓汤,健步虎潜丸,舒筋活血汤,外用2号洗药或活血止痛散,水煎外洗。

(三)骨盆外固定器固定

外固定器的适应证有以下几方面。

(1)在急诊科用于有明显移位的 B_1、B_2 和 C 型不稳定骨盆骨折,特别是并发循环不稳定者,以求收到固定骨盆和控制出血的目的并有减轻疼痛和便于搬动伤员的作用。

(2)旋转不稳定(B_1)的确定性治疗。

(3)开放性不稳定型骨折。外固定器品种多样,多数不能保持有半盆向头侧移位的骨折,对此应加用患侧骨牵引,以防止半盆上移。Riemer 等将外固定器列入救治循环和骨折均不稳定的骨盆骨折救治方案,结果使此类损伤的死亡率自 22% 下降到 8%。Meighan 明确指出,外固定是急诊处理严重骨盆骨折最为恰当的措施。此外,为了控制出血和稳定后环 Ganz 推出了抗休克钳,亦称 AOC 形钳,用于急诊科作为临时固定并取得相应效果。骨盆外固定器的并发症主要是针道感染。

(四)手术治疗

切开复位内固定的适应证尚不统一,Tile 提出,前环外固定后,后环移位明显不能接受者,需要坐位的多发伤者和经选择的开放骨折是切开复位内固定的对象。Matta 主张经非手术治疗后,骨折移位超过1 cm,耻骨联合分离 3 cm 以上合并髋臼骨折以及多发伤者应行内固定。Romman 主张 B、C 型骨折和多发伤者是适应证。由于骨盆骨折形式多样，即使同一分型中亦不尽相同，且伤员全身伤情不同，术者对内固定方法的选择不同，因而内固定的方法繁多，手术入路亦不同。

第三节　骶骨骨折

骶骨骨折因为它的发生部位在解剖上连接了两种非常不同的学科——脊柱外科和创伤骨科（骨盆骨折外科）。骶骨本身为脊柱节段的最下端，内部包含了神经组织并构成腰骶间的脊柱结合部位，也就是最后一个可以活动的脊柱关节。同时骶骨也是参与构成骨盆后环的重要结构，通过牢固的骶髂关节连接着双侧半骨盆和下身附肢骨骼。在人体这个区域的创伤和病理机制还没有完全弄清楚，一部分原因是因为脊柱外科医师看待骶骨时本着脊柱的力学、排列和功能认为它是一个椎体节段；而创伤骨科专家们则认为骶骨就是构成骨盆环后方的中心结构，因此创伤科医师处理骨盆骨折时是本着骨盆和髋关节力学原理和功能及排列关系。因为每个不同的附属专业都只专注于本专业生物力学及生理原理，而忽略了其他学科的问题。

本节内容用一种整合了两个学科的思想体系的方法概述了骶骨的损伤。并提出了一种对于诊断和治疗骶骨骨折有用的方法。

一、解剖

尽管有关骶骨的解剖问题在文献中都有详尽的叙述，还有几个重要的地方需要回顾一下。骶骨是一块倒置的三角形骨骼，从侧面看上去并不平坦反倒很凸凹有致。通过骶髂关节连接两侧的髂骨。骶髂关节由于其骨性解剖结构具有天生的不稳定性而完全依靠其关节韧带组织（骶髂前、骶髂后和骶髂关节间韧带）维持其稳定。骶髂后韧带是维持关节稳定的主要稳定结构，也是人体中最坚固的稳定结构，抵抗由于负重导致的髂骨向头端及向后的趋势。骶结节韧带和骶棘韧带为其次的稳定结构（图 10-1）。

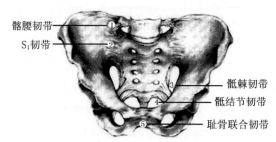

图 10-1　盆骨与韧带的示意图

骶骨同时还通过前方的 $L_5 \sim S_1$ 椎间盘及后方的一对 $L_5 \sim S_1$ 小关节与第 5 腰椎构成腰骶关节。与其他椎体关节不同，$L_5 \sim S_1$ 节段有一个和水平面将近 30°的倾角，它继发于前方骨盆的倾斜（矢状面向前的旋转或者是骨盆的伸展）。L_5 椎体则由从 L_5 横突发出达髂后上棘上方的髂嵴的坚固髂腰韧带固定在骨盆上。

因为腰骶关节是移行区，分割不全和畸形经常发生，所以在外科手法复位和器械操作之前诊断必须明确。分割不全经常发生在 L_5 椎体部分地或者全部与 S_1 椎联合,可以存有或者根本没有残存的椎间隙。有时 L_5 椎体的横突增大,单侧与髂骨或者骶骨翼形成关节。在其他情况下,S_1 椎体与 S_2 椎体可以是完全分割的,好像一块"第6腰椎"。其他几种影像学标志也可以提示这种异常分割。$L_4 \sim L_5$ 椎间隙通常在髂棘水平。如果可以拍摄胸部 X 线的话,也可以从 T_1 椎体(颈胸结合部位第一个拥有朝向头端横突的椎体)往下数。

脊髓一般终止于 $L_1 \sim L_2$ 水平,因此骶骨骨折并不会引起脊髓损伤。硬膜囊在这个水平包含有马尾神经和骶神经根。L_5 神经根发出于椎间孔,刚好走行于骶骨翼上并加入骨盆的腰骶神经丛。在这个节段的神经损伤决定于骨折的位置和分型。表 10-1 描述了腰骶神经丛的神经支配情况。

表 10-1　腰骶丛神经分布

神经根	运动功能	感觉功能
L_5	长伸肌,趾长伸肌	小腿外侧,足背,足底中心
S_1	外侧腘绳肌、腓肠肌复合肌群	大、小腿后外侧,足底外侧
S_2	长屈肌,趾长屈肌,括约肌	大、小腿中后侧,足底外侧
S_3	长屈肌,趾长屈肌,括约肌	臀部,会阴部
S_4	括约肌	会阴部,肛周
S_5	尾骨肌	会阴部,肛周

二、诊断与分型

骶骨骨折可以由很多因素导致。根据患者的人群类型和骶骨承受的能量大小一般将这类骨折分为三大类:①低能量作用在有骨质疏松的骨骼上造成的不完全骨折;②正常骨受到持续循环的低能量作用导致的疲劳性骨折或者应力性骨折;③高能量作用于任何骨质上导致的创伤性骨折。

骨质疏松患者的不完全骨折常发生于 3 类患者人群:老年患者(年老衰弱的患者,或者患有绝经后骨质疏松症的患者);药物应用相关的患者(糖皮质激素、肝素、苯妥英类药物)或者放射治疗诱发的骨质疏松症患者;还有孕期及产后的妇女。在美国,骨质疏松是一种迅速增长的临床问题。4 400 万人有发生这种情况的危险。每年骨质疏松骨折发病率为 1 500 万人次,其中大多发生在髋部、手腕和脊柱。

尽管通过放射学检查脊椎压缩骨折、髋部及腕骨折很容易诊断,但骶骨不完全骨折很难诊断。这个诊断以前在文献中根本不存在,直到 1982 年有一篇描述了 3 例"骶骨自发性骨质疏松骨折"。骶骨不完全骨折的诊断很困难。患者通常并没有明确相关的创伤史,他们会诉运动相关(承重相关)的下腰部及臀部的疼痛。通常患者会把压痛点定位在骶骨上。如果骨折是单侧的,那么单腿站立的姿势会导致患者疼痛;一般在患者将重量转移至健侧下肢时疼痛可以缓解。骶髂关节压力活动试验(Patrick's 试验和 Gaenslen's 试验)很可能是阳性的。神经症状很少发生,大约占 2% 的患者,其中更多是与括约肌功能障碍(尿失禁伴或不伴随大便失禁)后出现的下肢感觉异常和乏力相关。而一些患者主诉小腿外侧,足背,足底中心;大、小腿后外侧,足底外侧;大、小腿中后侧,足底外侧;臀部,会阴部;肛周会阴部,肛周的根性症状,则是继发于骶骨翼骨膜骨痂形成或者骶孔内压迫导致的 L_5 或者 $S_{1\sim5}$ 的神经根刺激征。

骶骨和脊椎 X 线片上的正常所见使骶骨不完全骨折的诊断变得更为复杂。在患有严重骶骨不完全骨折的患者中,侧位片可能提示患者有压缩、前方位移、后凸畸形;但是这并不是绝对的。计算机断层扫描可以显示出骶骨翼前方的骨痂或者骨膜反应,但同样也不是绝对的。

为了明确诊断,还需要做磁共振成像扫描/骨扫描。骶骨不完全骨折的一个典型特征是骶骨翼的高信号/高摄取表现(有时是双侧的),呈"H"形。尽管并不是所有的患者都具有这个特征,但是不伴有身体其他部位高摄取的某些变异的征象也同样高度提示可能有骶骨骨折存在。而因为骨扫描检查需要大量的放射剂量(大约等于做 200 个胸片的放射剂量),所以磁共振成像检查为首选方法。在有癌症病史的老年患者,疼痛和磁共振成像上的高信号/高摄取则通常需要做更多的病情检查和活检以排除癌症的转移。但是孤立的骶骨转移灶很罕见。而磁共振成像诊断中的压脂技术则有助于我们除外新生物的诊断。

骶骨的应力性或者疲劳性骨折一般发生在一些年轻患者身上,他们的骨骼都正常但是却处于一种不正常的持续循环受力状态下。典型的患者可以是年轻职业运动员或者是部队的新兵。临床主诉通常和那些骶骨不完全骨折患者的主诉很相似,即活动相关的下腰部和臀部疼痛。病史一般是疼痛始发于运动之后,随着病情的进展,先是重体力劳动后疼痛,然后是一般运动后疼痛。神经症状很罕见,如果有的话,通常为骨痂形成导致的 L_5 或 S_1 神经根刺激征。

骶骨应力性骨折与不完全骨折的不同在于:应力性骨折是由于骨骼反复承受阈值应力以下的力而造成的不愈合的微骨折和损害所导致的;而在不完全骨折患者诊断过程中,需要的是医师高度的临床预测和通过磁共振成像/骨扫描检查确诊的能力。

根据骨折的类型和部位,高能量致创伤性骶骨骨折又可以细分为几组。Denis 分型法是现在最常用的方法,它通过骨折线的方向和位置划分骨折类型(图 10-2)。在所有骨盆环的损伤中,创伤性骶骨骨折占了大约 30%。1 型垂直或斜行并经骶孔外侧的骨折,占了骶骨骨折的 50%,其中有 6% 的患者出现神经损伤。2 型垂直或斜行并经过一个或多个骶孔的骨折,占了骶骨骨折的 36%,其中有 30% 的患者出现神经损伤。3 型的骨折更加复杂,可以是水平的或是垂直的,但是全部在骶孔内侧并进入骶管内。3 型骨折仅占骶骨骨折的 16%,但是神经根和马尾神经损伤的风险却高达 60%。

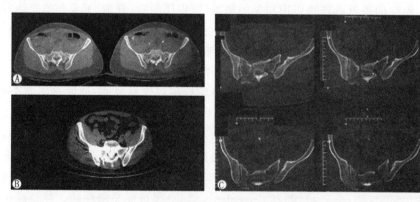

图 10-2　Denis 分型法骨折轴位计算机断层扫描像

A.1 型骨折的轴位计算机断层扫描像;B.2 型骨折的轴位计算机断层扫描像;C.3 型骨折的轴位计算机断层扫描像

1 型和 2 型的骶骨骨折影响了骨盆环的稳定性。但除非骨折线向头端延伸到 $L_5 \sim S_1$ 关节,并不影响脊柱的稳定性。3 型骨折由于本身骨折的类型,既打破了骨盆环的稳定性也影响了脊柱本身的稳定性。

　　垂直正中的劈裂骨折是伴有骨盆环前后压缩型的不稳定骨折。而水平骨折类型则不影响骨盆环的稳定性，但是根据骨折位置与骶髂关节的关系则可能影响到脊柱的稳定性。骶髂关节水平以下的水平骨折属于稳定型损伤，但却有继发于骨折块突入骶管导致骶管闭塞造成马尾神经损伤的风险。

　　在骶髂关节平面的水平骨折总是存在双侧垂直的劈裂（多数经过骶孔）造成一种 U 形或者是 H 形的骨折类型。各种各样的骨折结构形态在文献中都已描述过。与其他骶骨骨折（1 型和2 型）垂直的剪切力伴或不伴对骨盆环的内外旋损伤机制不同，这种骨折类型是由于骨盆和腰骶结合部位快速、极度过屈导致的损伤。这种不稳定的骨折类型导致脊柱与骨盆的分离，二者之间机械连续性消失，造成脊柱的后凸畸形并对骶管造成破坏（图 10-3）。骶骨骨折想要立即做出诊断是很困难的，尤其是 3 型骨折。患者多会有明显的创伤性病史，像高空坠落或者车祸，当然也有下腰部疼痛。

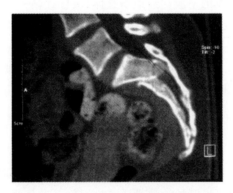

图 10-3　骶骨"U"形骨折的矢状片重建

　　1 型和 2 型骨折患者都有骨盆环的损伤。根据能量吸收的大小和受力方向情况，这些患者可能有外侧的压缩、前后的压缩、垂直剪切，或者某些损伤类型的综合伴有轻度的移位，或者广泛开放的不稳定的骨盆骨折。骶骨微小的移位或者撞击骨折在骨盆前后位 X 线平片上很难看到，但是如果有创伤病史的患者诉下腰部及臀部疼痛，要高度怀疑骶骨骨折。因为骨盆是一个环形结构，骨盆环前方的微小移位就为骨盆环后方的破坏提供了一些线索。而通过层厚 3 mm 的骨盆计算机断层扫描则可以显示出潜在于骶骨后方的骨折。

　　患者如果是承受更高能量的骨折和破坏，则会因为不稳定的半骨盆受到垂直剪切力导致肢体长度的不等长。在开书型（open-book，即骨盆开口型）骨折患者中可见患侧下肢外旋，伴有阴囊/阴唇的皮下血肿。为了排除因骨折断端导致的黏膜穿通，肛诊和阴道检查也是必要的。另外还必须行膀胱造影检查以排除膀胱和尿道的损伤。

　　如果没有高度可疑损伤的征象，3 型骨折患者的诊断常被延误。横行和 U 形的骶骨骨折在创伤造成的骨折骨盆前后位 X 线平片中很不明显（图 10-4）。典型的 X 线特征是在骶骨近端入口位与远端出口位上。骨盆和骶骨的侧位片提示有骶骨锐性成角伴或不伴前后移位是诊断的关键。这类损伤在轴向扫描的计算机断层扫描上有可能被漏诊，因为骨折部位很可能在扫描断层之上而没有被扫到。而矢状位的重建则有助于诊断，所以应同时行计算机断层扫描平扫加矢状位重建。计算机断层扫描图像还有助于评估继发于骨折块和畸形造成的骶孔和骶管狭窄。

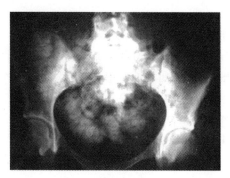

图 10-4　"U"形骨折患者的前后位 X 线平片

注意近端入口和远端出口部细微之处

如果患者怀疑有骶骨骨折,为了排除马尾神经综合征必须要行肛门指诊。对于有骨盆环骨折的患者,通常需要做一个简单的下肢神经损伤查体,最好评估一下 $L_4 \sim S_1$ 的神经损伤。当然即便患者可能因为马尾神经受压或骶神经根嵌压导致有 $S_2 \sim S_4$ 节段的感觉完全丧失,这些查体也可能没有什么异常。肛诊时的神经查体可以着重检查是否有肛周感觉损害。直肠肌张力消失,能否自主收缩肛门括约肌,还有球海绵体肌反射。要引出球海绵体肌反射可以通过挤压男性患者的龟头或者轻轻牵拉女性的尿道。

三、治疗

(一)骶骨不完全骨折

骶骨不完全骨折的治疗,一般来说是经过 3～5 周的卧床休息同时应用止痛药物后,再进行活动和理疗。如果需要的话,可以开始治疗骨质疏松。但是老年患者长期卧床引起的并发症仍然是需要考虑的。有些医师发现在经过即刻的活动、适当镇痛药物的应用和骨质疏松症治疗后,对患者大有益处。大多数患者在经过 3 个月的卧床休息和活动的保守治疗后,症状有所缓解。也有一小部分患者的症状并没有缓解,而感到活动时持续疼痛,影响了他们的日常生活。对于这部分患者,一些作者建议应行骶骨成形术。

骶骨成形术涉及经皮注射聚甲基丙烯酸甲酯(骨水泥)到骨折区域使之增强。过程类似于脊柱椎体压缩骨折的骨水泥注射(椎体成形术/后凸成形术)。2002 年,在通过治疗骶骨转移病灶并取得显著成效后,骶骨成形术才第一次作为骶骨不完全骨折的治疗方法在文献中出现。在过去的几年里,有大量报告报道了经骶骨成形术治疗后患者症状几乎立刻减轻或者是明显缓解。

(二)骶骨应力性或疲劳性骨折

骶骨应力性或疲劳性骨折治疗起来要更加困难一些,因为这类骨折的患者多为年轻、运动性很强的运动员,而他们的依从性很差,常不能配合固定或者制动的医嘱。一般来讲,如果患者可以做到 6 周内避免造成骶骨受力的活动,然后再逐渐进行 6 周的身体调理、力量锻炼,并给予产生应力的运动的指导,骶骨疲劳性骨折是可以自愈的。期间为了保持有氧运动的状态。可以做一些水中的活动和骑车运动。

如果患者的症状是慢性的,常在日常活动后发作,就需要制动。与老年人因为有骨质疏松多为双侧疲劳性骨折相比,年轻患者的疲劳性骨折通常为单侧。在指导下逐步恢复体力活动和负重运动之前,建议有长期症状的患者拄拐一段时间来减轻身体负重,这可以起到明显的治疗作用。随着骨折治愈和骨痂缩小,根性症状可以消退。而骶骨成形术并不适用于年轻患者骶骨疲劳性骨折的治疗。

（三）创伤性骶骨骨折

创伤性骶骨骨折合适的治疗方案取决于骨折的部位和类型、是否存在骨折嵌插、$L_5 \sim S_1$ 小关节的完整性以及是否存在神经功能损伤(神经根病或者马尾神经综合征)。任何纵行的嵌插型骶骨骨折如果没有垂直移位和下肢不等长都可以首先尝试保守治疗,因为嵌插骨折本身也为骨折部位和骨盆环提供了一定的稳定性。卧床休息 $3 \sim 5$ d 后再在有支具保护的情况下活动是比较安全的,并在刚开始活动的第一个星期内重复检查骨盆出口、入口和骨盆前后位 X 线平片。如果骨折部位没有发生移位,建议在影像学检查随访的条件下,继续在支具保护下负重治疗 12 周。

对于一个没有骨折移位的卧床患者,能否保守治疗,患者的主诉起到很好的指导作用。如果患者没有严重的下腰部疼痛,但是靠一侧扶手仍不能翻身的话,很可能存在不稳定的损伤,这就需要在全身麻醉下行 X 线检查对骨盆环的稳定性进行评估。如果患者全麻后评估仍存在有明显的不稳定,建议手术治疗,重建稳定,并早期活动。为了骨盆血肿和凝血的稳定而推迟手术 $3 \sim 5$ d 以减少患者手术时的出血也是可以的。患者应该绝对卧床行骨牵引术来减轻远期下肢不等长的影响。

（四）1 型骶骨骨折：有移位但无嵌插

对于仅有轻度移位的 1 型骶骨骨折患者,骨盆前环(耻骨联合或耻骨支骨折)的切开复位内固定术有助于前半骨盆复位,并间接地整复骶骨骨折,利于经皮骶髂螺钉置入。这个手术可在患者仰卧位下进行。但是,如果骶骨骨折有比较大的移位,那么为了能使后骨盆环可以自行复位,切开复位内固定术就应该经后路完成。当然仍然可以应用骶髂螺钉固定。如果必要的话可以重摆体位为仰卧,经前路切开复位内固定(图 10-5)。

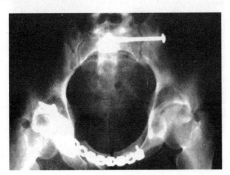

图 10-5 1 型骨折骶髂螺钉固定

（五）2 型骶骨骨折：有移位无嵌插

从定义上说 2 型骶骨骨折都是经过骶孔的。这类损伤的治疗和固定方法上必须要重视其可能潜在的、由医源性造成的 L_5 和骶神经根的损伤。因此,术前要做仔细的神经科查体并记录骶神经根功能。计算机断层扫描一定要仔细评估,以排除由于骨折块或任何损伤,包括 $L_5 \sim S_1$ 小关节面潜在的不稳定造成残余的骶神经根的神经压迫。如果确实发现了残余神经根压迫,且存在由于该压迫导致的神经功能缺失症状,该患者应行骶神经根减压性的椎板切开,并复位与固定。

对于那些仅有一侧 $L_5 \sim S_1$ 小关节面微小或没有粉碎性骨折的患者(这类骨折仅有很小的概率发生垂直移位),如果患者可以保持患侧肢体减轻负重 $10 \sim 12$ 周,应采用髂骶螺钉固定并附加前方的固定。而对于那些 $L_5 \sim S_1$ 小关节面有着明显粉碎性骨折或者移位很大的患者,甚或 $L_5 \sim S_1$ 小关节面发生破坏,骶髂关节螺钉的固定就没有那么可靠了。因为不论是临床还是生物力学研究都报道了这种骨折固定的高失败率(图 10-6)。对于这种特殊的骶骨骨折类型应用螺钉内固定技术会导致骶骨丧失了对于垂直剪切致变形力的抵抗力。

脊柱骨盆固定术(又称腰椎骨盆固定术或三角区接骨术)已用于这些特殊类型骨折的临床治疗。腰椎椎弓根螺钉和一枚固定在髂后上棘的髂骨螺钉连接起来。这种连接构成一种固定角度的夹具,可以允许内固定垂直方向的移动,从而对垂直剪切力起到抵抗作用。这种内固定经常会配一个固定位置的髂骶螺钉(并不是压入髂骨的)以抵抗环绕髂骶螺钉的旋转力。生物力学研究和临床研究已经证实了这种内固定技术治疗这种特殊损伤类型的骶骨骨折要优于单纯骶髂关节螺钉固定技术(图 10-7)。

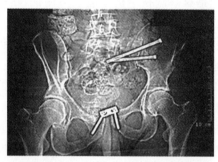

图 10-6　应用髂骶螺钉治疗 2 型不稳定的粉碎骨折失败,螺钉松动,半侧骨盆垂直移位

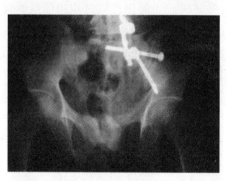

图 10-7　脊柱骨盆固定用于治疗垂直剪力所致的 2 型骨折

(六)脊柱骨盆固定术的利与弊

因为脊柱骨盆固定技术是坚强与角度固定,早期(6 周内)的负重锻炼是允许的。而与传统的骶髂螺钉内固定术相比,很少有术后复位丢失或不良报道。但是,对于比较瘦的患者来说在髂后上棘上的内固定的突出过于明显。这个内固定跨过两个潜在的正常关节即骶髂关节和腰骶关节,使这两个关节的正常活动受限。大多数患者都会抱怨活动后下腰部痛或是内固定植入物处不适,几乎所有人在骨折愈合后都要求取出内固定。术后 6 个月行计算机断层扫描可以明确骨折是否痊愈。

(七)3 型骶骨骨折

3 型骨折通常牵扯到一种开书型骨折。即前方骨骼分离造成骶骨后方的裂缝,它继发于半侧骨盆的外旋。由于 L_5 椎体和 $L_5 \sim S_1$ 小关节的支撑作用,使得骨折很少继发垂直的剪切或者移位。当然如果能量过大并且 $L_5 \sim S_1$ 小关节也被破坏的话,还是有可能出现垂直的劈裂骨折。这种骨折可以经前路将骨盆环关闭。如果骶骨还存在残留的骨折缝隙,可前后位(A),侧位(B)术后 X 线片,显示"U"形骨折在减压,复位和固定之后的形状。以穿过对侧髂骨翼打一根长骶髂螺钉加压使骨折闭合以防纤维性骨折不愈合。如果同时存在垂直劈裂和粉碎性骨折并伴有小关节面的破坏,则应考虑是否行脊柱骨盆固定术。

(八)横行和 U 形骶骨骨折

横行和 U 形骶骨骨折并不破坏骨盆环的完整性,但是却可以导致脊柱和骨盆的不连续(脊柱骨盆分离)或者骶管内神经压迫和马尾综合征。而在骶髂关节平面以下的横行骨折也不会影响骨盆环和脊柱骨盆的稳定性。如果患者存在马尾神经损害应是外科手术治疗的适应证,只要患者条件允许,应尽快行骶骨椎板切除术。手术有助于预防长期的排便、膀胱和性功能障碍。

在骶髂关节平面的横行骨折一般有双侧的纵行骨折,通常为 2 型骨折。这些骨折在脊柱骨盆结合部高度失稳并伴有脊柱后凸畸形或平移畸形。如果有手术指征的话,为了活动和骶管减压则需要做外科手术固定。治疗上包括骶管减压、畸形复位和骨折固定。将患者体位摆成俯卧位或者伸髋时常对复位和骶管减压有一定影响。如果患者有马尾神经损伤症状,应行骶骨椎板切除术。

稳定性涉及对矢状面畸形的控制(后凸加剧或者向前方移位)。为了有效地控制矢状面上的畸形应力,骶骨后方的张力带必须保留。不管是脊柱骨盆固定术还是标准的腰骶椎固定术,都有能力锁定腰椎并在对抗向前的旋转和移位的同时重建与骨盆的稳定连接(图 10-8)。然而,也有文献报道主张单独应用双侧的骶髂螺钉固定治疗这类骨折。

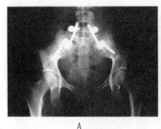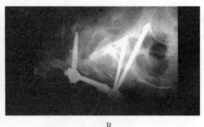

A   B

图 10-8 前后位(A),侧位(B)术后 X 线片,显示"U"形骨折在减压,复位和固定之后的形状

骶骨骨折本身囊括了一大系列的损伤,它们可以是由于骨质疏松导致的低能量的骨折,也可以是健康骨骼受到巨大能量冲击导致的创伤性骨折。骶骨骨折会影响腰骶关节和骨盆环的稳定性。因为这些各种各样的因素,使得骶骨骨折的诊断和治疗变得很复杂。

第四节 股骨头骨折

股骨头骨折是指股骨头或其软骨失去完整性或连续性,多见于成人髋关节后脱位。儿童股骨头骨折罕有发生,可能与儿童股骨头的坚韧性有关。

一、诊断

(一)病史

股骨头骨折多同时伴髋关节后脱位发生,Pipkin 认为髋关节屈曲约 60°时,大腿和髋关节处于非自然的内收或外展位,强大暴力沿股骨干轴心向上传导,迫使股骨头向坚硬的髋臼后上方移位,股骨头滑至髋臼后上缘时,股骨头被切割导致股骨头骨折并髋关节后脱位。髋关节前脱位时罕有发生股骨头骨折。

(二)症状和体征

伤后患髋疼痛,主动活动丧失,被动活动时引起剧痛。患髋疼痛,呈屈曲、内收、内旋及缩短畸形;大转子向后上方移位,或于臀部触及隆起的股骨头;股骨颈骨折时下肢短缩,且有浮动感。髋关节主动屈、伸功能丧失,被动活动时髋部疼痛加重。髋关节正侧位 X 线片可证实诊断。

(三)辅助检查

X 线检查:显示髋关节脱位及骨折,股骨头脱离髋臼,或部分移位,或完全脱位。部分移位指髋臼内嵌塞股骨头骨折片,头-臼间距加大或股骨头上移。有时合并髋臼后缘、后壁、后壁后柱骨折,X 线片均可显示,需行计算机断层扫描检查以明确诊断。

二、分型

Pipkin 将 Thampson 和 Epstein 的髋关节后脱位第 5 型伴有股骨头骨折者,再分为 4 型,为 Pipkin 股骨头骨折分型。

(一)Ⅰ型

髋关节后脱位伴股骨头在圆韧带窝远侧的不全骨折。

(二)Ⅱ型

髋关节后脱位伴股骨头在圆韧带窝近侧的骨折。

(三)Ⅲ型

第Ⅰ或Ⅱ型骨折伴股骨颈骨折。

(四)Ⅳ型

第Ⅰ、Ⅱ或Ⅲ型骨折,伴髋臼骨折。

这种分型既考虑到股骨头骨折的特点,又照顾到髋脱位、髋臼骨折的伴发损伤,对诊断、治疗和预后是有重要意义的。

临床中最多的是 PipkinⅠ型,其他各型依序减少,以Ⅳ型最少。

三、治疗

本类损伤应及时、准确地施行髋关节脱位复位术,对 PipkinⅠ、Ⅱ型股骨头骨折先试行髋关节复位,如股骨头复位后,股骨头骨折片也达到解剖复位,则宜行非手术治疗。如股骨头虽然复位,而股骨头骨折片复位不满意,一块或多块骨片嵌塞于头-臼之间,则是手术切开复位的指征。无论采用何种治疗,切不可忽视患者其他部位的损伤,如颅脑、腹腔内脏和胸腔内脏损伤及其出血、感染。应待这些损伤稳定后,再考虑患髋的手术治疗。抢救休克同时进行复位是明智的选择。

（一）非手术治疗

闭合复位牵引法。

1.适应证

Pipkin Ⅰ型、Ⅱ型。并应考虑如下条件：股骨头脱位整复后其中心应在髋臼内；与股骨头骨折片对合满意；股骨头骨片的形状；头-臼和骨片之间的复位稳定状况。

2.操作方法

同髋关节后脱位，如骨折片在髋臼内无旋转，股骨头复位后往往能和骨折片很好对合，再拍片后如已证实复位良好，则应采用胫骨结节部骨牵引，维持患肢外展30°位置牵引6周，待骨折愈合后再负重行走。

（二）手术治疗

1.切开复位内固定或骨折片切除法

（1）适应证：年轻的患者，股骨头虽然复位，而股骨头骨折片复位不满意，一块或多块骨片嵌塞于头-臼之间。

（2）操作方法：手术多用前方或外侧切口，以利骨折片的固定及切除。采用可吸收钉、螺丝钉、钢丝等内固定材料将骨折片固定，钉尾要深入到软骨下，钢丝缝合后于大转子下固定或皮外固定，穿引容易，拆除简单。如骨折片甚小，不及股骨头周径1/4且不在负重区，可将骨折片切除。

2.关节成形、人工股骨头置换或人工全髋关节置换术

（1）适应证：Pipkin Ⅲ型、Ⅳ型，年老的患者，陈旧性病例，或髋关节本来就有病损，如骨性关节炎或其他软骨、软骨下骨疾患的患者，应依据骨折的类型和髋臼骨折范围和其移位等情况，选择关节成形术、人工股骨头置换或人工全髋关节置换。

（2）操作方法：同陈旧性髋关节脱位关节成形术及股骨颈骨折人工髋关节置换术。

（三）药物治疗

如手术治疗，术前半小时预防性应用抗生素，术后一般应用3 d，如合并其他内科疾病给予对症药物治疗。

（四）康复治疗

功能锻炼（主动、被动）包括以下两方面。

（1）复位固定后即行股四头肌舒缩及膝、踝关节的功能活动。

（2）两周后扶双拐下床不负重活动，注意保持外展位。Pipkin Ⅲ型、Ⅳ型骨折可适当延缓下床活动时间。8周后可扶双拐轻负重活动，半年后视病情扶单拐轻负重行走，1年后弃拐进行功能锻炼，并注意定期复查。

股骨头骨折治疗的主要问题是防止骨折不愈合、股骨头缺血性坏死及创伤性骨关节炎，所以中后期的药物治疗、功能锻炼及定期复查尤为重要。一旦出现股骨头缺血性坏死征象，即应延缓负重及活动时间。

第五节　股骨颈骨折

股骨颈骨折是指由股骨头下至股骨颈基底部之间的骨折。多发生于老年人,此症临床治疗存在的主要问题是骨折不愈合及股骨头缺血性坏死。

一、诊断

(一)病史

股骨颈骨折多见于老年人,亦可见于儿童及青壮年,女性略多于男性。老年人因骨质疏松、股骨颈脆弱,即使轻微外伤如平地滑倒,大转子部着地,或患肢突然扭转,都可引起骨折。青壮年骨折少见,若发生骨折必因遭受强大暴力如车祸、高处跌下等,常合并他处骨折,甚至内脏损伤。

(二)症状和体征

伤后患髋疼痛,多不能站立或行走,移位型股骨颈骨折症状明显,髋部疼痛,活动受限,患髋内收,轻度屈曲,下肢外旋、短缩。大转子上移并有叩击痛,股三角区压痛,患肢功能障碍,拒触、动;叩跟试验(＋),骨传导音减弱。

嵌插型骨折和疲劳骨折,临床症状不明显,患肢无畸形,有时患者尚可步行或骑车,易被认为软组织损伤而漏诊,如仔细检查可发现髋关节活动范围减少。对老年人伤后主诉髋部疼痛或膝部疼痛时,应详细检查并拍摄髋关节正侧位片,以排除骨折。

(三)特殊检查

内拉通(Nelaton)线、布来安(Bryant)三角、舒美卡(Schoemaker)线等均为阳性,Kaplan 交点偏向健侧脐下。

(四)辅助检查

X 线检查可明确骨折部位、类型和移位情况。应注意的是某些线状无移位的骨折在伤后立即拍摄的 X 线片可能不显示骨折,2～3 周再次进行 X 线检查,因骨折部发生骨质吸收,如确有骨折则骨折线可清楚显示。因而临床怀疑骨折者,可申请计算机断层扫描检查或卧床休息两周后再拍片复查,以明确诊断。

二、分型

按骨折错位程度分为以下几型(Garden 分型)。

(一)Ⅰ型
不完全骨折。

(二)Ⅱ型
完全骨折,但无错位。

(三)Ⅲ型
骨折部分错位,股骨头向内旋转移位,颈干角变小。

(四)Ⅳ型
骨折完全错位,骨折端分离,近折端可产生旋转,远折端多向后上移位。

三、治疗

应按骨折的时间、类型、患者的年龄和全身情况等决定治疗方案。

（一）非手术治疗

（1）手法复位，经皮空心加压螺钉内固定术。①适应证：Garden Ⅱ、Ⅳ型骨折。②操作方法：新鲜移位型股骨颈骨折，可由两助手分别相向顺势拔伸牵引，然后内旋外展伤肢复位；或屈髋屈膝拔伸牵引，然后内旋外展伸直伤肢进行复位；或过度屈髋、屈膝、拔伸牵引内旋外展伸直伤肢复位；也可先行骨牵引快速复位，复位满意后按前述方法进行固定。

（2）皮肤牵引术。对合并有全身性疾病，不宜施行侵入方式治疗固定的股骨颈骨折，若无移位则可行皮肤牵引并"丁"字鞋保持下肢外展足部中立位牵引固定。

（3）较小儿童选用细克氏针固定骨折，较大儿童可用空心螺钉固定。

（二）手术治疗

1.空心加压螺钉经皮内固定

（1）适应证：Garden Ⅰ、Ⅱ型骨折。

（2）操作方法：新鲜无移位股骨颈骨折可在 G 形或 C 形臂 X 线机透视下直接行 2～3 枚空心螺钉内固定。先由助手牵引并扶持伤肢轻度外展内旋，常规皮肤消毒、铺巾、局麻，于股骨大转子下 1 cm 及 3 cm 处经皮作 2～3 个长约 1 cm 的切口，沿股骨颈方向钻入 2～3 枚导针经折端至股骨头内，正轴位透视见骨折无明显移位，导针位置良好，选择长短合适的 2～3 枚空心加压螺钉套入导针钻入股骨头至软骨面下 5 mm 处，退出导针，再次正轴位透视见骨折复位及空心加压螺钉位置良好，固定稳定，小切口缝 1 针，无菌包扎，将患肢置于外展中立位。1 周后可下床不负重进行功能锻炼。

2.空心加压螺钉内固定

（1）适应证：闭合复位失败或复位不良的各种移位型骨折。

（2）操作方法：取髋外侧切口，显露骨折端使骨折达到解剖复位或轻微过度复位，空心加压螺钉内固定技术同上述。

3.滑移式钉板内固定

（1）适应证：股骨颈基底部骨折闭合复位失败者或股骨上端外侧皮质粉碎者。

（2）操作方法：取髋外侧切口，加压髋螺钉应沿股骨颈中轴线或偏下置入，侧方钢板螺钉应在 3 枚以上，为防止股骨颈骨折旋转畸形，可附加 1 枚螺钉通过股骨颈固定至股骨头内。

4.内固定并植骨术

（1）适应证：陈旧性股骨颈骨折不愈合，或兼有股骨头缺血性坏死但无明显变形者或青壮年股骨颈骨折移位明显者。

（2）操作方法：可先行股骨髁上牵引，待骨折端牵开后，行手法复位空心加压螺钉经皮内固定（亦可手术时再行复位内固定），再视病情行带旋髂深动脉蒂、缝匠肌蒂的髂骨瓣或带股方肌蒂骨瓣等转位移植术。

5.截骨术

（1）适应证：陈旧性股骨颈骨折不愈合或畸形愈合，可采用截骨术以改善功能。

（2）操作方法：股骨转子间内移截骨术（麦氏）、孟氏截骨术、股骨转子下外展截骨术、贝氏手术等。但必须严格掌握适应证，权衡考虑。

6.人工髋关节置换术

(1)适应证:主要适用于 60 岁以上的陈旧性股骨颈骨折不愈合,内固定失败或恶性肿瘤、骨折移位显著不能得到满意复位和稳定内固定者,有精神疾病或精神损伤者及股骨头缺血性坏死等均可行人工髋关节置换术。

(2)操作方法:全身麻醉或硬膜外阻滞麻醉。手术入路可采用髋部前外侧入路(S-P 入路)、外侧入路、后外侧入路等,根据手术入路不同采用相应的体位。对老年患者应时刻把保护生命放在第一位,要细心观察,防治合并症及并发症。

(三)药物治疗

如手术治疗,术前半小时预防性应用抗生素,术后一般应用 3 d。合并其他内科疾病应给予对症药物治疗。

(四)康复治疗

功能锻炼(主动、被动)主要包括以下三个方面。

(1)复位固定后即行股四头肌舒缩及膝踝关节的功能活动。

(2)1 周后扶双拐下床不负重活动,注意保持外展位。Garden Ⅱ、Ⅳ 型骨折可适当延缓下床活动时间。8 周后可扶双拐轻负重活动,半年后视病情扶单拐轻负重行走,1 年后弃拐进行功能锻炼,并注意定期复查。

(3)股骨颈骨折治疗的主要问题是骨折不愈合及股骨头缺血性坏死,所以中、后期的药物治疗及定期复查尤为重要。要嘱咐患者不侧卧、不盘腿、不内收伤肢。一旦出现股骨头缺血性坏死的征象,即应延缓负重及活动时间。

第六节　踝关节骨折

踝关节骨折是一种常见损伤,可有多种损伤机制和骨折模式。踝关节骨折常见于扭伤、交通事故、坠落伤,运动损伤等。踝关节骨折多由于间接暴力引起踝部扭伤后发生。根据暴力方向、大小及受伤时足的位置的不同可引起各种不同类型的骨折。踝关节骨折是骨科常见的损伤,约占全身骨折总数的 3.92%,其发病率占各个关节内骨折的首位。踝关节骨折的治疗要求根据不同骨折分型进行治疗,强调解剖复位,坚强固定。

一、损伤机制

在损伤瞬间,足的位置和在此位置上变形力的方向会影响损伤的类型,而足的位置有旋前和旋后,变形力的方向有内收、外展和外旋。通常,变形力作用是内收、外展、外旋和垂直。

二、分型

踝关节骨折分型常用 AO Danis-Weber 分型和 Lauge-Hansen 分型。虽然两种分型系统都很常用,但也都不完美。AO 分型对手术治疗有一定指导意义。Lauge-Hansen 分型主要基于踝关节的间接损伤机制,常用来指导骨折的闭合复位。

（一）AO 分型

AO 分型（Danis-Weber 分型）基于腓骨骨折线和下胫腓联合的位置关系，将踝关节骨折分为3 型和相应亚型（如图 10-9）。

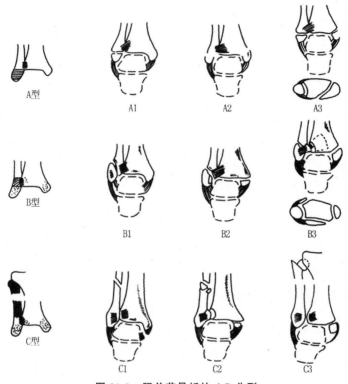

图 10-9　踝关节骨折的 AO 分型

（1）A 型：下胫腓联合平面以下腓骨骨折。①A1：单纯腓骨骨折；②A2：合并内踝损伤；③A3：合并后内侧骨折。

（2）B 型：下胫腓联合平面腓骨骨折。①B1：单纯腓骨骨折；②B2：合并内侧损伤；③B3：合并内侧损伤及胫骨后外侧骨折。

（3）C 型：下胫腓联合平面以上腓骨骨折。①C1：单纯腓骨干骨折；②C2：复合性腓骨干骨折；③C3：近端腓骨骨折。

（二）Lauge-Hansen 分型

Lauge-Hansen 根据受伤时足部所处的位置、外力作用的方向以及不同的创伤病理改变主要分为 4 型（如图 10-10）。

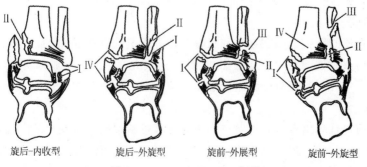

旋后-内收型　　旋后-外旋型　　旋前-外展型　　旋前-外旋型

图 10-10　Lauge-Hansen 分型

1.旋后-内收型

(1)腓骨在踝关节平面以下横行撕脱骨折或者外侧副韧带撕裂。

(2)内踝垂直骨折。

2.旋后-外旋型

(1)下胫腓前韧带断裂。

(2)腓骨远端螺旋斜行骨折。

(3)下胫腓后韧带断裂或后踝骨折。

(4)内踝骨折或三角韧带断裂。

3.旋前-外展型

(1)内踝横行骨折或三角韧带撕裂。

(2)联合韧带断裂或其附着点撕脱骨折。

(3)踝关节平面以上腓骨短、水平、斜行骨折

4.旋前-外旋型

(1)内踝横行骨折或三角韧带断裂。

(2)下胫腓前韧带断裂。

(3)踝关节面以上腓骨短斜行骨折。

(4)后胫腓韧带撕裂或胫骨后外侧撕脱骨折。

三、临床表现与检查

(一)症状和体征

踝关节局部肿胀、疼痛和功能障碍是踝关节骨折的主要临床表现。查体时可见小腿正常皮纹消失,表皮发亮,甚至出现张力性水疱,伴有踝关节脱位时常有踝关节畸形。接诊时应详细询问患者的受伤机制,并重点检查患处的皮肤和血运情况。

(二)影像学检查

1.X线片

踝关节骨折的X线检查应包括3个方面:前后位、侧位、内旋15°～20°的前后位(踝穴位),X线检查范围应包括膝关节,以防止漏诊腓骨头骨折。

2.计算机断层扫描检查

当骨折较粉碎或合并有后踝骨折时,三维重建技术的应用可以立体、直观地显示骨折,准确地显示骨折类型及移位程度,为临床医师制订术前计划提供参考。

3.磁共振成像检查

磁共振成像在诊断踝关节周围韧带和肌腱损伤方面具有重要价值,且能准确地诊断出隐性骨折和骨挫伤。检查时强调采用薄层摄影(层厚3～5 mm)。磁共振成像对距腓前韧带损伤的检出率最高(90%～100%),而对于跟腓韧带和三角韧带的检出率相对较低。

4.快速成型技术

基本步骤是通过计算机专用软件对三维重建计算机断层扫描所获得的图像数据信息逐层进行转换,变成数控加工命令,控制机床依次逐层加工制作内、外部三维结构完全仿真的生物模型。该技术的出现更增加了直观和准确性,有利于制订更合理的手术方案,节省手术时间。

四、踝关节骨折的治疗

(一)非手术治疗

稳定性骨折可以考虑保守治疗,如石膏、支具等固定踝关节于中立位6～8周,但在早期,每隔1～2周应复查X线片,如发现骨折移位,应及时处理。

(二)手术治疗原则

手术适应证:如果踝关节骨折后不能得到稳定的解剖复位,则考虑行切开复位内固定。

1.急诊手术时机

闭合性骨折急诊的内固定手术应在伤后6～8 h进行;否则,可能产生严重的软组织水肿,此时应延迟手术至伤后3～7 d,皮肤重新出现皱褶等消肿迹象出现时。

2.手术治疗

应先对骨折进行手法复位并临时石膏固定或跟骨牵引、抬高患肢、冰敷、足底静脉泵等治疗。如果伴有距骨严重脱位而手法复位失败,应进行紧急的切开复位。

3.术前抗生素的应用

为防止踝部骨折术后感染,应常规于切皮前半小时应用抗生素。但因踝部骨折的感染率很低,尚没有明确的证据表明抗生素可以有效降低感染率。

五、踝关节旋后(内翻)内收损伤

(一)损伤特点

损伤时足部处于旋后位,距骨内翻,首先造成外踝撕脱骨折,骨折线呈横行,且位于踝关节平面以下。在外侧结构破裂后若伤力继续作用,则距骨继续内翻,与内踝撞击产生内踝骨折,骨折起自胫骨远端关节面与内踝相连处,骨折线倾向于垂直。这时可以有踝穴内上角关节软骨下骨质的压缩或软骨面的损伤。

(二)诊断要点

旋后(内翻)内收型骨折,诊断的关键是外踝典型的横行骨折,骨折线在关节面或以下,而内踝骨折线为斜行或垂直型。如外踝孤立性骨折,则距骨无移位和半脱位,或极少移位。

(三)治疗

1.闭合复位

在麻醉下进行,膝关节屈曲90°,放松腓肠肌,胫骨远端向内推挤,另一手握住后侧足跟,把足向前拉,并外展,背屈踝关节到90°,小腿石膏固定。因有时外踝骨折可伴有胫腓下联合前韧带及后韧带断裂。石膏固定踝关节,背屈不应超过90°,不然踝穴会增宽。

2.手术治疗

闭合复位不满意者,应切开复位内固定。

(1)外踝撕脱骨折的手术:①"8"字形张力带钢丝内固定,外踝横行骨折适宜张力带钢丝固定,先在骨折线近侧1 cm处,由前向后钻孔,将外踝复位,平行穿入两根克氏针,克氏针自外踝尖端骨折线进入近端腓骨髓腔;用另一根钢丝穿过腓骨之孔,钢丝两端在骨折线之外侧面交叉,再绕经外踝尖端之克氏针,然后在腓骨后面,两钢丝端扭紧固定;克氏针尖端弯成L形。②髓内固定,可以用三角针或Rush杆或螺丝钉作髓内固定,主要维持骨折对线,但不能克服旋转及缩短。③纵向螺丝钉固定,直视下将骨折复位,自外踝尖端向外面钻孔,经骨折线后,由腓骨近端向内穿出,螺丝钉长5～8 cm;螺丝钉末端固定于腓骨的皮质骨,骨折片间有一定压力,但抗旋转作用小。④接骨板螺丝钉固定,多数用于骨干骨折,可使用半管状接骨板或普通接骨板螺丝钉固定。

(2)内踝固定:内踝骨折片较大时,用2～3枚粗纹螺丝钉固定。如固定垂直型和斜形骨折,使用加压螺丝钉或抗滑接骨板固定(图10-11),防止骨片向近端移位。

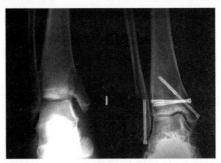

图10-11 旋后(内翻)内收损伤的手术治疗

六、踝关节旋后(内翻)外旋损伤

(一)损伤特点

旋后(内翻)外旋损伤在踝关节损伤中最为常见,占40%～70%。这类损伤的过程如下:当足处在旋后位时,三角韧带松弛,这时由于伤力的作用距骨外旋推挤外踝,迫使腓骨外旋,致胫腓下联合前韧带撕裂(Ⅰ度)。胫腓下联合前部分增宽2～3mm。若伤力停止,腓骨可自行恢复到正常位置。骨折线非常特殊,起自胫腓下联合前韧带附着点或其上面,然后向后向上延伸至不同距离。外旋伤力如仍继续,外踝不仅外旋,而且同时向外向后及近侧移位。此时胫腓下联合牵拉,产生胫腓下联合后韧带撕裂或胫骨后唇骨折,即Ⅲ度损伤。胫骨后唇骨折片借胫腓下联合后韧带牢固地与腓骨相连。骨折片一般很小,但也可能很大,甚至可累及胫骨远端关节面。此时,常伴有一定程度的前关节囊或前内关节囊撕裂,如伤力继续作用,则三角韧带紧张。紧张的三角韧带牵拉内踝,使其旋转和受半脱位距骨的后内部分撞击,产生内踝骨折,亦可以是三角韧带损伤(Ⅳ度)。

(二)诊断要点

外踝的螺旋形骨折常在胫腓下联合的附近,且骨折线起自前下方向后上方延伸。

(三)治疗

1.闭合复位

应于伤后立即复位。复位可在麻醉下进行。膝关节屈曲90°,放松小腿三头肌,按骨折移位相反方向使用外力。首先将患足内翻外旋,解脱骨折面嵌插,患足跖屈位牵引,恢复腓骨长度。再将足牵向前方,纠正距骨向后移位及胫骨后唇的移位。另一助手同时将外踝推向前,然后患足内旋纠正距骨及外踝外旋,并由助手向内推挤外踝。最后患足置90°,并内旋位,石膏固定。足后部置于内翻位。

2.切开复位内固定

首先固定外踝。在治疗Ⅳ度内翻外旋损伤中,先修复外侧损伤,然后治疗内侧的内踝或三角韧带损伤。将外踝解剖复位并牢固地固定,往往内踝也随之被整复。当然在外踝固定前,内踝骨折端应同时暴露,清除嵌入软组织及关节内碎骨片。

（1）腓骨远端长螺旋形骨折的治疗：①骨折片间压缩和非压缩接骨板，如果术后不用外固定，在按骨片间压缩固定方法用螺丝钉固定后，附加5～6孔的非压缩接骨板，此接骨板起支持作用，消除骨片间扭转应力，保护骨片间的固定。此接骨板称为中和接骨板，也可用1/3管型接骨板固定。②钢丝固定，指钢丝环扎固定。暴露到骨折端足以复位。钢丝在骨膜外穿过，于骨折线的范围将腓骨扎紧。

（2）三角韧带治疗：内踝与距骨间隙增宽，常表示软组织被嵌顿在其间，应切开复位，如有外踝骨折并需切开复位内固定，应探查和修补三角韧带。如内踝近基底部骨折，注意清除软组织碎片，清除嵌入骨折端之间的软组织。如系三角韧带损伤，为了手术方便及显露清楚，先将缝线穿过韧带深层，暂不打结扎紧，待外踝骨折牢固地固定后，修补韧带将缝线穿过内踝孔道。而当三角韧带在距骨附着点撕裂，缝线可穿过距骨的孔道结扎固定。近期有很多学者认为治疗踝关节骨折时如果不重视三角韧带损伤的修复容易引起复位不良，韧带松弛造成慢性踝关节不稳定，这也是引起踝部慢性疼痛的重要原因之一。

（3）胫腓下联合治疗选择：在内翻外旋损伤中，如胫腓下联合韧带未完全断裂，因在近端腓骨与胫骨之间有骨间韧带及骨间膜连接，固定重建腓骨的连续性后，胫腓骨即恢复正常解剖关系。因而无必要常规地固定胫腓下关节，但偶尔在手术时，因广泛剥离腓骨片近端，将导致明显的胫腓下联合不稳定，或某些病例的腓骨骨折较高，伴胫腓下联合损伤。在腓骨固定后，胫腓下联合稳定性必须作一试验，其方法是用巾钳夹住外踝向外牵拉，外踝有过度移动，表示胫腓下联合分离，且不稳定，因而必须固定胫腓下联合。胫骨后唇的治疗在胫腓下联合后韧带损伤的病例中，多数胫骨后唇发生撕脱骨折。胫骨后唇骨片与距骨仅有关节囊相连，而腓骨与胫骨后唇有胫腓下联合后韧带牢固地连接。腓骨外踝良好的复位，胫骨后唇也随之自动复位。虽然后踝骨折块一般较小，不会引起踝关节应力分布的明显改变，但后踝固定后通过附着的下胫腓后韧带的作用能够明显恢复下胫腓的稳定性。但如果后唇骨片大于关节面的1/3，经闭合复位又失败者，则必须切开整复并作内固定，手术时要在腓骨固定前先固定胫骨后唇（图10-12）。

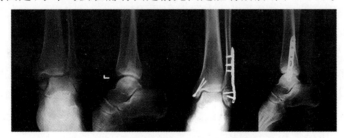

图 10-12　旋后（内翻）外旋损伤的手术治疗

七、踝关节旋前（外翻）外旋损伤

（一）损伤特点

旋前（外翻）外旋损伤占踝关节损伤的7%～19%，损伤过程如下：足在外翻（旋前）位置，三角韧带处于紧张状态，这时因伤力作用，距骨外旋，三角韧带遭受牵拉的力更增加了，导致三角韧带撕裂或内踝撕脱骨折（Ⅰ度）。伤力继续作用，则同时可引起胫腓下联合的前韧带、骨间膜和骨间韧带撕裂，胫腓骨下端分离（Ⅱ度）。损伤时腓骨向外移位。若伤力到此停止作用，腓骨即能恢复到正常解剖位。如果伤力仍继续，则距骨可进一步外旋，腓骨按其纵轴旋转、在胫腓下联合近侧产生螺旋形骨折(Ⅲ度),骨折发生在距外踝尖端8～9 cm处,骨间膜也向上撕裂至该处。腓骨和距骨向后移位,因此骨折的腓骨呈向前成角畸形。若伤力持续,使足继续外旋和向外移位,距骨撞击胫骨后外角,同时胫腓下关节后韧带受到牵拉,张力可增加,直到胫腓下关节后韧带撕裂或胫骨后唇骨折(Ⅳ度)。

(二)诊断要点

1.下胫腓分离

90％以上的旋前外旋损伤会有胫腓下联合分离。当伤力停止作用后,外踝及距骨即恢复到原位,X线片上并不能显示胫腓下联合损伤,如有怀疑,应作应力摄片。

2.X线片表现

X线片并不能完全揭示旋前外旋损伤的程度,Ⅳ度损伤可能只有腓骨骨折,其余组织的损伤均为韧带。

3.腓骨骨折特点

腓骨有螺旋形或斜形骨折,骨折线多在胫腓下联合的近侧,起自前上方向后下方延伸。

(三)治疗

1.闭合复位

麻醉下膝关节屈曲90°,以便腓肠肌松弛。方法类似内翻外旋型损伤的治疗,只是旋转方向不同,首先使足外翻,分离骨折面,跖屈纵向牵引,恢复腓骨长度和胫骨后唇向近侧移位,然后患足牵向前,纠正距骨向后半脱位,纠正外踝和胫骨后唇移位。内旋患足,纠正距骨和腓骨的外旋,最后将患足内翻背屈,石膏固定。患足后部分也应在内翻位,防止距骨向外移位和倾斜。

2.切开复位和内固定

治疗前要区别是旋前外旋型还是旋后外旋型损伤,在旋前外旋型损伤做手术时应同时显露踝关节的内、外侧,在内侧的内踝骨折部位,清除嵌入间隙内的软组织,如三角韧带断裂,应将缝线贯穿两端,但暂不能结扎拉紧,待外侧固定后,再拉紧内侧缝线并结扎。对内踝骨折,也可以先处理外侧的骨折,等固定后再选用妥当的方法做内踝固定。

3.外踝或腓骨的治疗

这是治疗踝关节损伤中的关键部位。短斜形骨折可用髓内钉固定。外踝有向外呈15°的弧度,故不能用逆行插钉方法,应先在外踝外侧钻一呈15°的通道,将固定腓骨之髓内钉远端弯成约15°的弧度,然后插入腓骨远端,至髓内钉尖端触及腓骨对侧皮质后,旋转髓内钉避开对侧皮质,继续插入髓内钉直至跨过骨折面。长斜形骨折可用2～3枚螺丝钉固定,或用钢丝环扎固定之。短斜形骨折也可用接骨板螺丝钉固定。

4.内踝骨折的治疗

切开复位后内固定方法同内翻外旋骨折,一般使用粗螺丝钉固定(图10-13),骨片较小或骨质疏松用"8"字形张力带钢丝固定。

八、踝关节旋前(外翻)外展损伤

(一)损伤特点

旋前(外翻)外展损伤占所有踝关节损伤的5％～21％,损伤过程如下:足部处于外展位,因伤力的作用距骨外展,三角韧带紧张,继之造成三角韧带撕裂或内踝撕脱骨折,即为Ⅰ度损伤。如伤力继续外展,距骨可向外推挤腓骨,胫腓下联合前韧带及后韧带撕裂即为Ⅱ度损伤。如果外展伤力仍起作用,腓骨骨折,骨折线在踝关节近侧 0.5～1 cm 处,骨折线呈斜形或短斜形,外侧伴有一块三角形骨片(Ⅲ度)。由于骨间韧带及骨间膜完整,近端腓骨与胫骨保持正常解剖关系。

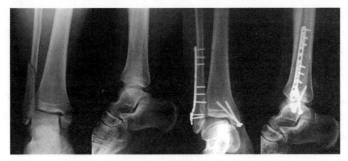

图 10-13　旋前(外翻)外旋损伤的手术治疗

(二)诊断要点

主要特征是外踝具有横行骨折线,腓骨外侧皮质粉碎,有三角形小骨片,骨折线可以恰巧在胫腓骨关节平面或在其近侧或在胫腓下联合之近侧。常规 X 线摄片难以确认胫腓下联合,应通过应力位摄片判断。

(三)治疗

复位时,与骨折移位相反方向使用压力,术者一手将胫骨远端推向外,另一手将患足推向内,同时使足跟内翻,小腿石膏固定。但复位常失败,故应考虑手术复位。根据腓骨骨折情况,选用接骨板螺丝钉,或半管型接骨板螺丝钉,或髓内钉,或螺丝钉等。内踝骨折一般使用粗纹螺丝钉固定或"8"字形张力带钢丝固定。胫腓下联合是否固定,取决于腓骨固定后,胫腓下联合的稳定性(图 10-14)。

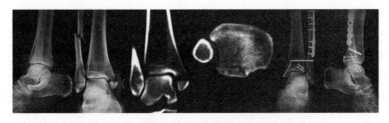

图 10-14　旋前(外翻)外展损伤的手术治疗

九、踝关节骨折术后康复及并发症的预防

踝关节骨折脱位常见的并发症为骨折不愈合、畸形愈合与踝关节创伤性关节炎。

(一)骨折不愈合

在骨折不愈合中,内踝骨折不愈合较常见,其主要原因是三角韧带的牵拉导致断端分离。外踝骨折不愈合较少见,但外踝骨折不愈合产生之症状的后果比较严重。由于其不愈合后外踝不稳定导致运动时距骨发生运动轨迹改变,最终将导致踝关节创伤性关节炎,因此,如明确诊断骨折不愈合,应行切开复位,清理断端,行植骨内固定术。

(二)骨折畸形愈合

踝关节骨折畸形愈合多由腓骨骨折的一期复位不良引起,也见于儿童踝关节骨骺损伤以后导致的生长发育障碍。

（三）创伤性关节炎

踝关节骨折后发生创伤性关节炎的影响因素主要有原始损伤的严重程度、骨折复位的质量、患者的年龄等。文献显示，后踝骨折块较大时，无论复位质量如何，发生创伤性关节炎的概率均较大。目前，踝关节融合仍是治疗踝关节创伤性关节炎的金标准，但是随着踝关节假体材料和设计的不断改进，其在临床上的应用也逐渐增多，但应严格掌握置换的适应证。

（四）踝关节骨折的术后康复

术后抬高患肢，踝关节 90°中立位石膏或支具固定，冰敷和足泵对消肿有一定作用。3 d 左右疼痛减轻后开始进行足趾的主动功能锻炼。术后 4～6 周后开始部分负重练习，一般来说，8 周后可以完全负重。

十、踝关节骨骺损伤

胫腓骨远端骨骺损伤占儿童全部骨骺损伤的 25％～38％，仅次于桡骨远端骨骺损伤。儿童胫腓骨远端骨骺损伤比胫腓骨下端骨折多见，其中的 58％是运动损伤，所以男性多于女性。

（一）骨骺损伤的临床症状

骨骺损伤虽可由直接暴力损伤或压缩暴力损伤造成，但多数是间接暴力损伤。像成人踝关节损伤一样，局部有肿胀、畸形和压痛，压痛点沿着骨骺线。

（二）影像学检查

踝关节扭伤者应作正侧位摄片检查，不论损伤后有无移位，X 线片可显示软组织肿胀。踝穴位摄片、斜位摄片或应力摄片，可帮助做出诊断。

（三）骨骺损伤的分类与治疗原则

Salter 和 Harris 分类 1963 年两位学者按解剖将骨骺损伤分成 5 型。此分类能指导外科医师适当地选用治疗方法，正确估计预后。

1.Ⅰ型骨骺分离

发生在临时钙化区，骨骺发生移位，既无骨骺本身骨折，也无干骺端骨折。

2.Ⅱ型骨骺分离

多数发生在胫骨远端骨骺，故为关节外损伤，骨骺在临时钙化区分离。许多病例伴腓骨青枝骨折。

3.Ⅲ型骨骺分离

这类损伤不包括腓骨远端骨骺，主要涉及胫骨远端负重部分骨骺，损伤进入踝关节，伤后出现关节血肿。

4.Ⅳ型骨骺损伤

此种损伤发生在胫骨远侧骨骺，常涉及骨骺的内侧角，延续到干骺端，也可以发生在骨骺的前外角，往往见于骨骺封闭前。胫骨短缩程度与年龄关系密切，年龄越小，畸形越显著。

5.Ⅴ型骨骺损伤

胫骨远端骨骺单纯损伤，常伴有Ⅲ型或Ⅳ型骨骺损伤。此为关节外损伤，骨骺受到小腿纵轴方向挤压，骨骺因遭受压迫，常见骨骺内侧角生长停止。而胫骨远端骨骺外侧部分继续生长，腓骨也继续生长，足跟逐渐出现内翻畸形。损伤时 X 线片可能是阴性。因此在踝关节损伤后，疼痛、肿胀持续者，应该随访，并定期摄片。

骨骺骨折应解剖复位，必要时需手术切开复位，且应内固定。可用二枚小直径的松质骨螺钉固定(图 10-15)。术后石膏固定 6～8 周。待 6 个月后骨折愈合牢固时,螺钉应都去除。在青少年,骨骺已接近封闭,且干骺端骨折片较小,就不必用螺钉固定。可在手术直视下复位,以二枚克氏针固定,然后石膏固定,3 周后拔除克氏针。有一点必须指出,在Ⅳ型骨骺损伤病例,其负重的胫骨骨骺板可同时遭受挤压力损伤,但是从 X 线片上并不能辨别,结果是胫骨远端骨骺早期封闭。

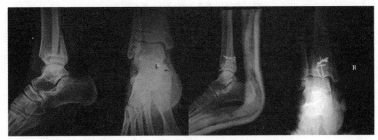

图 10-15 踝关节骨骺损伤的手术治疗

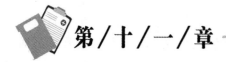

第/十/一/章

手足外科疾病

第一节 断掌再植

断肢(指)再植技术已较成熟,且成活率高,然而断掌再植由于其特殊性,再植较困难,影响再植成活率的提高。解放军89医院至2008年6月前进行断掌再植365例,成活率为91.5%。

断掌再植的适应证、急救、再植术及术后处理基本同断肢(指)再植术。

一、分型

断掌是指从掌腕关节至掌指关节处的断离,根据需要有以下几种分型。

(一)按断离的形态分型

(1)横行断掌。

(2)斜形断掌。

(3)纵裂形断掌。

(4)圈形断掌。

(5)毁坏形断掌:沉重的钝性物压轧或挤压伤,手掌中近端毁损或部分缺失。腕掌骨呈粉碎性骨折、脱位或缺失。皮肤、肌肉、肌腱、神经严重挫灭或撕裂。血管广泛挫灭断裂。远端无血供。尽管尚有破碎组织相连,实质上等于完全断离。此型再植相当困难,利用结构完好的残存手指,移植在尺桡骨远侧残端,成2指或3指的再造手,重建部分手的功能。

(二)按血管结构特点分型

1.掌指动脉型

自掌中纹以远,即掌骨中段至掌指关节处断掌。此型为指总动脉断裂。

2.掌弓动脉型

掌中纹至拇指外展背侧水平线,即掌骨中段至掌骨基底部的断掌,此型为掌浅弓动脉损伤。

3.掌弓主干型

拇指外展背侧水平线以下,相当掌骨基底到掌腕关节水平的断掌。此型为尺动脉浅弓动脉干断裂。

4.混合型

为不规则损伤,合并二型以上断掌。

（三）根据断掌平面分型

见图 11-1。

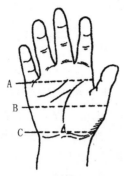

图 11-1 掌部离断Ⅰ、Ⅱ、Ⅲ型
A.掌远段离断;B.掌中段离断;C.掌近段离断

1.掌远段离断

远侧掌横纹,即掌骨头以远的断掌(经掌骨头、颈及掌指关节)。该处指总动脉与神经已分为指固有动脉与指神经。近节指背静脉弓的弓脚向掌骨头集中,汇合成掌背与头间静脉。屈指肌腱在骨纤维管内,伸肌处于指背腱膜起始段即伸腱帽。拇指常不断离,再植方法见相关章节。诸指间指蹼存在良好侧支循环,再植后成活率高。

2.掌中段离断

相当于掌骨段(经掌骨基底及掌骨干)。两侧为大小鱼际肌,掌心在中央,内在肌集中在该段内。掌浅弓及指总动脉在远端,掌深弓在该区域近端,拇主要动脉及第 1 掌背动脉等均在此区域内。掌背静脉等分别向头静脉、副头静脉及贵要静脉集中。正中、尺神经的肌支、指神经支亦在该区域内散开。损伤较重、组织修复及血循环重建常不够满意,失败机会多。

3.掌近段离断

相当于腕骨段(经掌腕关节、腕骨),两侧为大小鱼际肌起点,尺侧有尺神经管,中央为腕管,屈肌腱及神经集中于管内。伸拇伸腕伸指等肌腱容易寻找。桡动脉经解剖鼻烟壶底,从第 1 掌骨间隙穿入掌内;尺动脉在豌豆骨、钩骨钩外侧通过后组成掌弓。两动脉于该段无大分支。背侧静脉已汇成数根主干。

二、分类

（一）非掌指部离断

1.完全性断掌

其含义同完全性断肢或完全性断指。

2.不完全性断掌

有少量指蹼与另一健指相连,或有皮肤相连,其相连皮肤少于 1.5 cm,此断掌不能依靠健指或相连组织侧支成活。

（二）掌指部离断

1.全手掌离断

包含第1～5指或第2～5指。

2.部分手掌离断

只包含部分手指的斜行离断。

三、手术要点

（一）彻底清创

彻底清创是再植成功的先决条件。由于挫伤坏死组织的临床判断有时很困难，加上有过多的切除组织会影响手的功能之虑，常使清创偏于保守。正确的做法是应根据损伤情况，软组织颜色、厚度，皮肤、皮下组织有无分离等综合判断。对切割性损伤，只要切除皮缘1～2 mm，缩短骨骼0.5～1 cm即可。对圆盘锯致伤的断掌，软组织切除不应少于4 mm，骨骼的缩短稍多于软组织。对挫伤与撕裂性断掌的清创，应无保留地切除一切无生机的组织，根据挫伤组织的情况决定骨骼应缩短多少。若有神经、肌腱从近端撕脱者，应探查前臂。在软组织清创的同时，应辨认组织结构，给予标记，为修复做好准备。血管、神经的清创应在手术显微镜下进行。有时虽然肉眼观察血管正常，但在显微镜下可发现内膜粗糙、内膜与管壁分离等现象。血管的清创应达到显微镜下正常的程度。

（二）骨关节处理

掌腕骨允许多缩短一些以适应血管与软组织的修复。但掌指关节应尽量保存以利抓握，必要时创造条件待二期关节成形或移植。拇指的腕掌关节是锁匙关节，也尽量保存以利活动。对掌腕部的骨折，应在背伸25°～30°、拇指外展位，用克氏钢针经第1掌骨穿过腕骨与桡腕关节，同时还要固定第2与第5掌骨。掌中部骨折时，各掌骨应分别用克氏钢针固定，近端穿过腕掌关节，远端尽可能从掌骨头背侧穿出。

（三）血管吻合——再植成败的关键

掌远段及近段再植动脉吻合较易（图11-2）。掌中段再植时，掌内血管分布可呈多种类型，桡尺动脉间可成完整的深浅弓，亦可形成不完整的弓或树枝状分布。如浅弓破坏，近侧端只有2个断端，而远侧有多根指总动脉甚至指固有动脉断口，要在术中灵活地搭配。总的来论，吻合桡动脉分支可保存拇、示指血供；吻合尺动脉可保证中、无名、小指血供。吻合指总动脉可供养相邻两指；吻合指动脉通过指蹼内丰富侧支循环，亦能带活邻指。在不同平面的断掌，可能是尺、桡动脉主干与指总动脉吻合，或为指总动脉与指动脉吻合，常有血管口径差异的问题。可采用3%罂粟碱行外膜注射扩张口径小的一端，使其两端大致相等；或将口径小的一端剪成斜面、M形等，相对扩大口径。吻合时注意使内膜外翻，适当缩小针距，并使针距排列均匀。吻合的动脉应微有张力、不扭曲、无喷射状漏血。若术中反复出现动脉供血停止，常说明清创不彻底，或吻合有缺点，或吻合时带入了纱布纤维或外膜，或出现血管痉挛，这种情况若经解痉处理无效，就应切断重新吻合。根据血管口径的大小决定缝合针数。采用10-0或11-0无创伤性尼龙线，对腕掌部尺、桡动脉缝合12针，指总动脉8～10针，指总动脉对指动脉缝6～8针。静脉缝合的针数可稍少，边距宜稍大。掌腕部或掌中部的全手掌离断，通血后应检查拇指血供情况，若拇指血供不足，应探查并吻合拇指动脉。手的静脉是由深静脉回流到浅静脉，断掌再植只要吻合手背静脉就能保证足够的静脉回流而不必吻合深静脉。

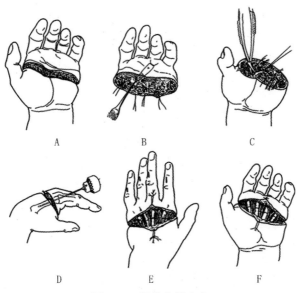

图 11-2 断掌血管吻合

（四）神经的处理

手内的感觉及运动支争取全部修复。在掌中段，应重点修复正中神经鱼际回返支及各指指总或固有神经；尺神经分支处损伤，将近侧神经干束分开，并按运动束、感觉束的相应的位置分别与远端的支做束膜缝合。若有缺损可作束间移植。

（五）肌腱修复

拇指伸屈长肌腱须一期修复。对于手指，其伸指肌腱在吻合手背静脉之前缝合，而屈指肌腱，可切除远侧指浅屈肌腱，以近端指浅屈肌腱或指深屈肌腱与远端指深屈肌腱缝合。在掌腕部，同时切除腕横韧带，在掌指部尚须切除部分纤维鞘管，只要肌腱对合严密，即使在掌指部鞘管内或鞘附近的断腱进行一期修复仍可获得良好效果。断掌再植后，由于瘢痕形成，组织粘连，二期手术时，组织的解剖和辨认均有困难，并有误伤血管神经的可能，甚至危及手指的成活，因此屈肌腱均应一期修复。

（六）皮肤覆盖

一期封闭创面，合理地缩短骨骼，无张力下缝合皮肤以保护深部组织。若清创后皮肤缺损大，用游离植皮及皮瓣转移封闭创面，可避免坏死、感染，也可为晚期整复创造条件。

第二节　断　指　再　植

断指再植自 20 世纪 60 年代中期获得成功以来，发展迅速，在我国不仅大城市医院，现在县医院及工矿基层医院亦已广泛开展断指再植手术。由于显微镜及显微器械不断改进，显微外科技术不断提高，使再植的成活率由 50% 提高到 97%。解放军 89 医院至 2008 年底行断指再植10 000 余例，其成活率为 97%，各种高难度断指再植也不断取得成功，而且手指功能恢复良好。

因此,现代人们对于断指再植的认识和要求在不断深入与提高,对于断指再植的适应证亦在不断扩大。要为伤者最大限度地接活一个有用的手指,就必须根据伤情、全身情况、环境、技术能力和设备情况而决定断指是否再植。

一、手术指征

(一)全身情况

创伤性手指断离,除了单纯切割伤外,常系因爆炸、挤压、车祸、挫裂伤,有可能合并创伤性休克及胸、腹、脑等重要脏器损伤,故对断指伤员必须全面检查,了解其他部位损伤的程度。应当首先处理危及生命的合并伤、将断指暂时冷藏保存,待全身情况许可并能耐受长时间手术时再进行再植手术。或是一边积极地处理全身情况,一边做好再植准备,一旦全身情况好转,即可进行再植。决不可不顾全身情况贸然施行再植手术,以免延误或加重病情危及生命。

(二)年龄

(1)断指伤员绝大多数为生产劳动与生活劳动中的青壮年,对手的外形及功能要求较高,迫切希望接活一个外形美观、功能恢复良好的手,以便从事社交活动及生活劳动。老年人断指要考虑到有无伴有老年性疾病、身体功能有所减退、能否耐受长时间的手术及术后较长时间卧床与制动、术后能否适应抗凝、抗痉挛等药物的应用。如身体条件允许、本人要求迫切,可以再植。

(2)小儿断指再植后,由于肌腱、神经、骨骼能获得良好的结果,以及由于年龄小适应性及塑造性强,容易使各部分发育良好,任何能够再植的部分都应进行再植,决不能轻易放弃再植,并竭尽全力保证再植手指成活,以免遗留终身残缺,由此带来严重生理影响和心理上的痛苦。

(三)再植时限

再植时限是指指体断离至血液循环恢复之间的时间,在这一段时间内,手指还能再植成活。断指要比断肢对组织缺血缺氧的耐受性大,但缺血时间越长,二重损伤(组织缺血缺氧损伤,再植后血液再灌注损害)越严重,达到一定程度,组织将发生不可逆的病理变化,手指再植不会成活。

断指再植的时限是相对的,它受季节温度的影响,而组织对缺血缺氧的耐受力与温度又有很大的关系。炎热高温季节,断离指体组织迅速变性坏死,其再植时限就相应缩短,而低温寒冷季节,或伤后的断指经过冷藏处理,组织变性慢,其再植时限就可适当延长。从实践中看,在常温下总缺血时间(包括热缺血和凉缺血时间)以不超过 24 h 为宜。文献上报道经过冷藏处理的总缺血时间为 96 h 仍再植成活,随着冷冻保存技术的发展,再植时限可进一步延长,王增涛报道冷冻保存 81 d 手指再植成功。这毕竟为一定条件下的少数病例,尚不能视为常规。

(四)断指状态

1.必须有一定的完整性

为了使指体能够成活并在后期恢复较好的功能,断离的手指应保持一定程度的完整性,再植手术方能获得成功。对于较整齐的各平面的切割性断指均为再植的适应证。凡爆炸伤指体破碎、挤压伤致指体失去原有的形状、组织结构已完全破坏,显然已无再植条件。有的外伤指体虽完整,但挫伤严重,使皮下静脉网破坏、毛细血管床、指动脉均广泛损害,这类亦失去再植条件。指体轻度挫伤,皮下散在小点状淤血斑,只要指动脉及指背静脉尚健康,也可试行再植。如断指部分皮肤缺损可利用邻指皮瓣或小静脉皮瓣移植覆盖创面后再植。

有许多完整的断指在来医院途中经生理盐水、75％乙醇、苯扎溴铵液及葡萄糖液或已融化的冰水浸泡时间较久,组织水肿或脱水,浸泡液进入血管腔及组织间隙,血管内皮细胞受到不同程

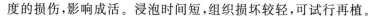

度的损伤,影响成活。浸泡时间短,组织损坏较轻,可试行再植。

2.有一定的长度

指体断离后两断端分别进行清创缩短后再植,切割、电锯伤缩短很少,不影响再植的长度。而手指的长度是关系整个手外形美观的一个重要标志。如两断端破坏严重,清创时需去除较多组织,再植后手指过于短小就会失去美观及功能的意义,故无再植的必要。切割性一指多段断离伤,再植虽有一定难度,但清创中去除缩短较少,应争取再植。既往断指多指掌指关节至远侧指间关节之间的断离,对末节离断再植提及很少并有很多争议。随着显微修复外科的发展,对末节再植意见渐趋一致。对拇指、幼儿、青年及从事乐器等特殊职业者,只要末节(包括指尖)完整,能找到可供吻合的血管,均应再植。再植的末节对功能及外形均有良好效果。

3.必须能恢复一定的功能

再植的手指不仅要保证成活,更重要的是恢复其功能。如果接上去的手指不能发挥应有的功能或对整个手的正常功能不利,就不能再植。例如一个掌指关节和近侧指间关节都遭到严重损害的手指,再植后关节不论伸直位或屈曲位融合,都不会发挥伸屈功能,反而在生活劳动中对其他指功能有一定影响。同样,一个神经、肌腱撕脱缺损又不能修复的断指,再植成活后既没有感觉功能又没有运动功能,对此类损伤就应毫不犹豫地放弃再植。相反,对具有特殊重要功能的拇指撕脱性断离,其肌腱、神经、血管从近端抽出,平面不规则,挫伤范围广,利用这些抽出的组织再植是不可能的,需动用示指的部分血管、神经、肌腱组织进行再植。此非但再植成活率高,而且术后功能恢复良好。

任何手指的缺失,对手的握持功能均有一定程度的削弱,因此,对任何有条件再植的断指均应积极再植。多个手指断离,只要有再植条件,均原位再植,手术中根据损伤程度和每个手指在整个手中所占长度比例缩短,进行原位或移位再植。只要设计合理,术后手虽比原来小,但外形仍显美观,并恢复较大捏、夹、抓、握功能。如断离的手指没有条件再植,应将有条件再植的手指移植到能发挥更大作用的指位上。

二、分类

断指是指掌指关节以远不同平面的手指离断伤,包括近节、中节和末节离断。根据手指损伤的程度可分为两类。

(一)完全性断离

断离手指远侧部分完全离体,无任何组织相连,或只有已挫伤的少许软组织相连,但在清创时必须将这部分组织切除者称为完全性断离。

(二)不完全性断离

伤指的断面有骨折或脱位,断面只有损伤的肌腱相连或残留相连的皮肤不超过手指断面周径的1/8,其余组织包括血管均断裂,断指的远侧部分无血供或严重缺血,不接血管将引起手指坏死者称为不完全性断离。

不完全性手指断离易与手指开放骨折并血管、神经、肌腱损伤者相混淆。后者相连的组织较多,尚保留一些侧支循环,不吻接血管也能成活,即使需要进行血管修复重建其血液循环以保证远端指体的成活,这种损伤也不能称为不完全性断指。

三、手术方法

断指再植是一直在手术显微镜下操作的一项比较细致而难度较大的工程,除了必须熟练掌握骨科、血管外科、整形外科等基本知识外,还必须熟练掌握显微外科操作技术,能达到稳、准、轻、巧、无创伤的操作技能。根据再植的一般原则和顺序,按具体情况,灵活掌握,使手术中的每一步骤、每一环节确保无误。其手指断离再植的顺序有两种。一种是多数学者常规采用的顺行再植法,即清创→骨骼固定→伸屈肌腱缝合→指背静脉吻合→背侧皮肤缝合→指固有动脉吻合→指神经缝合→掌侧皮肤缝合。另一种是逆行再植法,即掌侧皮肤缝合→指神经缝合→指动脉吻合→屈肌腱缝合→骨骼固定→伸肌腱缝合→指背静脉吻合→指背皮肤缝合。后者优点为手术操作中不用翻手,尤其在拇指再植及小儿再植中较为方便,但在做骨骼内固定时要慎重,防止牵拉及扭伤已缝合的动脉及神经。

(一)清创

清创的目的在于使创伤、污染的创面变为相对整齐清洁的伤口,为组织修复创造条件。彻底的清创是手指再植手术成功的首要环节。应当细致准确,既要清创彻底,又要珍惜健康组织,一般先清创远端再清创近端,对多指断离,可分组进行清创,以减少手术时间,节省医师的精力和体力。

1.刷洗

剪去过长的指甲,用无菌毛刷蘸肥皂乳或肥皂,刷洗断离的手指和伤手 3 遍,每遍刷洗 3~5 min,然后用生理盐水冲洗干净,拭干。

2.浸泡

将伤手和离体指浸泡在 1∶2 000 氯己定液中 5 min,浸泡同时将创面污物、异物及血块去除。个别污染严重者用 3% 过氧化氢泡洗 2 遍,然后更换氯己定液再浸泡 5 min。

3.消毒

以碘酒、乙醇,氯己定,或用碘伏液消毒远近端皮肤,然后铺无菌巾单。

4.创面清创

创面清创全过程必须在手术显微镜下进行,以便辨认血管神经,避免损伤或切除过多组织。以小圆刀或眼科剪沿断端皮缘切除一周 2~3 mm 宽皮肤。切至指背皮下时仔细辨认位于皮下的小静脉,其断端处往往有淤血点,稍加解剖即能找到指背静脉断口,一般能发现 2~4 条静脉在指背互相形成弓或网。如指背静脉细小或已破坏不能利用时,可在掌侧中央皮下找到静脉。指动脉和指神经位于屈肌腱两侧的皮肤韧带夹层内,用手指轻挤压断端或切开部分皮系韧带即可看到。如动脉血管回缩时可提起较粗的指神经,在神经后外侧可找到。将准备吻合的血管神经外膜以细丝线结扎以作标记,然后将整个创面的组织切除一层,直达骨面。腱鞘、肌腱、指骨均作相应的清创缩短,最后用 1∶1 000 氯己定液再清洗消毒。

(二)骨骼固定

指骨的内固定是再植手术的支柱。软组织清创后的指骨相对增长应将两断端指骨切除 5 mm 左右,小儿切除 2 mm 左右,以便进行软组织修复。关节附近离断者,应于远离关节指骨多咬除一些,关节处只切除少许即可,以保证关节的完整性。一侧关节面破坏、另一侧关节完整时,可将已破坏的关节清除,形成一个半关节,可留作后期关节成形,一般不主张关节融合。其固定方法可采取细钢针髓内贯穿固定。此法简单、迅速,是较常用的方法。钢针交叉固定,多用于指骨体处断离,因不通过关节固定,固定较牢,可早期作功能练习,但固定操作时易损伤血管、神经,要细心。也可用 0.6～0.8 mm 的钢丝固定。无论采用哪种固定方法,总的原则是选用简便易行、确实可靠、节省时间的固定方法。固定完毕,缝合骨膜或筋膜,以防止骨端分离及旋转(图 11-3)。

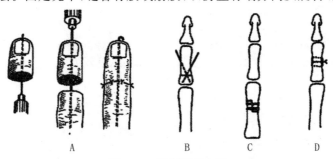

图 11-3　指骨固定方法
A.克氏针贯穿固定;B.克氏针交叉固定;C.梯形截骨螺丝钉固定;D.钢丝环扎固定

(三)肌腱修复

肌腱早期修复是手指功能恢复重要一环。缝合肌腱应无创操作,细致进行,以恢复原来的解剖结构。其顺序是先缝合指伸肌腱(包括侧腱束缝合),然后缝合指屈肌腱。指伸屈肌腱用 3-0 尼龙线作间断"8"字或褥式缝合。指屈肌腱修复包括指浅屈、深屈肌腱与腱鞘,只要有修复的条件如切割伤均全部修复。断指患者常因外伤致腱鞘不规则破损,范围大,不能修复,为防止肌腱粘连,将指屈浅肌腱剪除,只缝合指深屈肌腱,也是目前常采用的一种修复方式。指深屈肌腱近端回缩力大,牵出后为防止在张力下缝合而撕裂伤,于断端以近 15 mm 处横穿一针头,使其不能回缩,以利于操作。可用 3-0 尼龙线作 Kessler 或"8"字缝合或改良 Bunnell 缝合。肌腱对合后可在断端间断加针缝合,以充分对合,增加缝合强度和消灭粗糙面(图 11-4)。

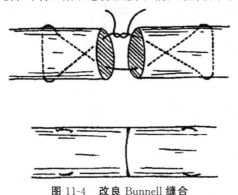

图 11-4　改良 Bunnell 缝合

(四)指背静脉修复

精细的血管吻合是再植手术成活的关键。应集中精力认真细致地吻合血管。缝合前,先将伤手置于手掌朝下、手背向上的便于操作的合适位置,手术野铺以清洁湿润纱布,以便放置针线并易发现及防止纱布纤维脱落带入血管腔。将血管周围的软组织牵开,以显露两端相对应、口径相等指背静脉。吻合之前还必须对血管质量进一步检查,如有内膜损伤必须切除,如吻合张力大,血管长度不够,可在近端充分游离指背静脉,以延长其长度。如缺损过大,可取他处静脉移植。将静脉两断端外膜剪去 2 mm,在吻合处深面用一小块绿色的塑料膜作为背景,再用肝素普鲁卡因液冲洗断端血管腔。根据血管粗细情况可选用10-0、11-0 或 12-0 无损伤针线,作两定点间断加针外翻吻合(图 11-5)。缝合质量好的血管,松掉血管夹即有静脉血通过吻合口反流至远端。小儿的血管细、娇嫩,不宜应用血管夹,可行开放式吻合。指背只要有可供吻合的静脉均尽量予以吻合,以利于再植指的血液循环(图 11-6)。

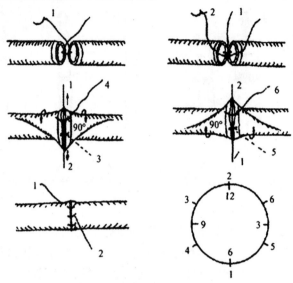

图 11-5　两定点间断加针缝合法

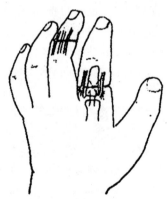

图 11-6　指背静脉吻合

（五）指背皮肤缝合

指背皮肤缝合应在静脉吻合完毕后及时进行。缝合时和拉线打结时要避开静脉部位,防止误伤已修复好的静脉。一般选用 3-0 丝线缝合,皮肤对合后使静脉在无张力下通畅良好。手指两端的周径相差不大时,不用做锯齿状切开皮肤缝合,只作环形缝合不会压迫静脉影响回流,并且皮肤愈合后瘢痕细小,外形良好。

（六）指动脉修复

指动脉修复是手指再植术中的最重要环节,必须以一丝不苟的精神与吻合静脉相同的方法去吻合动脉。吻合前要对动脉两断端作详细检查,除注意外膜的损伤征象外,尤其重视内膜的损伤,如内膜毛糙不光滑,表示已损伤,应剪除损伤段,直至正常的内膜为止。近端血管多有回缩,外露较少,常常需要做侧方切口去寻找。血管清创完毕后松开止血带或去除血管夹让近端血管喷血,将腔内残留的血凝块喷出,如血管呈持续状喷血,一般表示血管良好。如血呈渗出或间断状喷出,甚至无出血现象,表示血管痉挛或仍有血管损伤处。在撕脱性损伤中,即便是血管外观正常以及有正常出血,有时也可以发生血栓。在临床上看到指动脉血栓形成要比静脉血栓形成多。

血管缺损过多,不可在张力下勉强吻合,应采取措施,在无张力下吻合。一般可采用健侧的指动脉游离足够长度后移位于患侧与远端指固有动脉吻合。多个手指断离时,可取小静脉移植修复。实践证明,高质量的多个吻合口修复比在张力下修复要保险得多;吻合两条指动脉比吻合一条指动脉使再植指成活的机会多,而且后期无明显的手指变细及怕冷等改变。偶尔,血管痉挛是一个难题,但常常可以在局部外膜下使用3‰罂粟碱注射液得到缓解。对于顽固性痉挛,采取上述方法无效时,剥离外膜、管腔内压扩张或在已吻合的血管远端用显微镊子轻柔地夹持血管进行通畅试验,常能最后奏效(图11-7)。血循环恢复后,其征象为:①萎瘪的指腹变为丰满,恢复原来的张力;②皮肤颜色由苍白转为红润,毛细血管充盈试验阳性;③指体由冷变温;④指端小切口出血活跃,血呈鲜红色;⑤超声多普勒测试仪,在指端能听到动脉搏动声。

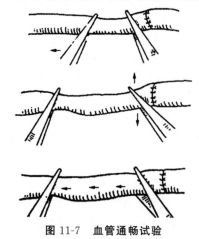

图 11-7 血管通畅试验

（七）指神经修复

早期正确地修复神经是再植手指感觉功能恢复的基础。因此必须认真仔细修复神经,最好两条指固有神经均修复,以恢复更好的感觉。缝合神经是在指动脉修复后进行;否则会妨碍指固有动脉吻合操作。在吻接前将挫伤的神经切除,使健康的两端在无张力下用9-0无损伤尼龙线间断外膜缝合,一般2~4针(图11-8)。缝合两条神经确有困难时,可缝合一侧指神经。如缝合同侧有困难时可跨越屈肌腱交叉缝合,或取邻指的神经移位交叉吻接。根据各手指在功能上有一定区别,故一般修复主要的一侧,如拇指、小指修复尺侧,示、中、无名指修复桡侧指固有神经为主。

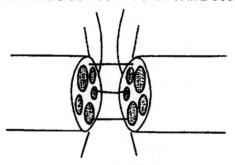

图 11-8 神经缝合法

（八）掌侧皮肤缝合

（1）血液循环建立后，掌侧皮肤要一期闭合，可能的情况下与背侧皮肤一样做环形疏松直接缝合，皮肤过紧、过长缝合都会影响手指血供。进针勿过深，以免损伤指动脉。皮肤缺损可采用邻指皮瓣成形或游离皮片移植。

（2）皮肤伤口关闭后要洗去血污。先以小块凡士林纱布覆盖缝合伤口处，再以剪碎的纱布铺盖，最后以大块纱布包扎。在包扎时注意以下几点：①置手指于功能位；②敷料包扎勿过紧过松；③禁止环形包扎或并指包扎；④患指指端外露，以便观察血供和测量指温。

四、术后处理

由于手指损伤的类型、程度不一，血管吻合的质量和数量不一，伤员的体质与精神状态不同，断指再植术后可产生全身或局部的并发症，如果因疏忽而处理不及时，容易导致手术的失败。再植术后及时正确的处理是再植指成活不可忽视的辅助措施。

（一）石膏固定

再植后的手指应给予石膏固定制动，使手指维持在所需要的位置。伤员术后情绪改变随之产生过度活动而影响血液循环。一般给予上肢石膏托或夹板固定，固定时近端要超出肌肉起始点，远端要超出指端，以达充分固定目的。如远端不超出指端，有时内固定钢针尾部易钩住被褥而使患者活动扭转刺激血管痉挛。小儿断指再植术后易躁动不安，只固定一侧上肢达不到固定的目的，需在亚冬眠疗法下用"飞机式"石膏夹固定双上肢于外展60°位，可获得良好的固定效果。

（二）病房要求

再植后的患者，需要安置在安静、舒适和空气新鲜的特定病房中休息，最好不要放入普通大病房内混住，病房应有保暖设备使室温维持在25 ℃左右，以防寒冷刺激诱发血管痉挛。在再植指的上方相距4 cm处以60 W灯泡持续照射，以提高局部温度。切勿放置过近以免引起烫伤，室内绝对禁止吸烟，以避免患者吸入烟雾中的尼古丁致血管痉挛，导致再植指坏死。

（三）体位

（1）术后10 d内，患手抬高至略高于心脏水平，以利静脉及淋巴回流减轻肿胀反应；采用平卧位，禁止侧卧，以防肢体受压，影响动脉供血或静脉回流。

（2）下地后患手以绷带或三角巾悬吊于胸前功能位，以免坠积性淤血。

（四）应用防凝及解痉药物

血管吻合口的通畅主要取决于彻底清创和精确无误的小血管吻合技术。但要看到断指再植术后10 d内，容易发生血管痉挛及血管内血栓形成，导致手术失败。为保证手术后血管通畅，适当预防性应用防凝及解痉药物，有助于避免或减少血管痉挛或血栓形成。有时可获得较好的结果。此类药物确有降低血浆中纤维蛋白原、血液黏稠度、血小板聚集功能及黏附率，还有溶栓、扩张血管及改善微循环的作用，故成为显微血管术后常规用药。常用的药物有罂粟碱、妥拉唑啉、低分子右旋糖酐、阿司匹林、双嘧达莫、复方丹参等。肝素由于有明显的不良反应，目前已不列为常规用药。但在明显出现再植指血液循环危象时，及时地投入能起到可观的作用。

（五）应用抗生素

近十几年来，抗生素的生产不断飞速发展，有许多广谱抗生素相继问世，抗生素的预防和抗感染的作用，在现代治疗中已充分地体现出来。因此，在手指断离再植以及其他显微外科手术后

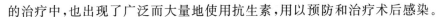

的治疗中,也出现了广泛而大量地使用抗生素,用以预防和治疗术后感染。

手指断离创面是污染的创面,均有发生感染的可能。不容否认强调在手术中彻底清创是避免感染的主要措施,而不应单纯依赖使用抗生素作为预防感染的主要手段。忽视清创术,即使术后使用大量的抗生素,也并不一定能够避免感染的发生。诚然,尽管经过彻底清创,因再植手术伤口暴露时间长,潜在感染的可能性依然存在,术后抗生素的使用也是必要的。抗生素药物的选择应根据创面污染的轻重。创面污染轻的,手术后常规应用青霉素和链霉素或庆大霉素肌内注射。创面污染重的并有广泛挫伤的应用大剂量青霉素类每天 2 次,静脉滴注,还可加用甲硝唑等药物静脉投入,有利于抑制革兰氏阳性和阴性细菌。一旦伤口感染发生,除了局部换药引流外,应作细菌培养和药敏试验,以便全身给予有效的抗生素治疗。

在应用抗生素中一定要注意避免应用对血管有刺激的抗生素,如红霉素等,同时还注意防止对肝、肾的损害。

(六)血供观察

1.皮肤颜色

血液循环正常时的皮肤是红润略带微黄。指体指甲床颜色反映皮下血液循环的情况,在再植术后是最容易观察又是最可靠的客观指标。手指再植术后,早期因血管呈扩张状态,其颜色比正常指更红润。指体由红润变苍白,说明系指动脉痉挛或栓塞造成再植指缺血。指体由红润变为暗红,继而转为青紫色,甚至出现皮下水疱,说明指静脉血流受阻。指体呈浅灰色,有花斑状淤血,轻压处呈苍白状,表示静脉血淤滞,毛细血管床缺乏动脉血的灌注。

2.皮肤温度

再植指皮肤温度的高低反映手指血液循环情况。在患指和健指各定一个相同部位的测试点,用皮肤温度监测计定时测试,并作对照。测试时要移开照射的灯泡。皮温计敏感性较高,笔式测头触皮压力要均匀,以免发生误差。患指血供正常时,温度与健指几乎相等,高低只相差 1 ℃～2 ℃,若指温低于健指 3 ℃～4 ℃,则说明再植指血供障碍,应立即采取相应的解救措施。

3.毛细血管充盈试验

正常手指压迫指甲或皮肤处呈苍白色,去除压迫立即恢复原来红润,为毛细血管充盈试验阳性。如动脉供血不足,其毛细血管充盈缓慢或不充盈。静脉回流不畅时,毛细血管床淤血,指体呈暗紫色,压迫出现苍白区,去除压迫后迅速充盈。有时动脉栓塞,静脉仍有反流血,充盈试验缓慢,往往被认为仍有动脉血供。此试验有一定误差,只供参考,不能作为判断血供的主要依据。

4.指腹张力

通血后的指腹饱满而富有弹性。供血不足指萎瘪,缺乏张力;血液回流障碍,则皮肤青紫张力增高。

5.指端小切口出血试验

用小尖刀于再植后的指腹侧方做一小切口,一则观察手指血供情况,二则在静脉回流受阻不畅时放血可起到治疗作用。观察小切口出血,了解再植指血供情况,是一个可靠的指标。血供正常时小切口用针头挑刺出血活跃,溢出鲜红色血液。出血少或不出血,表示动脉供血障碍。如小切口流出暗紫色血液,而且速度较快,表示静脉回流障碍。

以上客观指标一般术后每 30 min 或每小时观察一次,以后随时间延长及血液循环情况改变适当增加或减少观察次数。一旦发现异常情况应根据五项内容综合判断其病理变化的性质与程度(表 11-1)。

表 11-1　动、静脉危象鉴别

鉴别要点	动脉	静脉
皮色	苍白	暗紫
皮温	低	低
指腹张力	低	高
小切口出血	少或不出	多呈暗紫色
毛细血管充盈	阴性	阳性

(七)血管危象的处理

再植术后发生血液循环危象的常见原因可概括为两类:一是血管本身的因素,如血管痉挛、血栓形成等;二是血管外因素,如血肿、组织水肿皮肤缝合张力过大等。血管外因素如不能及时得到解除,即可导致血管本身的改变,发生血管血栓形成与血管痉挛临床较难区别,一般原则是先按血管痉挛处理,如不显效,立即手术处理。

1.血管痉挛

血管痉挛包括动脉和静脉痉挛。动脉痉挛可造成严重指体供血不足,而静脉中层平滑肌稀少、口径又相对大,痉挛不至于引起回流障碍。动脉痉挛多发生于术后 1~3 d,24 h 内最为多见,少有发生在术后十几天的。其发生原因与处理措施见表 11-2。对顽固性痉挛,经处理30 min 仍不能缓解的要手术探查。术中见动脉痉挛,可用 50%硫酸镁液纱布湿敷,3%罂粟碱行动脉外膜注入等措施治疗。

表 11-2　血管痉挛发生的原因、机制与处理措施

发生原因	发生机制	处理措施
温度因素	寒冷刺激可引起血管收缩;温热可引起血管扩张。指体血管对温度的反应较为敏感	若为寒冷刺激引起的小血管痉挛,就应给予适当保温,使室温提高到所要求温度,局部灯泡照射
疼痛和机械刺激	创口疼痛和骨端固定欠佳,体位变动等刺激均可引起血管强烈收缩	可针对其原因给镇痛药,加强制动。小儿多因躁动不安所致,以亚冬眠或适当镇静药使其安静入睡,即可缓解
血容量不足	由于大量失血,又得不到充分的补充,血压下降,可引起周围血管代偿性收缩痉挛	失血后要快速补足有效血容量,以消除血管痉挛
炎症的刺激	由于清创不彻底损伤组织与感染引起炎症反应,可刺激血管引起痉挛	一旦发生痉挛要及时控制感染与引流炎性分泌物,消除压迫及刺激因素
药物的影响	术后错误地应用血管收缩药物及刺激小血管的药物,可引起小血管痉挛,影响手指的血供	禁用这类药物。一旦发生,加大应用血管解痉药物
血管受压	伤口缝合或术后纱布包扎过紧,或被渗血浸湿的纱布如不及时去除,待干燥后变成硬块物压迫血管,使指体供血不足	立即松解、更换敷料,拆除张力大的缝线。有时指体血供即可改善
吸烟	无论自己吸烟或被动吸烟,烟雾中的尼古丁吸入后可导致血管痉挛,即使吻合口已经愈合的血管仍会发生痉挛致指体坏死	一旦发现,迅速肌内注射或静脉滴注罂粟碱及妥拉唑啉等以解除血管痉挛

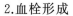

2.血栓形成

多由于血管清创不良、血管吻合质量欠佳、吻合口张力过大及上面所述及的血管外因素等引起。一旦血栓形成,应及时进行手术探查。手术中暴露吻合的血管,可见到吻合口近端扩张,吻合口阴影增深,触之有实质感,远端血管变细,无搏动,断口血管内有血栓,血栓以下切断不喷血。如血栓局限很小,只需取出,检查内膜完整光滑,用肝素盐水冲洗,血管张力不大时可直接缝合。如血栓广泛较大,需截除一段血管,行血管移植修复,重建血液循环。同时将肝素 100~200 mg加入生理盐水 500 mL 内稀释,静脉滴注,维持 24 h。一般维持 5~7 d 后可停药。在应用期间密切注视出血倾向。

(八)功能练习

手指断离后再植,就会不可避免地使手指的动作受到一定的限制,这给人们的生活起居、劳动生产带来困难。如果术后及时进行得当的练习,会使伤手获得最大限度的功能恢复。相反,如果术后怕痛,不注重功能练习,再植的手将会是一个僵直无用的手。

(1)积极地进行主动和被动的功能练习,是恢复手功能的简单易行和最有效的方法。可以改善伤手的血供及营养,恢复关节活动度,增加肌力,使运动逐渐协调。主动活动是主要的,被动活动起辅助作用,应鼓励和指导患者自己做主动和被动功能锻炼。值得注意的是,要对患者讲明功能练习的意义及重要性,定期检查效果,以防患者因疼痛或疏忽而放松了锻炼、错过了时机,或因锻炼不得法而未起到锻炼作用。

(2)要尽量缩短制动时间,手术后 3 周去除外固定,先行固定远近端的关节小范围的被动活动。在指骨未骨性愈合前,骨折端已经有较多坚强的纤维骨痂连接,早期去除内固定不会出现骨折端错位。于 4 周去除内固定钢针,行徒手功能练习。被动练习手指关节屈、伸活动,待关节活动达到要求后,重点行主动功能练习。其活动范围应由小到大,次数要由少到多,这样会得到很好的效果。在练习过程中要避免伤者用健手揉捏指间关节,否则有害无益,会使结缔组织增生,指间关节长期增粗,从而影响了手指的活动度。

(3)除以上徒手练习外,还可借助简单的物体和器械以增加练习兴趣和效果。如用宽约6 cm 的木板,握于手掌内,用以控制拇指及其他手指的掌指关节,使指间关节便于锻炼。揉转金属球、核桃可以练习手指及拇指伸、屈、外展、内收及协调运动。揉捏橡皮泥、握捏小皮球、圆锥体、分指板、指拨齿轮器等器械也都是锻炼手功能十分有效的方法。除了积极的练习外,在日常生活中要尽量多使用患手指,如拣划火柴、扣纽扣、系鞋带、系腰带、写字、洗衣服等。

(4)在治疗的早、中、晚期,根据病情及恢复情况给予必要的辅助治疗,如红外线、TDP、微波、音频、蜡疗、按摩等理疗。有条件时,可根据病情设计和制作支具,如单指或多指屈曲支具、单指或多指背伸支具、近侧指间关节伸直支具、拇指对掌功能支具等,术后使用可消除瘢痕、防止和矫正畸形,并能有效地进行主被动练习,以使再植指成为一个灵活有用的手指。

第三节 断足再植

一、断足再植的适应证

(一)年龄

断足的伤员大多为生产劳动中的青壮年,对足的外形及其功能要求较高,应力争再植。处在发育期的少年儿童适应性及塑造性较强,再植后肌腱、神经及骨骼能获得良好的功能恢复,应积极力争再植,以免遗留终身残疾。大于60岁的老年人,特别是伴有老年性疾病,身体功能减退,不能耐受长时间手术,术后不能耐受较长时间卧床与制动及不适应术后抗凝等药物治疗的,应放弃再植手术。

(二)全身情况

断足常由较大暴力所致,往往并发创伤性休克及其他重要脏器损伤。在诊断、处理时,既要注意局部情况,更要有全局观点,以挽救生命为前提,首先处理休克或重要脏器损伤,断足可暂行冷藏保存,待伤员全身情况许可后再行再植手术。如单纯的断足,无其他合并损伤、局部条件较好的伤者,应尽快进行再植手术。对一些创伤重、全身情况一时难以纠正者,应放弃断足再植,切不可贸然进行再植手术,否则可能导致全身病情进一步恶化,甚至死亡,根本谈不上断足的成活及恢复功能。

(三)再植的时限与环境温度

再植时限是指从足离断丧失血运到重新建立血运的时间。时限是再植手术所要考虑的重要影响因素之一,同时应把环境温度等影响因素考虑在内。但目前还没有一个绝对的再植时间限度,应根据具体情况,将各种影响因素综合起来考虑,做出正确的判断。过去曾有人提出"超过6 h以上就不能再植"的观点,经临床实践证明是错误的。有许多超过了6 h仍获得再植成功的病例。对经过低温保存的断足,再植的时限可以适当放宽。常温下缺血时间过长,组织已发生较明显的变性、坏死的肢体,强行再植可以危及生命,应视为禁忌。

(四)断足的局部伤情

再植的目的是为了恢复肢体的功能,绝非单纯为了存活,因此要求断离肢体必须有一定的完整性。对于较整齐的各个平面的切割性断足均为再植的适应证。如果组成肢体功能的重要组织如神经、血管、骨骼、肌肉等已经毁损,再植的足虽能保证成活,但接上的足不能发挥应有的功能,而是成为一个累赘,就不能再植。凡爆炸碾压伤,足破碎失去原有的形状,组织结构已被完全破坏,显然是再植的禁忌证。有的断足有部分皮肤缺损不能用植皮修复时可采用远处的游离皮瓣移植修复再植。如果两断端破坏严重,清创时需要去除较多组织,再植后肢体过短,则失去了外形和功能意义,故无再植的必要。同时断足必须得到合理的保存,有些完整的断足在来院途中经酒精、苯扎溴铵、葡萄糖液及融化的冰水浸泡时间较长,浸泡液进入血管腔及组织间隙,血管内皮细胞受到不同程度的损伤,影响成活。浸泡时间短,组织损伤较轻可试行再植。

(五)技术条件

从事断足再植的手术医师需要经过专门训练,应具备丰富的专业知识和熟练的操作技巧,同时医院需有必备的手术设备条件。否则应迅速送到有条件的医院,避免或减少因技术等医源性原因造成的再植失败或再植成活后足无功能恢复等问题。

二、足踝离断再植

(一)足踝部离断再植手术方法

1.清创原则

做好细致准确和彻底的清创术是预防感染和保证手术成功的关键因素之一。清创要求较一般外伤更为严格,彻底的清创可以降低或消除肢体再植术后的炎症反应,从而提高再植肢体的成活率。彻底清创与保留肢体长度是矛盾统一的。为了保留肢体,就必须彻底清创,否则一旦发生感染,将危及肢体的成活,甚至危及生命。但也不应过多地去除可成活的组织,过度地缩短肢体,将影响功能,乃至丧失再植的意义。其具体清创过程如下。

(1)刷洗:用无菌毛刷蘸肥皂乳,分别刷洗离体足和伤肢 3 遍,每遍刷洗 3~5 min,然后用生理盐水冲洗干净,擦干。

(2)浸泡:将伤肢和离体足浸泡在 0.1%苯扎溴铵液中 5 min,浸泡同时将创面污物、异物及血块去除。如创面污染严重者用 3%过氧化氢溶液冲洗 2 遍,然后换 0.1%苯扎溴铵液再浸泡 5 min。

(3)消毒:一般选择碘酒、酒精或碘伏消毒,按先远端后近端的顺序消毒皮肤,然后铺无菌手术巾及手术单。

(4)创面清创。①皮肤:按一般原则洗净皮肤及伤口;环形切除皮缘,去除多少应根据伤情,撕脱或挫伤的皮肤应完全切除。②肌肉、肌腱:严重损伤的肌肉应予切除;肌腱较坚韧,多数为表面污染,切除要慎重,一般只切除断端末端;对不需缝合的肌腱如指浅屈肌腱,应多切除一些,以预防术后粘连。③神经:修复神经是恢复肢体功能的重要环节,不可轻易切除神经组织,以免影响对端吻合;神经一般也是表面污染,洗净后暂不切除伤部,待缝合时再决定去除多少;对挫伤未断的神经,慎勿切断,观察恢复或二期处理。④血管:在断肢的平面,根据解剖,找出拟吻合的动、静脉,只剪除污染较重部分,待吻合血管时再做进一步清创,用小动脉夹夹住断裂端或细线结扎、止血并作为标志。

2.断肢灌注

清创后再对断离肢体进行灌注。用肝素生理盐水,其效用如下。

(1)冲出代谢产物及小血管中的凝血块,有利于提高血管吻合效果和减少中毒现象。

(2)扩大痉挛关闭的小血管和毛细血管网,恢复毛细血管的虹吸作用。

(3)可以判断断肢血管网的流通情况。断肢血管正常时,灌注后凹陷的指(趾)腹很快饱满,静脉断端有回流液体。如断肢血管网受损,则灌注液体很快自断肢断面流出或不能注入。注意灌注压力要适当。

3.再植过程

原则上包括如下步骤。

(1)骨骼固定:骨骼内固定恢复骨支架,是软组织修复的基础。肢体离断后,软组织有一定回缩,加上清创中必须切除挫灭的组织,故骨骼相对较长,骨骼去除多少,主要考虑血管、神经的长度,应在吻合后无张力,肌肉、肌腱需要一定的张力,以及皮肤覆盖情况。在进行内固定前决定出骨骼缩短的合适长度。缩短过多,不仅影响负重和行走,而且妨碍安装假肢,但在发育期小儿例外,根据缩短情况以后可行骨骼阻滞或肢体延长术来矫正两侧下肢的不等长。经踝关节的离断,而关节软组织相对完好时,则不能短缩,因为关节没有破坏,能保留关节功能。通常这种关节离断都有关节面的严重损伤,关节功能不可能恢复,可考虑做关节融合。骨的固定原则是:简便迅速,牢靠稳定。胫骨下段离断,可将两骨端咬成阶梯形,用1~2枚螺丝钉贯通固定,近关节处可用髓内钉经足底固定,或采用钢针交叉固定以及外固定架固定。

(2)肌肉及肌腱修复:肌肉及肌腱早期修复有利于功能恢复,足踝部的离断,应尽可能地一期修复跟腱与胫骨前后肌与𧿨长伸肌、趾长伸肌,有利于踝关节的稳定,使足在行走中有足够的推进力,肌肉及肌腱的修复根据离断不同部位决定。肌腹离断一般用丝线作褥式缝合;肌腱与肌腹交界处离断应先将远端肌腱缝合1~2针在肌腹中,然后再把肌腹包裹在肌腱上,用间断褥式方法缝合数针;肌腱断裂一般用5-0尼龙线在张力下采用横"8"字形或Kessler缝合,肌腱对合后可在间断加针缝合,以充分对合、增加缝合强度和消灭粗糙面。

(3)血管修复:恢复血液循环是断肢再植中的重要环节,精细的血管吻合是再植手术成功的关键,应认真细致地吻合血管。缝合前先于手术野铺以清洁湿润纱布,以便放置针线等,以发现及防止纱布纤维脱落带入血管腔。将血管周围的软组织牵开,以显露两端对应、直径相等的血管。吻合血管前先修复血管深部及周围的软组织,减少血管的张力,并使之与骨骼隔离,同时消除血管周围的无效腔,形成良好的血管床。

1)吻合血管的顺序:一般是先吻合静脉,再吻合动脉,同时开放血管夹恢复血供。这样可以保持手术野清晰,减少渗血。当断足时间较长时,为了尽快得到血液供应,也可以先吻合动脉,开放血管夹,在动脉供血的情况下,再吻合静脉。在此情况下,必须备足全血,以免失血过多引起休克。

2)血管吻合比例。①动脉与静脉的比例:由于动脉腔内压力高,血流快,数量少;静脉的压力低,血流慢,数量多,且有淋巴系统与体液循环,因而保持了肢体的循环平衡。当足离断,血管的侧支循环被破坏,淋巴循环中断,故应尽可能多吻合静脉,保证动、静脉比例在1:2以上。②浅静脉与深静脉的比例:肢体静脉有许多瓣膜使血回流保持一定的方向。在踝以下,回流方向由深入浅,踝以上则由浅入深,而且浅静脉的口径比深静脉口径粗得多,所以,在踝平面离断时,主要是吻合浅静脉,如单纯吻合深静脉,血液的回流就会受到限制。因此,应尽可能地多吻合浅静脉,以保证静脉的回流。

3)血管的清创:在吻合血管前,必须认真地检查血管损伤情况,进一步进行清创。足离断多为钝器伤,血管损伤的范围往往较广,需剖开组织,充分游离血管,将损伤的血管彻底切除,直至正常,才能保证吻合后的血管通畅。血管是否损伤应从以下几点进行观察:正常血管外观呈粉红色,圆滑而有弹性。如血管呈暗红色,失去圆滑,显得松软者,表示血管有损伤;血管断口处冲洗后内膜无血凝块附着,内膜光滑、完整、呈白色,管腔内无絮状物漂浮,证明血管内膜无损伤;断裂的血管常有回缩,如血管呈缎带状松弛弯曲,说明血管系牵拉性损伤,多有较长段的内膜损伤;动脉断口用肝素灌洗时无阻力,冲洗液呈正常循环回流,开始为血性液体,以后呈澄清液,说明血管是通畅的。如果冲洗时有阻力,则说明远侧动脉、毛细血管床或静脉有损伤或阻塞,应找出原因及部位做相应处理。

4)血管吻合法:目前血管修复的方法有缝合法和非缝合法两类。缝合法分为连续缝合法、间断缝合法和套叠缝合法,其中间断缝合法最常用,可用于不同口径的血管,缝合时可达准确对合,不易引起狭窄,血管通畅率高,非缝合方法为齿环吻合、激光焊接及黏合法等,各有利弊,未能广泛应用于临床。

5)血管缺损的处理:断足常因挤压、挫裂伤引起,经清创后血管常有不同程度的缺损,往往进行骨清创缩短后,血管仍不能直接吻合者,可采用以下方法。①血管移位吻合:适用于踝关节与血管不在一个平面断裂者。如胫后动脉缺损不能直接缝合,而胫前动脉在较低位断裂,可取胫前动脉近端移位与胫后动脉远断端吻合。②自体静脉移植:静脉移植为血管缺损修复常用的方法,也是最理想的血管移植材料。取材方便,受区需要多长血管,就取多长的静脉,需要多大口径的血管,就取多大口径的静脉,常用的有大隐静脉、小隐静脉、头静脉、足或手背静脉。切取前必须检查静脉是否健康,凡有急、慢性炎症,曲张及位于疤痕内的静脉不宜取用。③自体动脉移植:自体动脉移植后手术成功率高,抗感染力强,并能保持移植血管的滋养血管,从而减少移植后的退行性变化。离断的足有几条口径相当的动脉,因条件不能各自吻合时,可根据缺损的长度切取一段对足血供影响小而无损伤的动脉,移植修复一条主要的动脉,以保证这一条主要动脉的供血通畅。④神经修复:早期正确地修复神经及其分支是再植足功能恢复的基础,因此应尽量地一期修复。早期修复神经,解剖层次清楚,神经的形态和位置容易辨别,对一定的神经缺损可通过适当的游离、神经移位和缩短骨骼等方法达到对端缝合。对于足踝的再植,一般要求一期修复:腓浅神经、腓深神经、胫神经、隐神经。目前临床上有两种缝合法,即神经外膜缝合法和神经束膜缝合法。前者常用,但不论采用哪种缝合方法,要在显微镜下采用显微外科技术,切除损伤神经,达到准确对位,在无张力下缝合。⑤创面的闭合:断足再植必须早期创面闭合,不仅有助于成活,预防感染,减少疤痕,还为后期恢复足的功能创造良好的条件。缝合时注意皮肤的张力,切勿过紧压迫静脉,影响静脉血流,对环形的皮肤创面做个斜行小切口,与原伤口成 60°～70°角,将皮肤与皮下组织掀起,作"Z"字形缝合。足部多为不整齐的伤口,缝合后不存在环形疤痕压迫,可直接缝合。对于存在大块皮肤挫灭或缺损的创面可利用转移皮瓣、游离皮瓣移植或植皮等方法进行修复。⑥外固定方法选择:外固定主要目的是将再植足维持在稳定的位置,防止不适宜的活动刺激血管痉挛,影响血供。踝部离断再植应用后侧长腿石膏托将踝关节固定在 90°,膝关节屈曲 15°,并抬高患肢。

(二)再植术后处理及并发症的防治

1.再植足的保温与镇痛

术后患者安置在安静的房间,室温要保持在 25 ℃左右,局部应用持续烤灯照射,避免寒冷刺激、疼痛、机械刺激及体位变动等可引起血管痉挛因素,可针对其原因给镇痛剂,加强制动。小儿易躁动不安,以亚冬眠或适当镇痛使其安静入睡。

2.禁止吸烟

香烟中有尼古丁烟碱,主动或被动吸入后可导致血管痉挛,即使吻合的血管已经愈合仍会发生痉挛导致足坏死。故禁止患者及室内人员吸烟。

3.密切观察全身情况

术后预防发生休克、中毒反应和急性肾衰竭,要注意体温、脉搏、呼吸、血压、尿量及神志变化。断足再植后发生休克多见两种情况:一种是受伤后出血多,血容量尚未补足;另一种是踝以上创伤重,缺血时间长或严重感染,毒素吸收所致中毒性休克。一旦发现就必须及时补充血容量、电解质,纠正休克及酸碱平衡。注意体位,一般将患肢保持在高于心脏平面,以利静脉回流,避免和减少患足肿胀。

4.密切观察患足血循环

定时检查了解再植足颜色、温度、张力、毛细血管充盈反应,动脉搏动及趾端小切口出血情况,必要时用多普勒检查患足动脉通畅情况。

5.解痉与抗凝药物应用

引起血管痉挛或血栓形成原因是多方面的,关键在于预防。常规注射罂粟碱 30 mg,妥拉苏林 25 mg,每 6 小时 1 次;低分子右旋糖酐 500 mL,2 次/天;口服阿司匹林 0.1 g,3 次/天。如血管反复痉挛通血不良,可及时应用肝素 100 mg,1 次/天,连用 3 d。

6.伤口感染与出血处理

术后应预防性使用抗菌药,及时换药并不断清除坏死组织。出血原因多为术中止血不彻底,遗留小血管未结扎,吻合口漏血或伤口感染及过量应用抗凝剂造成,如不及时发现处理也可造成足坏死,甚至威胁到生命。可临时立即加压包扎或用止血带止血,或迅速送手术室探查处理血管。

第四节　前足缺损再造

前足在行走与负重中也起着重要作用,据测量,人体直立时,前足着力分布约占体重的 37％,而在足跟离地时,体重几乎都落到前足。按照解剖结构可将足分为跟部、顶部和前部,跗骨以远称之为前部,即前足。前足缺损再造是按照足的功能要求,通过组织移植方法,把前足缺损从结构上修复完善,从而使伤者能够行走负重。由于前足占据了足的大半范围,前足再造有重要意义。

一、肩胛复合瓣修复前足内侧缺损

第 1 与第 5 跖骨及跟骨是足三点支撑力学结构的基石,也是组成足纵弓和横弓的基石,如果失去三点中任何一点,足弓结构就被破坏,足的平衡也就被打破,人类的负重行走就会受到重大影响。对前足来讲,无论是内侧或是外侧部分缺损,应妥善修复。前足部分缺损主要指包括皮肤、骨骼等在内的复合组织缺损,肩胛部复合瓣是其中较为理想的修复方式。

(一)适应证

一般适应于以下情况。

(1)皮肤面积缺损较大,而骨骼缺损较小的前足缺损,肩胛部能提供的皮瓣面积较大,完全可以满足修复要求,但提供的骨量有限,基本就是肩胛骨外侧缘条状骨块,且长度也不能超过 12 cm,如果骨骼修复的范围过大,则无法应用。

(2)不用骨皮瓣修复重建前足骨桁架结构足功能会受到严重影响者。

(3)如果创面感染能够控制,移植骨能植入到健康的骨骼中或创面经彻底清创能植入相对健康的骨骼之中。

(4)受区血管条件要好,特别是胫前动脉和大隐静脉在吻合口附近没有损伤。因为胫后动脉到前足已分为足底内侧动脉和足底外侧动脉,不仅血管口径较细,而且位置较深,吻合起来比较困难。

(5)此手术一般多选用全麻,要求患者全身情况较好,特别是胸腹部没有严重影响手术安全的疾病。

(二)皮瓣设计

原则要按照足的生物力学要求,尽可能恢复足结构的完整,从而最大限度恢复足的功能。具体有下述 5 条。

(1)要彻底清除病灶,切除失去功能的瘢痕组织。

(2)前足基底均为骨性组织,皮瓣移植肿胀时退缩余地小,因此皮瓣宽度要足够大。

(3)骨移植时,近端要争取插入跗骨或距骨骨质内,加快愈合,并建立相对稳定的骨支架,因此骨瓣的长度不宜太短。

(4)血管蒂要足够长,保证吻合后没有张力,特别是对于足背皮肤条件不好者,更要注意。在肩部皮瓣设计时应在血管蒂处带一个舌瓣,以保证血管吻合后有一个宽松健康的血管隧道。

(5)肩胛部皮瓣血循环较好,皮瓣形状可自由截取,为保证修复后平整,应于术前或术中对受区形状进行仔细测量。

(三)手术方法

1.切取肩胛复合组织瓣

一般采用梭形切口,分两步进行,第 1 步显露血管蒂,由腋后皱襞向肩胛冈联线中点做一6 cm切口;第 2 步,待血管蒂解剖出来后,由上述切口两端向肩胛骨下角做两弧形切口,使皮瓣呈梭形。

(1)先在切口中分离三边孔。三边孔由肱三头肌长头与大、小圆肌组成,用血管钳稍加钝性分离,在孔内即可看到旋肩胛动脉。如看不到搏动,用食指向关节盂下 3~4 cm 处肩胛骨外侧缘抵压即可触到旋肩胛动脉深支的搏动。然后钝性分离,即可显露旋肩胛动脉及其 2 条伴行静脉。此血管束在三边孔顶分为深、浅 2 支,慎勿损伤。旋肩胛动脉除深、浅 2 支大的分支外,沿途还发出 2 或 3 支细小肌支,应仔细予以结扎,以免破裂出血。

(2)血管蒂游离后,做一梭形切口。由肩胛骨外侧缘将小圆肌切断,向下分离大圆肌,用手指将肩胛骨外侧缘由胸壁掀起。在肩关节盂下约 1 cm 肩胛骨外侧缘内 2~3 cm 处用钻头钻一小孔,送入线锯,向肩胛骨外侧方向锯开肩胛骨外侧缘。下端用同法锯开。此时,术者左手将肩胛骨外侧边缘同皮瓣抓在拇指与其他手指之间,将另一侧的软组织连同部分肌肉切开直到肩胛骨,用骨剪或线剪可很容易地将肩胛骨由两个骨孔之间剪开。

(3)待受区准备就绪后,即可断蒂。断蒂前应再次检查骨皮瓣血供情况。断蒂部位一般由胸背动脉分支处结扎切断。如果需要较长的血管蒂,可先将胸背动、静脉结扎切断,然后由肩胛下动、静脉起始部结扎切断。

2.骨骼固定

骨骼固定方法有两种情况:①距骨头或趾骨还存在,骨瓣为嵌入移植;②远端足趾距骨均已丧失,移植的肩胛骨无法嵌入,只能将近端插入近侧跗骨或距骨,为插入移植。

(1)嵌入移植:在缺损近端的跗骨或距骨的所需部位凿一个与移植骨直径相当的骨洞,将远端跖骨或趾骨断端制成粗糙面,仔细核对移植骨所需长度,用一枚 2 mm 克氏针自近向远穿过肩胛骨边缘骨嵴部,因为此处骨髓腔不是圆腔,穿针时一定要把握好方向,穿出远端 1~2 cm,再经距骨或趾骨髓腔从跖底或趾尖穿出,调换克氏针骨钻的固定端,将肩胛骨骨条近端插入骨洞,克氏针再向近推进 3～4 cm,固定可靠,即可吻合血管、缝合皮瓣。

(2)插入移植:前足缺损远端没有跖骨,也没有趾骨,远端无法做骨骼对端固定,为保证骨移植重建足弓的稳定性,也为了在重建一个稳定的纵弓的同时重建一个稳定的横弓,因此,在肩胛骨骨瓣切取时不仅需切取外侧缘,肩胛骨下角也应同时取下,并将骨瓣修整成 L 形。移植时,近侧跗骨打洞和经髓固定与嵌入移植法基本相同。在远端要将邻近的跖骨头制成粗糙面,按照前足横弓的弧度将肩胛骨通过克氏针固定到邻侧的跖骨头上。如果仅缺第 1 跖骨,所需肩胛骨下角的宽度应窄些,如果缺 2～3 根跖骨,所需肩胛骨下角则相对要宽些。

3.血管吻合

骨骼固定牢固后,即可行血管吻合,一般用肩胛下动脉或旋肩胛动脉与足背动脉吻合,以 9-0 尼龙线间断缝合,同样将肩胛下静脉或旋肩胛静脉与大隐静脉吻合。因为足背动脉伴行静脉外径太细,而大隐静脉与肩胛下静脉外径相当。

4.足底感觉功能重建

用肩胛部皮瓣重建足底的感觉功能比较困难,因为该部皮肤不是单一感觉神经支配的,不可能通过缝合皮瓣来重建再造前足的感觉功能。作为补救办法:把胸背神经与足背的感觉神经吻合,实践证明吻合后,局部皮肤可恢复一些保护性触觉,特别是皮肤失神经营养状况有所缓解。在足底负重点用感觉神经植入的方法从实验到临床都证明是有意义的,手术时从足背切口取一段皮神经与趾神经吻合后,植入相当于第 1 或第 5 跖骨头负重区。如果移植至足部的皮瓣很小,可不做神经植入,四周的皮肤感觉神经以及创面基底部的感觉神经可以延伸到皮瓣,从而恢复移植皮瓣的感觉功能。

5.创面闭合

血管神经修复后,即可闭合创面,皮下置引流条,并小腿石膏托固定。

(四)主要优点缺点

1.优点

(1)皮瓣面积大,可以修复前足任何范围的皮肤缺损。

(2)血管蒂长,易与足背动脉及大隐静脉吻合。

(3)皮肤质地较好,血供充分。

(4)肩胛骨外侧缘较厚,硬度适中,可同时截取肩胛角,同时修复足的纵弓和横弓。

(5)旋肩胛血管解剖位置恒定。

2.缺点

(1)没有可供吻合的皮肤感觉神经,足底感觉功能恢复较差。

(2)复合瓣切取后,进行移植修复时需要变换体位。

二、小腿外侧复合瓣修复前足内侧缺损

前足外侧第 5 跖骨也是足三点支撑的基石之一。前足外侧缺损也可以用肩胛部复合瓣重建,但如果缺损不仅包括第 5 跖骨、骰骨乃至部分距骨,肩胛复合瓣的长度就满足不了修复需要,此时髂骨瓣长度也不够,小腿外侧复合瓣是唯一的选择。

(一)适应证

(1)前足外侧缺损:如果系足内侧缺损用小腿外侧皮瓣带血管蒂转移则较为困难。

(2)小腿外侧上段皮肤健康:可以直接切取复合组织瓣,并向下游离出相当长的血管蒂以便

逆行转位修复前足缺损。

(3)如果前侧缺损合并感染,病灶相对稳定,周围皮肤软组织无红肿等急性感染现象,可对病灶实施彻底清创者。

（二）皮瓣设计

设计原则如下。

(1)彻底清除病灶并切除失去功能的瘢痕组织。

(2)要携带腓肠外侧神经以重建足的感觉功能。

(3)腓血管蒂要够长,皮瓣要尽量靠近上方。

(4)血管蒂隧道应设计在内踝后,隧道要相对宽松。为保证血管蒂不受压,在皮瓣远端应设计一个三角瓣以扩充隧道。

(5)腓骨远侧断端逆转插入跗骨或距骨应足够深,以求可靠的稳定性。

(6)术前应仔细探测腓动脉皮支的穿出点,并以这些点为中心设计皮瓣。

(7)要同时携带部分比目鱼肌及踇长屈肌以填补残腔,修复足底的厚度,以尽可能恢复足部外形。

（三）手术方法

基本操作如下。

1.切取皮瓣

同本节足跟再造的小腿外侧复合瓣的切取。

2.骨骼固定

同肩胛骨固定一样也可分为嵌入固定和插入固定。固定方法与注意事项也相同,唯一不同的是肩胛骨有其下角可利用,可顺利与邻近距骨建立骨性连接。而腓骨远端要与邻近距骨形成骨性连接,如果只缺第5跖骨,可把第4跖骨远端制成粗糙面,用一枚螺钉将之与第4跖骨头固定在一起即可。如果缺两根跖骨则需要在移植腓骨与第3跖骨间移植一骨块,再用一枚螺钉将移植腓骨与所植骨块一起固定到第3跖骨头上,以重建足的横弓和纵弓。有时也可不做骨性融合,而是分离解剖出一段踇长伸肌腱,在移植腓骨远端钻一骨孔,将踇长伸肌腱通过骨孔环绕到第4跖骨颈部并绕过第4跖骨颈内侧再与踇长伸肌腱编织缝合,实践证明该法也取得了良好效果。

3.感觉功能重建

小腿外侧复合瓣切取时须携带腓肠外侧皮神经,复合瓣转位移植后可将腓肠外侧神经与足背中间或足背内侧神经缝合。因皮瓣的切取位于偏小腿上方,腓肠神经切取长度有限,常常不能直接与足背神经缝合,因此缝合时需游离一段神经作桥,这样手术较麻烦。将踇神经从远端游离出来与腓肠外侧神经吻合,两断端距离较接近,吻合较为容易。因踇神经两侧有重叠交叉支配,切取后对足趾感觉影响不大。

（四）注意事项

(1)连同腓骨头切取时要保护好腓总神经。

(2)腓骨下1/4参与踝关节组成,不能切除,否则将影响踝关节的稳定,久之可造成创伤性关节炎。如果切取腓骨超过全长1/4,宜在踝关节上胫腓骨之间行植骨融合。但腓骨远端所留长度不得少于8 cm。

(3)静脉回流不足时,可将腓静脉与大隐静脉吻合。

(4)术中要保护好腓动脉穿支,防止皮瓣和腓骨分离。

(5)腓骨作嵌入移植时,如果邻侧跖骨头缺损,腓骨经髓内固定后稳定性不好,应加做跖骨横韧带重建术。

(五)主要优缺点

1.优点

(1)切取范围大,最大范围达 39 cm×10 cm。

(2)除腓骨下 1/4 不能切取外,其余腓骨均可作移植材料。

(3)小腿外侧皮肤质地较好,厚度适宜,移植后不会太臃肿。

(4)腓骨坚硬,术后下地负重不会被压缩变形。

(5)可以携带腓肠外侧皮神经,重建前足感觉功能.

(6)可以携带比目鱼肌和踇长屈肌填充残腔,恢复比较饱满的外形。特别是在合并感染或骨髓炎时,其有较强抗感染能力。

2.缺点

腓骨在前足只能作单根移植,在有多根跖骨缺损时无法同时修复。有时静脉回流不足,尚需另外补充重建静脉回流通道。

三、带血管蒂皮瓣组合髂骨瓣修复前足缺损

前足部分缺损选用何种方法,主要取决于前足骨骼缺损情况。一般情况下前足缺 1 根跖骨用腓骨或肩胛骨附加相关的皮瓣修复即可;缺 2 根跖骨可利用肩胛骨外侧缘及肩胛骨下角,以重建足的纵弓和横弓;缺 3 根跖骨时,肩胛骨达不到要求,只有利用髂骨才够宽,但髂部皮下脂肪厚,又无法携带皮神经重建感觉,特别是肥胖的患者不能应用。在此情况下可采用组合瓣来修复前足缺损,用带血管的小腿内侧或踝前皮瓣组合带血管髂骨瓣将逆转的胫后动、静脉或胫前动、静脉残端与供应髂骨的旋髂深动、静脉吻合,以重建移植髂骨的血液循环。

(一)适应证

(1)前足缺损长度不超过 10 cm,宽度不超过 3 根跖骨者。

(2)利用胫前胫后任何一条动脉后不会对肢体造成血供危象者。

(3)小腿及踝内侧皮肤没有受损伤,可供皮瓣移植者。

(4)患者肥胖,髂腹部皮下脂肪厚,修复后足外形不好者。

(5)前足开放伤,病灶基本稳定者。

(二)皮瓣设计

皮瓣设计的原则。

(1)胫后动、静脉或胫前动、静脉血管蒂要够长,逆转后保证没有张力。

(2)皮瓣面积足够大,大隐静脉应尽量包含在皮瓣内。

(3)皮瓣的血管蒂隧道要够宽,沿途没有受压情况。

(4)皮瓣神经蒂应够长,逆转后能顺利与足部皮神经吻合。

(5)髂骨瓣以旋髂深动脉为供应血管,髂骨瓣要够长够宽,嵌入跗骨的长度净达 1 cm。

(6)选用同侧髂骨,利用髂嵴代替第 1 跖骨,利用髂嵴的弧度重建足纵弓,利用髂翼的弧形重建足横弓,利用髂肌恢复足底的厚度,并把供应髂骨的旋髂深动、静脉蒂置于远侧以便与逆转的胫后动、静脉吻合。

（三）手术方法

操作原则如下。

1.联合组织瓣的设计

仔细测量前足骨骼及皮肤缺损范围,根据骨骼缺损范围在同侧髂骨取带旋髂深血管的髂骨瓣。根据前足皮肤缺损范围和所需胫前或胫后血管的血管蒂长度,在小腿设计相应大小和形状的带蒂岛状皮瓣,并标出切取神经的切口。

2.切取髂骨瓣

髂嵴中部做切口,沿髂嵴弧度切至髂前上棘,继续向前沿腹股沟韧带切至股动脉搏动处。在腹股沟韧带上方显露髂外动脉,在其发出的腹壁下动脉对侧找到旋髂深动脉,沿血管束向髂骨方向分离,切断结扎沿途分支及腹壁肌肉的各分支。在髂前上棘附近仔细分离出股外侧皮神经,保留好附着在髂嵴及髂窝的肌肉,髂骨外侧的肌肉予以剥离,按照设计大小用骨刀切取髂骨。

3.切取小腿内侧皮瓣

按手术设计先从皮瓣后侧切开皮肤,至深筋膜深面,腓肠肌及比目鱼肌表面向前分离,在小腿下段至肌间隔处可见血管神经束。将胫神经从血管束分离出来,继续向上分离,显露出所需长度的胫血管。切开皮瓣前缘,沿深筋膜下向后分离至肌间隔处,结扎血管至肌肉的分支。在切口上端沿大隐静脉行走方向分离出隐神经,用血管夹阻断胫后动、静脉,观察远端胫后动脉搏动情况和皮瓣皮缘出血情况,如皮瓣血供可靠,可切断并结扎胫后动脉,提起皮瓣向远端直至血管蒂所需的长度。踝前逆行皮瓣切取见前述。

4.固定骨骼

在跗骨上凿出骨槽,其大小正好容纳髂嵴及髂翼。用一枚2 mm克氏针从髂嵴远端穿入,垂直从髂骨表面穿出,将髂嵴及髂翼插入骨槽,克氏针钻入跗骨中固定。髂骨的倾斜度相当于足纵弓弧度。在髂翼的前下角钻孔,邻近的跖骨头制成粗糙面,用趾长伸肌腱穿过骨孔,将之捆绑在跖骨颈,如果检查发现固定不可靠,可从髂骨表面再向跗骨打一克氏针追加固定。

5.吻合血管

按照设计先予以定位皮瓣,缝合数针。将胫前或胫后血管蒂与旋髂深血管蒂行端端吻合,吻合后观察肌袖出血情况。

6.神经吻合

将隐神经与足背内侧皮神经对端吻合,或将足背皮神经与趾底神经吻合,缝合口避免有张力。

（四）注意事项

（1）在切断结扎胫后动脉近端时,远端结扎要靠近末端。尽量不用血管夹,因用血管夹在皮瓣分离、转位过程常易脱落引起出血且易引起血管壁损伤。

（2）髂嵴及髂翼用克氏针固定不可靠时,也可用长螺钉代替。

（3）在髂嵴内侧应携带1 cm肌袖,特别是髂前上棘附近是重建跖骨头的负重点,其底面应有肌肉组织铺垫以恢复足底的厚度,抗磨耐压。

（4）利用踝前皮瓣组合髂骨瓣再造前足因切取皮瓣范围较大且涉及踝关节,为保证踝关节活动功能不受大的影响,需要小腿内侧胫后动脉分支皮瓣修复踝部供区缺损,小腿内侧供区可直接缝合或用游离皮片覆盖。

（五）主要优缺点

1.优点

（1）小腿内侧皮瓣或踝前皮瓣逆行移植操作简便，血供可靠，成功率高，安全系数大。

（2）髂骨瓣宽，血供好，皮瓣质地好，可重建足底感觉功能，比较符合前足的修复要求。

（3）以小腿内侧或踝前皮瓣和髂骨瓣作修复材料，可满足多根跖骨缺损前足修复的需要。

（4）利用胫前胫后动、静脉残端重建髂骨血供，不增加创伤而又使移植髂骨重建血液循环。

2.缺点

（1）手术涉及3个部位，整个手术相对比较复杂。

（2）髂骨主要为骨松质，坚硬程度不如腓骨，早期下地负重活动应避免暴力。

（3）髂骨切取长度有限。

第五节　跟　腱　断　裂

跟腱断裂是运动创伤中较为常见的外伤，Leppilahti 等于 1996 年统计人群年发生率为 18/10 万，Nyyssonen 等同年的统计是 9.3/10 万。国外文献报道，多发年龄为 30～39 岁，国内报告为 20～29 岁，可能是国内的病例资料中运动员所占的比例较大的原因。

近年来由于体育运动及群众性文艺活动的广泛开展，技术水平及难度的迅速提高，原来在运动员中常发生的跟腱断裂现在普通人群中也时有发生，其中以从事篮球和羽毛球运动时发生较多，运动员中则以体操技巧运动员及京剧戏剧中武打演员较为多见。

一、急性跟腱完全断裂

（一）功能解剖

跟腱是人体最强大的肌腱之一，近端是腓肠肌与比目鱼肌的肌腹，远端止于跟骨后下方。在跟腱的周围是"腱围"，在腱的背侧有 4～8 层滑润层，位于深筋膜与腱组织之间，每层都有独自的营养血管。层与层之间有结缔组织连接，其中也有血管通行；各层之间可以滑动，以适应踝关节伸屈活动。关于跟腱的血液供应问题不少作者进行过研究。1915 年 Rau 报道跟腱内的血管数随年龄的增长逐渐减少，至 25～26 岁时已很明显。新生儿血管丰富，1 岁时分布开始不均，但管径却较细。作者认为，此点可能是成年人易发生跟腱断裂，儿童却不发生的主要原因。由于成年后跟腱的血供减少，因而易发生跟腱腱围炎，发生后又病程较长。

跟腱的主要作用是跑、跳及行走时提踵（即踝跖屈），根据 Williamms Lisser 计算，当体重为 45.5 kg，提踵角为 44°时，其承担的牵拉力为 60.7 kg。运动员一次有力的踏跳，其力量最高可达 780 kg，这时，跟腱所承受的拉力显然是巨大的，这也是它易被损伤的重要因素。

（二）病因与损伤机制

1.直接外力

直接外力造成的跟腱断裂较为少见。常为意外锐器切割所伤，如农民、建筑工人等劳动者被铁锹等铁器、玻璃等切割所致。均呈开放性，肉眼即可观察到断裂的跟腱。

2.间接外伤

主要指踝关节极度背伸时再突然蹬地发力,使跟腱受到强力牵拉所致。近年来群众体育运动广泛开展,以及技术水平和运动强度的提高,临床上间接外力所造成的跟腱断裂并不少见。而在运动员及演员中则因练习后手翻接直体后空翻,转体360°或侧空翻的体操动作致伤者较多。关于因间接外力发生跟腱断裂的原因,大都认为跟腱本身在先有疾病或受伤的基础上,再因一次强力牵扯而发生断裂。患淋病、梅毒、痛风或伤寒的人易发生跟腱断裂,并指出断裂前,跟腱常因伤而已存在靫裂。Arner报道在职业运动员中,因伤造成跟腱周围的血运障碍,继发跟腱营养不良、退行性变及坏死是跟腱断裂的重要诱因。大多数病例在跟腱断裂前有明显的跟腱腱围炎病史,病理检查证实跟腱有部分纤维发生坏死、纤维变性及腱围组织血管增生,血管内膜增厚。但也有作者认为,在运动员中跟腱断裂前都无任何跟腱疾病。

关于跟腱因间接外力发生断裂的损伤机制,多数作者认为,系踝在过伸位突然用力受伤所致。如体操运动员发生的跟腱断裂均在后手翻落地时踝背伸20°~30°位踏跳,再接各种空翻转体时,因爆发式用力而发生;其他体育项目受伤者也都在同样角度起跳或落地时发生。负责踝关节跖屈的肌肉有4组,即小腿三头肌、胫后肌、腓骨肌及屈趾肌群。踝关节跖屈过程中,各组肌肉所负职责不同,当踝在背伸20°~30°角发力跖屈时,小腿三头肌负主要责任;由跟骨结节到踝的轴心半径小,因而跟腱这时必然处于极度紧张状态,但胫后肌及腓骨肌此时较松弛。如突然用力踏跳,已紧张的跟腱必然猛烈受力发生断裂。相反,当足跖屈位踏跳则不然,跟腱因间距变短而肌张力相应减低,相对之下胫后肌、腓骨肌及屈趾肌群则承力较多,跟腱断裂的可能性大大降低。

(三)症状及诊断

1.直接外伤所引起的开放性跟腱断裂

伤部皮肤往往裂开出血,伤口内有时可见跟腱组织。但多数患者断腱上缩不易觉察,若经验不足有可能造成漏诊。误认为单纯皮肤裂伤,仅将伤口清创处理。检查可发现跟腱紧张时腱的外形消失,可触到凹陷及退缩的跟腱残端。

2.间接外力所引起的跟腱断裂

多数患者于受伤当时自己或别人听到"啪"的响声,顿觉跟腱部有棒击感或被别人踢了一脚(但能完成跳起和腾空动作,如后手翻落地再踏跳时跟腱已断),随即感到跟腱处疼痛和足踝运动失灵,不能站立或行走,腓肠肌部位也有疼痛或伴有麻木、发胀感。此时检查可发现踝关节处于不敢自动伸屈的"休息位";踝关节由原来自然呈100°~110°变为95°左右,跟骨结节向远端移位,跟腱外形消失、下陷,触之有一凹陷,该部压痛敏锐,但皮下肿胀并不明显(图11-9)。伤后稍久可见轻度肿胀或皮下淤血,以跟腱上1/3断裂时较为明显。捏小腿三头肌试验(Thompson试验)阳性(图11-10)。部分患者不能单足提踵。

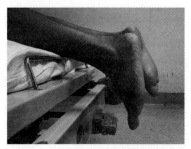

图11-9　跟腱休息位,断裂的跟腱延长,其连续性中断

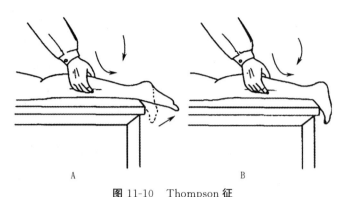

图 11-10　Thompson 征
A.正常时捏小腿引起足跖屈;B.跟腱断裂后无跖屈

3.诊断与鉴别诊断

急性跟腱断裂的诊断主要依据有外伤史、局部疼痛肿胀及足跟提踵、Thompson 等物理检查。对开放性跟腱断裂,只要医者能警惕有断裂的发生,均可做出正确的诊断。闭合性断裂者,对经验不足者易于漏诊,因而应引起临床医师的警惕。这是因为由于胫后肌和腓骨肌的代偿作用,踝关节仍可完成屈伸动作。个别难以确诊时可行磁共振成像检查,它可以清楚地显示断裂的部位。

高位跟腱断裂多位于小腿三头肌与跟腱移行部,应与跖肌腱断裂及小腿三头肌内、外侧头断裂进行鉴别诊断。以上三种损伤大部分患者在受伤的时都有小腿后方受到打击或"中弹"样感觉,伤后均有提踵困难。鉴别要点为:①高位跟腱断裂是跟腱断裂的一种,一般 Thompson 试验亦呈阳性,俯卧位双足跟并列时可发现患侧跟骨结节明显下移;后二者查体均不为阳性。②跖肌腱断裂一般不发生小腿部大范围的皮下血肿,扭痛点位置一般较高,且位于小腿外侧,Thompson 实验多为阴性;小腿三头肌内、外侧头损伤后,一般常出现明显的皮下出血或局部血肿,压痛点位置较其他两种损伤高,多在膝关节下方的小腿内外侧,疼痛明显较前两者严重,完全断裂时局部也可有凹陷,触之有空虚感,Thompson 试验可介于阴性与阳性之间,但跟骨结节无明显下移。③B 超和磁共振成像检查可明确损伤部位及程度。另外,在临床中跟腱部分断裂的病例并不多见,不要将跟腱完全断裂但跖肌腱未断误认为是部分跟腱断裂。

(四)治疗

跟腱断裂应提倡早期治疗,若能伤后早期获得正确处理、及早康复治疗和训练安排恰当,不但能够恢复日常的生活和体育运动,而且还完全可以恢复原有运动项目并且达到伤前训练水平。

1.非手术治疗

近年来有学者提倡跟腱断裂后不手术,而用长腿石膏将踝固定于自然跖屈位 8 周,然后去除石膏,垫高后跟走路 4 周的方法治疗闭合性断裂。多数学者认为这一方法对一般人来说是可以的,但对运动员和演员应持谨慎态度。因为运动员和演员对跟腱伤后功能恢复的要求很高,临床中感到对他们治疗效果好坏的关键在于:手术中跟腱缝合时松紧度的掌握和术后康复治疗训练的合理安排;非手术治疗不易做到此点。即使钢丝牵拉缝合法也不易做到。对运动员及演员,手术后无论过松过紧,仅此一点即可完全丧失运动或演出生涯。因而,除在无条件进行手术或患者不能接受手术的情况下而采用非手术治疗外,否则应以手术治疗为宜。

2.开放手术修复跟腱断裂

断端直接吻合修复术:适用于跟腱新鲜完全断裂、断端较整齐缺损在2～3 cm 的患者。手术方法(以闭合性断裂为例):从跟腱内侧边缘 0.5 cm 处,做 10～12 cm 后内侧 S 形或直切口。为避免损伤腓肠神经和小隐静脉,大多选择后内侧入路,而不选择后外侧入路。锐性切开皮肤、皮下组织确认肌腱断端两侧残余部分,反复冲洗并清除血肿。在屈膝 15°和踝跖屈 5°位下直接吻合断端修复跟腱。

直接外伤造成的跟腱断裂,由于腱的断端较齐,组织缺损较少,手术缝合较易,但是缝合前需严格按照无菌操作技术的要求对伤口进行清创处理,然后对断端稍加修整,用两根可吸收线采用改良 Kessler 或其他方法缝合跟腱(图 11-11)。

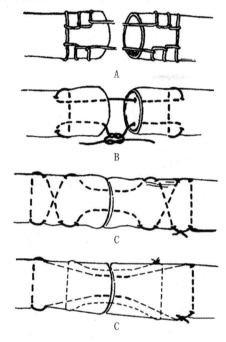

图 11-11　肌腱修复的不同缝合方法
A.Krackow 法;B.Kessler 法;C.Bunnell 法;D.双矩形缝合法

先在离跟腱断裂处 3～4 cm 的健康组织区缝合,为了肌腱张力改变,断裂跟腱残端必须尽可能准确对合,且恢复跟腱的长度与张力。否则,跟腱短缩可能导致疼痛性疤痕疙瘩形成。缝合必须强大有力,缝线必须远离损伤区。间接外伤造成的闭合性断裂,断端多参差不齐,呈马尾状,缝合时有一定困难,需将断端适当重叠,如将残断端切除又势必造成缝合后的跟腱过短,影响踝的伸屈功能,因而,其修补原则是断端纤维稍加缝合同时再用腱瓣加固(参考陈旧性跟腱断裂的腱膜瓣修复术)。对陈旧性跟腱断裂,若腱的缺损较多,可将腱瓣嵌接远端的断腱中,腱瓣折成索条状。跟腱断裂前有跟腱腱围炎者,腱瓣修补后症状多可完全消失。

为了确保手术成功,术中要注意以下几点。

(1)术中缝合时仔细掌握跟腱的松紧度:太紧将来可能影响踝关节背伸,不能完全下蹲,甚至走路时跛行,运动员则有些动作如平衡木不能完成;太松则弹跳无力。术中掌握松紧度的方法有:①仔细找出断腱缝合;②将踝放在跖屈 30°左右将跟腱断端缝合;③缝合后做捏小腿三头肌试验,约两侧相同,则为松紧合宜。

(2)适当的切口及合理的术后康复训练安排:手术切口应选用小腿后中间偏内侧纵切口以免损伤小腿后的皮神经。术后以大棉花垫包扎,长腿石膏固定(膝屈角 60°,踝屈角 30°),满 3 周后改为短腿石膏托,第 4 周开始每天在床上去石膏托练习踝的主动伸屈活动。第 5 周开始中药熏洗踝关节和滚筒练习。第 6 周起着高跟鞋或用硬纸板垫后跟下地走路,跟高 5 cm,踩实后 3.5 cm。2 周后逐渐将后跟减低,同时,用各种体疗器械练习踝关节的伸屈活动,在术后 3 个月可以练习跑步;6 个月后方可训练翻腾动作。恢复活动时,有时出现跟腱缝合部反复肿痛,应检查局部是否有囊肿形成,系手术中缝合不紧密留有无效腔所致。治疗上首先应予石膏固定 2~3 周,同时进行理疗(超短波等)。一般均可愈合。

(3)如果断端间距离大于 3 cm,术中勉强对端缝合较紧时,可行 V-Y 延长缝合。方法是在跟腱的腱腹交界处作 V 形切开,把近端向远端滑移延长缝合(图 11-12)。也可以采用 Lindholm 术式进行修复:方法是在近端腱组织两侧各切取 1 cm×8 cm 的腱组织条,如图 11-13 所示进行修复,在修复之前先用不吸收的肌腱缝线将两断端缝合,其间留有短缩的间隙用切下的腱条编制缝合。供区的残腔可直接缝合。

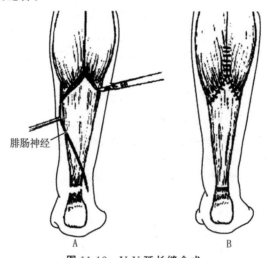

腓肠神经

图 11-12 V-Y 延长缝合术
A.V 形切开腱腹交界处;B.Y 形缝合

3.微创手术治疗闭合性跟腱断裂

(1)小切口跟腱吻合术。手术方法:选择后内侧纵切口长 3 cm,采用"移动窗"技术暴露,采用改良 Kessler 缝合加间断缝合断端。术后同上。

(2)Achillon 微创跟腱吻合术。手术方法:精确定位触及断端裂隙,超过 90% 的患者断端间隙位于跟骨结节上 4 cm 处,Achillon 适用于发生在跟骨结节近端 2~8 cm 的跟腱断裂。标记出断裂点,切口位于断裂点偏内侧,长约 2 cm(图 11-14),以缝线将腱旁组织固定于切口两端,清理腱旁组织下远近端隧道,以便于吻合器的置入,暴露远、近端跟腱残端,清理残端血肿,在断端侧直视可见跖肌腱,跟腱残端通常会有回缩及撕裂,必要时可向远近端延长切口,Achillon 被放入腱鞘内并且逐渐适应残端的宽度(图 11-15),在穿线之前,确认吻合器处于适当的位置和角度,跟腱残端必须置于内侧脚之间,用穿针导向器,平行穿 3 根缝线,缝线两端留置皮外,向着箭头的方向依次穿入缝线,可能需用手指触诊以保证缝线穿入残端的中间(图 11-16);然后,逐步将Achillon 退出,并将缝线从腱鞘内带出,以免缝线或软组织损伤,同时逐渐合拢内侧脚。相同程序处理远端,置入 Achillon 直到触及跟骨,并穿入 3 根缝线,在同侧准确对合缝线,并对应打结,对撕裂的残端避免做任何修整以保持长度,吻合时在跖屈 10°位与对侧跟腱张力做比较。

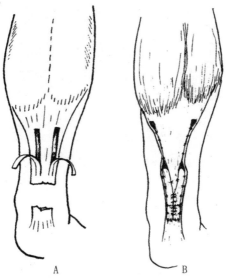

图 11-13　Lindholm 术式

A.切取肌腱条;B.将肌腱条翻转缝合

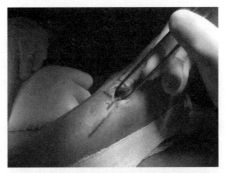

图 11-14　切口位于断裂点偏内侧,长约 2 cm

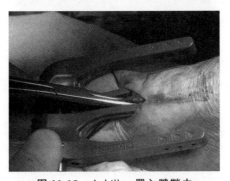

图 11-15　Achillon 置入腱鞘内

（3）关节镜辅助下经皮 Kessler 跟腱吻合术:①优点是术后并发症明显减少,伤口美观,皮肤坏死和延迟愈合相对较少。保留了腱旁膜的血供,功能恢复明显加快。关节镜辅助下清理断端间血肿、瘢痕及残端组织彻底。镜下证实跟腱断端接触紧密与对合良好。避免了经皮修复跟腱断裂的盲目性和不确定性。②缺点是对操作者要求高、手术操作时间长。手术方法见跟腱损伤关节镜治疗。

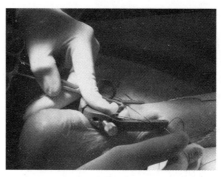

图 11-16 依次穿入缝线,然后退出 Achillon 将缝线打结

二、跟腱部分断裂

跟腱部分断裂在普通人群中并不多见,在运动员中多见于跑跳项目的运动员。伤后断处生成瘢痕或形成囊肿,产生炎症变成慢性,影响运动成绩。临床物理诊断时经常被误诊为跟腱腱围炎而于手术中才被证实。

跟腱部分断裂多数病例均有一次急性拉伤史。但个别病例无急性病史,以致误诊。多数病例均在完成强度较大的运动动作时疼痛。有急性损伤史者,伤时跟腱部有敲击或被踢感。至慢性期,经常于准备活动后痛轻,运动时及运动后疼痛又加重。仔细触诊,伤部可摸到硬结,或跟腱变粗伴有压痛。如伤时出血,以后因血肿形成囊肿,则于训练时局部肿大。多数有小腿三头肌萎缩。软组织 X 线片、磁共振成像及超声波检查有助于诊断。如跟腱止点的深层断裂,跟腱下滑囊造影可助诊断。

跟腱部分断裂者在急伤期应冷敷。将踝跖屈以石膏托固定 4～6 周。陈旧病例影响成绩者,应手术切除病变组织,视完整跟腱的多少决定是否切断肌腱对端吻合。若切除部分大于 1/2,则应切断跟腱,参考陈旧性跟腱断裂的修复原则予以修复。若切除小于跟腱的 1/3,可不必切断跟腱修复,仅以石膏固定 5～6 周,恢复时间需 10～12 周。完全恢复训练至少需 6 个月以后。

三、陈旧性跟腱断裂

陈旧性跟腱断裂往往是急性跟腱断裂后未获得及时治疗、保守治疗失败或延误诊断处理不当造成。其中又以误诊所致的陈旧性跟腱断裂较多,国内对陈旧性跟腱断裂的报道中,误诊率高到 66.7%。Boyden 1995 年和 Arner 1959 年报道的误诊率为 20%～30%。

目前,国内多数学者将超过 3 个月的跟腱断裂称之为"陈旧性跟腱断裂"。但对划分急性和陈旧跟腱断裂的分界线尚有不同认识。Garden 等认为,对于跟腱断裂发生在 1 周以内的患者,手术治疗和非手术治疗的疗效均比 1 周以上的好。他们经过 5 年的随访发现,断后 1 周接受手术治疗的患者,平均跖屈力为足健侧的 91%,而断后 1 周以后接受手术患者的跖屈力只存健侧的 74%。所以,他们把 1 周作为分界线。

(一)病理变化

陈旧性跟腱断裂者,断裂的局部发生一系列的病理变化。余家阔等对陈旧性跟腱断裂的

30 例患者术中观察发现所有患者的皮下脂肪、跟腱腱围和跟腱之间均存在广泛粘连,而且均有腱围、腱和断处的变性改变以及断端间的瘢痕连接。术中见跟腱两断端间的距离不等,以距跟腱止点 3～5 cm 处者为最多。其中有 13 例跟腱陈旧断端间有滑囊,占 43%,滑囊的产生可能与跟腱断端血肿机化不完全有关。跟腱断裂后,断裂的跟腱及其周围组织发生局限性的缺血坏死,坏死组织被包裹而且周围组织的少量渗出可能是形成断端滑囊的另一原因。对 12 例陈旧性跟腱断裂处的组织标本进行关节镜观察发现,所有标本中均有腱组织和瘢痕组织中的大量毛细血管增生,在增生的血管中,有一些血管的内皮细胞增生,导致管腔狭窄,还可见到毛细血管的动脉化现象。所有 12 例标本中均见腱纤维结缔组织增生、玻璃样变、纤维截断变和局灶性坏死。11 例标本中有腱纤维间脂肪变性和黏液变性,肌纤维间纤维结缔组织增生等变化。电镜下可见,组成跟腱的部分 1 型胶原纤维发生溶解,较多的胶原纤维发生弯折、扭曲,同一平面的胶原纤维有横向断面和纵向断面共同出现,胶原纤维束的排列完全紊乱,而且还可见到腱纤维间钙质沉着。

(二)临床表现与诊断

患者多有外伤史,均有踝关节跖屈和患足提踵无力的主诉。体检:所有患者均有跟腱增长、俯卧位时患侧踝关节休息位改变,跟腱断端有凹陷或瘢痕隆起,患肢提踵无力。有作者对 30 例陈旧性跟腱断裂患者体检情况发现:捏小腿三头肌试验 15 例阳性,8 例可疑,7 例阴性(23.3%);10 例患者凹陷处可触及压痛,4 例患者跟腱处皮肤可触及瘢痕。跟腱凹陷在跟骨结节上 2～10 cm,其中以跟骨结节上 3～5 cm 为多,共 20 例。根据受伤史及上述检查往往能对陈旧性跟腱断裂进行确诊。对难以确诊者可行磁共振成像(图 11-17)进行辅助检查,可以了解陈旧性断裂的瘢痕情况和范围。用 B 超检查可以使得断端滑囊的情况一目了然。

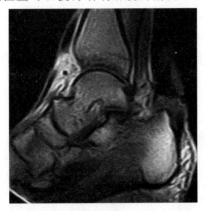

图 11-17　陈旧性跟腱断裂磁共振成像,断端可见斑痕连接

(三)治疗

1.直接吻合手术

直接"8"字形缝合:适合于儿童的陈旧性跟腱断裂和跟腱断端间隙在 3 cm 以内者。在跟腱内侧自跟腱止点处起向近端作 10 cm 长皮肤切口,切开皮下及腱周组织,显露跟腱断裂处。清除血肿,将参差不齐之断端修整,屈膝、足跖屈下用粗丝线将两端做"8"字形缝合,断端间再间断缝合数针。

腱鞘需仔细缝合,以免肌腱与皮肤粘连,影响功能。术后踝关节跖屈 30°、膝 135°位长腿石膏筒固定,3 周后改为短腿石膏,并常规进行股四头肌锻炼,再固定 3～4 周拆除石膏固定,行踝关节功能锻炼。

2.跟腱重建术

跟腱重建术是利用自体或异体的肌腱或筋膜的转移或移植修复陈旧性跟腱断裂。适应于跟腱缺损超过 3 cm 的陈旧性跟腱断裂者。常用的方法如下。

(1)Lindholm 术:从小腿后方中部到跟骨作后侧纵行微弧形切口。从正中切开深筋膜,显露跟腱断裂处,用粗丝线或钢丝行褥式缝合断端,中间加间断缝合。再从腓肠肌两侧各翻下 7～8 cm 长、1 cm 宽的肌腱条,肌腱瓣在吻合口上方 3 cm 处保留不切下。将肌腱瓣翻转 180°,使其光滑面向外,两端肌腱瓣与远端缝合,再两端彼此缝合,切取肌腱瓣处的伤口间断缝合。术后处理同上。

(2)Bosworth 手术:该术适用于断端间隙大于 3 cm 的陈旧性跟腱断裂的修复。在小腿后部,行稍偏内侧后正中纵行切口,从小腿中上 1/3 到足跟显露断裂跟腱。切除瘢痕组织,从近向远游离宽 1～2 cm,长 7～9 cm 的腓肠肌腱膜瓣。直达靠近断端 3 cm 处为止。将其横穿跟腱近、远端后用粗丝线缝合,再缝合取腱膜瓣处(图 11-18),术后处理同上。

(3)Bugg 与 Boyd 手术:适用于陈旧性跟腱断裂的修补手术,断端缺损大于 5 cm 者。从小腿后沿跟腱外侧做纵行切口,切口起自小腿中、下 1/3 处至跟骨结节。切开皮肤皮下组织后,显露腓肠肌远端部分及跟腱断端。在跟腱断端处切除所有瘢痕组织,直至可见正常腱性组织。取同侧大腿阔筋膜 7.5 cm 宽,15 cm 长,保存阔筋膜内面的脂肪薄层。取此阔筋膜作成三条 1 cm 宽的阔筋膜条。余下部分另作他用。通过近侧跟腱断端做减张缝合或暂用钢丝穿过近端牵引,减张缝合钢丝从足跟部穿出(图 11-19)。使膝关节屈曲和跖趾关节跖屈,拉紧上述减张缝合钢丝,使跟腱两断端尽量靠拢,在钢丝打结之前,要与对侧肢体相比较,校正张力并可做必要的调整,选择好最理想的断端间缝合的张力。然后将缝线打结。仍留有跟腱缺损空隙,用所做的 3 根阔筋膜条,在跟腱两断端缺损间缝合。两条相互交叉,一条在正中位。阔筋膜条彼此间用细丝线缝合固定。将所余之阔筋膜包绕于缝合之断端筋膜条外,形成一管状。管状缝线先在后面,然后转动阔筋膜管,使缝线处转向前面,保持阔筋膜面后面光滑。最后将阔筋膜套管固定于跟腱缺损的远、近两端处。术后同上。

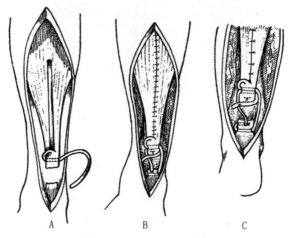

图 11-18　Bosworth 手术

A.切取跟腱条;B.C.将跟腱条翻转缝合及缝合取腱膜瓣处

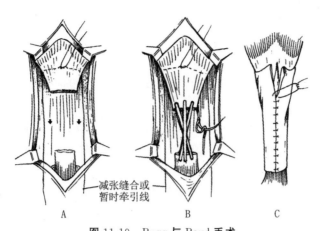

图 11-19 Bugg 与 Boyd 手术

A.修整断端将两端减张缝合或暂用钢丝穿过近端牵引；

B.阔筋膜条缝合断端；C.阔筋膜包括缝合

（4）Myerson 手术：适用于陈旧性跟腱断裂的修补手术，断端缺损 4 cm 以上不能行端端吻合者。从小腿后沿跟腱外侧做纵行切口，切口起自小腿中、下 1/3 处至跟骨结节。切开皮肤皮下组织后，显露腓肠肌远端部分及跟腱断端。在跟腱断端处切除所有瘢痕组织，直至可见正常腱性组织（图 11-20A）。在断端近侧腓肠肌腱膜中央部切取一个倒 V 形的腱膜片，V 形的尖在近端（图 11-20B）。其长度要大于跟腱缺损的 2 倍，V 形底部宽度为远侧断端的宽度。切取整个 V 形腱膜片后向下滑动，其底部用粗的不吸收缝线与远侧断端缝合，上部与近侧断端形成 V-Y 缝合（图 11-20C），术后同上。

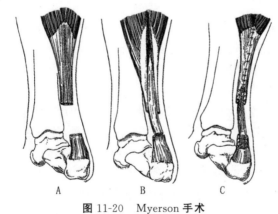

图 11-20 Myerson 手术

A.切取 V 形腱膜片；B.腱膜片与远侧断端缝合；C.缝合完毕

（四）预后

陈旧性跟腱断裂经手术修复和积极的康复治疗，疗效大都优良。但随访时发现部分患者仍有明显的小腿三头肌萎缩，部分患者在 5 年随访时仍然感到活动时间长后出现小腿三头肌酸胀不适。从光镜、电镜观察结果来看，跟腱断裂后病理变化不仅仅局限于跟腱处，还会累及到小腿三头肌，肌肉部分出现局灶性变性、坏死和肌纤维间大量纤维结缔组织增生等改变。因此，跟腱断裂后，小腿三头肌的变化不仅仅是失用性萎缩这一适应性改变，而且还存在着变性、坏死的破坏性改变，这可能是术后小腿三头肌萎缩较难恢复的原因，也与跟腱术后跖屈力下降、耐力下降有关。

四、跟腱再断裂

跟腱再断裂是跟腱断裂术后较为严重的并发症,国外文献报道发生率为1%～3%。

（一）原因分析

大量病例分析提示,跟腱再断裂病例的主要原因如下：①保守治疗适应证选择不当,跟腱断裂位置较低,固定时未能使断端靠拢,形成间隙；②手术中断端缝合不够严密,存有无效腔,术后形成腱内囊肿,造成局部应力集中、断裂；③术后未能严格按照康复程序进行康复训练,患者术后4周过早单足支撑负重；④恢复训练时,过早进行患侧发力蹬地练习。

（二）病理解剖特点

跟腱再断裂是跟腱断裂术后较为严重的并发症,主要的病理解剖特点有：①多数再断裂者为闭合性,仅2例为开放性。开放性断裂均为横行,皮肤裂口与跟腱裂口相通,皮肤裂口按长度分为两种,长者可达2.5～3 cm,短者仅为0.5～1 cm,二者的发生概率相近。②断裂部位：跟腱再断裂均发生在原断裂缝合修补处,位于跟骨结节上方3～4 cm部位。③断端情况：再断裂的跟腱明显增粗瘢痕化；腱围与跟腱融合,与深筋膜粘连明显,尤其是在再断裂区域与深筋膜密不可分,有些甚至与皮下组织有较明显的粘连。④断裂形状：绝大多数为横行断裂,断端比较整齐,断端间有积血,大部分断端在踝跖屈时能对合,个别病例在踝跖屈时仍可相距1～2 cm；很少数为短马尾状撕裂,断端有约2 cm的重叠；极少数为跟腱大部分断裂。

（三）治疗方法

跟腱再断裂的治疗虽然也可采用保守治疗和手术治疗两种不同方法,但提倡首选手术治疗。

1.保守治疗

对不能接受手术治疗的闭合性、断端血肿较小、断端间隙小且伤后时间短的病例可采取保守治疗。可给予长腿石膏托严格制动6周,固定于屈膝60°,踝关节跖屈20°位,尽可能对拢断端。6周后按照陈旧性跟腱断裂进行康复。

2.手术治疗

跟腱再断裂时断端为增生的瘢痕样组织,组织脆性大,单纯端对端缝合往往愈合不佳,强度不够,常须翻瓣加固。手术时先将增粗的断端修整,适当修薄,若能对合则先端对端缝合,然后翻转1～2个腓肠肌腱瓣跨越断端加固缝合,注意保持跟腱内外侧张力平衡；若断端于跖屈时仍有间隙,则不可于极度跖屈位强行端端缝合,否则缝合张力大,加之组织脆性大,不易愈合,另外踝关节处于过度跖屈,术后常遗留背伸受限、足跟不能着地等后遗症,可翻转1～2个腓肠肌腱瓣跨越断端架桥缝合,断端间隙不要强行闭合,缝合后患侧跟骨结节位置稍高于对侧,一般以0.5～1 cm为宜。

对于开放性跟腱再断裂,如果皮肤裂口较小,则顺皮肤裂口两侧分别向上下延长显露跟腱断端,清理断端间血肿后将断端对合用强度大的缝线进行端端缝合。由于跟腱再断裂局部组织条件差,术后易发生感染,所以开放性再断裂时手术不宜做大,简单端端缝合即可,而且必须严格按照开放伤口处理。术后给予长腿石膏后托固定4～6周,然后按照陈旧性跟腱断裂进行康复。

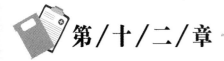

第/十/二/章

肛肠外科疾病

第一节 痔 疮

一、内痔

根据内痔发生的部位分原发性内痔(母痔)和继发性内痔(子痔)。母痔有三个,位于齿状线上方的右前、右后、左正中。这与血管的分支有关,直肠上动脉的终末支主要分布在右前、右后、左正中的肛柱内。与该动脉伴行的静脉首先在齿状线上方形成右前、右后、左正中三个主要的痔内静脉丛,然后汇集成右前、右后、左正中三支较粗的静脉,再汇集成直肠上静脉,注入肠系膜下静脉。由于直肠上静脉无静脉瓣,在直肠压力增高等因素的影响下,痔内静脉丛容易淤血、扩张、迂曲成为原发性内痔。继发性内痔有1～4个,由左正中及右后支静脉再分支扩张而成,故子痔常与左正中及右后的母痔相连(图12-1)。而右前支静脉常无分支,多无子痔。母痔和子痔的位置并不恒定,有的也有变异,有的孤立,有的数个连在一起。若母痔和子痔都脱出肛门,呈梅花瓣状,称环状痔。如内痔脱垂水肿不能回纳,称嵌顿性内痔。嵌顿性内痔发生血循环障碍,出现坏死,疼痛加剧,称绞窄性内痔。

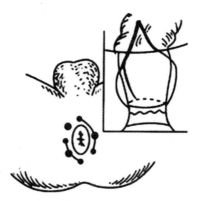

图 12-1 三个母痔的位置

(小图为直肠上动脉的分支与母痔的关系)

（一）分期

内痔分四期。

1.一期

排便时出血,血在大便表面,鲜血;或有滴血及喷射状出血,出血量较多。痔块不脱出肛门外。内镜检查,在齿状线上可见淡红色的结节状隆起,有的还可见出血。

2.二期

间歇性排便带血、滴血或喷血,出血量较一期减少。但排便时痔块脱出肛门外,便后痔能自行还纳。

3.三期

排便时出血量减少,但便时内痔常脱出肛门外,或劳累、行走过久,以及咳嗽或负重等腹内压增高时,痔亦脱出肛门外。脱出后痔不能自行还纳,需用手托回或卧床休息、腹内压减低后方可自行还纳。

4.四期

内痔长期脱出在肛门外,不能还纳,或还纳后又立即脱出。

内痔发展到三、四期时,多数已成为混合痔,因脱出的痔块较大,常累及到内、外痔静脉丛,因此,混合痔常是由内痔逐步加重形成。

（二）临床表现

1.便血

便血多见于一、二期内痔,三、四期内痔出血较少,其特点是无痛性、间歇性便少量鲜血,便血数月后可自行停止,但会反复出现。血多在大便表面,有时为便时滴血,出血严重者可呈喷射状,如长期反复便血,可出现贫血。便血多因粪便擦破了痔表面上的黏膜,或排便时用力过猛引起扩张的内痔血管破裂出血,或因痔反复脱出肛门外,痔表面黏膜因摩擦、炎症、糜烂出血。便血常由大便干结、饮酒或吃刺激性食物以及疲劳引起。

2.内痔脱垂

内痔脱垂见于内痔后三期。多先有便血,后有脱垂,并越到晚期脱垂越严重,因晚期痔体积增大,逐渐与肌层分离,排便时易被推出肛门外。轻者便后可自行还纳,重者需用手推回,严重者在咳嗽、体力劳动等腹压增加时也能脱出肛门外。甚至有的内痔（四期）脱出肛门后不能还纳,严重影响患者的生活及劳动。有的内痔出血不明显,而脱垂是其主要症状。

3.疼痛

单纯内痔无疼痛。但有肛门下坠感。只有当内痔脱出嵌顿、水肿、血栓形成、感染、坏死时才有不同程度的疼痛。

4.肛门瘙痒、潮湿

晚期内痔,由于痔块反复脱垂,肛门括约肌松弛,分泌物常流出刺激肛周皮肤,出现潮湿及瘙痒,有的还出现肛周湿疹。

（三）诊断

内痔主要根据其临床表现及检查结果来诊断。检查应按照视诊、直肠指检和肛门镜检查的顺序仔细进行。

1.肛门视诊

用两手拇指将肛门向两侧牵开,三、四期内痔多能清楚地看到,二期痔有时亦能看到。痔有脱垂者,在蹲位或嘱患者排便后使痔保持脱垂状态下立即观察,可清楚地看到痔核的大小、形态、部位和数目。痔黏膜有无破溃、出血,特别对诊断环状痔有意义。

2.直肠指检

如内痔无血栓形成或纤维化,不易扪出。但对排除直肠其他病变十分重要,尤其要除外直肠癌、息肉和直肠黏膜下肿块等病变。

3.肛门镜检查

进行肛门镜检查时,先观察直肠腔内有无血迹、黏液,黏膜有无充血、水肿、溃疡及肿块,排除直肠内其他病变,再观察齿状线上方的痔块,痔块向肛门镜内突出,呈暗红色结节,并注意其大小、数目、部位及其黏膜有无糜烂等。

（四）鉴别诊断

内痔的诊断并不困难,关键是在诊断内痔时应注意与直肠癌等严重疾病进行鉴别,避免对肛管直肠其他疾病的漏、误诊。与痔鉴别的主要疾病有以下几种。

1.直肠癌

临床上将直肠癌误诊为痔者并不少见,其误诊原因是仅凭便血等症状来诊断,忽视了直肠癌、溃疡性结肠炎等疾病也多有便血,而未行直肠指检或内镜检查。直肠癌为高低不平的实质性肿块,表面有溃疡、组织脆、易出血,指套有血迹。肿瘤较大时,肠腔有狭窄,并且肿块较固定。尤其注意三、四期内痔与直肠远端癌的鉴别,不要看到有痔或环状痔,就满足于痔的诊断、治疗,直到病情加重才行直肠指检或内镜检查,这种沉痛的教训并非少见,应予以高度重视。

2.直肠息肉

息肉如有糜烂可以并发出血,有蒂息肉可脱出肛门外,有时误诊为痔脱垂。但息肉呈淡红色、可活动、圆形或分叶状,触之呈实质感。

3.直肠脱垂

有时将直肠脱垂误诊为环状痔。直肠脱垂呈环形,黏膜表面平滑,肛管括约肌松弛。环状痔脱垂黏膜呈梅花瓣状,括约肌不松弛。

4.肥大肛乳头

肥大肛乳头呈乳头状或三角形突起,有的有蒂,可脱出肛门外。肛门镜见肥大肛乳头位于齿状线部位,呈灰白色、质硬,有触痛,无出血。

（五）治疗

痔不会转变为其他恶性病变,偶有出血或脱垂,只需注意饮食,多吃蔬菜、多喝水,使大便松软、通畅,即可缓解。故目前对痔的治疗观点是:①无症状的痔无须治疗,一切治疗的目的是消除症状,而不是消除痔体,故痔有出血、脱垂、嵌顿或血栓形成时才需治疗,一切没有症状的痔只需注意饮食,保持大便通畅,注意肛门清洁,防止并发出血、脱垂等的发生即可,无须特殊治疗;②痔的治疗是消除症状,而不是根除痔本身,通过对痔周围组织的纤维化,以达到固定肛垫于直肠肌壁的目的,防止痔出血、脱垂;③严格掌握手术适应证,当保守治疗失败或三、四期内痔已失去其保留的意义,而且不再有可逆性时,选择手术切除是必要的,但轻易地将痔切除或大范围地切除是不可取的。同时痔有出血、脱垂,眼看着患者受痛苦,这也是不符合医学伦理的。

根据以上观点,内痔的治疗应根据每个患者的病情,医师的经验等,选择不同的治疗方法。

1.一般治疗

对伴有便秘的患者,应用缓泻药软化大便,每晚或便后用1∶5 000高锰酸钾液坐浴,然后向直肠内塞入痔疮栓。如痔核脱出,用手轻轻推回。对嵌顿性痔,用50%硫酸镁湿敷后,轻柔地将其复位,待炎症消退后再进一步治疗。

2.痔注射疗法

内痔注射疗法自19世纪起一直沿用至今。目前用作内痔注射疗法的药物较多,常用的有5%苯酚植物油,5%鱼肝油酸钠,5%盐酸奎宁尿素水溶液,以及消痔宁等。注射疗法的作用机制是将硬化剂注入痔块周围,造成局部无菌性炎症,导致痔黏膜下组织纤维化,小血管闭塞,使下移的肛垫回缩固定于肌面上。而注射疗法绝不是使血管栓塞。在这些硬化剂中,目前国内外最常用的是5%苯酚植物油。该药有以下优点:①用量小,总剂量10～15 mL,一般无不良反应;如用其他注射剂量大的药物,容易引起局部黏膜的坏死及溃疡。②容易吸收,局部反应小,因植物油容易吸收;如用矿物油配制则不易吸收,并且可致不良后果。③苯酚本身有灭菌作用,用于易被污染的肛门部位是有益的。④注射后局部产生的瘢痕很小。

(1)适应证:①无感染、糜烂等并发症的内痔都可以注射;②一期内痔,尤其适用于主诉便血无脱垂者,对控制出血的效果明显,且有很高的两年治愈率;③二、三期内痔,注射后可防止或减轻脱垂;④痔手术后复发,再度出血或脱垂者;⑤年老体弱、高血压、心脏病、肝、肾功能不全者亦可注射,但应谨慎进行。

(2)禁忌证:任何外痔及内痔有血栓、感染或糜烂者。

(3)方法:注射前排空大小便,取侧卧位或截石位。行直肠指检后插入肛门镜,仔细检查肛管后暴露内痔。用氯己定消毒。将针尖刺入齿状线上内痔根部黏膜0.5 cm深(图12-2A),刺入后针尖能左右移动,即证明在黏膜下层;针尖不能移动,说明针刺入过深,已达肌层,应将针拔出少许,抽吸无回血,即可注射。针尖不应刺入痔中心的静脉丛内,以防硬化剂注入血管内,引起急性痔栓塞。注射5%苯酚植物油的量应根据黏膜的松弛程度和痔的大小来定。一般每个痔注入3～5 mL,如黏膜很松弛可达5 mL。每次注射1～3个母痔。药液注入黏膜下层后,可见粉红色的黏膜隆起,并可见黏膜血管纹理(图12-2B)。如药液注入过浅,隆起黏膜呈白色,以后黏膜易坏死形成溃疡。若注射过深,达肠壁肌层,可出现疼痛。若注入齿状线以下,患者立即感到疼痛。并且前正中线部位不宜注射,因易损伤前列腺、尿道或阴道。因此注射的部位和深浅关系到疗效的好坏、患者的痛苦及并发症,应加注意。

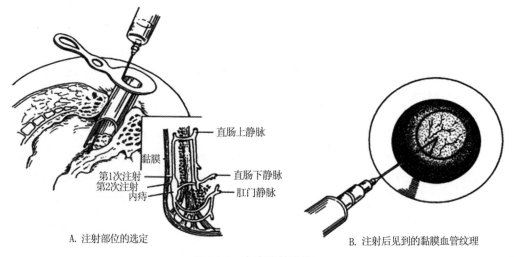

A. 注射部位的选定　　B. 注射后见到的黏膜血管纹理

图12-2　内痔注射疗法

(4)注射疗法的注意事项:①注射结束,拔针后观察穿刺点有无出血,如有出血,用无菌干棉球压迫片刻止血;肛门镜拔除后,括约肌收缩,多能止血及防止药液自针孔流出。②拔除肛门镜前,直肠内置入1枚外涂痔疮膏的痔疮栓,有利于局部的消炎、止痛。③每隔5～7 d注射1次,每次注射内痔不超过3个,1～3次为一个疗程,第2次注射部位较第1次稍低。④注射药量要适当,注射过少疗效差,足量注射疗效好,过量注射易致局部黏膜坏死。注射针头用9号长的穿刺针,针太粗易致出血,过细药液不易注入。⑤注射中或注射后都不应有疼痛,如注射中出现疼痛多是因注入过深或注射到齿状线以下等原因引起,术后疼痛多是感染造成。⑥注射后24 h不排便,以防止痔脱垂及出血、感染;若有脱垂,应立即还纳,以免发生痔静脉栓塞。⑦第2次注射前应先行直肠指检,如痔已硬化,表明痔已固定,则不需要再次注射。或在肛门镜下用钝针头拨动痔表面黏膜,如仍松弛,可再注射。⑧注射后应休息30 min,患者无不适后才可离开,以防虚脱等反应。

(5)并发症:一般内痔注射发生的并发症少,尤其是5%苯酚植物油注射发生的并发症很少。常见的并发症有以下几种。①出血:多是黏膜破溃后出血,且出血量多较大,主要是注射药浓度过高,过于集中,痔上血管被腐蚀后发生大出血,应在直视下缝扎止血;②局部坏死:如用消痔宁或奎宁等注射,浓度过高,用量过大、深浅不当引起,坏死后形成溃疡,有的可发生出血,多经抗感染等对症治疗1个月左右才能愈合;③直肠狭窄:多因注射无计划、无目的、在同一平面上注射痔过多,或注入药物过多、过浓,大片坏死,巨大溃疡愈合后形成狭窄,可用手指或气囊扩张狭窄,或手术成形等治疗。

(6)疗效:内痔注射疗法操作简单,多在门诊完成,见效快。尤其对一期内痔出血的止血作用好。有学者报道用5%苯酚植物油注射一、二期内痔,其治愈率达75%。但多数学者认为对二、三期内痔注射后疗效欠佳,2年内复发率较高。

3.枯痔钉疗法

将枯痔钉插入痔中心部位产生创伤、异物反应,使痔静脉闭塞,间质纤维组织增生收缩、固定于肌肉表面,从而达到治愈痔。在异物反应期间,枯痔钉插入创道有引流作用,一般不会发生感染。枯痔钉有含砒与不含砒两类,目前多用不含砒的二黄枯痔钉(黄柏、大黄制成),避免了砒的毒性反应。

(1)适应证与禁忌证:枯痔钉疗法适用于二、三期内痔,但内痔如有糜烂、溃疡等感染时,以及外痔禁用枯痔钉疗法。

(2)方法:取左侧卧位,不用麻醉,先让患者下蹲屏气或用吸肛器等使痔充分暴露于肛门外。术者用左手固定脱出之痔,消毒。用右手捏住枯痔钉后段,将钉与肛管平行或呈15°斜插入。用力刺破黏膜后,再左右旋转插入,深约1 cm,以不超过痔的直径为宜(图12-3)。黏膜外剩余部分剪除,仅使钉外露0.1 cm起固定、引流作用。插钉间距0.2～0.4 cm,齿状线以上0.2 cm,插钉数量根据痔的大小来定,一般每个痔插钉4～6根,两排枯痔钉应错位呈三角形。先插出血的痔,再插左侧的痔,最后插右侧的痔,一次插钉1～3个内痔。插毕将痔送回肛门内,包扎。

(3)术后处理:术后控制排便1 d,以免枯痔钉脱落、痔脱出、出血。第2天开始口服液状石蜡等软化大便,避免用力排便。若痔脱出应立即送回,防止嵌顿。并注意大便性状,若出血过多,应行缝扎止血。便后及每晚应用1∶5 000高锰酸钾溶液坐浴,向直肠内塞入痔疮栓。1周内避免重体力劳动,如用含砒枯痔钉,应注意查肝、肾功能。

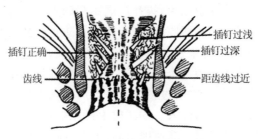

图 12-3 枯痔钉插入内痔深度

枯痔钉插入后 12～24 h 溶化,2 周左右愈合。该法近期疗效好,1 年复发率约 20%,无肛门狭窄、失禁等并发症。由于复发率高等因素影响,近年来应用逐渐减少。

4.胶圈套扎疗法

通过器械将小胶圈套扎在内痔的根部,利用胶圈的弹性回缩力阻断内痔的血运,使痔缺血、坏死、脱落,创面逐渐愈合。该法适用于各期内痔,主要用于二三期内痔。痔有感染等并发症时禁用。套扎器有吸入套扎器和拉入套扎器两种,前者常套扎痔块较少,疗效欠佳,以及易发生机械故障等,现应用渐减少。后一种套扎器圈套痔块的大小容易调节,故疗效较好。现以拉入套扎器为例说明套扎器的结构及使用方法。

(1)套扎器的组成:套扎器用不锈钢制成,全长为 20 cm,分三部分:①套扎器前端为套扎圈环,直径 1 cm,有内、外两圈,内圈套入外圈,外圈能前后移动。②杆部,为一长为 20 cm 带柄的金属杆,分外、内两杆,外杆与外圈相连接,按压柄部时,可使外圈向前移动,将内圈上的小胶圈推出,套住痔块根部;内杆与内圈相连接,不活动。③扩胶圈圆锥体,为将小胶圈装入内圈之用(图 12-4)。

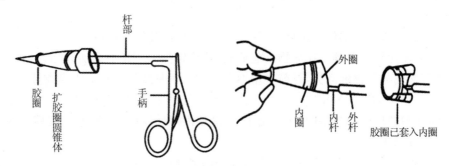

图 12-4 拉入套扎器

(2)方法:套扎前排尽大便,患者取膝胸位或侧卧位。插入肛门镜,显露需套扎的内痔,局部消毒后,助手固定肛门镜,术者左手持套扎器,右手持痔钳(或弯麦粒钳),从套扎器内伸入肛门内,钳夹痔块,将其拉入套扎器圈内,扣动手柄将两个胶圈推出,套扎于痔块根部,然后松开痔钳,并与套扎器一并取出,最后取出肛门镜(图 12-5)。一般一次可套扎 1～3 个内痔。如无套扎器也可用两把血管钳替代。先将胶圈套在两把血管钳的前端部,然后用 1 把血管钳夹住痔根部,另1 把血管钳挑起胶圈越过痔,套在痔的根部(图 12-6)。痔的下端如套在齿状线处,应将其皮肤剪开,防止疼痛。

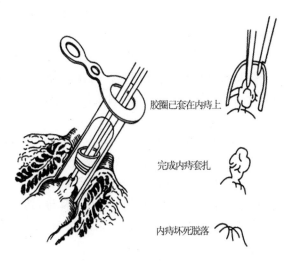

图 12-5　拉入套扎器套扎内痔

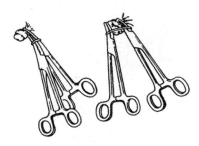

图 12-6　内痔血管钳套扎法

（3）注意事项：①钳夹痔块时如果患者感到疼痛，应重新往上夹，防止胶圈套在皮肤上术后疼痛；②每个痔同时套两个胶圈，防止断离，使套扎失败，胶圈用浸泡消毒，防止高压消毒失去弹性；③套扎后如感疼痛不适，若是套扎到皮肤引起，应局部麻醉后 V 字形剪开痔下缘的皮肤；④每次套扎不超过 3 个痔。如为环状痔，第 1 次套扎后症状还明显者，可在 3～4 周后再行第 2 次套扎。

（4）术后处理：①术后控制排便 1 d，以防痔脱垂、水肿，若便后有脱垂应立即还纳；②便后或睡前用 1：5 000 高锰酸钾溶液坐浴，并用痔疮栓塞肛；③对年老体弱者，可适当服用甲硝唑及环丙沙星等预防感染；④2 d 后适当应用缓泻剂以防便秘。

（5）并发症：一般患者行套扎术后第 1 次大便时，可能带少许血或肛门有下坠不适及疼痛感者，用坐浴或止痛药等对症治疗，这不属于并发症。常见的并发症有以下几种。①迟发性出血：一般发生在套扎后 7～10 d，痔块脱落后发生出血；其发生率约为 1％，多需应用巴曲酶等止血药治疗，必要时行缝扎止血；如胶圈未脱落的出血，多因胶圈失去弹力或套扎过松，此时可行硬化剂注射，或行切除。②疼痛：剧烈疼痛应除外肛周感染，如无感染多系橡皮圈套扎到皮肤上，应在局部麻醉下切开被套扎的皮肤；如有感染应立即抗感染治疗，以防坏疽等严重并发症发生。③胶圈滑脱：常因胶圈本身的问题或组织张力过大引起，可使用缓泻剂，避免大便过于干结，大便时使胶圈移位，或在术中行结扎后，在痔内注入硬化剂防止滑脱。④血栓形成：内痔结扎后，在相应部位发生血栓性外痔的发生率为 2％～3％。发生后应给予坐浴或切开取血栓。

（6）疗效：该法操作简单，疗效较好，患者痛苦小。一般报道治愈率在 76％～90％，症状改善者在 10%～25%,无效 1%～10%,并且多为四期内痔。但套扎疗法愈合时间长,需 3 周左右。并且感染也偶有发生,应加警惕。

5.红外线凝固疗法

接近痔的正常黏膜处,围绕痔做 3～5 次脉冲照射。每次脉冲可产生直径 3 mm,深3 mm区域的组织坏死,使痔周围黏膜下产生纤维化,从而达到使痔缩小固定于肌肉表面的目的,使痔治愈。

(1)适应证:红外线凝固疗法适用于一二期内痔。

(2)方法:患者侧卧位或折刀位,可在靠近齿状线处黏膜下注射少量麻药,以防照射时疼痛。用肛门镜显露痔块,根据痔的大小,在靠近痔块正常黏膜处环形照射 3～5 次脉冲,每次脉冲 1～1.5 s(图 12-7)。不能直接照射痔的中部,每次可照射 1～3 个母痔,如需要 2 周后可再用该法治疗。照射后组织凝固变白,以后数天内成黑色的焦痂,最后焦痂脱落,留下轻微皱缩的粉红色瘢痕。

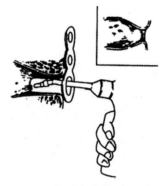

图 12-7　红外线凝固疗法治疗内痔
上图示 1 个痔需照射 4 个点

(3)疗效:该方法操作简单,无疼痛,疗效较好。对一二期内痔与胶圈及注射疗法相比较疗效相似。但对三期内痔的疗效差。

6.双极透热疗法

该方法通过热效应使局部组织破坏,形成溃疡,纤维组织增生愈合,使痔缩小、固定,达到治愈目的。该仪器的痔探头是通过双极电流来使血管团发生凝固、电流经过探头顶端两个临近电极之间的组织,使组织凝固、发白。由于电流通过的路径较短,即使多次应用,其穿透的深度仍较有限。

(1)适应证:双极透热疗法适用于一、二、三期无并发症的内痔。

(2)方法:左侧卧位或折刀位。不用麻醉。用绝缘肛门镜暴露痔块。将探头紧密接触齿状线 1 cm 以上的痔块,打开开关,直到局部组织发白。此时局部组织凝固的深度已达到 3 mm。一次可治疗 1～3 个内痔。

(3)疗效:该法容易操作,治疗时间短、无疼痛、疗效较好,一次治愈率可达 78%,并对三期内痔亦有较好的疗效。

7.肛管扩张术

1968 年 Lord 报道了应用肛管扩张术治疗内痔。认为痔的发生是由于肛管内压增高所致,因此扩张肛管降低肛管压力,可以解除痔的症状,达到治愈目的。

(1)适应证:该法适用于肛管静息压大于13.3 kPa,或疼痛剧烈的绞窄性内痔。禁用于老年人及常有腹泻者。

(2)方法:取截石位或折刀位。用腰麻或骶管麻醉。具体操作方法见肛裂的肛管扩张术。扩张后2周复查,如症状未消失,可用扩肛器再次扩肛。并发症有肛管皮肤撕裂、出血、黏膜下血肿及暂时性肛门失禁。

(3)疗效:扩肛后症状改善或无症状者,一般报道为75%左右;无效者为5%～20%,故有的患者需改用手术等治疗。长期随访复发率较高。

8.手术治疗

手术治疗适用于三四期内痔,尤其适用于外痔较大的混合痔。

(1)外剥内扎术:外剥内扎术适用于混合痔。即外痔剥离,内痔结扎。手术步骤如下:①折刀位或截石位,骶管麻醉或局部麻醉。②消毒、扩张肛管后,用拉钩轻轻拉开肛管,探查痔的数目、大小和部位。③用组织钳夹住外痔向外牵拉,暴露内痔(图12-8A);在外痔基底部两侧皮肤做V形切口,剪开皮肤时,防止剪破痔静脉丛;在括约肌表面钝性分离外痔静脉丛至齿状线稍上方;并剪开内痔两侧少许黏膜,显露内痔基底部。④用弯血管钳夹住内痔基底部,用7号不吸收线结扎(图12-8B),再用4号不吸收线缝扎一道,剪除痔块。⑤用3-0号可吸收线缝合切开的黏膜直至齿状线处,皮肤切口不缝合,以利引流。

用同样的方法切除其他1～2个母痔,一次手术切除不超过3个。并且在切除的两痔之间必须留有1 cm以上的正常黏膜和皮肤,避免发生肛门狭窄。创面敷以凡士林纱布包扎。

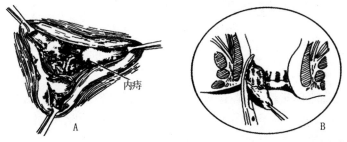

A.用组织钳夹住外痔向外牵拉,暴露内痔;B.外痔已剥离,在内痔根部上血管钳准备结扎

图12-8 混合痔外剥内扎术

(2)急性嵌顿性内痔的手术治疗:内痔,尤其是环状内痔脱出嵌顿(称急性痔病),由于有广泛的血栓形成及水肿,患者十分痛苦。以往认为手术会导致炎症扩散,其治愈时间长,有的还发生感染,故不敢手术切除,而行保守治疗。近来认为嵌顿性痔的急性水肿是静脉和淋巴回流障碍所致,而并非炎症引起,即使痔有浅表溃疡形成,但炎症多在痔表面,不在深层组织,并不影响手术。并且肛周组织对细菌感染有较强的抵抗力,应行急症手术切除,但仅限于某1～3个嵌顿有血栓形成的痔,而不适宜做痔环形切除等范围较大的手术。术后水肿明显减轻或消失,疼痛缓解。但脱垂之痔如有明显感染或坏死,仍应保守治疗。

(3)痔环形切除术:痔环形切除术适用于环状痔及内痔伴有直肠黏膜脱垂者。术前排尽大便。手术步骤:①取折刀位或截石位,腰麻或骶管麻醉。②消毒、铺单后,扩肛至4指,探查痔的数目、大小及部位。③选一与肛管直径相同的软木塞塞入肛管内,然后向外拉2～3 cm,使痔全部脱出,并附着于软木塞上;用一排大头钉将痔块环形固定在软木塞上,针距1 cm;在齿状线上缘0.5 cm处环形切开黏膜(图12-9);在括约肌表面剥离切除所有扩张的痔静脉团。④在12点处纵行剪开黏膜,将直肠黏膜与齿状线皮肤缝合1针,用同样方法在3、6、9点处各缝1针。⑤在痔块上方从12点处向3点方向做环形切口,切除黏膜及痔块;用3-0号可吸收线边切边间断缝合,逐步完成环状痔的切除与缝合(图12-10A、B);肛管内置一小块凡士林纱布包扎。

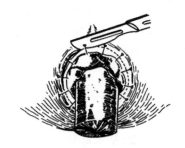

图12-9　在齿状线上方0.5 cm环形切开黏膜

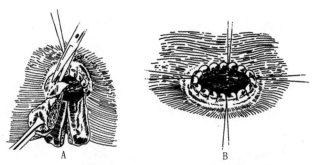

A.在痔块上方环形切断黏膜,边切边缝;B.痔切除后外观

图12-10　痔环形切除术

切口愈合后,应做直肠指检,如有狭窄,应定期扩肛。痔行环形切除,容易发生肛管狭窄,故在切除中尽量多保留皮肤。由于该手术容易发生并发症,并且操作相对复杂,故近年来施行该手术的逐渐减少,而应用吻合器行环状痔切除术的增多。

(4)吻合器行痔环形切除术:该手术适用于三、四期环状脱垂性内痔。1998年意大利Longo医师首先应用吻合器行痔环形切除术(procedure for prolapse and hemorrhoids,PPH)以来,在世界许多国家也开展了此手术,我国已行PPH手术上千例。

该手术的原理:用圆形吻合器(图12-11)经肛门环形切除直肠下端黏膜4 cm的同时,并将黏膜对端吻合,不切除痔及肛管内的组织。由于直肠下端黏膜(距齿状线2~3 cm)被切除了4 cm,对端吻合后将下段脱垂的内痔组织向上提到肛管内,并且痔的血液循环也受到一定程度的阻断,痔缩小,以及术后炎症的影响,纤维组织增生,痔不易脱出肛门外。并且此手术未累及到齿状线及皮肤,故术后疼痛极轻,术后气、便的分辨能力不受影响,并发症少,手术时间和住院时间均短。但器械昂贵。

方法:截石位或折刀位。腰麻或硬膜外麻醉。①扩张肛管,使内痔脱出,用3把组织钳夹住3个母痔,然后将外套肛门镜的肛管扩张器插入肛管直肠内,肛管扩张完毕后,取出扩张器;将缝扎器从肛门镜插入直肠,经肛门镜可见到脱入缝扎器内的黏膜;距齿状线5 cm用7号不吸收线缝合黏膜层一周,方法是边缝合边转动缝扎器(图12-12),一圈缝好后,退除缝扎器。②将吻合器旋开到最大限度后从肛门镜插入,其头端伸入到环形缝线的上端,收紧环形缝合线打结;结不可打得过紧,以防捆绑于中心杆上,影响向下滑动;结扎后的线不能剪断,用持线器通过吻合器侧孔将线尾引出肛门外打结或用钳夹住(图 12-13),整个吻合器头伸入到肛管及直肠内;适当牵引结扎线使脱垂的黏膜进入套管内,拧紧吻合器,打开保险,击发完成切割、吻合(图 12-14),并继续保持吻合器呈关闭状态 20 s,有压迫止血的作用。③将吻合器松开,同时取出吻合器及肛门镜,然后用小 S 形拉钩或肛门镜暴露检查吻合口,如有出血行缝扎止血。

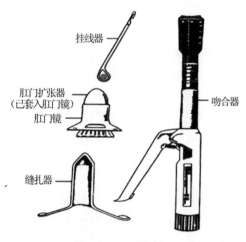

图 12-11 器械

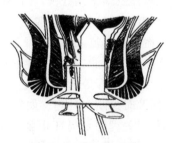

图 12-12 荷包缝合

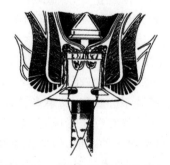

图 12-13 拉紧打结线,准备吻合

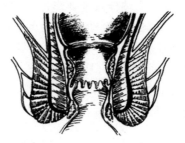

图 12-14 吻合口

手术注意事项：①缝合黏膜时，只能缝到黏膜下层，太深容易损伤括约肌及阴道，术后发生直肠阴道瘘，该并发症虽然较少，但已有报道；②环形缝合应距齿状线 5 cm，黏膜松弛明显时可作两道对称性的环形缝合，两环形缝合线应靠近。环形缝合的针距为 0.5 cm，针距过大容易发生吻合口裂开；③取出吻合器应检查切除的黏膜是否完整、光滑；④拔除吻合器及肛门镜后，一定要检查吻合口是否光滑、完整、有无出血，如有出血或怀疑吻合欠佳时，应加强缝合，避免吻合口出血及瘘等并发症的发生。

9.痔手术的并发症

痔行手术切除疗效较好，术后症状解除或明显好转者可达 93%。但手术并发症亦不容忽视。常见的有十余种，如出血、尿潴留、疼痛、便秘、粪便嵌塞、切口感染、肛门皮垂、直肠黏膜脱垂、肛门狭窄、肛裂、假性息肉、表皮囊肿、肛瘘、肛门瘙痒、肛门失禁、痔复发。避免这些并发症除了精心操作外，还应严格掌握手术适应证及围术期处理，在这些并发症中最常见、较严重的如下。

(1)出血：有早期及晚期出血。前者是因结扎不紧，脱落出血；后者发生在术后 7~10 d，多因感染出血。由于肛管括约肌的作用，血液多反流入肠腔，而不易流出肛门外，故出血不容易及时发现。但出现下列征象者，应考虑到出血的可能：有阵发性腹痛、肠鸣音增强及腹胀；肛门下坠、便意感加重；患者出现头昏、心悸、恶心、出冷汗等虚脱症状。凡出现以上情况，应在止痛情况下行直肠指检，必要时行内镜检查，以便及时诊断和处理。如有出血除了全身应用巴曲酶或酚磺乙胺等止血药外，抗生素也应适当应用，但关键的是局部止血。如出血量较大，应在腰麻或局部麻醉下缝扎止血。出血量较小，如渗血等用气囊导尿管，或 30 号肛管，外裹凡士林纱布，两端用丝线扎紧，外面再涂麻醉软膏，塞入肛门内压迫止血，一般均能达到止血目的。

(2)尿潴留：尿潴留是痔手术后最常见的并发症。有学者报道了痔手术后的尿潴留达 20%。疼痛及输液量过多是尿潴留的主要原因。因为疼痛、尿道括约肌不能充分地松弛，引起尿潴留。因此手术不缝合肛管皮肤，肛管内不塞入大块凡士林纱布用以压迫止血，可以减轻疼痛，同时适当应用止痛药，对预防尿潴留是重要的。并且在手术前及术后 12 h 限制水摄入量，造成短暂的轻微失水状态，使之在麻醉消失前，膀胱不会膨胀，待麻醉消失后，膀胱收缩功能恢复后再排尿，不会造成尿潴留。由于腰麻等对排尿功能有一定影响，故最好用局部麻醉。并且术后患者应尽早起床活动，第 1 次排尿时到厕所可引起条件反射，对防止尿潴留有一定作用。

(3)便秘：痔手术后患者恐惧排便，以及术后卧床，肠功能紊乱或局部功能失调，如伴有结肠功能低下，则可出现便秘。故术后第 2 天，患者仍未排便者，可给予缓泻药软化大便，促进排便。如术后第 4 天仍未排便，可用温盐水灌肠。

(4)肛门狭窄：肛门狭窄多见于环状痔行环形切除术后，或一次切除痔过多，切除两痔间留的皮肤、黏膜过少，或痔切除后纤维组织增生、瘢痕形成过大等引起。痔手术后的肛门狭窄常见的有以下三种。①肛缘处狭窄：多见于环状痔行环形切除时，切除肛管皮肤较多，或在行单个痔切除时，切除痔过多，同时切除的皮肤、黏膜范围较广，切口瘢痕收缩造成肛缘狭窄；检查时示指不能通过，瘢痕处有裂伤，多是由排便造成的撕裂。②齿状线处狭窄：多见于闭合式痔切除术后，即痔切除后皮肤黏膜完全缝合，外观肛门皮肤无异常，但直肠指检，齿状线处不能通过一示指。③齿状线上狭窄：多由于内痔蒂部结扎过宽，或切除痔的个数过多，结扎范围过于广泛引起。肛门狭窄应先行扩肛治疗，每天 1～2 次，多数患者有效，若无效者应行肛门成形术。

二、外痔

（一）静脉曲张性外痔

静脉曲张性外痔也称单纯性外痔，由齿状线以下的外痔静脉丛扩张、迂曲形成。行走过久肛门可有下坠或异物感，有时有瘙痒。但无疼痛等其他症状。检查见肛周皮下有圆形或椭圆形的柔软突出物。静脉曲张性外痔给予内痔的一般治疗即可，无须手术等治疗。

（二）血栓性外痔

血栓性外痔常见于便秘，排便用力过猛，咳嗽，过度疲劳，或局部静脉炎症，使肛缘静脉破裂，但也有无原因的自发性破裂。血液在肛缘皮下形成圆形或卵圆形血块。患者有突感肛门疼痛史，并出现一肿块，行走不便。疼痛在 48 h 内最剧烈，严重者坐卧不安。数天后疼痛渐减轻，5～7 d 后肿块变软，逐渐消散，疼痛缓解。

1.检查

早期在肛缘皮下可见暗红色结节，多在 0.5～2 cm 大小。触之质地硬，边界清楚，压痛明显。血栓性外痔皮肤可自行破裂排出血块，伤口可自愈，但有的则形成脓肿或肛瘘。

2.治疗

发病 1～3 d，若疼痛剧烈，肿块无变软、缩小，则应行手术治疗。反之若肿块缩小，疼痛轻微，则不需手术治疗。

3.手术方法

左侧卧位。局部麻醉后消毒，以血栓为中心，做一放射状切口，用血管钳将血栓完整地取出，有时有多个血栓，应逐个取出，不能遗留血栓，以免术后疼痛、肿胀不能缓解。取尽血栓后，剪除切口边缘皮肤少许，以利引流，并可防止愈合后形成皮垂外痔。伤口内置凡士林纱布引流，包扎。

（三）结缔组织外痔

结缔组织外痔也称皮垂性外痔，痔内无静脉扩张。常由慢性炎症刺激引起，多是血栓性外痔及肛门手术后的后遗症。患者有时有肛门异物、下坠感，或瘙痒，如有炎症时则感疼痛。常有粪便擦不尽污染内裤。皮垂性外痔如伴有炎症反复发作，可行手术切除。但一般情况下无须手术治疗，保持肛门部清洁，以免肛周瘙痒及感染。

三、混合痔

（一）概述

混合痔是指齿状线上直肠黏膜下的血管性衬垫病理性扩张或增生，与齿状线下曲张的痔下静脉丛在同一方位的相互贯通融合，括约肌间沟消失，使内痔部分和外痔部分形成一整体的隆起性组织。多发于截石位 3 点、7 点、11 点处，且以 11 点处最为多见。在诊断混合痔时，应注明内痔的分期和外痔的分类。

（二）临床表现

用力排便或负重等致腹内压增加时，肛缘可见扩大隆起的静脉曲张性外痔，内痔部分较大者，常可脱出肛门外（图 12-15、图 12-16）。

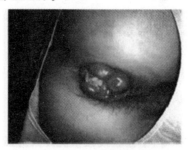

图 12-15　混合痔伴肛乳头肥大

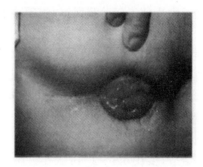

图 12-16　静脉曲张型混合痔

（三）诊断

直肠指诊可触及柔软、表面光滑、无压痛的隆起组织；混合痔部位括约肌间沟消失；肛镜检查内痔与外痔连成一体，无明显分界。

（四）鉴别诊断

鉴别诊断参照内、外痔的相关部分。

（五）治疗

1.非手术治疗

非手术治疗参照内、外痔的相关部分。

2.手术治疗

（1）电容场电钳治疗：取左侧卧位，常规消毒铺巾，腰部麻醉或局部麻醉。消毒肛管，扩肛，用组织钳夹住痔核并提起，然后用电钳夹紧痔核根部，其下垫好纱布，踩下脚控开关，3～50 s后仪器将自动报警，如果痔核较大，可在同一痔核不同平面反复钳夹直至满意为止。松开脚控开关，取下治疗电钳，痔核的基底部出现一 2～3 mm 宽的白色干结组织，距该干结组织 1～2 mm 处将痔核切除。对单个或界面清楚的混合痔，若以内痔为主，外痔部分较小者可内外部分一次钳夹；相反若以外痔为主，外痔基底部较广泛者，可先将外痔基底部皮肤呈 V 形切开，稍加钝性分离，然后钳夹内、外痔部分一次治疗。如遇过大痔组织，也可先行外痔部分钳夹，后进行内痔钳夹。

（2）外痔剥离，内痔结扎术：麻醉后，肛门部常规消毒，铺治疗巾，消毒肛管直肠，充分扩肛，使内痔全部暴露，在外痔部分，先做"V"形切口，注意保留肛管皮瓣，用组织钳提起"V"字形皮瓣，将皮瓣下方的外痔静脉丛剥离至齿状线上0.2 cm处，然后用止血钳夹住内痔部分基底部，用丝线圆针做"8"字形贯穿缝扎,距缝扎线 0.5 cm 剪去痔的远端,修剪皮肤边缘至整齐,并使引流通畅,检查创面无出血,肛管内放入油纱条,外盖敷料并固定。术后当天限制大便,以后每次便后中药煎汤或温水坐浴,常规换药至愈。

外痔剥离时要选好切口,照顾外痔部分的整体关系,手术中注意保留适当的黏膜和皮肤,以防术后肛门直肠狭窄。术后处理参见内痔贯穿结扎法。

(3)环状混合痔分段结扎术:麻醉后,肛门部常规消毒,铺治疗巾,消毒肛管直肠,充分扩肛,使内痔全部暴露,首先根据痔核的多少、大小及与齿状线、肛管、肛缘的关系,决定痔核分段以及保留肛管皮桥、黏膜桥的部位和数量。一般保留 3～4 条肛管皮桥、黏膜桥。每条肛管皮桥的宽度不小于0.5 cm,黏膜桥的宽度不小于0.2 cm。肛管皮桥与黏膜桥应尽可能保留在痔核自然凹陷处,并呈较远距离均匀地分布。使痔核下端分离及结扎顶点的连线均呈齿形。由于保留了肛管皮桥、黏膜桥,进行了齿状分离结扎,这对避免肛门狭窄、肛门松弛、黏膜外翻后遗症有重要的作用。手术时,先将设计的一个痔核,在相应的外痔部分做放射状的梭形切口(肛管内切口应平行于肛管)。若外痔部分为静脉曲张,可做潜行剥离,尽量减少对正常肛管皮肤的损伤。分离至齿状线上 0.5 cm,用一把弯钳将内痔基底部夹住,用丝线将内痔结扎,剪去结扎后的大部分痔组织。同法处理其他痔核。然后修理创口皮缘,并可将切口适当向肛外延长,以利引流,术中如有血管出血,予以结扎。对于肛管较紧缩的患者可在后正中切开内括约肌下缘。检查无出血,创面及肛门内放入油纱条,外盖敷料并固定。

(4)结扎注射后位扩肛术:麻醉后常规铺巾,消毒肛管、扩肛显露痔核,设计痔核分组,从肛管后位自齿状线向对应肛缘做切口,于肛管内侧将内括约肌做部分切断以此向后位肛缘做斜坡样切口,将切口肛管内侧黏膜缘缝合固定。于痔核的内痔部分与直肠黏膜交界处至痔核外侧皮肤剪切缘,用 10 号丝线做"8"字形缝合结扎,使结扎平面平行于肛管。同法处理其他各组痔核。一般为 3～5 组。每两组间曲张的外痔部分,可将其皮肤分离切开一并结扎。结扎后,肛管可能过一指半。于痔核内注入坏死剂,在肛管内放置排气引流管(图 12-17),加盖敷料,手术毕。

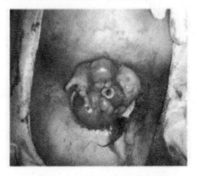

图 12-17 混合痔结扎术后

(5)特殊痔病的治疗处理:①急性嵌顿痔,在内痔无绞窄坏死的情况下可考虑手术治疗,可使用外剥内扎手术、PPH 手术(吻合器痔上黏膜环切术)、痔结扎手术。手术注意结扎前行血栓摘除及皮肤的保留,防止过度损伤;②妊娠期痔手术:孕后 20～30 周为安定期,痔病发作时可考虑手术,但麻醉和抗生素应用对胎儿有影响,须注意;③高龄患者原则上非手术治疗,病情需要、条件许可时可选择适宜的手术,应以微创手术为主。

第二节 肛 裂

肛裂，中医又称裂痔。是肛管上皮非特异性放射状纵行溃疡，呈梭形或椭圆形，长 0.5～1 cm。它是一种常见病，发病率在肛肠疾病中占 20％，仅次于痔疮。发病时肛门部持续撕裂样疼痛，难以忍受，有的需要按急症处理。多见于肛管后部，其次是前部，女性前后者多见，两侧很少，青壮年多见，女多于男。肛裂应与肛管皮肤撕裂区别，后者症状轻，一般可自行愈合。中医学称为裂痔或钩肠痔。

一、病因病理

(一)中医病因说

中医对肛裂的认识是血热肠燥或阴虚津亏或气机阻滞致大便秘结，排便时暴力怒张，而使肛门损伤所致，湿毒之邪乘虚侵入皮肤筋脉，局部气血淤滞，血行不畅而致裂损久不愈合。清·吴谦《医宗金鉴·外科心法要诀》中说："肛门围绕折纹破裂，便结者，火燥也。"

(二)西医发病因素有以下情况

西医认为肛裂是由于大便干燥，用力排便致肛管裂伤，反复感染，逐渐形成慢性溃疡而致病。与肛裂有关的因素有如下几点。

(1)肛管局部解剖特点：直肠末端的生理曲度是由后方向前弯曲而至肛门，当排便时后方所受的压力较大，加之肛管后部正中线处血液循环缺乏，弹性较差，容易损伤而不易愈合。肛门外括约肌浅层，起自尾骨，向前至肛门后正中成 Y 字形分左右两束绕肛门，至肛门前方会合附在会阴部，同时肛提肌主要附着在肛管两侧，故肛门前后正中两个部位的肌肉有空隙，相对形成力的弱点，若受暴力扩张，容易撕裂导致肛裂。

(2)感染因素：肛管损伤后，粪便刺激，细菌感染，发生溃疡。主要来源于肛管邻近组织感染，如由肛窦炎、乳头炎引起，感染局限于肛管皮下组织，浅表皮肤坏死即成肛裂。肛门湿疹、慢性皮炎等反复刺激致肛门皮肤弹性减弱，易成肛裂。

(3)损伤因素：血热肠燥，大便秘结，排便时硬粪块易撕裂肛管皮肤，其中若有异物则更易损伤上皮造成肛裂。其余如直肠指诊、灌肠器头插入、肛镜置入及乙状镜检查时操作粗暴，亦可形成肛裂。我国普查显示肛裂的发病，女性高于男性，特别是青年妇女发病较多。这可能与妇女妊娠后容易便秘，生育时常易撕裂肛管会阴等有关。未婚女青年易患肛裂，特别是月经期容易加重，这可能与经期会阴部的充血等有关。

(三)肛裂发病学说

目前，关于肛裂的发病还存在以下学说。它们都从某一角度叙述了肛裂的发病原因。

(1)解剖缺陷学说：肛门外括约肌浅层分为两条肌束，于肛管前后各形成 Y 形薄弱区，用力排便时，肛管过度扩张，薄弱区易受损伤。尤其后方受粪便冲击力向上，易受细菌侵入，加之于硬粪块损伤肛管皮肤后，使局部发生感染，形成肛裂溃疡；由于炎症刺激，致括约肌痉挛，影响血液循环，炎症不易消退，裂面久不愈合。此学说在临床治疗上有重要的指导意义。

(2)先天性肛门狭小学说：有学者认为肛门先天性发育不全、肛门狭小者，干硬粪便通过肛管时更易损伤形成肛裂。

(3)肛裂与内括约肌的关系:肛裂的发生和发展与内括约肌痉挛有密切关系。内括约肌是直肠内环肌层终末的增厚部分。下界是括约肌间沟,上界位于齿状线平面上 1～1.5 cm。关于内括约肌高度和厚度,有关资料报道不一,Wide 报告高度 3～3.5 cm,厚度 0.5～0.8 cm;Stronesfier 报告高度 2.5～3 cm,厚度 0.2～0.5 cm;福田(日本)报告高度 3～5 cm,厚度 0.2～0.5 cm;有学者报告高度 1.7 cm,厚度 0.5 cm,这些报告其高度之所以有较大差别,可能与内括约肌上方连接的直肠内环肌层在解剖组织学尚无明显的固定分界线有关。一般来说,内括约肌的长度是恒定的,而厚度是不定的,这主要与内括约肌是否存在感染增厚有关。有人研究后证实,由于慢性肛裂的反复刺激,肛门内括约肌可较正常的厚度厚约 0.5 cm,这主要是长期痉挛致内括约肌产生增生性肥厚的结果。

目前许多学者对栉膜带提出各种看法,意见不一。一般认为栉膜就是联合纵肌的分支纤维,栉膜带是肛裂慢性炎症刺激增生的结果;也有人认为由内括约肌下缘经炎症刺激增生变性形成栉膜带。内括约肌痉挛是肛裂不愈合的主要原因。因此提出治疗慢性肛裂应切断栉膜带或内括约肌。笔者对栉膜带的称谓有一定看法。所谓栉膜带,实际是由于肛管慢性炎症的刺激致内括约肌表层形成的纤维环,该环影响括约肌收缩,使局部血运不畅,因而裂口难以愈合。时间久者,可致内括约肌痉挛甚或因纤维环的增生致肛管狭窄,因此,解除内括约肌的内层纤维环是解决肛裂的根本办法。

(四)典型的肛裂病理改变

典型的肛裂病理改变有六种(图 12-18)。

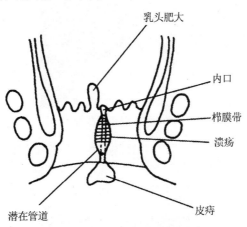

图 12-18 肛裂的病理改变

(1)肛管上有一梭形裂开的溃疡。

(2)裂口下缘皮肤有炎症刺激和淋巴回流障碍,形成隆起的皮赘外痔,又称哨兵痔。

(3)裂口上端有肥大的肛乳头。

(4)常有位于肛裂下的潜在性皮下瘘管。

(5)溃疡面底部纤维增生致肛管狭窄。

(6)由于炎症、疼痛、黏膜下肌痉挛等因素的刺激引起的外括约肌痉挛,肛管处于紧缩状态。

二、分期分类

目前尚无统一分类标准,主要有以下几种分类法,其中我们认为以三期分类法在临床中较为常用。

（一）二期分类法

(1)急性肛裂:肛管皮肤损伤后,新鲜创口无硬结,无乳头肥大和皮痔。

(2)慢性肛裂:创口反复感染,肉芽不新鲜,创缘有硬结,创面可见环状内括约肌纤维,并有乳头肥大和皮痔,或合并皮下瘘。

（二）三期分类法

(1)Ⅰ期:单纯性肛裂。肛裂初生,创面有联合纵肌纤维露出(图 12-19)。

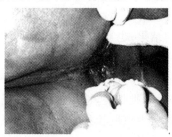

图 12-19　Ⅰ期肛裂

(2)Ⅱ期:溃疡形成期。创缘隆起,有硬结,创面肉芽组织不新鲜,有明显溃疡(图 12-20)。

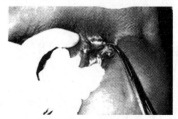

图 12-20　Ⅱ期肛裂

(3)Ⅲ期:有肛裂的 3～5 个特征。即合并乳头肥大、哨痔或皮下瘘(图 12-21)。

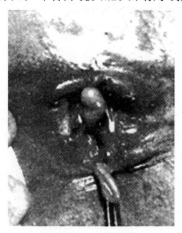

图 12-21　Ⅲ期肛裂

肛门后正中,有梭形的裂痕溃疡,溃疡内侧有肿大的乳头,外侧钳夹处有结缔组织外痔。

（三）五种分类法

（1）急性单纯性肛门龟裂期:初发肛管撕裂。

（2）急性肛门糜烂期:由于创口机械刺激和反复感染,溃疡面凹陷,创缘不整,未形成硬结,瘢痕不明显。

（3）慢性溃疡期:有典型的肛裂三特征。

（4）多发性肛门溃疡期:在肛管全周有多数表浅性肛门溃疡,肛管的柔软性消失,呈肥厚性硬化。此种情况多因长期使用缓泻药物,暴力使用肛门器械或检查及肛门慢性皮肤病引起,其病理改变,以急性单纯性肛裂或亚急性肛门糜烂为主。

（5）脱出性肛裂:因痔核、乳头肥大等病变长期脱出肛门外,引起肛管撕裂,形成溃疡,此种肛裂肛门不狭窄为其特点。

（四）五型分类法

（1）狭窄型肛裂:肛门疼痛、多伴有肛窦炎,内括约肌痉挛性收缩引起肛管狭窄。

（2）脱出型肛裂:因内痔、混合痔、肛乳头肥大脱出、发炎,引起肛裂,疼痛较轻,无明显肛门狭窄。

（3）混合型肛裂:同时具有狭窄型和脱出型的两种特点。

（4）脆弱型肛裂:肛门周围皮肤病,致肛门皮肤脆弱质化,因而造成多发浅在性肛裂。

（5）症状型肛裂:因溃疡性大肠炎、克罗恩病、肛管结核等,或其他疾病及手术后创口延期愈合,造成肛管溃疡者。

三、临床表现

肛裂的典型症状是疼痛、便血及便秘。又称肛裂三联征。

（一）疼痛

排便时即刻出现肛门灼痛,称为便时痛。便后数分钟可有缓解,称为间歇期。接着出现肛门括约肌收缩痉挛,又产生剧烈疼痛,可持续数小时至十余小时,称为括约肌收缩痛。当括约肌疲劳后肌肉松弛,疼痛才能缓解。这种起伏式的疼痛周期,是肛裂疼痛的特点。是由肛门括约肌的痉挛所引起,临床上称为疼痛周期(图 12-22)。在肛裂感染期疼痛尤重。

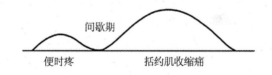

图 12-22　肛裂疼痛周期

（二）便血

一般出血不多,以排便时有几滴鲜血流出,或在粪便上有血丝、手纸带血为主。感染后可有脓血及黏液,肛门红肿热痛多由皮下瘘发炎所致。

（三）便秘

患者恐惧排便时疼痛,常会有意延长排便间隔时间,使粪便在直肠内停蓄时间延长,水分被充分吸收,形成直肠性便秘。干硬便排出时,可进一步加重肛裂创面损伤,形成恐惧排便-大便秘结-损伤加重-肛裂久不愈合的恶性循环。

此外,溃疡创口皮下瘘的分泌物,刺激肛缘皮肤,常会引起肛门发痒和潮湿不适。其次是神经系统变化,由于肛门持续性疼痛的长期刺激,除引起恐惧排便感外,患者会有异常兴奋、失眠、胃肠紊乱、肛门直肠神经官能症等症状。

四、诊断与鉴别诊断

依据有疼痛周期、出血、便秘的病史,检查时肛门极为敏感,肛门口紧缩及肛管内有裂口溃疡形成等典型表现,即可做出诊断。

引起肛管溃疡的疾病有几种,临床上应与肛裂鉴别。

(一)肛管结核性溃疡

本病溃疡的形状不规则,边缘不整齐,有潜行,底部呈暗灰色并可见干酪样坏死组织,有脓性分泌物,疼痛不明显,无裂痔形成,溃疡可发生在肛管任何部位,多有结核病史,分泌物培养可发现结核杆菌,活组织病理检查可以明确诊断。

(二)肛裂与肛周皲裂鉴别

后者为肛周皮肤病的继发症,伴皮肤增厚浸渍,裂口表浅,为多发性、放射状,位于肛缘。症状以瘙痒为主,疼痛轻,出血不明显。

肛周皲裂可发生在肛管任何部位,其裂口表浅,仅局限于皮下,常可见几处裂口同时存在,无溃疡、裂痔和肛乳头肥大等并发症。多由肛门瘙痒症、肛门湿疹、皮炎等引起。

(三)肛管皮肤癌

本病溃疡形状不规则,边缘隆起、坚硬,溃疡底部凹凸不平,表面覆盖坏死组织,有特殊臭味,如癌瘤侵及括约肌,则可见到肛门松弛或失禁现象,患者有持续性疼痛,活组织病理检查可以明确诊断。

(四)克罗恩病肛管溃疡

克罗恩病肛管皮肤可发生溃疡,位置位于肛门任何部位。其特点是溃疡形状不规则,底深、边缘潜行,常与肛瘘并存。同时伴有贫血、腹痛、腹泻、间歇性低热和体重减轻等克罗恩病的一系列特征。

(五)肛管上皮缺损

肛管上皮缺损患者曾有内痔或其他肛门手术史,肛门无疼痛,或有感觉性失禁现象。肛管有全周或部分环状瘢痕,直肠黏膜外露,常充血肿胀、糜烂。

五、治疗

对新鲜肛裂及慢性肛裂的治疗不同。新鲜肛裂多用药物治疗即可治愈,慢性肛裂药物治疗无效时,可行注射疗法或手术疗法。

(一)药物疗法

1.内治法

(1)新鲜肛裂:大便干燥秘结,数天一行,呈羊屎状,难以排出,口臭咽干,头昏,腹胀,排便疼痛出血者,多为肠燥便结,损伤肛管。治宜润肠通便,促进裂口愈合。方用四物汤加肉苁蓉、何首乌、焦地榆、槐花、怀牛膝,水煎服,每天两次。外用九华膏、京万红、玉红膏等敷裂口。

(2)慢性肛裂:排便干燥疼痛、出血,甚则肛门灼热、里急后重、带有黏液脓血者,多为湿热内蕴,肠燥便秘,致肛裂久不愈合。治宜清热除湿,润肠通便。方用三妙散加当归、焦地榆、槐角、赤小豆、大黄,水煎服。或服中成药麻仁润肠丸、地榆槐角丸等。如肛门刺痛明显,便时便后尤甚。肛门紧缩,裂口色紫暗,治宜理气活血,润肠通便,方用六磨汤加红花、桃仁、赤芍等。

2.外治法

(1)熏洗法:可用清热解毒燥湿为主的安氏熏洗剂,水煎坐浴 10～15 min,每天便后坐浴1 次。新鲜肛裂也可用花椒盐水熏洗。

(2)外用油膏、栓剂:可选用九华膏、京万红或玉红膏等外敷裂口,有消炎止痛、生肌敛疮的作用。合并肛乳头炎者每天坐浴后,可用痔疮栓纳入肛内,具有持续止痛作用。此外,蛋黄油、蜂蜜也具有润肤生肌、保护创面、减少损伤的良好作用。《外科正宗》生肌凤雏膏就是用鸡蛋黄油 10 g加轻粉 3 g、乳香、血竭、龙骨末各 1.5 g,和匀外敷,有去腐生新、生肌收口的作用。用法是将蛋黄油或生肌凤雏膏用棉签涂敷于肛裂创面。

(二)指扩疗法(扩肛法)

指扩疗法属非手术疗法。

(1)适应证:Ⅰ～Ⅱ期肛裂,无哨痔、肥大乳头及皮下瘘等并发症者。

(2)操作:指扩前备皮,温皂水灌肠。取截石位或侧卧位,局部常规消毒、局部麻醉或骶麻。无论患有几处肛裂,只允许在肛裂后方纤维带环处为指扩点。当麻醉后肛管直肠环逐渐松弛,纤维环并不松弛,大体位于纤维环的中部,宽 0.2～0.3 cm。指扩前一般进肛管两指即有勒指感。探查到纤维环时再行指扩,为减少造成肛管新创,可将两示指腹间挤挟一段肛管,若遇后方裂,可挤挟举起裂面,压住指扩点再进行指扩。扩开纤维环时,有钝性撕纸样传导感。继之再向肛内伸入两中指,使其压住后方耻骨直肠肌为支点,再用示指适当扩之,以进肛管 3～4 指为度。指扩后局部敷消炎膏,以消炎止痛去腐生肌,若有出血以止血粉外敷,丁字带加压固定。指扩后第一次排便可用开塞露灌肠,以后服麻仁丸或液状石蜡。每天便后坐浴,有创面者应予换药,一般 1～2 周即可痊愈(图 12-23)。

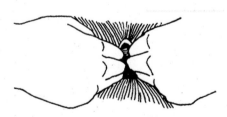

图 12-23 四指扩肛法

此疗法是黑龙江省杨书兴发明并率先在国内使用,依据是其提出的栉膜带学说。优点是操作简便,不需特殊器械,疗效迅速,护理简单,又可减轻患者的精神负担。但使用不当可并发血肿、出血、肛周脓肿、痔脱垂及短时间大便失禁。

(三)注射疗法

1.安氏肛痛宁注射疗法

安氏肛痛宁注射治疗肛裂是一种新疗法。笔者经多年临床实践,认为手术治疗肛裂存在诸多不足,如手术破坏了肛管的正常生理结构,有时出现继发感染,形成脓肿或肛瘘、肛门瘢痕性狭窄、肛管上皮缺损等后遗症及并发症,而且疗程长、痛苦大。因此,根据肛门局部感染、肛门括约肌痉挛的学说,以消除感染、解除痉挛为治疗原则,研制出纯中药制剂肛痛宁注射液注射治疗肛裂。该药以白芍、木香、元胡为主要成分，具有抗菌消炎、解痉镇痛、生肌敛疮的作用，使感染所致的括约肌痉挛解除，肛门局部血液循环得以改善，有利于肛裂溃疡面的愈合，从而达到治愈肛裂的目的。肛痛宁注射液自1989年问世以来，通过全国20余家合作单位临床验证，治疗肛裂患者上万例，据详细的资料统计，治愈率达97.8%，总有效率100%，平均疗程7.4 d；而手术疗法治愈率94.9%，总有效率97.2%，平均疗程19.5 d。安氏注射疗法疗效较好、疗程较短且具有很好的远期疗效，未发现肛周脓肿、肛瘘等并发症及肛门闭合不良、肛门形状改变等后遗症。此疗法还具有操作简便、创伤小、痛苦少、患者易接受等优点。目前，我们已用安氏注射疗法取代了手术疗法来治疗肛裂。

(1)适应证：各期肛裂，或伴肛门狭窄、肛周慢性皮肤病者。

(2)药物：肛痛宁注射液与0.5%利多卡因配成1∶1浓度。

(3)操作：侧卧位，局部常规消毒、局部麻醉。以5 mL注射器、6号针头，抽取配好的药液，在距肛缘0.5～1 cm，截石位6、3、9点分别进针，达内括约肌增生肥厚的下缘，每点呈放射状注药5～6 mL，并在肛裂基底部重点注射。一般用纯药量10～20 mL，若合并肛门狭窄，可增加剂量1～2倍，至肛门括约肌松弛容纳3～4指为宜。合并肛乳头肥大、哨痔及皮下瘘者，应一并切除，创面点状注射肛痛宁注射液。术毕吸收性明胶海绵压迫创面，敷料固定。术后每天排便，便后以安氏熏洗剂坐浴10～15 min，持续2周以上，局部涂以九华膏或京万红即可(图12-24)。

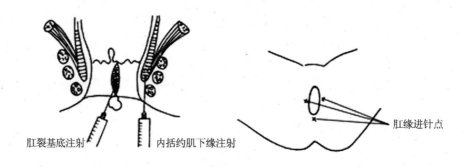

肛裂基底注射　　　内括约肌下缘注射　　　　　　　　　肛缘进针点

图12-24　安氏肛裂注射法

2.芍倍注射液注射疗法

(1)适应证：各期肛裂。

(2)药物：芍倍注射液5 mL加0.5%利多卡因20 mL(即1∶4)。

(3)操作方法：与肛痛宁注射法相同。

(4)安氏注射疗法要领：①注射前用左示指触摸肛门肌环，看清肛裂部位、大小及数目；②注射时操作要准确，药液要注射在内括约肌下缘肥厚变性的部位，注药均匀缓慢；③肛裂位于截石位12点者，注意进针要浅，注药勿深；④此药可重复注射不影响疗效。

3.其他注射疗法

据文献报道，国内注射治疗肛裂，以往多采用单纯封闭治疗，所用药物以麻醉药为主，如长效止痛药(2%普鲁卡因2 mL、亚甲蓝注射液0.5 mL)、泼尼松龙混悬液(1 mL泼尼松龙注射液加2%普鲁卡因4～8 mL)、川芎嗪注射液加1%普鲁卡因以及酒精加麻药、硬化剂加麻药等，注射方法主要是局部病灶封闭和长强穴封闭。但封闭疗法对陈旧性肛裂效果较差，不能解决纤维环的问题,常须多次注射,一般可用于肛裂的急症处理。

近来,学者们也研制出一些其他的注射药物用于治疗肛裂,如以2%枸橼酸和2%苯甲醇为主要成分的肛裂注射液和消裂液;采用活血化瘀药物红花、当归、细辛、川芎等制成的注射液以及当归注射液、丹参祖师麻注射液等,注射方法主要是肛裂基底内扇形注射。

此外,有人报道用痔全息(坏死剂)注射治疗肛裂,即将坏死剂注射肛裂基底部及哨痔内,使其迅速坏死,溃疡组织脱落,创面愈合。但使用此法应严格控制坏死范围,以免损伤健康组织。

(四)安氏手术疗法

适应证:各期肛裂。

1.病理组织切除括约肌松解术

侧卧位,常规消毒局部麻醉。在肛裂口、哨痔周围做一向肛外放射状的梭形切口,切口上至齿状线,下至肛缘外1.5 cm,将切口内的皮肤、裂口瘢痕组织和哨兵痔剪除,使肛裂口成一扩大的新鲜创口。有皮下瘘,一并切开。结扎切除增生肥大的肛乳头。将创口内暴露的内括约肌和外括约肌皮下部切断,创面敷止血粉油纱条,纱布固定。术后每天便后坐浴,局部换药(图12-25)。

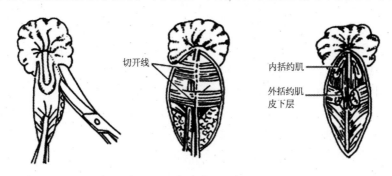

图12-25 病理组织切除括约肌松解术

2.内括约肌松解、病灶清除缝合术

本术式应用于Ⅱ～Ⅲ期肛裂。肛门狭窄禁用。截石位,常规消毒,局部麻醉。将肛裂痕连同皮痔在内用爱立斯提起,行一放射状梭形切口,在此创面外约1.5 cm处用尖刀做一0.5 cm切口,左手示指伸入肛内,经此切口,右手用小纹式钳挑去内括约肌增生肥厚部,予以切断。注意在切断内括约肌时,切口不能与切除肛裂痕的创面相通,用1号丝线将两切口缝合。由切断的内括约肌切口进针,从同侧切除肛裂的切口进针,每侧各穿线1条,先将小切口的线头结扎,再结扎大切口内的线头。如创口大,同法再缝即可。术后按常规处理,术后4～7 d拆线,拆线时先剪断小切口处线头,再由肛门口内拉出大切口内的缝线头(图12-26)。

手术注意事项如下。

(1)肛裂切除手术,要注意肛管上皮的保留,不宜切除过多,防止术后形成较大的瘢痕,而影响排便反射或肛裂复发。

(2)肛裂上端有肛窦炎时,术中一并切除,但必须对窦底部的肛腺管开口进行处理。肛窦与肛裂溃疡相通的瘘管必须切除,并处理好其内外口。

(3)有肥大乳头,要从基底部切除,并做贯穿结扎,防止出血,但不要结扎过紧,以防水肿发生。手术切除肥大乳头后2周,创面尚未愈合者,要做指诊检查。如有乳头肥大,标志着有感染或新的肛窦炎发生。

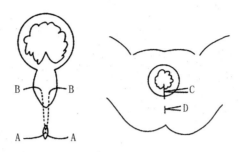

图 12-26　内括约肌松解、病灶清除缝合术

A.为进针缝线；B.为出针缝线，两个出针缝线端相结扎，两个进针缝线端相结

扎；C.为肛裂溃疡创面缝线头要长；D.为内括约肌挑断的创面缝线头稍短，拆

线时提起 D 端线头一次剪断，C 端线头用血管钳拉出即可

（4）肛裂术后，肛门缘外的切口不宜过早愈合，否则影响引流造成肛管部分的切口延期愈合。

（5）肛乳头肿大变硬时，手术切除要做病理检查。

（6）凡是肛管狭窄者，不宜采用缝合方法。

（7）肛裂切除术的创口。笔者认为梭形长条状切口，不仅内括约肌肥厚增生的下缘切断，也要切断一部分外括约肌皮下层，这对肛裂并有肛管狭窄者较为适宜。同时也避免肛门外创口过早愈合，而影响引流，造成肛管部分切口不易愈合而形成慢性溃疡。

（8）肛裂缝合创口的治疗，无菌要求较高，容易感染，手术的适应证、选择的季节和术者的手术水平，缺一不可。据笔者经验，肛裂切除缝合的适应证不多，稍有不慎则易失败。

（9）其他疗法。①针灸疗法：常用穴位有承山、长强、三阴交、天枢、大肠俞。多用针刺法，每天 1 次，7 min 一个疗程。每次留针 10～20 min。有通便、止痛、改善症状的作用。②挂线疗法：是一种比较陈旧的方法。适用于Ⅰ～Ⅱ期肛裂，并有皮下肛瘘者。侧卧位，局部消毒，麻醉下扩肛。用圆针丝线从肛裂上端齿状线部位进针，绕过内括约肌下方，至肛裂下端约 0.3 cm 出针，将丝线紧紧结扎，5～6 d 脱线。术后每天中药坐浴，脱线后创面外用生肌膏纱条（图 12-27）。③切开法：适用于Ⅰ～Ⅲ期肛裂。侧卧位，常规消毒局部麻醉。在肛裂正中做一纵切口，上自齿状线，下至肛缘外 1 cm，切断栉膜带（或切开下面之瘘管）、部分内括约肌，切除皮痔及肥大肛乳头。修剪创缘成一顶小底大开放伤口。外用止血散，油纱条，纱布固定。术后每天便后坐浴，局部换药（图 12-28）。④侧切法：适用于Ⅰ～Ⅲ期肛裂。侧卧位，常规消毒，局部麻醉。在肛旁左侧或右侧的肛缘外 1.5 cm 处做放射状 0.5 cm 长切口，深达皮下，用弯蚊式钳沿肛管皮下向直肠方向剥离至齿状线，不得穿破肛管皮肤，然后止血钳退出 1/2，相当于肛白线处再向内括约肌外侧栉膜带的下方分离至同上高度后，将分离出来的内括约肌下缘内侧部分及栉膜带用止血钳挑住，缓缓向外拉出并切断，然后再轻轻扩肛 2～3 min，使栉膜带彻底断离，达到肛门松弛，肛白线消失，最后切口缝合，外覆无菌敷料，术后 3～4 d 拆线（图 12-29）。注意：此法操作时如消毒不严格，术后易合并感染，局部形成脓肿及肛瘘。⑤内括约肌切断、外括约肌松解术：术式均同前法。只是在切断内括约肌时，也将外括约肌皮下层切断一部分，此法对Ⅰ期肛裂以及肛裂术后复发者较为适宜（图 12-30）。⑥纵切横缝术：肛门局部有急性炎症者不适于此术。侧卧位，常规消毒，局部麻醉。在肛裂正中部，齿状线上方 0.3 cm，肛缘外 0.5 cm 做一纵切口，切断黏膜层、溃疡中心的栉膜带及内括约肌，切除皮痔、肥大乳头及瘘管，切口深达内括约肌纵行纤维，再将切开的黏膜顶部及两侧做少许潜行游离,使黏膜端可以牵到肛缘皮肤端,以没有张力为宜。用圆针 4 号丝线从切开黏膜的顶端上 0.4 cm 穿入,从肛缘皮肤切口顶端外 0.4 cm 皮下穿出,在肛缘皮肤处结扎,使纵形切口变成两个似半月状创面后,分别将其创口黏膜与皮肤缘缝合,每侧 2～3 针,使创面纵切横缝后闭合。为减少张力,加速愈合,常在缝合部皮缘外 2 cm 做一半弦状皮肤减压切口,当皮下组织切开后,由于缝合部张力的牵拉,皮瓣自行向肛门移动,使切开的皮肤形成半弧状创面。术后用凡士林纱条压迫固定。每天便后更换敷料,5～7 d 拆线(图 12-31)。此术应操作细致,不得将齿状线处穿破,以免造成肛瘘,注意出血,防止血肿和感染的发生。⑦肛裂切除皮瓣移动术:适用于Ⅰ～Ⅲ期肛裂并乳头肥大皮下瘘者。代表性的方法是 Samson 法和隔越法。现将此种方法简单介绍如下(重点是隔越法)。截石位,常规消毒,骶麻。在肛门后正中将肛缘皮肤做扇状切开(同时将肛裂、乳头、皮下瘘一同切除),切断内括约肌,游离皮肤,将皮瓣与肛门创缘缝合,用肛周附近皮肤修补,肛裂创面间断缝合。为了保证缝合创口一期愈合,可以在修补的皮肤外侧做减张切口,使皮瓣向肛管内移动,术毕创面覆盖无菌纱布。术后注意避免感染,5～7 d 拆线,处理同前(图 12-32)。

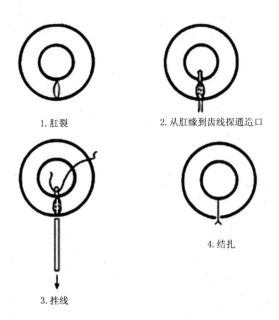

1.肛裂

2.从肛缘到齿线探通造口

3.挂线

4.结扎

图 12-27　挂线法示意图

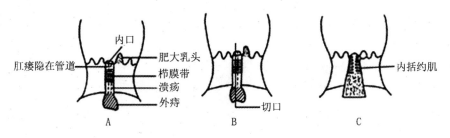

肛瘘隐在管道　　内口　　肥大乳头　　栉膜带　　溃疡　　外痔　　切口　　内括约肌

A　　　　B　　　　C

图 12-28　切开法

A.肛裂;B.切口;C.术后

417

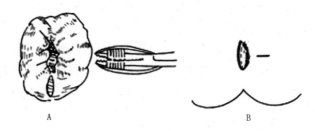

图 12-29　肛裂侧切术

A.挑出内括约肌、切断；B.距离肛缘 1.5 cm 处做切口

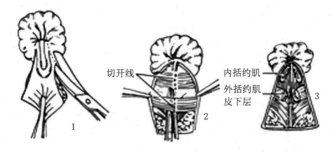

图 12-30　内括约肌切断外括约肌松解术

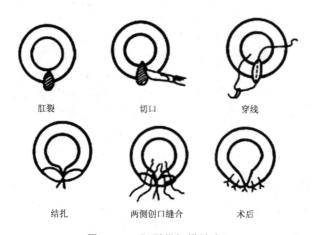

肛裂　　　　切口　　　　穿线

结扎　　两侧创口缝合　　术后

图 12-31　肛裂纵切横缝术

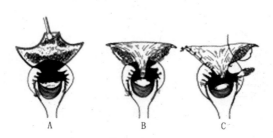

图 12-32　肛裂切除皮瓣移动术

A.皮肤扇状切开；B.游离皮瓣；C.间断缝合

第三节 肛门直肠瘘

一、概述

肛瘘是肛管与肛门周围皮肤相通的感染性管道，为肛管、直肠周围间隙发生急、慢性化脓感染所形成的脓肿，经自行溃破或切开引流后形成，即在肛周皮肤形成外口。脓肿逐渐缩小成为感染性管道，该病主要侵犯肛管，很少涉及直肠，故常称肛瘘。肛瘘内口多位于齿状线附近，外口位于肛周皮肤处，整个瘘管壁由增厚的纤维组织组成，内覆一层肉芽组织，经久不愈。发病率仅次于痔，在我国占肛肠病患者数的 1.67%～3.6%，国外为 8%～25%。发病高峰年龄在 20～40 岁，婴幼儿发病亦不少见，男性多于女性，男女之比为(5～6)∶1。

原发肛瘘起源于隐窝腺化脓感染，在内外括约肌间隙蔓延，进入肛门周围间隙或直肠周围间隙或坐骨直肠间隙，继发肛瘘多由全身疾病引起，如 Crohn 病、溃疡性结肠炎、化脓性汗腺炎、结核、人类免疫缺陷病毒/获得性免疫缺陷综合征、放线菌病、白血病、骶尾畸胎瘤、腹腔内或盆腔内疾病和肿瘤等。

肛瘘与性激素的关系可能与下列原因有关。在青春期，人体自身的性激素开始活跃，随即一部分皮脂腺，特别是肛腺开始发育增生，男性较女性增生明显，由于肛腺分泌旺盛，若遇有肛腺排泄不畅或肛腺管阻滞，则易感染引起肛腺炎。这可解释男性青壮年为何肛瘘发病率较高的原因。因女性肛腺导管较直，分泌物不易淤积，所以女性肛瘘发病率较低。人到老年肛腺萎缩，故老年人肛瘘发病率低。

肛管、直肠周围有调节、控制直肠肛门功能的肌肉以及由蜂窝组织构成的多个间隙，直肠周围间隙易感染形成脓肿。其病因多由肛隐窝炎经肛腺、肛腺管及其分支直接蔓延或经淋巴管向外周扩散而致。肛管直肠内粪便和原发病灶的感染物不断从内口挤向管道，加上管道迂回曲折，脓液引流不畅，如果外口皮肤生长较快，外口可暂时闭合，实为假性愈合。而后又可发生红肿，再次形成脓肿，已闭合的外口可再次穿破或在其附近形成另一外口。如此反复发作，经久不愈，逐渐形成一个内口和多个外口的复杂性肛瘘。

此外，少见的有肛裂、痔、肛门外伤、产后会阴伤等合并感染以及肛门周围皮肤感染。其次直肠炎或肿瘤破溃以及外伤感染。再者全身疾病，如结核、糖尿病、白血病、再生障碍性贫血、溃疡性肠炎、Crohn 病等均可并发肛周脓肿。

肛瘘感染的细菌大致可分两类：一类为皮源性细菌，包括化脓性金黄色葡萄球菌、类白喉杆菌、凝血酶阳性葡萄球菌；另一类为肠源性细菌，包括链球菌属、类杆菌属、梭状芽孢菌属、假单胞菌属、大肠杆菌属和革兰氏阴性厌氧菌属等。

二、肛瘘分类

肛瘘根据瘘管位置的高低和瘘管的多少，分为高位和低位以及单纯性(simple anal fistula)和复杂性肛瘘(complex anal fistula)。

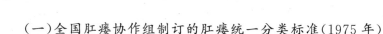

（一）全国肛瘘协作组制订的肛瘘统一分类标准（1975 年）

1.低位肛瘘

瘘管在肛门外括约肌深部以下。

（1）低位单纯性肛瘘：只有一个瘘管，一个内口和一个外口。

（2）低位复杂性肛瘘：有多个瘘口和瘘管。

2.高位肛瘘

瘘管在肛门外括约肌深部以上。

（1）高位单纯性肛瘘：只有一个瘘管。

（2）高位复杂性肛瘘：有多个瘘口和瘘管。

（二）传统肛瘘分类

该类肛瘘分类方法是以瘘管与括约肌的关系为根据的，对治疗具有指导意义（图 12-33）。

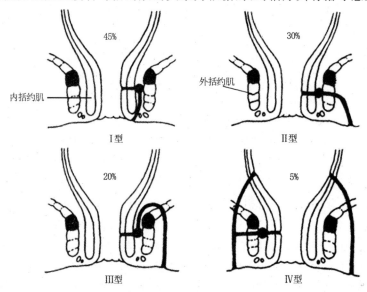

图 12-33　肛瘘的 Parks 分类

括约肌间脓肿（Ⅰ型）、经括约肌脓肿（Ⅱ型）、肛提肌上脓肿（Ⅲ）及括约肌外脓肿（Ⅳ）

1.括约肌间型肛瘘

括约肌间型肛瘘是最常见的一种类型，多为低位瘘，约占肛瘘的 70%，为肛周脓肿的后果。内口位于齿状线附近，瘘管只穿过内括约肌，在内外括约肌之间行走，最后开口于肛门周围皮肤，外口距肛缘较近，一般为3～5 cm。

2.经括约肌型肛瘘

经括约肌型肛瘘可以为低位瘘或高位瘘，也较常见，约占肛瘘的 25%，为坐骨肛门窝脓肿的后果。瘘管穿过内括约肌，并在外括约肌的浅部和深部之间向肛门周围皮肤上穿出。外口距肛缘稍远，多在5 cm左右。常有数个外口，并有支管互相沟通，也可向上穿过肛提肌到直肠旁结缔组织内，形成骨盆直肠瘘。

3.括约肌上型肛瘘

括约肌上型肛瘘为高位肛瘘，较少见，约占肛瘘不足 5%。瘘管穿破内括约肌后向上蔓延，到达外括约肌上方，最后穿破肛提肌在肛门周围远处皮肤上穿出。由于瘘管常累及肛管直肠环，故治疗较困难,需分期手术。

4.括约肌外型肛瘘

括约肌外型肛瘘很少见,为骨盆直肠脓肿合并坐骨肛门窝脓肿的后果,占肛瘘不足1%。内口不在齿状线附近而在齿状线上方的直肠壁,瘘管在内外括约肌外方经肛提肌而下开口于肛门周围远处皮肤上。这种瘘常由克罗恩病、肠癌或外伤所致,治疗须注意其原发病灶而选择相应方法。

(三)日本肛瘘分类(河野分类)

日本肛瘘分类(河野分类)(图12-34)。

1.Ⅰ型(皮下或黏膜下肛瘘)

(1)Ⅰ-L型(皮下肛瘘)。

(2)Ⅰ-H型(黏膜下肛瘘)。

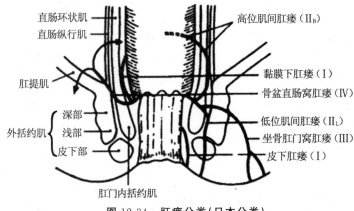

图12-34 肛瘘分类(日本分类)

2.Ⅱ型(内外括约肌间肛瘘)

(1)L型(低位肌间肛瘘):Ⅱ-LS型(单纯性低位肌间肛瘘)、Ⅱ-LC型(复杂性低位肌间肛瘘)。

(2)H型(高位肌间肛瘘):Ⅱ-HS型(单纯性高位肌间肛瘘)、Ⅱ-HC型(复杂性高位肌间肛瘘)。

3.Ⅲ型(肛提肌下肛瘘)

(1)U型(单侧肛提肌下肛瘘):Ⅲ-US型(单纯性肛提肌下肛瘘)、Ⅲ-UC型(复杂性肛提肌下肛瘘)。

(2)B型(双侧肛提肌下肛瘘):Ⅲ-HS型(单纯性双侧肛提肌下肛瘘)、Ⅲ-HC型(复杂性双侧肛提肌下肛瘘)。

三、肛瘘诊断

(一)概述

肛瘘包括内口、瘘管、外口3个部分。内口多位于齿状线上肛窦处,外口多位于肛周皮肤上。由于肠液不断经内口进入瘘管,细菌在此繁殖生长,形成脓肿。脓液经常从外口流出,从而出现外口反复流脓、血、粪汁样物质的现象,皮肤受刺激会引起瘙痒不适。有时外口可暂时闭合,局部脓液积聚,引起局部红肿、胀痛,并有发热和全身乏力等症状,脓肿自行溃破或切开引流后,症状方始消退。脓肿反复出现,闭合外口可一再破溃或在附近穿破形成新外口均是临床上肛瘘特点。

肛门周围皮肤可见脓性或血性液体流出,外口可单发或多发,距肛缘可近可远。多数患者可在外口与肛门之间皮下扪及一硬性条索状物,此为瘘管。直肠指诊时可在内口附近有压痛,亦可触及内口处痛性硬结,甚至可扪及近侧瘘管,经肛门视诊、指诊、肛镜检查均可明确诊断(图 12-35)。探针检查要小心,防止人为造成假内口,一般采用球头银针小心探诊。瘘管碘油造影可显示瘘管方向及走行全貌,是常用方法,但对复杂肛瘘实施腔内 B 超、三维计算机断层扫描、磁共振成像检查有助于诊断。对有结核病、溃疡性肠炎和Crohn 病者要做肠镜、胸部 X 线片、消化道钡透,便于更好地全面处理。

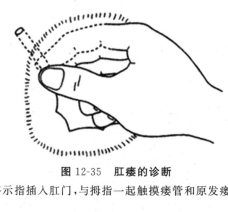

图 12-35　肛瘘的诊断

将示指插入肛门,与拇指一起触摸瘘管和原发瘘口

(二)肛瘘内口位置的判定方法

1.Goodsall 规则(Goodsall's rule)

肛瘘手术治疗的关键是准确诊断肛瘘内口的位置,利用 Goodsall 规则可依据肛瘘外口位置能预示瘘管的走向和内口位置(图 12-36)。外口在肛门线前方,瘘管从外口到肛门是一条直线,内口与外口相对应;外口在肛门线后方,瘘管走行弯曲,内口在肛门后正中线,极少数肛瘘内口位于侧方(17%～19%)。但临床实际应用对肛瘘内口已经愈合患者的诊断价值有限。

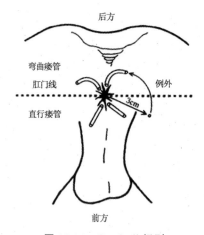

图 12-36　Goodsall 规则

外口位于肛门线前方,瘘管从外口到肛门是一条直线,内口与外口相对应;外口在肛门线后方时瘘管走行弯曲,内口在肛门后正中线,极少数肛瘘内口位于侧方

2.瘘管造影

有学者进行 10 年研究发现瘘管造影 84％对主管和内口不准确,因瘘管和脓腔有坏死组织和脓液阻碍造影剂通过,12％对瘘管和内口是错误的,他们认为瘘管造影既不准确也不可靠。

3.计算机断层扫描

计算机断层扫描对软组织分辨率差,不能显示肛提肌和括约肌,对诊断肛瘘内口的确定价值有限。

4.肛内超声

肛内超声能清晰分辨肛瘘主管的走向,支管的分布和数量、内口位置。文献报道肛内超声能判断85％～90％的肛瘘类型和内口位置及肛瘘深度。

5.超声内镜检查

国内王振军等报道依据 Goodsall 规则做出初步判断,经肛瘘外口造影证实肛瘘内口已经闭合,施行超声内镜检查 12 例。经窦道外口注射生理盐水,有助于更好地显示窦道及内口位置。结果内镜超声检查在 12 例患者均发现已经愈合内口位置,准确性优于 Goodsall 规则、肛门直肠指诊、窦道造影或亚甲蓝注射以及窦道探针探查。

6.磁共振成像检查

腔内磁共振成像是诊断复杂肛瘘的一项新技术,有多平面、多容量和高分辨率,敏感准确描绘肛门内外括约肌、肛提肌、耻骨直肠肌的解剖结果并显示肛瘘与肛门周围肌肉的关系,并对术后疗效做出评估。

7.肛门直肠压力测定

肛门直肠压力测定能准确测量肛门肌肉张力,直肠顺应性、肛管直肠感觉和肛门直肠抑制反射,通过静息压和收缩压提供肛瘘手术前和手术后病理生理学数据,有助于手术方式的选择和确定术后括约肌损伤程度。

四、肛瘘的手术治疗

(一)治疗原则

肛瘘不能自愈,必须手术治疗。非手术疗法包括温水坐浴、抗生素应用等,只适用于脓肿形成的初期和作为手术前后的辅助治疗。手术治疗原则是将瘘管全部切开,必要时将瘘管周围瘢痕组织同时切除。使伤口自底部向上逐渐愈合,根据瘘管深浅、曲直,采用不同方法,才会使肛瘘治愈。肛瘘手术的目的:①敞开或切除括约肌内脓腔;②开放瘘管;③引流瘘管分支;④最低程度的括约肌损伤以防止术后排便失禁;⑤瘢痕小,安全愈合。肛瘘手术方式繁多,有挂线疗法、肛瘘切开术、肛瘘切除术都能达到较好的疗效;⑥正确处理好内口和通畅的引流是手术成功的关键。

(二)术前处理及准备

肛瘘术前的妥善处理和积极的术前准备是取得良好手术效果的先决条件。对于在急性炎症期的患者,应积极抗感染,待炎症吸收、局部组织肿胀消退后才进行手术,效果较好。结核性肛瘘者,应视肺部情况决定手术时机。无活动性肺结核的患者,抗结核治疗 1～2 周即可进行手术;如同时肺部有活动性病变时,须积极进行有效的抗结核治疗至少 2 个月,待肺部病变较稳定后,才考虑手术。其次患有溃疡性结肠炎或 Crohn 病引起的肛瘘,更要积极治疗原发病,待控制到一定程度并稳定一段时间再手术治疗,否则极易复发。同时对糖尿病及血液疾病患者,一定控制在接近正常范围并保持稳定方可手术。所有肛瘘患者术前数天均应注意肛门清洁及肛门局部卫生,应用有效抗生素药物,术前日清洁肠道。只有采取良好术前准备,才会获得术后理想效果。

（三）手术治疗方法

1.切开挂线疗法

（1）治疗原理：挂线疗法最适用于高位单纯性肛瘘,对复杂性肛瘘的治疗来说也是行之有效的,并已被普遍接受。这是一种缓慢切开法,是利用具有拉力橡皮筋或丝线的机械作用,使结扎处组织发生血运障碍,逐渐压迫坏死,同时结扎线又可作为瘘管的引流物,使瘘管内渗液排出,防止急性感染。在表面组织割切过程中,基底创面同时开始逐渐愈合,其最大优点是肛门括约肌虽被切断,但已先与周围组织产生粘连,达到逐渐割切并逐渐愈合的效果,括约肌裂断时不致发生肛门失禁。适应于瘘管累及大部分括约肌,为避免失禁采用挂线。

（2）手术方法：手术可在局麻下进行,用探针慢慢从外口经瘘管在内口穿出,准确找到内口后方可挂线。在内口穿出的探针前端缚一无菌橡皮筋,退出探针时使橡皮筋从内口经瘘管而在外口引出,提起并适当拉紧橡皮筋两头,切开瘘管表面的皮肤和部分皮下组织,然后拉紧橡皮筋,用止血钳夹住,再用丝线结扎,使被扎紧的组织处于缺血状态（图 12-37）。术后每天及便后用1：5 000高锰酸钾液或中药坐浴,保持局部清洁,用抗生素 3～5 d 以防感染。多数患者在术后10 d 左右,肛瘘和周围组织自行断裂,橡皮筋同时脱落。若 10 d 后橡皮筋仍未脱落,须再次扎紧。多数创面在橡皮筋脱落后 2～3 周内愈合。

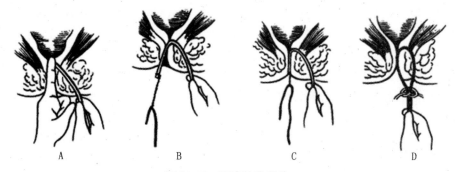

图 12-37　肛瘘挂线疗法

A.用探针由瘘管外口探入内口,同时手指插入直肠触摸；B.弯曲探针前段,将其拉出至肛门外；C.探针前端缚一丝线,并接上一橡皮筋；D.退出探针,把橡皮筋经瘘管拉出,提起拉紧并以线结扎之

（3）复杂肛瘘的挂线方法：2 个以上内口高位肛瘘的挂线方法如下。①2 个内口不在同一垂直方向时,可同时挂线,术后分别紧线,尽量避免同时脱线,以防多处括约肌同时被切断,对括约肌的切割力度过大,破坏肛门的括约功能,甚至造成肛门失禁；②2 个内口在同一垂直方向上者,亦可同时挂两线,即在 2 内口之间及下方内口与肛缘之间分别挂一线,把握好紧线程序及时间可有效降低内口的位置,使 2 个内口在愈合的过程中转化为 1 个内口,高位复杂肛瘘转化为高位单纯性肛瘘,从而减少肛门的缺损；③对高位复杂性肛瘘,也可采用分阶段逐个治疗的方法,先使之成为单纯性肛瘘,再予以挂线疗法治疗。

2.肛瘘切开术

原则是将瘘管全部切开,并将切口两侧组织瘢痕充分切除,使引流通畅,切口逐渐愈合。适用低位直型或弯型肛瘘,切开时要注意准确认定内口,将切口修剪成"V"字形,使创面敞开,让其从基底部开始由深而浅自然愈合。同时,以示指在探针引导下切断括约肌,将瘘壁肉芽组织用刮匙刮净,减少出血和避免损伤后壁括约肌。此方法最好仅用于皮下瘘的治疗。

3.肛瘘切除术

其与肛瘘切开术不同之处在于将管壁全部切除直至健康组织,并使创面成为内小外大,以利引流。切除时在外口进入探针达内口处,用剪刀或电刀逐渐切开,敞开创面,仔细止血,创口内置凡士林或紫草油纱条填塞,每天洗浴后更换敷料,直至创口完全愈合为止。适应于继发于炎症性肠病、结核等疾病,常与其他术式联合应用。

4.肛瘘切除一期缝合法

术前要充分准备,术前术后应用有效抗生素。手术时需全部切除瘘管,留下新鲜的创面,保证无肉芽组织及瘢痕组织残留。皮肤及皮下组织不能切除过多,便于伤口的缝合。各层伤口要完全缝合对齐,不留无效腔。术中严格无菌操作,防止污染,如切破瘘管等。术后最好给予禁食,胃肠外营养。

手术注意事项:①缝合的部分要彻底清创,缝合前再次以消毒液冲洗、消毒,缝合时更换手套及手术器械;②缝合部分应全层缝合,不留无效腔,尤其是与敞开的创腔相邻部分一定要严密缝合,以防创腔内的分泌物流入而导致感染,使缝合失败;③术中即应考虑到术后分泌物的引流问题,设计好创面,也是避免分泌物污染缝合切口的关键。

但复杂肛瘘一期愈合较为困难,在基层要严格掌握,防止二次手术,造成手术失败是完全可能的。由于肛瘘切除缝合术治愈时间短,肛门易保持原形,术后瘢痕少,肛门功能不受影响,故日益引起关注。肛瘘切除一期缝合虽可缩短愈合时间,但容易导致局部感染,加上引流不畅,常造成创口不能一期愈合,反而延长愈合时间。

5.肛瘘切除半深缝合术

术中探查发现肛瘘内口在肛直环下 1/3 以下者,管道从内口到外口全部切开;内口在肛直环上 2/3 者,在肛直环处用橡皮筋挂线,直肠环以下至外口全部切开。同时清除内口感染源,将切开后两侧硬结管壁剪除干净,浅部底层管壁可全切除,深部底层管壁刮干净,用手术刀破坏管壁,以底层管壁下脂肪组织不露出为度,皮肤创缘修剪平整,呈 45°的坡度。切开创缘在消毒液冲洗后给半深缝合。缝合为肛缘内创面缝合 3/5 层深,正中部创面缝合 1/2 层深,远端创面缝合 2/5层深,使缝合后创面呈内高外低的坡度,但不能留无效腔。对距离肛门较远,呈斜形或弯曲形切开的创面,在纵行创面边缘延长浅层切口 1.5～2.5 cm,而在延长切口左右斜向或弯曲切开创面全层缝合,主切口半深缝合,这样就使延长切口成了引流口,有利切开创面的引流。

6.Hanley 手术

坐骨肛门窝肛瘘发病率仅次于低位括约肌间肛瘘,约占肛瘘的 20%,且几乎肛瘘内口位于 6点。它是指细菌从内口侵入、在内外括约肌间形成脓肿,并经 Courtney 间隙(肛门后深间隙)在左右直肠窝炎症形成的肛瘘,分Ⅲa型肛瘘(单侧肛瘘 single horseshoe type)及Ⅲb型肛瘘(双侧肛瘘)。

实施本手术需要充分了解坐骨肛门窝的局部解剖。肛门外括约肌皮下部位于肛管最下部,具有关闭肛门作用。它发自会阴中心腱,从肛管两侧向后方包绕肛门周围,与肛尾韧带一起附着尾骨。肛门外括约肌的浅部及深部因走行所产生的间隙成为 Courtney 间隙,该处形成脓肿可波及左右坐骨肛门窝。

7.蹄铁形肛瘘切除法

蹄铁形肛瘘(horseshoe type)即Ⅲa型肛瘘,是一种贯穿括约肌的特殊肛瘘,瘘管呈半环形蹄铁状围绕肛管。一般在肛门两侧可见两个或数个外口(也有一侧有外口,而对侧为盲管的),可有两支或数支分布在肛门左右的支管,所以实质上马蹄形肛瘘是双侧性的坐骨肛门窝瘘。它的发生多数学者认为是肛门周围脓肿经由肛门直肠间隙,扩散至双侧坐骨肛门窝而形成的半环形的复杂性肛瘘,以后位为主。

术时先用有槽探针从两侧外口插入逐步切开肛瘘,直到两侧管道在接近后中线相遇时,仔细检查内口,内口多在肛管后中线附近的齿状线处,如瘘管在肛管的直肠环下方通过,可一次全部切开瘘和外括约肌皮下部和浅部。如内口过高,达直肠环上方,须采用挂线疗法,修剪创面,持探针探入内口,挂橡皮筋。本法对直肠阴道瘘及高位括约肌瘘也适用,且保留大部分括约肌,瘢痕形成少,避免解剖畸形,不需做保护性肠造口分流,这些均是此方法的优点。

8.纤维蛋白胶封堵技术

Abel首次报道使用蛋白胶治疗阴道直肠瘘和复杂肛瘘,方法简单,不切断括约肌。经临床和磁共振成像确诊为复杂肛瘘后术前无须特殊准备,用泪囊探针确定内口和外口,用刮匙彻底搔扒瘘管内口的肉芽组织,将一根单腔导管从外口插到内口,用1.5%过氧化氢溶液和0.9%氯化钠溶液通过20 mL注射器冲洗,如发现仍有脓液外溢,应放弃蛋白胶治疗。

在临床上不管采用哪种方法,正确处理好内口是手术成功的关键,是防止术后复发的保证。无论采用哪种手术方法,都应以损伤小、操作简单、术后愈合快、不复发、保持肛门功能为目的。

9.复杂性肛瘘虚挂引流术

挂线疗法是肛肠科临床使用最多的中医传统特色疗法之一,在肛瘘和肛周脓肿、肛管直肠狭窄的治疗中被广为使用。在20世纪90年代前,挂线疗法主要运用于外括约肌深部以上的高位瘘管和脓肿的治疗,运用的是紧线挂线法(实挂)。而目前虚挂法作为国内最新技术,不仅已经在全国各大肛肠治疗中心广泛开展,而且在日本(高野正博所在医院)、美国也开始逐步采用。

传统的高位挂线术虽然可以避免完全性肛门失禁,但是,终因在治疗过程中将患者的肛管直肠环完全勒断,肛直环必定造成部分缺损,影响其括约功能。所谓虚挂即所挂橡皮筋不将瘘管及肛管直肠环勒断,而是待瘘管及感染间隙内肉芽填满后抽去橡皮筋,达到治疗目的。

虚挂法对肛门功能的保护较实挂法好,术后并发症较少,疗程较短,痛苦较轻。住院患者的住院时间明显缩短,提高了术后患者生活质量的同时减轻了患者的经济负担,在赢得患者口碑的同时,也提高了肛肠科及医院的知名度。

(1)手术对象的选择:虚挂法比较适用于外括约肌深部以上瘘管管壁较薄、管腔较小、管道较短、引流较通畅、初次手术或周围组织瘢痕较少、无糖尿病、结核病等全身性疾病的患者。

(2)手术方法:将与内口相应的主管道浅部做放射状切开,清除内口及原始感染病灶,对主管道的高位部分,以及支管脓腔不做广泛切除或切开,只根据引流需要做几个小放射状切开,潜行搔刮瘘管腔内坏死组织,然后在相应的切口之间瘘管内挂入呈松弛状态的橡皮筋(即被挂线部分不予紧扎),利用橡皮筋作为引流物做对口引流。术后也不需要在管腔内放置引流条,只顺橡皮筋放入去掉针头的小儿头皮针,用生理盐水或抗生素药液将管腔内的污物冲洗干净。等到管腔或脓腔缩小长平,主管道切开之创口接近愈合时,拆除所挂的松弛的橡皮筋,继续冲洗支管、脓腔3~5 d,支管或脓腔就会逐渐闭合而愈合。这种以松弛挂线的橡皮筋作为引流物可起持续的引流作用,不会滑脱,也不需要更换,可放置在管腔较小的无法放置引流条的支管腔内,因而较之其他引流物有引流效果好、痛苦轻、简便的优点。同时由于依靠了这种引流方法,改变了传统手术要弧形切开支管或脓腔,创面较大对肛门周围组织尤其是括约肌及肛尾韧带的损伤较大的缺点,减少了对组织的损伤,也可防止肛门移位等。

（3）技术要点及先进性。

技术要点一:找准内口,清除感染源。为求术中一期根治,术中必须彻底清除原发灶,这是保证手术成功和预防术后复发的关键。

技术要点二:高位虚挂引流。小放射状切口间瘘管内挂入呈松弛状态的橡皮筋(即被挂线部分不予紧扎),利用橡皮筋作为引流物做对口引流。

优点及先进性:①引流通畅,可防止伤口感染和粘连。挂线用的橡皮筋起到良好的引流作用,虽然伤口经常被粪便污染,也不至于发生感染;挂线的切口形成溃疡创面,不易粘连,橡皮筋脱落后,亦可不放纱条引流。②痛苦轻微,患者完全可以忍受。肛门的感觉神经感受器主要分布在皮肤层,皮下组织和肌层的痛觉不太敏感;挂线时肛管皮肤做了减张切口,在切口上挂线,避开了疼痛敏感皮肤,所以疼痛轻微,多不需使用止痛药。③伤口护理简单,由于引流通畅,伤口不易感染和粘连,每次大便后用高锰酸钾溶液清洗肛门即可,除少数年龄稍大的患儿配合术后换药,多数患儿均由家长护理,均顺利治愈。④挂线的伤口较窄小,愈合后瘢痕小,不会发生肛门变形。

技术要点三:挂多少。挂线应挂到瘘管顶端,不留无效腔,但是,应该潜行搔刮瘘管腔内坏死组织,即便大束也无妨。

优点及先进性:避免引流不畅和顶端存在无效腔;可避免直接切开直肠黏膜时的出血。

技术要点四:虚挂线何时拆除。虚挂线一般在 7~14 d 拆除。中间腔隙大的引流切口要适当长些、大些,末端小的引流切口可适当短些、小些。

拆除虚挂线的指征及先进性:创面分泌物较少、创面脓腐已经脱尽、肉芽新鲜、腔道变窄、橡皮筋转动阻力较大。如系双股橡皮筋虚挂线应先拆单股,过 3~5 d 再拆除另一股橡皮筋。具体应用时还应根据个体的创面生长情况等而定。在未拆除虚挂橡皮筋前,换药时要进行冲洗,并转动。拆除后也要根据愈合情况继续冲洗 1~3 d,同时配合使用填棉法,压迫拆除虚挂线后的管道创腔,加速其闭合。

技术要点五:选择做合适的引流切口。

（四）术后处理

肛瘘多为化脓性感染所致,且以革兰氏阴性杆菌及厌氧菌感染为主。围术期应积极使用有效抗菌药物预防感染或抗感染治疗。结核性肛瘘者术后继续抗结核治疗 2~3 个月,如同时患肺结核,应抗结核治疗半年以上;糖尿病患者术前就应根据血糖情况使用胰岛素直至创面完全愈合;如肛瘘为溃疡性结肠炎或 Crohn 病所致,控制原发病直到控制为止。术后第 1 天即可进半流质饮食,3~7 d 进普通饮食。

术后换药使瘘管创腔从基底部向上生长。通过对创口的换药,能及时清洗去除残留污染创面的粪水,了解创面是否引流通畅,是否还有遗留的支管。手术医师最好能自己换药,好掌握创面生长情况及紧线的时机。换药时要注意观察创面有无分泌物,肉芽生长是否健康结实,创面是否新鲜,有无水肿,引流是否通畅,有无创面出血,缝合结扎止血的线头要及时去除。如脓性分泌物多且稠,色黄味臭,肉芽水肿则需做创面冲洗并予以抗感染治疗,外用抗感染药;如创面有腐肉生长,应及时剪除,使创面引流通畅,可加快愈合时间及愈合后创面瘢痕平整。渗血较多或有搏动性出血要及时止血。换药要轻柔,避免重擦、搔刮而致创面出血及破坏肉芽生长。

外部创面引流通畅是手术成功的重要保证,特别是深部肛瘘的手术更应引流通畅,使伤口由内向外、由深及浅生长。深部伤口的外部面积大小应是深部面积的 2 倍,防止浅部伤口生长过速,深部遗留无效腔,如外部面积较小应切开或切除伤口边缘,对面积较大的浅伤口可行一期植皮。河野一男鉴于高位肛瘘开放术式组织缺损大的特点,主张带蒂皮瓣填充,修补这种组织缺损,促使肛瘘愈合。

第四节　直肠内脱垂

直肠内脱垂(internal rectal prolapse,IRP)是出口梗阻型便秘的最常见临床类型,31%～40%的排便异常患者排便造影检查可发现直肠内脱垂。直肠内脱垂指直肠黏膜层或全层套叠入远端直肠腔或肛管内而未脱出肛门的一种疾病。直肠内脱垂又称不完全直肠脱垂、隐性直肠脱垂。由于直肠黏膜松弛脱垂,特别是全层脱垂,可导致直肠容量适应性下降、排便困难、大便失禁和直肠孤立性溃疡等。最早在1903年由Tuttle提出,由于多发生于直肠远端,也称为远端直肠内套叠。虽然国内外文献对该疾病有不同的名称,但所表达的意思相同。

一、病因与发病机制

(一)直肠内脱垂与直肠外脱垂的关系

直肠脱垂可分为直肠外脱垂和直肠内脱垂。顾名思义,脱垂的直肠如果超出了肛缘即直肠外脱垂,简称为直肠脱垂。影像学及临床观察结果等均表明直肠内脱垂和直肠外脱垂的变化相似;手术中所见盆腔组织器官变化基本相似;因此,多数学者认为两者是同一疾病的不同阶段,直肠外脱垂是直肠内脱垂进一步发展的结果。

但对此表示异议的研究者认为,排便造影检查发现20%以上的健康志愿者也存在不同程度的直肠内脱垂表现,却很少发展成为直肠外脱垂。

(二)直肠内脱垂的病因和可能机制

试图用一个公认的理论来解释直肠内脱垂的发生机制是困难的,因为目前关于直肠内脱垂的分类缺乏国际标准,不同系列的研究缺乏可比性。中医认为直肠脱垂多因小儿元气不实、老人脏器衰退、妇女生育过多、肾虚失摄、中气下陷等导致大肠虚脱所致。从解剖学的角度看,小儿骶尾弯曲度较正常浅,直肠呈垂直状,当腹内压增高时直肠失去骶骨的支持,易于脱垂。某些成年人直肠前陷窝处腹膜较正常低,当腹内压增高时,肠襻直接压在直肠前壁将其向下推,易导致直肠脱垂。老年人肌肉松弛、女性生育过多和分娩时会阴撕裂、幼儿发育不全均可致肛提肌及盆底筋膜发育不全、萎缩,不能支持直肠于正常位置。综合目前的研究,引起直肠脱垂的可能机制有如下几方面。

1.滑动性疝学说

早在1912年,Moschcowitz认为直肠脱垂的解剖基础是盆底的缺陷。冗长的乙状结肠堆积压迫在盆底的缺损处的深囊内,使得直肠乙状结肠交界处形成锐角。患者长期过度用力排便,导致直肠盆腔陷窝腹膜的滑动性疝,在腹腔内脏的压迫下,盆腔陷窝的腹膜皱襞逐渐下垂,将覆盖于腹膜部分之直肠前壁压于直肠壶腹内,最后经肛门脱出。根据这一理论,可以通过修补Douglas陷窝达到纠正盆底的滑动性疝从而达到治疗目的。然而,术后较高的复发率证明这一

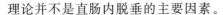

理论并不是直肠内脱垂的主要因素。

2.肠套叠学说

最早由 Hunter 提出,认为全层直肠内脱垂实际上是套叠的顶端。这一理论后来被 Broden 和Snellman 通过 X 线造影所证实。正常时直肠上端固定于骶骨岬附近,由于慢性咳嗽、便秘等引起腹内压增加,使此固定点受伤,就易在乙状结肠直肠交界处发生肠套叠,在腹内压增加等因素的持续作用下,套入直肠内的肠管逐渐增加,由于肠套叠及套叠复位的交替进行,致直肠侧韧带、肛提肌受伤,肠套叠逐渐加重,最后经肛门脱出。肛管直肠测压的研究支持这一理论,但临床患者的排便造影研究并不支持。

3.盆底松弛学说

一些研究者认为直肠缺乏周围的固定组织,如侧韧带松弛、系膜较游离,以及盆底、肛管周围肌肉的松弛是主要原因。正常状况下压迫于直肠前壁的小肠会迫使直肠向远端移位从而形成脱垂。

4.妊娠和分娩的因素

一些学者认为妊娠期胎体对盆腔压迫、血流不畅、直肠黏膜慢性瘀血减弱了肠管黏膜的张力,使之松弛下垂。直肠内脱垂80%以上发生于经产妇,也是对这一理论的支持。脱垂多从前壁黏膜开始,因直肠前壁承受了来自直肠子宫陷窝的压力,此处腹膜反折与肛门的距离女性为8～9 cm。局部组织软弱松弛失去支持固定作用,使黏膜与肌层分离,是发生此病的解剖学基础。前壁黏膜脱垂进一步发展,将牵拉直肠上段侧壁和后壁黏膜,使之相继下垂,形成全环黏膜内脱垂。病情继续发展,久之则形成直肠全层内脱垂。分娩造成损伤也可导致直肠内脱垂,相关因素有大体重婴儿、第二产程的延长、产钳的应用,尤其多胎,产后缺乏恢复性锻炼,易导致子宫移位。分娩损伤在大多数初产妇可很快恢复,但多次分娩者因反复损伤,则不易恢复。

5.慢性便秘的作用

便秘是引起直肠黏膜内脱垂的重要因素,且互为因果。便秘患者粪便干结,排出困难。干结的粪便对直肠产生持续的扩张作用,直肠黏膜因松弛而延长,随之用力排便时直肠黏膜下垂。下垂堆积的直肠黏膜阻塞于直肠上方,导致排便不尽感,引起患者更加用力排便,于是形成恶性循环。

二、临床表现

(一)性别与年龄

直肠内脱垂多见于女性,国内外文献报道的女性发病率占 70%以上。成人发病率高峰在50 岁左右。

(二)临床表现

由于直肠黏膜松弛脱垂造成直肠或肛管的部分阻塞现象,直肠内脱垂的症状以排便梗阻感、肛门坠胀、排便次数增多、排便不尽感为最突出,其他常见症状有黏液血便、腹痛、腹泻以及相应的排尿障碍症状等。少数患者可能出现腰骶部的疼痛和里急后重。严重时可能出现部分性大便失禁等。部分性大便失禁往往与括约肌松弛、阴部神经牵拉损伤有关。但这些症状似乎并无特征性。Dvorkin 等对排便造影检查的 896 例患者进行分组:单纯直肠内脱垂、单纯直肠前突和两者兼有。对这三组患者的症状进行统计学分析发现,肛门坠胀、肛门直肠疼痛的特异性最高

在 8%～27%的患者中,直肠内脱垂只是盆底功能障碍综合征的其中之一,患者往往可能同

时伴有不同程度的子宫、膀胱脱垂以及盆底松弛。盆腔手术史、产伤、腹内压增高、年龄增加和慢性便秘都可以成为这一类盆底松弛性疾病的诱因。有研究发现这类盆底脱垂的患者存在盆底肌肉的去神经支配改变。类似的现象也表现在 Marfans 综合征患者，因为盆底支持组织的松弛，发生盆底器官脱垂和尿失禁。有报道手术治疗的直肠内脱垂患者伴有较高比率的尿失禁（58％）和生殖器官脱垂（24％）。

三、直肠内脱垂的分类

1997 年，张胜本等依据排便造影对直肠内脱垂的分类进行了详细的描述。直肠内脱垂分为套入部和鞘部。按照套入部累及的直肠壁的层次，分为直肠黏膜脱垂和直肠全层脱垂；按照累及的范围，分为直肠前壁脱垂和全环脱垂；按照鞘部的不同，分为直肠内直肠脱垂和肛管内直肠脱垂，肛管内脱垂一般为全层脱垂。

通过排便造影和临床观察，发现直肠内脱垂多发生在直肠下段，也可发生在直肠的上段和中段，直肠全层内脱垂多发生在直肠的下段。

四、诊断

根据典型的症状、体征，结合排便造影等辅助检查结果，直肠内脱垂的诊断并不难。但在直肠内脱垂的诊断过程中，必须值得注意的问题是：临床或影像学诊断的直肠内脱垂是否能够解释患者的临床症状，是否是引发出口梗阻型便秘系列症状的主要因素。特别是伴随有其他类型的出口梗阻型便秘时，区分主次就显得非常重要，与治疗方法的选择和预后密切相关。

（一）临床症状

典型的临床症状是便意频繁、肛门坠胀、排便不尽感，有时伴有排便费力、费时。多数无血便，除非伴有孤立性直肠溃疡。但包括直肠肿瘤在内的许多疾病都可能出现上述表现，因此直肠内脱垂的诊断必须排除直肠肿瘤、炎症等其他常见器质性疾病。

（二）肛门直肠指诊和肛门镜检查

指诊时可触及直肠壶腹部黏膜折叠堆积、柔软光滑、上下移动，内脱垂的部分与肠壁之间可有环行沟。也有学者报道直肠指诊只能发现括约肌松弛和直肠黏膜堆积，部分患者可触及宫颈状物或直肠外的后屈子宫。典型的病例在直肠指诊时让患者做排便动作，可触及套叠环。肛门镜检查一般采用膝胸位，内脱垂的黏膜往往已经还纳到上方，因此肛门镜的主要价值在于了解直肠黏膜是否存在炎症或孤立性溃疡以及痔疮。

（三）结肠镜及钡灌肠

检查的主要目的是排除大肠肿瘤、炎症等其他器质性疾病。但肠镜退镜至直肠中下段时，适当抽出肠腔内气体后，可以很容易地看到内脱垂的黏膜环呈套叠状，提示存在直肠内脱垂。肠镜下判断孤立性直肠溃疡必须非常慎重，应反复多次活检排除肿瘤后才能确定，而且应该定期随访，切不可将早期直肠癌性溃疡当作直肠内脱垂所引起的孤立性溃疡。

（四）排粪造影

排粪造影是诊断直肠内脱垂的主要手段，而且可以明确内脱垂的类型是直肠黏膜脱垂还是全层脱垂；明确内脱垂的部位是高位、中位还是低位；并可显示黏膜脱垂的深度。排粪造影的典型表现是直肠壁向远侧肠腔脱垂，肠腔变细，近侧直肠进入远端的直肠和肛管，而鞘部呈杯口状。并常伴有盆底下降、直肠前突和耻骨直肠肌痉挛等。根据严重的临床症状和典型的排便造影而无器质性疾患,其诊断不难。直肠内脱垂的排便造影有以下几种影像学改变。

(1)直肠前壁脱垂:肛管上方直肠前壁出现折叠,使该部呈窝陷状,而直肠肛管结合部后缘光滑延续。

(2)直肠全环内脱垂:排便过程中肛缘上方6～8 cm直肠前后壁出现折叠,并逐渐向肛管下降,最后直肠下段变平而形成杯口状的鞘部,上方直肠缩窄形成锥状的套入部。

(3)肛管内直肠脱垂:直肠套入的头部进入肛管而又未脱出肛缘。

5.盆腔多重造影

传统的排粪造影检查不能区别直肠黏膜脱垂和直肠全层内脱垂,也不能明确是否存在盆底疝等疾病。为此,张胜本等设计了盆腔造影结合排粪造影的二重造影检查方法,即先腹腔穿刺注入含碘的造影剂,待其引流入直肠陷窝后再按常规方法行排粪造影检查。如果直肠陷窝位置正常,说明病变未累及肌层,为直肠内黏膜脱垂。如果盆底腹膜反折最低处(正常为直肠生殖陷窝低点)下降并进入套叠鞘部,则说明病变已累及腹膜层,为全层脱垂,从而可靠地区分直肠黏膜脱垂或直肠全层内脱垂。

6.肌电图检查

肌电图是通过记录神经肌肉的生物电活动,从电生理角度来判断神经肌肉的功能变化,对判断括约肌、肛提肌的神经电活动情况有重要参考价值。

五、治疗

直肠内脱垂的治疗包括手术治疗和非手术治疗。研究表明,直肠内脱垂的发生、发展与长期用力排便导致盆底形态学的改变有关。因此,除手术治疗外,非手术治疗也相当重要,很多患者经过非手术治疗可以改善临床症状。

(一)非手术治疗

1.建立良好的排便习惯

让患者了解直肠内脱垂发生、发展的原因,认识到过度用力排便会加重直肠内脱垂和盆底肌肉神经的损伤。因此,在排便困难时,应避免过度用力,避免排便时间过久。

2.提肛锻炼

直肠内脱垂多伴有盆底肌肉松弛,盆底下降,甚至阴部神经的牵拉损伤。坚持定期提肛锻炼,可增强盆底肌肉及肛门括约肌的力量,从而减轻症状。特别是在胸膝位下进行提肛锻炼效果更好。

3.调节饮食

提倡多食富含纤维素的水果、蔬菜等,多饮水,每天2 000 mL以上;必要时每晚可口服芝麻香油20～30 mL,使粪便软化易于排出。

4.药物治疗

针对直肠内脱垂并无特效药物,但从中医的角度来讲,直肠内脱垂属于中气下陷,宜补中益气、升举固脱,可采用补中益气汤或提肛散加减等。临床上应根据患者的症状个体化选择用药。

(二)手术治疗

迄今为止文献报道的针对直肠脱垂的手术方法接近百种,手术的目的是控制脱垂、防止大便失禁、改善便秘或排便障碍。手术往往通过切除冗长的肠管和/或将直肠固定在骶骨岬而达到目的。按照常规的路径,直肠内脱垂的手术方式可分为经腹和经肛门手术两大类。但是,目前评价何种手术方法治疗直肠内脱垂效果较好是困难的,因为缺乏大宗的临床对照研究结果。临床上应根据患者的临床表现,结合术者的经验个体化选择手术方案。

1.直肠黏膜下和直肠周围硬化剂注射疗法

(1)手术适应证:直肠黏膜脱垂和直肠内脱垂,不合并或合并小的直肠前突、轻度的会阴下降。

(2)手术方法:患者取胸膝位,该体位利于操作,使脱垂的黏膜和套叠的直肠复位,以便于将其固定于正常的解剖位置。黏膜下注射经肛门镜,直肠周围注射采用直肠指诊引导。肛周严格消毒后,经肛旁 3 cm 进针,进针 6 cm 至肠壁外后注射。硬化剂采用 5‰鱼肝油酸钠,用量 8～10 mL。一般 2 周注射一次,4 次为一个疗程。

(3)手术机制:是通过药物的致炎作用和异物的刺激,使直肠黏膜与肌层之间、直肠与周围组织之间产生纤维化而粘连固定直肠黏膜和直肠,以防止直肠黏膜或直肠的脱垂。

(4)手术疗效:有医院报道了 85 例直肠内脱垂行注射疗法的结果,大多数患者临床症状明显改善。国外 Tsiaoussis 等报道了 162 例直肠前壁黏膜脱垂行硬化剂注射治疗的结果,有效率为51%。硬化剂注射疗法治疗后不满意的原因是会阴下降和合并直肠前突。

(5)并发症:如果肛周皮肤消毒不严格,可发生肛周脓肿。

2.直肠黏膜套扎法

(1)手术适应证:直肠中段或直肠下段黏膜内脱垂。

(2)手术方法:患者采用折刀位或左侧卧位。局部浸润麻醉。充分扩肛,使肛管容纳 4 个手指以上。在齿状线上方进行套扎,先用组织钳钳夹齿状线上方 1 cm 左右的直肠松弛的黏膜,用已套上胶圈的两把止血钳的其中一把夹住被组织钳钳夹的黏膜根部,然后用另一把止血钳将胶圈套至黏膜的根部,为防止胶圈的滑脱,可在套扎前在黏膜的根部剪一小口。使胶圈套在切口处。

3.直肠黏膜间断缝扎加高位注射术

手术适应证:直肠远端黏膜脱垂和全环黏膜脱垂,以及直肠全层内脱垂。

(1)体位:取左侧卧位。

(2)钳夹折叠缝合直肠远端松弛的黏膜:先以组织钳夹持齿状线上方 3 cm 处的直肠前壁黏膜,提拉组织钳,随后以大弯血管钳夹持松弛多余的直肠前壁黏膜底部,稍向外拉,以 2-0 铬制肠线在其上方缝合两针,两针的距离约 0.5 cm,使局部的黏膜固定于肌层。以 7 号丝线在大弯血管钳下方贯穿黏膜,然后边松血管钳边结扎。将第一次缝合的组织稍向外拉,再用组织钳在其上方 3 cm 处夹持松弛下垂的黏膜,再以大弯血管钳在其底部夹持,要夹住全部的黏膜,但不能夹住肌层。继以 2-0 可吸收缝线在上方结扎 2 针,再如第一次的方法用丝线结扎黏膜。

(3)硬化剂注射:距肛门缘约 8 cm,在其相同的高度的左右两侧以 5 号针头向黏膜下层注入1∶1 消痔灵液 5～8 mL,要求药液均匀浸润,然后,再将消痔灵原液注射于被结扎的黏膜部分,2 min后,以血管钳将被结扎的两处黏膜组织挤压成坏死的薄片。至此,对直肠前壁黏膜内脱垂的手术完毕。如果属于直肠全周黏膜脱垂,则在直肠后壁黏膜内再进行一次缝扎。

(4)直肠周围注射法:药物以低浓度大剂量为宜,用左手示指在直肠做引导,将穿刺针达左右骨盆直肠间隙,边退针边注药,呈扇形分布。然后穿刺针沿直肠后壁进针 4 cm 左右,达直肠后间隙,注入药物。每个部位注药物总量 10～15 mL。

手术原理:手术的要点在于消除直肠黏膜的松弛过剩,恢复肠壁解剖结构。本手术方法中的间断缝扎,能使下垂多余的黏膜因结扎而坏死脱落,消除其病理改变。另外,肠线的贯穿缝合,能使被保留的黏膜与肌层粘连,有效地巩固远期疗效;同时也有效地防止了当坏死组织脱落时容易引起的大出血。间断缝扎可以直达直肠子宫(膀胱)陷窝的底部,加固了局部的支持结构。经临床观察,凡直肠黏膜脱垂多起于直肠的中、下瓣,尤以下瓣为多,下瓣的位置正好距离肛缘 8 cm 左右。在其两侧壁注射硬化剂,能使两侧的黏膜与肌层粘连,局部纤维化,与间断缝扎产生协同作用,加强固定,增强疗效。

手术疗效:本手术具有方法简单、容易掌握、创伤小、疗效佳、设计符合解剖生理学要求等优点。有报道 32 例,经 3 个月至 1 年的随访,疗效优者 16 例(50%),良者 8 例(25%),中等者 5 例(15.6%),差者 3 例(9.4%),总有效率 90.6%。

4.改良 Delorme's 手术

Delorme's 手术是 1900 年第一次报道用于治疗直肠外脱垂的一种手术方法。

(1)手术适应证:直肠远端黏膜脱垂、直肠远端和中位内脱垂。特别适应于长型内脱垂(4~6 cm)。

(2)手术方法:①术前准备同结肠手术,最好采取行结肠镜检查的肠道准备方法。②两叶肛门镜(带有冷光源)牵开肛门,在齿状线上 1.5 cm 处四周黏膜下注射 1:20 万单位去甲肾上腺素生理盐水,总量 50~80 mL,使松弛的黏膜隆起。③环行切开直肠黏膜:用电刀在齿状线上 1~1.5 cm处环形切开黏膜层。④游离直肠黏膜管:组织钳夹住远端黏膜边缘,一边向下牵拉一边用组织剪在黏膜下层做锐性分离,显露直肠壁的肌层;环形分离一周,一直分离到指诊发现直肠黏膜过度松弛的情况消失,无脱垂存在,整个直肠黏膜呈平滑状态时为止;一般游离下的黏膜长度为 5~15 cm,黏膜管游离的长度主要依据术前排便造影所显示的直肠内脱垂的总深度而定,注意切勿分离过长,避免黏膜吻合时张力过大。⑤直肠环肌的垂直折叠缝合:Delorme's 手术要求将分离后的黏膜下肌层做横向折叠缝合,一般用 4 号丝线缝合 4~6 针;如果将黏膜下肌层做垂直折叠缝合一方面加强盆底的功能,另一方面可以减少肌层出血,同时关闭无效腔。⑥吻合直肠黏膜:切断黏膜行黏膜端吻合前须再用硫柳汞消毒创面,用 0 号铬制肠线做吻合,首先上、下、左、右各缝合 4 针,再在每两针间间断缝合,针距为 0.3 cm 左右。⑦吻合完毕后:用油纱条包裹肛管,置入肛管内,可起到压迫止血的作用。⑧术后处理:术后 3~5 d 进普食后常规应用缓泻剂以防止大便干燥;患者正常排便后即可停用缓泻剂。

(3)手术注意事项:①Delorme's 手术强调剥离黏膜为 5~15 cm,有时手术操作困难,黏膜容易被撕破;对重度脱垂者剥离 15 cm,一般剥离到黏膜松弛消失为止,如果过多黏膜剥离可导致吻合处张力过大,发生缺血坏死,近端黏膜缩回等严重并发症。②Delorme's 手术强调折叠直肠肌层,在剥离黏膜长度<15 cm时,可以不做肌层折叠缝合,这样可简化手术步骤,术中行黏膜吻合前彻底止血,加上术后粘连,同样起到肌层折叠的作用;肌层折叠还有导致折叠处狭窄的可能。③若合并直肠前突,在吻合直肠黏膜前,用 4 号丝线间断缝合两侧的肛提肌,加强直肠阴道隔。④本手术严重的并发症为局部感染,因而术前肠道准备尤为重要,术中严格无菌操作,彻底止血,防止吻合口张力过大。

第五节 直肠外脱垂

一、病因和发病学

直肠外脱垂(external rectal prolapse)是指肛管、直肠、甚至乙状结肠下段向外翻出脱垂于肛门之外。直肠全层脱出,因括约肌收缩,直肠壁静脉回流受阻,不及时回纳,可发生坏死、出血,甚至破裂。

（一）发病率

各种年龄均有发病,小儿1～3岁高发,与性别无关,多为直肠黏膜脱垂,5岁内常常自愈。男性20～40岁高发,女性50～70岁多见,多次妊娠妇女及重体力劳动者多发,临床并不常见。

（二）病因

直肠脱垂与多种病因有关。

1.解剖因素

年老衰弱,幼儿发育不全者,盆底组织软弱,不能支持直肠于正常位置;小儿骶骨弯曲度小、过直;手术外伤损伤肛管直肠周围肌肉或神经。

2.腹压增高

发病多与长期腹泻、习惯性便秘,排尿困难,多次分娩等因素相关,腹内压增高,促使直肠向外推出。

3.其他

内痔或直肠息肉经常脱出,向下牵拉直肠黏膜,造成直肠黏膜脱垂。

目前多数学者赞同直肠脱垂的肠套叠学说。该学说认为正常时直肠上端固定于骶骨岬附近,由于慢性咳嗽、便秘、腹泻、重体力劳动等引起腹内压增高,使此固定点作用减弱,就易在直肠、乙状结肠交界处发生肠套叠,在腹内压增强因素的持续作用下,套入直肠内的肠管逐渐增多,由于肠套叠及套叠复位的交替进行,致使直肠侧韧带、肛提肌受损,肠套叠逐渐加重,直肠组织松弛,最后经肛门脱出。

二、病理学

脱垂的黏膜常形成环状,色紫红,有光泽,表面有散在出血点。脱出时间长,黏膜增厚,呈紫色,可伴糜烂。如脱出较多,由于括约肌收缩,静脉回流受阻,黏膜红肿及糜烂。如在脱出后长时间未能回复,肛门括约肌受刺激收缩持续加强,肠壁可因血循不良发生坏死、出血及破裂等。

三、临床表现

排便时直肠由肛门脱出,便后自行回缩到肛门内,以后逐渐发展到必须用手托回,伴有排便不尽和下坠感。严重时不仅大便时脱出,在咳嗽、喷嚏、走路等腹压增高的情况下,均可脱出。随着脱垂加重,病史延长,引起不同程度的肛门失禁。常有大量黏液污染衣裤,引起肛周瘙痒。当脱出的直肠被嵌顿时,局部水肿呈暗紫色,甚至出现坏死。

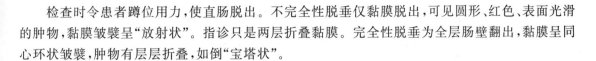

检查时令患者蹲位用力,使直肠脱出。不完全性脱垂仅黏膜脱出,可见圆形、红色、表面光滑的肿物,黏膜皱襞呈"放射状"。指诊只是两层折叠黏膜。完全性脱垂为全层肠壁翻出,黏膜呈同心环状皱襞,肿物有层层折叠,如倒"宝塔状"。

四、诊断和鉴别诊断

根据病史,让患者下蹲位模拟排便,多可做出诊断。内脱垂常需排便造影协助诊断。黏膜脱垂和全层脱垂的鉴别方法有扪诊法和双合指诊法。扪诊法是用手掌压住脱垂直肠的顶端,稍加压做复位动作,嘱患者咳嗽,有冲击感者为直肠全层脱垂,否则为黏膜脱垂。双合指诊法是用示指插入脱垂直肠腔,拇指在肠腔外作对指,摸到坚韧弹性肠壁者为全层脱垂,否则为黏膜脱垂,同时注意检查脱垂直肠前壁有无疝组织。与环形内痔鉴别较容易,除病史不同外,环形内痔脱垂呈梅花状,痔块之间出现凹陷的正常黏膜,括约肌收缩有力,而直肠脱垂则脱出物呈宝塔样或球形,括约肌松弛无力。此外,肛门手术后黏膜外翻易与之混淆,但该病一般有痔、肛瘘等手术史,脱出黏膜为片状或环状,可有明显的充血、水肿和分泌物增多,用手不能回纳,色鲜红。

五、外科治疗

（一）注射疗法

直肠黏膜下注射硬化剂,治疗部分脱垂患者,按前后左右四点注射至直肠黏膜下,每点注药 1～2 mL。注射到直肠周围可治疗完全性脱垂,造成无菌炎症,使直肠固定。常用药物有 5％甘油溶液等。

（二）手术疗法

1.脱垂黏膜切除

对部分性黏膜脱垂患者,将脱出黏膜做切除缝合。

2.肛门环缩术

麻醉下在肛门前后各切一小口,用血管钳在皮下绕肛门潜行分离,使二切口相通,置入金属线（或涤纶带）结成环状,使肛门容一指通过,以制止直肠脱垂。

3.直肠悬吊固定术

对重度的直肠完全性脱垂患者,经腹手术,游离直肠,用两条阔筋膜（腹直肌前鞘、纺绸、尼龙布等）将直肠悬吊固定在骶骨胛筋膜上,抬高盆底,切除过长的乙状结肠。常用术式包括以下几种。

（1）Ripstein 手术:经腹切开直肠两侧腹膜,将直肠后壁游离到尾骨尖,提高直肠。用宽5 cm Teflon 网悬带围绕上部直肠,并固定于骶骨隆凸下的骶前筋膜和骨膜,将悬带边缘缝于直肠前壁及其侧壁,不修补盆底。最后缝合直肠两侧腹膜切口及腹壁各层。该手术要点是提高盆腔陷凹,手术简单,不需切除肠管,复发率及病死率均较低。但仍有一定的并发症,如粪性梗阻、骶前出血、狭窄、粘连性小肠梗阻、感染和悬带滑脱等并发症。

（2）Ivalon 海绵植入术:此术由 Well 医师首创,故又称 Well 手术,也称直肠后方悬吊固定术。方法:经腹游离直肠至肛门直肠环的后壁,有时切断直肠侧韧带上半,用不吸收缝线将半圆形 Ivalon 海绵薄片缝合在骶骨凹内,将直肠向上拉,并放于 Ivalon 薄片前面,或仅与游离的直肠缝合包绕,不与骶骨缝合,避免骶前出血。将 Ivalon 海绵与直肠侧壁缝合,直肠前壁保持开放 2～3 cm 宽间隙,避免肠腔狭窄。最后以盆腔腹膜遮盖海绵片和直肠。本法优点在于直肠与骶骨的固定,直肠变硬,防止肠套叠形成,病死率及复发率均较低。若有感染,海绵片成为异物,将形成瘘管。本术式最主要的并发症是由植入海绵薄片引起的盆腔化脓。

(3)直肠骶岬悬吊术:早期 Orr 医师用大腿阔筋膜两条将直肠固定在骶岬上。肠壁折叠的凹陷必须是向下,缝针不得上,每条宽约 2 cm,长约 10 cm。直肠适当游离后,将阔筋膜带的一端缝于抬高后的直肠前外侧壁,另一端缝合固定骶岬上,达到悬吊目的。近年来主张用尼龙或丝绸带或由腹直肌前鞘取下两条筋膜代替阔筋膜,效果良好。

(4)直肠前壁折叠术:1953 年沈克非根据成人完全性直肠脱垂的发病机制,提出直肠前壁折叠术。方法:经腹游离提高直肠。将乙状结肠下段向上提起,在直肠上端和乙状结肠下端前壁自上而下或自下而上做数层横行折叠缝合,每层用丝线间断缝合 5～6 针。每折叠一层可缩短直肠前壁 2～3 cm,每两层折叠相隔 2 cm,肠壁折叠长度一透过肠腔,只能穿过浆肌层。由于折叠直肠前壁,使直肠缩短、变硬,并与骶部固定(有时将直肠侧壁缝合固定于骶前筋膜),既解决了直肠本身病变,也加固了乙、直肠交界处的固定点,符合治疗肠套叠的观点。有一定的复发率(约10%),主要并发症包括排尿时下腹痛、残余尿、腹腔脓肿、伤口感染。

(5)Nigro 手术:Nigro 认为,由于耻骨直肠肌失去收缩作用,不能将直肠拉向前方,则盆底缺损处加大,"肛直角"消失,直肠呈垂直位,以致直肠脱出,因此他主张重建直肠吊带。Nigro 用 Teflon 带与下端直肠之后方及侧位固定,并将直肠拉向前方,最后将 Teflon 带缝合于耻骨上,建立"肛直角"。手术后直肠指诊可触及此吊带,但此吊带无收缩作用。此手术胜于骶骨固定之优点是:盆腔固定较好,由于间接支持了膀胱,尚可改善膀胱功能。此手术难度较大,主要并发症为出血及感染,需较有经验的医师进行。

4.脱垂肠管切除术

(1)Altemeir 手术:经会阴部切除直肠乙状结肠。Altemeir 主张经会阴一期切除脱垂肠管。此手术特别适用于老年人不宜经腹手术者,脱垂时间长,不能复位或肠管发生坏死者。优点是:从会阴部进入,可看清解剖变异,便于修补;麻醉不需过深;同时修补滑动性疝,并切除冗长的肠管;不需移植人造织品,减少感染机会;病死率及复发率低。但本法仍有一定的并发症,如会阴部及盆腔脓肿,直肠狭窄等。

(2)Goldberg 手术(经腹切除乙状结肠、固定术):由于经会阴部将脱垂肠管切除有一定的并发症,Goldberg 主张经腹部游离直肠后,提高直肠,将直肠侧壁与骶骨骨膜固定,同时切除冗长的乙状结肠,效果良好。并发症主要包括肠梗阻、吻合口瘘、伤口裂开、骶前出血、急性胰腺炎等。

第六节　粘连性肠梗阻

腹部手术或腹腔感染后患者多有腹腔内粘连,部分患者出现粘连性肠梗阻,占所有肠梗阻的40%。粘连性肠梗阻绝大多数为小肠梗阻,结肠梗阻少见,后者可见于盆腔手术或感染之后,多为不完全性肠梗阻。

一、发病机制

肠粘连是胃肠道对外来刺激的保护性反应,手术翻动肠管浆膜损伤、缺血、吻合口漏、缝线、血肿及腹腔感染等均可引起炎症反应,局部纤维蛋白原及纤维蛋白积聚,诱发蛋白性粘连。此种粘连可被纤溶系统和巨噬细胞清除,再由间皮细胞覆盖创面而达到生理性修复。在壁腹膜及脏腹膜损伤严重情况下,纤溶系统功能低下,蛋白性粘连不能溶解,逐渐为纤维组织细胞所替代,形成胶原纤维,间皮细胞无法覆盖损伤面,即导致纤维性粘连。开腹手术大部分患者会出现肠粘连,其中约30%的患者会发生肠梗阻。发生肠梗阻的解剖因素包括:粘连成团、粘连成角、粘连带压迫、内疝、以粘连带为轴心小肠旋转及肠管粘连或被误缝于腹壁切口。在体位转变、暴饮暴食及胃肠道功能紊乱的情况下,即诱发肠梗阻。

二、病理生理

粘连性结肠梗阻时,由于回盲瓣关闭,阻止结肠内容物倒流入回肠,成为闭襻型肠梗阻,肠腔极度膨胀,另外,结肠血液供应远不及小肠,容易导致肠壁坏死和穿孔。由于结肠梗阻早期小肠依然可吸收大量液体,水、电解质、酸碱平衡紊乱相对较轻。长期结肠不完全性梗阻,可导致近侧结肠壁逐渐肥厚,肠腔扩张。并发小肠梗阻时,可导致体液丧失、水、电解质及酸碱平衡紊乱,胃肠道每天约8 000 mL分泌液,肠梗阻时难以再吸收,积存在肠腔或经呕吐排出;肠腔过度的扩张还可导致血液回流障碍,肠液通过肠壁向腹腔渗出增加;如果出现绞窄、坏死,则可丢失部分血液;其结局是导致血容量不足及酸碱平衡紊乱。大多数小肠梗阻,因丢失大量碱性肠液,缺氧导致酸性产物积聚,加之尿量减少,患者易出现代谢性酸中毒。扩张肠襻内的细菌繁殖活跃,产生大量毒素,易导致患者细菌毒素中毒;在肠梗阻时间过长或肠壁坏死情况下,发生细菌移位,引起化脓性腹膜炎和菌血症。患者出现严重缺水、血容量减少、酸碱平衡紊乱、细菌感染中毒等,易诱发休克,病情多较严重,晚期出现多器官功能障碍综合征甚至多脏器功能衰竭而死亡。

三、临床表现

粘连性结肠梗阻患者可出现腹部胀痛,疼痛程度不及小肠梗阻,阵发性绞痛少见,除非出现绞窄或穿孔。呕吐少见。闭襻型结肠梗阻可导致高度腹胀。患者停止排便排气,绞窄时出现血便。查体可见腹部切口瘢痕,腹胀,不对称,肠蠕动波少见;绞窄时出现腹肌紧张、压痛、反跳痛;叩诊腹部四周鼓音;肠鸣音可亢进。血白细胞计数可增加,中性粒细胞比例上升伴核左移。X线少见小肠"鱼骨刺"样改变或液平面,腹部四周可见高度扩张的结肠襻,结肠袋显影。怀疑结肠梗阻者,可给予低压钡灌肠检查,对诊断有一定的帮助。

四、治疗

(一)非手术治疗

1.胃肠减压

此为肠梗阻的最基本的处理方法,通过胃肠减压清除积聚的气体及液体,降低胃肠腔内压力,改善胃肠壁血液循环,减少细菌繁殖与毒素吸收,促进局部及全身状况改善。尽量用较粗的鼻胃管,前端10 cm多剪侧孔,插入深度应达幽门部,以起到良好的吸引减压作用。但是对于结肠梗阻,胃肠减压效果不理想。

2.纠正水、电解质及酸碱平衡紊乱

这也是肠梗阻治疗的重要方法,根据梗阻部位、生化检查、血气分析、引流量、尿量、心脏功能及肾功能等,决定输液量及种类;绞窄性坏死者,根据血红蛋白检测结果,酌情给予补充红细胞,但大多数情况下,并无输注红细胞的必要。

3.应用抗生素

肠梗阻多半有细菌繁殖及毒素吸收,应给予静脉抗生素,目前第三代头孢菌素应用效果较好,由于肠腔内尚有厌氧菌存在,可加用抗厌氧菌药物如甲硝唑等。

4.解痉止痛

肠梗阻早期由于梗阻以上肠管收缩加强,患者多有剧烈阵发性腹痛,可给予解痉剂如屈他维林,阿托品或654-2由于存在口干等不良反应,患者耐受性不及屈他维林。哌替啶及吗啡必须在排除绞窄性肠梗阻之后应用。

5.抑制胃肠道液体分泌

减少胃肠道液体分泌必然减轻胃肠道负担,促进康复,生长抑素效果较好,胃肠引流量可减少300～500 mL/d,效果确切。

6.肠外营养支持及维持水、电解质及酸碱平衡

禁食期间,应给予104.65～125.58 kJ(25～30 kcal)/kg体质量非蛋白热量的营养支持,可以减少负氮平衡,促进合成代谢,改善患者身体状况。根据生化和血气分析,补充电解质,防治水、电解质及酸碱平衡紊乱。

7.温盐水低压灌肠

一方面可以清洗梗阻以下肠管内残存粪便,另一方面可以促进肠蠕动,利于肠道功能早期恢复,但切记必须排除绞窄性肠梗阻,否则可导致穿孔。因此,灌注压切勿过高。

8.润滑肠道

特别是术后单纯性不完全性肠梗阻最为适合,给予液状石蜡30～50 mL自胃管注入,夹管30 min后开放,对肠梗阻的解除颇有裨益。

9.下床活动

肠腔内容物的排空动力,一方面来自肠腔蠕动,一方面来自重力作用,因此,在病情允许的情况下,患者应坚持下床活动。

(二)手术治疗

1.手术适应证

出现腹肌紧张、压痛、反跳痛、肠鸣音消失等腹膜炎体征者;腹穿、胃肠减压或排出物为血性液体者;脉搏、体温、血白细胞及中性粒细胞持续上升,血压下降者;经24～48 h积极的非手术治疗后,未见好转反而加重者;腹部绞痛剧烈,腹胀不对称,局部隆起者;X线发现孤立胀大肠襻者;对于多次反复发作者,可于最后一次发作开始即予以手术探查。

2.手术策略

(1)肠梗阻导致肠道细菌过度繁殖并分泌毒素,有肠道细菌移位的可能性,因此,围术期必须应用抗生素。

(2)尽量不经原切口进腹,因其下方多存在严重粘连之肠襻,易于损伤。如果经原切口,首先需要在原切口上方或下方5 cm进腹,可降低手术损伤肠管的可能性。上腹部有肝脏和胃壁间隔,很少与腹壁粘连,因此,最好在切口上方延长切口并于此处进入腹腔。用Allis钳钳夹提起腹

部切口,术者示指绕至粘连肠管和腹壁之间,小圆刃刀或薄组织剪锐性解离粘连;如肠管与腹壁粘连严重,难以分离,可切除部分腹膜,以保护小肠。

(3)腹腔内可能存在广泛粘连,先分离容易分离之处,然后逐步过渡至严重粘连肠管。粘连成团的肠管可从其近侧和远侧肠管开始解离,直至完全汇合。也可沿梗阻远侧肠管向上方探寻梗阻部位,可直视下分离松解粘连肠管。需注意有时粘连造成的肠梗阻不止一处,应全面探查,以防遗漏。

(4)分离粘连的理想方法是术者将示指置于肠管间粘连下方,轻轻抬举,分开肠管,薄组织剪剪断粘连(图 12-38)。粘连解除以锐性分离为主,薄组织剪及小圆刃刀都是较好的器械。短的粘连予以切断,长的粘连带必须完全剪除,预防其游离缘形成新的粘连带。一般不要用手指钝性分离,以免撕裂浆膜层。

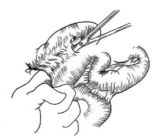

图 12-38　**分离粘连**

(5)避免肠内容物污染腹腔是肠梗阻手术必须遵循的基本原则。如果近端肠腔大量积气积液,可先行肠管减压处理,以免肠壁破裂,肠液污染腹腔,而且利于关腹和术后恢复。于扩张肠壁做 2 个直径约 1 cm 同心圆荷包缝合,将此处肠管用湿纱布垫环绕保护;粗针头于同心圆中心刺入肠腔,将其内气体吸除;切开肠管,置入吸引器,收紧 2 个荷包缝线;非常耐心地将远、近侧肠管内的气体和液体推移至吸引器周围,尽量全部吸除;去除吸引器,安尔碘消毒,荷包线打结,外加浆肌层包埋;撤除保护用纱布垫,术者更换手套,所用器械不再继续使用。

(6)术中浆膜层损伤,务必立即用 4-0 可吸收线或 1 号丝线间断缝合,损伤面积较大者,必须采用横行缝合,以免肠腔狭窄梗阻。切忌等待粘连分离完毕后再修补的错误做法,一方面可能遗漏浆膜损伤;另一方面损伤处也可能在随后手术过程中破裂导致肠液污染腹腔。

(7)肠梗阻患者可能存在弥散性多处粘连,包括肠管、大网膜、系膜和腹膜等之间的粘连,因此,术中应全面探查,包括自胃至直肠的全部消化道,粘连处予以锐性分离。

(8)在可能发生瘘的肠管附近留置双腔引流管,虽有引起新的粘连之虞,但可通过引流液性状早期发现肠瘘,尽早处理更危险的并发症。

(9)单纯性粘连性结肠梗阻,可行粘连松解术。对肠壁坏死变黑、蠕动丧失、血管搏动消失及生理盐水纱布热敷或 1% 利多卡因封闭 30 min 未见好转者,需行手术治疗。手术方法包括Hartmann 切除术、部分结肠切除一期吻合术、部分结肠切除一期吻合＋近侧结肠或回肠造口术以及术中全结肠灌洗一期吻合术。术中全结肠灌洗为一期吻合提供保障。常规 Hartmann 切除术后造口关闭需行二次开腹手术,末端-襻式造口术(end-loop stomas)不需开腹即可完成造口关闭术,方法为:近侧结肠断端常规造口,远断端切割闭合器闭合,经同一造口通道的肛侧,将对系膜缘侧角拉出腹壁外,剪除侧角少许,并与切口和近侧造口肠管缝合固定(图 12-39)。术毕行大量温生理盐水冲洗腹腔,吻合欠佳者,应留置引流管。行近侧结肠或回肠造口者,一般术后 3 个月行造口关闭术。

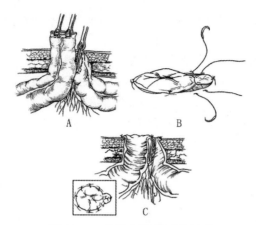

图 12-39　结肠末端-襻式造口术

(10)对于伴有小肠广泛粘连且反复手术者,可行 Baker 管小肠排列术,肠管间虽然亦存在粘连,但不至于梗阻。此术式经 Stamm 胃造口插入 18F 的 Baker 管,管长 270 cm,头端一个长 5 cm 的气囊,此管有两个腔:一个用于吸引肠内容物,行术后小肠减压,另一个用于控制顶端气囊的打开与关闭(图 12-40)。全部小肠松解完毕,行 Stamm 胃造口,消毒 Baker 管,自胃造口处置入胃腔,通过幽门后,气囊充气达半充盈状态,利于将导管在肠腔内向下运行,同时间断负压吸引清除肠内容物。气囊进入盲肠后,完全充气。将全部小肠和 Baker 管拉直,再将小肠行多个"S"形阶梯状排列。如果患者为全胃切除术后等无法经胃造口置管,可行逆行置管:盲肠 Stamm 造口;置入 Baker 管并引入空肠内;气囊半充气,逐渐推送至梗阻近侧肠管,间断吸引清除肠内容物;放空气囊,以免气囊导致肠梗阻;Baker 管引出体外,将造口盲肠壁固定于侧腹壁。

(11)文献报道 1 例患者共接受多达 22 次肠粘连手术,促使外科医师不断探索预防肠粘连的有效方法。在腹腔留置防粘连药物虽然研究较多,但目前尚无任何一种药物值得信赖。因此,术中应采取如下措施以减少肠粘连的发生:严格无菌操作,避免肠内容物污染腹腔;手术操作轻柔,避免浆膜面损于切口和小肠之间。

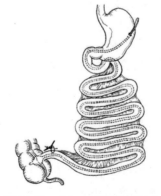

图 12-40　Baker 管小肠排列术

(12)手术医师丰富的临床经验无疑是手术成功的重要保障。粘连性肠梗阻在很多时候相当复杂,手术耗时耗力,术者必须戒骄戒躁,耐心细致地完成每一步操作,否则将会给患者带来灾难,也给自己留下终身遗憾。

第七节　肿瘤性肠梗阻

肿瘤性肠梗阻亦称癌性肠梗阻,顾名思义是由癌肿导致的肠梗阻,癌肿可以来自肠道本身,也可来自肠道外,如胃癌种植转移、卵巢癌腹腔转移等。癌肿发展到一定程度可阻塞肠道内腔或外压肠壁导致肠腔狭窄或闭塞,出现肠道内容物排除受阻或完全不能通过而产生不全或完全性肠梗阻。虽然小肠的长度占胃肠道的75%,但原发小肠的肿瘤仅占消化道肿瘤的1%～6%,因此由小肠肿瘤所致的梗阻较为少见,另外,由其他肿瘤如胃癌、卵巢癌和腹腔内其他组织或脏器恶性肿瘤导致的肠梗阻则更为罕见。据报道癌性肠梗阻为结直肠梗阻的首要原因,约占78%,其中右半结肠梗阻占17%,左半结肠梗阻占9%～27%。近年来,结直肠癌发病率有明显上升趋势,相应结直肠癌所致的梗阻也随之增高。

结直肠癌并发肠梗阻是临床较常见的外科急腹症之一,成人中的53%的急性机械性肠梗阻的原因是由肿瘤所引起,结直肠癌占这些肿瘤中的84%,以肠梗阻就医者占8%～29%。由于结直肠癌的发病比较隐匿,发展缓慢,易被人们所忽视,一旦出现梗阻,病情发展常比较迅速,而且这部分患者以老年人为主,常有多种伴随疾病,如心脏病、高血压、肺部疾病和糖尿病等,临床处理非常棘手,选择处理方法是否正确直接关系到患者的预后。

一、发病率和病因

(一)发病率

随着疾病发病谱的变化,肠梗阻的病因构成会发生明显的变化。国内1999年报道肠梗阻原因前三位依次是肠粘连、肿瘤和嵌顿性腹股沟疝;2001年报道肠梗阻原因前三位依次是肿瘤、肠粘连和腹外疝,肿瘤原因跃居第一。

在消化道肿瘤所致的梗阻中,以结直肠肿瘤梗阻多见,尤其在老年低位肠梗阻中有73.8%的原因是结直肠癌。

(二)梗阻的病因

1.肠腔肿块阻塞

结直肠肿瘤相对生长较为缓慢,一般直肠癌癌肿浸润肠壁一周需要1～2年。当肿瘤生长到一定大小时会阻塞肠腔,粪便无法排除,则出现肠梗阻,常见于肿块型结直肠癌。

2.肠腔环形狭窄

肿瘤沿肠壁浸润生长,肠腔越来越窄,最终导致肠腔闭塞,肠内容物无法排除而出现肠梗阻,主要见于浸润型和溃疡型结直肠癌。

3.肠套叠或肠扭转

由于肿瘤的存在,结肠的蠕动发生了改变,可于肿瘤区域的近端或远端肠管发生肠套叠而出现肠梗阻;另外,肿瘤的周围可出现肿瘤性炎症而出现粘连,粘连的肠管可发生扭转或成角而发生肠梗阻。

二、临床表现

（一）腹痛、腹胀和排气排便停止

一般结直肠癌合并肠梗阻时通常需要较长的时间，早期主要是大便习惯改变如便频或大便次数减少，可有血便或黏液血便，也可同时出现腹胀，间歇性腹痛或排气过多，有时出现明显的食欲减退、体重减轻或乏力等。一旦出现梗阻则表现为低位肠梗阻特点，如腹胀、阵发性腹痛、伴排气和排便停止。

（二）呕吐

结直肠癌合并梗阻早期，由于阵发性腹痛可反射性出现恶心和呕吐，呕吐物为胃内容物；稍晚些时候，由于结直肠梗阻，粪便无法排除，导致结肠内压力持续性升高，回盲瓣防反流功能丧失，结肠吸水能力下降，可使结肠内的粪便逆流至回肠、空肠和胃内，患者可出现溢出性呕吐，呕吐物为粪便样物。

（三）发热

由于结肠肠壁较薄，血液供应相对较差，内含大量的细菌，而且有防反流作用的回盲瓣存在，一旦出现梗阻，常为急性闭襻性梗阻，结肠腔内压力会迅速增加，肠壁缺血水肿，细菌出现移位。有研究表明，急性肠梗阻 6 h 后细菌移位至肠系膜淋巴结，24 h 后进入肝脾和血液，并且与肠道中革兰氏阴性菌增殖同步。由于细菌移位，毒素吸收入血，患者会出现心率过快和发热等中毒症状，严重者结肠肠壁可出现坏死穿孔，出现粪性腹膜炎，此类腹膜炎死亡率高达 25%～45%。

（四）肠型、蠕动波和肠鸣音亢进

在梗阻早期，腹部查体可发现肠型和蠕动波，并可闻及肠鸣音亢进和气过水声；在晚期，由于高度腹部胀气遮掩或肠管出现坏死，肠型和蠕动波消失，甚至不能闻及肠鸣音。

（五）腹部压痛、反跳痛和肌肉紧张

由于梗阻时，肠腔扩张，肠壁水肿，可出现腹水；细菌易位可出现粪性腹膜炎，因此可出现腹部压痛、反跳痛和肌肉紧张等腹膜炎体征。

三、诊断和鉴别诊断

（一）诊断

癌性肠梗阻主要发生于结肠和直肠，以左半结肠、老年人和晚期病例多见。这部分患者常伴有一种或多种并存疾病如慢性肺部疾病、高血压和糖尿病等。发生梗阻时，由于回盲瓣的存在，梗阻一旦发生，很快进入急性闭襻性肠梗阻，若诊断不及时和手术时机选择不当，会出现肠坏死和肠穿孔，发生严重的腹膜炎，导致患者死亡。癌性肠梗阻由于缺乏特异性临床表现，常与粘连性肠梗阻、粪石性肠梗阻或其他肠道疾病相混淆，因此临床上若遇到不明原因的低位肠梗阻，而且是老年患者，应考虑为结直肠癌性梗阻，应及时诊断和治疗。

1.病史

一般结直肠癌患者病程发展比较缓慢，在出现梗阻之前，常表现为大便习惯改变，如腹泻和便秘交替出现、里急后重、便意频、排便不尽和排便困难等；可出现大便染血和黏液，血可以为暗红或鲜红色，血可与大便相混或位于大便表面，便血有时误诊为"痔疮"；间断出现腹痛或腹胀；无明原因出现食欲缺乏、体重减轻和乏力。出现梗阻时，患者出现腹胀、腹痛、排气排便停止，伴有或缺少呕吐。

2.体格检查

腹部圆隆,可见肠型和蠕动波;腹壁较韧,有压痛,叩诊鼓音,肺肝界可消失,严重者可出现反跳痛和肌肉紧张;肠鸣音亢进,可闻及气过水声或高调肠鸣音;腹水时移动性浊音可出现阳性。

3.辅助检查

(1)纤维结肠镜和X线钡剂灌肠检查:若病情允许,反复进行灌肠,清洗远端肠道内容物后,可进行钡剂灌肠和纤维结肠镜检查。纤维结肠镜是结直肠癌最直接最准确的检查方法,它不但可以发现病变的部位,还可以在结肠镜下对病变进行活体组织检查,通过病理学明确病变的性质。但有时病情严重或无法清除远端肠管内积存的粪便时,无法进行结肠镜检查。虽然钡剂灌肠法可以发现病变部位,但检查的实施明显受到病情和肠道清洁度的影响,对病变的性质判断远远逊色于结肠镜检查。腹部X线检查可发现多处液气平面,有时可见宽大的积气肠襻,但由于X线提供的信息量有限,易受肠腔内大量积液、拍片曝光条件过低等因素影响,有20%～50%腹部X线片无法肯定诊断,而且无法明确病变的性质。

(2)计算机断层扫描检查:当肠梗阻发生时,随着肠腔内液体和气体积存,肠腔不断增宽,梗阻时间越长,部位越低,肠腔扩张越明显,梗阻以下肠腔萎陷、空虚或仅存少量粪便。计算机断层扫描表现为肠管扩张,管径明显增大,其内可见液气平面,肠壁变薄。梗阻远近端肠管直径的差异是判断梗阻部位非常有价值的征象。计算机断层扫描可以鉴别梗阻的类型和部位,如闭襻性肠梗阻时,由于扭转使输入端逐渐变细,输出段由细变粗,在计算机断层扫描图像上表现为"鸟嘴征"。绞窄性肠梗阻时,由于肠壁血运障碍,肠壁出现分层改变,表现为"靶征"或称"双晕征";增强扫描时,病变处肠壁不强化,或强化明显减弱;肠系膜密度增高、模糊,呈云雾状,血管失去了正常结构;肠壁坏死时,可见肠壁内积气。粘连性肠梗阻时,可发现导致粘连的索条、部位及与周围肠管和腹壁的关系;低位结肠梗阻时,可见扩张的结肠袋及半月皱襞,小肠多无扩张或扩张较轻。计算机断层扫描可以进行病因诊断,可以较准确地发现肿瘤的发生部位及其与周围组织器官的关系和浸润范围,也可以发现恶性肿瘤的其他征象,如肝脏转移病灶、淋巴结肿大等。

(3)超声检查:超声对肠梗阻检查价值不如计算机断层扫描,但优于X线检查。超声检查方便灵活,而且费用较计算机断层扫描检查低。超声可以测量扩张肠壁厚度和肠管的内径,观察梗阻的病情变化;也可以动态监测肠管的蠕动情况及肠壁血供情况,可及时发现肠壁坏死;能区分机械性和功能性肠梗阻;可以确定一些患者出现梗阻的病因和发生梗阻的部位。

(4)直肠指诊:是简单而重要的临床检查方法,对及早发现直肠癌意义重大。据统计,70%左右的直肠癌可以在直肠指诊时被发现,而且直肠癌延误诊断的病例中85%是由于未做直肠指诊。由直肠癌导致的低位肠梗阻,通过直肠指诊就可以诊断,为肠梗阻的进一步治疗赢得了时间。

(二)鉴别诊断

癌性肠梗阻主要由结直肠癌和少见的小肠肿瘤所引起,但由于临床上癌性肠梗阻表现无特异性,缺乏相应的、准确的和特异性诊断手段和方法,因此,需要同以下几种类型的肠梗阻相鉴别。

1.粘连性肠梗阻

在临床上粘连性肠梗阻较为常见,其发生率占各类肠梗阻的20%～40%。多发生在以往有过腹部手术、损伤或炎症史的患者,可发生于任何年龄段,临床以高位肠梗阻(回肠上段)多见。一部分患者既往可有多次肠梗阻发作史,经保守或手术治疗"痊愈";癌性肠梗阻多为低位肠梗阻

（回肠末端和结肠），发病年龄常大于 50 岁；腹部计算机断层扫描检查可以判断梗阻的类型、发现梗阻的病因、确定梗阻的部位和监测病情变化等；在病情允许和肠道可清洁（通过灌肠）的条件下可进行纤维结肠镜检查，有助于结直肠癌的诊断。

2.肿瘤性小肠梗阻

小肠肿瘤一般无特异性临床表现，除腹部隐痛和少数消化道出血外，约有 1/3 的患者以肠梗阻就诊，腹部检查多可触及包块。由于小肠肿瘤中约 80％为恶性，临床表现为进展较快的腹部包块和不完全性肠梗阻，常伴有不同程度的腹痛。无论小肠肿瘤良性或恶性，一部分病例因肿瘤所在部位不同可表现为上消化道或下消化道出血，一旦伴发肠套叠或肠扭转，可发生急性肠梗阻。临床上若发现腹部包块，伴有慢性不全小肠梗阻应高度怀疑小肠肿瘤。消化道钡餐检查，可发现与腹部包块相应部位的肠管狭窄和近端肠管扩张。B超和计算机断层扫描检查可发现肿瘤的位置、大小、与周围脏器关系等征象，诊断多无困难。

3.结核性肠梗阻

肠结核是结核杆菌侵犯肠道引起的慢性特异性感染。病理形态上可表现为溃疡型和增生型两类。由于增生型肠结核的病变多局限在回盲部，可导致肠腔狭窄和梗阻，出现低位肠梗阻症状易与癌性结直肠梗阻相混淆，故需要进行鉴别。

本病多见于 20～40 岁的青年和中年；患者可有体弱、消瘦、午后低热、盗汗、食欲缺乏等结核病的全身症状；常有肺部或其他部位有结核病灶；X 线钡餐或钡剂灌肠检查有助于诊断；纤维结肠镜检查可看见结肠乃至回肠末端的病变，并可做活组织检查，以确定诊断。

4.粪石性肠梗阻

由肠腔内粪块、胆石、异物或蛔虫团所引起的堵塞而引起的一类肠梗阻，这类肠梗阻临床上并不多见。早期多表现为不完全性肠梗阻，若诊断和治疗不及时，堵塞物压迫肠壁时间过长，肠腔压力过高，肠壁扩张水肿会造成肠管血运障碍，引发绞窄性肠梗阻。

粪石性肠梗阻多为老年人，一部分患者平时可有习惯性便秘史，临床主要表现为腹胀，腹痛不显著，左下腹触及条块状粪块；胆石性结肠梗阻病例少见，既往常有胆石症和慢性胆囊炎病史；腹部 X 线和计算机断层扫描检查可发现全结肠或降结肠、乙状结肠、直肠充满粪石影像。

5.乙状结肠扭转

乙状结肠扭转是乙状结肠以其系膜为中轴发生旋转，导致肠管部分或完全梗阻。乙状结肠是结肠扭转最常见的发生部位，占 65％～80％，其次为盲肠和横结肠。60 岁以上老人是青年人发病率的 20 倍。

临床发病多见于男性老年人，常有便秘习惯，或以往有多次腹痛发作经排便、排气后缓解的病史；临床表现除腹部绞痛外，有明显腹胀，而呕吐一般不明显；腹部 X 线片显示马蹄状巨大的双腔充气肠襻，圆顶向上，两肢向下；立位可见两个液平面；钡剂灌肠检查见扭转部位钡剂受阻，钡影尖端呈"鸟嘴"形。

四、治疗

目前，对消化道肿瘤的有效治疗，仍然以手术切除为主，其次辅助化学治疗、放射治疗和生物治疗等。肿瘤合并肠梗阻时应急诊采取手术治疗，其目的：解除梗阻，尽可能根治或切除肿瘤，延长患者生命。

（一）术前准备

1.及时纠正水、电解质紊乱和酸碱平衡失调,必要的营养支持

小肠肿瘤梗阻,由于大部分梗阻位置较高,呕吐比较频繁,会丢失大量肠液和胃液;低位结肠梗阻一般由结直肠癌所致,由于肿瘤的存在,患者处于高消耗状态,一般都存在营养不良;术前禁水禁食时间较长,减少了患者对水、电解质和营养物质的摄入量;由于梗阻的存在,肠道对水和电解质吸收能力下降,大量肠液积聚在肠腔内,进一步加重了体液丢失;另外,即将进行的手术必然会增加患者的体液丢失量,同时手术创伤应急也会使患者对营养物质需求量明显增加。为了减少术中和术后并发症的发生,对梗阻患者要给予静脉营养、充足的能量、水和电解质等;低位肠梗阻常见代谢性酸中毒,应适当补充碳酸氢钠溶液,纠正酸中毒;除非有急性大出血或慢性失血使血红蛋白值达 80 g/L 以下时,才予以输血,一般不主张术前输血。

2.有效的胃肠减压

小肠肿瘤所致的梗阻,由于梗阻位置相对较高,近端小肠明显扩张,肠腔内有较多的积液,随着梗阻时间的延长,小肠液可通过幽门反流胃内,此时的胃肠减压可吸出大量胃液和小肠液,使患者的频繁呕吐和腹痛腹胀症状有所缓解。但结肠或直肠癌合并梗阻时,由于梗阻位置比较低,且为闭襻性肠梗阻,大量肠液积聚在结肠腔内。此时的胃肠减压只能吸出少量胃液和吞咽入胃内的气体,由结肠梗阻所致的腹痛腹胀不会有明显的缓解。若梗阻进一步加重,回盲瓣防反流功能受损,结肠内容物会反流小肠内,导致近端小肠扩张,此时胃肠减压才会起到降低肠腔内压和预防肠壁坏死的作用。另外,有一少部分患者可通过有效的胃肠减压,变急诊手术为限期手术,使术前准备更加充分。

3.防治感染

结直肠梗阻时,肠腔内细菌大量繁殖,由于肠壁血液循环障碍,导致肠黏膜屏障功能障碍,肠腔内细菌易位至肠外,导致肠源性感染(也称细菌易位)。易位的细菌以大肠杆菌为主,同时有多重革兰氏阳性、革兰氏阴性及厌氧细菌。因此,结直肠癌合并急性梗阻应及早使用针对需氧和厌氧菌的抗生素。

4.维护或改善重要脏器的功能,防止围手术期重要脏器功能衰竭

由于急性结直肠癌性梗阻多发生于老年患者,这些患者常伴有一种或多种伴随疾病如慢性肺部疾病、高血压、冠心病和糖尿病等,大部分患者的心、肺、肾等脏器功能处于代偿或失代偿状态,因此,在急性梗阻的围术期要密切监测这些脏器的功能变化,及时纠正或维护这些脏器的功能,降低患者的术中和术后死亡率,提高手术成功率。

5.术前肠道准备

结直肠癌性梗阻行一期根治切除吻合术是外科医师追求的目标,在手术前使用非手术方法缓解肠梗阻是实现这一目标的理想方案。无论是从增加手术安全性、减少患者痛苦,还是从卫生、经济学价值的角度去考虑,该方案都是最优的。下面是几种术前肠道准备的方法。

（1）食物、药物、泻剂和灌肠:结直肠癌手术的术前肠道准备十分重要。通常采用术前 2 天控制饮食、口服肠道抗菌药物、泻剂和术前清洁灌肠四种措施。急性结直肠梗阻患者由于禁水禁食,不能经口服用肠道抗生素和泻剂进行肠道准备,若服用泻剂可使肠梗阻病情恶化,出现肠坏死和穿孔,甚至加速患者死亡。术前灌肠也要慎重,因为结直肠癌合并急性梗阻多为闭襻性肠梗阻,肿瘤的存在使梗阻不能缓解,梗阻时肠管明显扩张,肠壁变薄,黏膜缺血水肿,甚至出现溃疡和坏死。此时灌肠,灌入的液体无法排除,反而进一步增高肠腔内压力,增加了肠穿孔和腹膜炎

发生的可能。

(2)支架置入:是近20年来新兴的一种治疗方式。通过放入金属、类金属的支架以达到快速缓解梗阻的作用。应用支架置入后治疗肠梗阻可明显降低术后并发症和死亡率。目前,较多采用的方法是气囊导管扩张术,即经导丝,在X线引导下插入双腔气囊导管或通过内窥镜插入导管进行扩张。研究表明:有70%的患者在行支架治疗后,肠梗阻得到了较长时间缓解;部分患者仅获得了短期缓解。支架置入为肿瘤的分期诊断、择期手术创造了条件。支架常见的并发症:①支架偏移;②肠穿孔;③再梗阻。

(3)肠梗阻导管:其结构是由硅橡胶制成,不透X线,长3 m,外径5.4～6.0 mm;由外管、内管和2个气囊构成,管腔壁有亲水涂膜;导管的头端还有一个起引导作用的前端子,为含45%硫酸钡的念珠状导管,有重量,会弯曲,可沿肠管壁滑动。未充盈时2个气囊与管腔紧密贴合,当导管前端通过幽门进入小肠后,充盈前气囊可引导导管在肠腔内蠕动到达梗阻部位的近端。①置管方法和先后步骤:吸出胃内容物;胃镜经口置入十二指肠降部;由钳道插入导丝,在直视下确认到达十二指肠降部;确认不拔出导丝的情况下拔出胃镜,由鼻腔插入内拉通道,由口腔引出;经鼻插入肠梗阻导管至十二指肠降部;另外,肠梗阻导管也可经肛门或联合经鼻置入,其临床效果更好。②肠梗阻导管治疗效果评价:腹痛、腹胀缓解;自主排气;可有稀水样便排出;腹围缩小;腹部立卧位X线片液平面减少,肠管扩张程度减轻。③应用肠梗阻导管的优点:有效引流了肠内容物,较早地缓解了腹痛和腹胀,并能减轻或消除肠壁水肿;精确计算出入水量,有利于维持水、电解质平衡;经导管可注入导泻剂或肠道抗生素,缓解梗阻,为手术创造良好的条件;通过此导管补充术中肠道灌洗;术后继续留置小肠内,引流消化液充分,有利于吻合口愈合;导管可起到内固定肠排列的作用,对预防术后早期炎性和粘连性肠梗阻的发生有预防作用;提高一期肠切除肠吻合的成功率,降低了并发症的发生。

(二)手术方式的选择

1.一期切除吻合术

小肠肿瘤合并肠梗阻一旦诊断应积极手术探查,以免延误治疗。具体手术方法意见比较一致:肿瘤肠段和相应系膜及区域淋巴结一期切除,行离断肠管一期吻合。肠切缘距肿瘤要大于5 cm;若肿瘤突破浆膜层与周围肠襻或大网膜时,应将侵及或粘连的肠襻和大网膜整块切除;术中对肿物进行快速病理学检查,根据其性质进行一定范围的系膜和淋巴结清扫。

结直肠癌合并肠梗阻时,手术应以解除梗阻为前提,尽可能进行根治性手术。慢性不全肠梗阻,经较充分的术前和适当的肠道准备后进行根治性一期切除吻合术效果良好。但急性完全性肠梗阻时,由于结肠肠壁较薄、血液供应差、易出现闭襻性肠梗阻(有回盲瓣存在)、结肠内容物多为半固态和固态、细菌含量高、菌种多样,易出现感染和吻合口瘘。再加上结直肠癌梗阻的患者多为老年人,常伴有多种慢性疾病如慢性肺气肿、高血压病和糖尿病等,其重要脏器处于代偿或失代偿状态下,大多数患者免疫功能低下,对急诊手术耐受力极差,易出现术中和术后并发症,死亡率较高。因此,未经全身和肠道准备的完全性急性肠梗阻行一期肠切除肠吻合术是非常危险的。在20世纪50年代以前不主张急诊一期手术;20世纪60年代以后,随着强力广谱及针对性强的各种抗生素的问世和使用,术中肠道减压和灌洗技术的运用,手术技术的进步和经验积累,结肠梗阻行急诊一期切除吻合成功的报道越来越多,至90年代初右半结肠癌合并梗阻行一期切除吻合率已达80%以上,但对左半结肠合并急性肠梗阻是否行一期切除吻合术仍存在分歧。

(1)右半结肠癌一期切除吻合术:右半结肠合并急性梗阻时的手术处理方式数十年没有明显

变化,通常采用的术式为一期右半结肠切除术,回肠-横结肠吻合术。

(2)左半结肠及直肠癌一期切除吻合术:由于左半结肠肠壁薄,血运差,肌层欠发达,因而愈合能力差。再加上梗阻后肠壁水肿,粪便堆积,细菌大量繁殖,若肠道不经过特殊清洁处理,直接进行肠切除肠吻合,术后吻合口漏发生率很高。因此传统手术方式是先行梗阻的近端结肠造口解除梗阻,在充分肠道准备条件下,二期进行肿瘤切除,同时进行肠吻合。这种手术方式不但让患者遭受了多次手术的痛苦和治疗费用,而且部分患者未能按计划完成二期手术就出现了癌肿转移,失去了根治机会。

近些年来,越来越多的学者主张急性左半结肠癌梗阻行一期切除吻合术。术中结肠充分的减压和有效的灌洗是保证一期肠切除肠吻合成功和避免吻合口漏的前提,合理的围术期处理是手术成功的重要措施。

为保证吻合口愈合,防止吻合口漏的发生,要坚持"上要空、口要松、下要通"三原则。术中具体采用肠道灌洗的方法如下:切除肿瘤后,先经切除的阑尾根部或远端回肠置入长塑料管(直径2.0 cm)对近端结肠进行充分的灌洗,直至灌洗后的肠液变清亮,一般需要液体3~6 L,在最后1 000 mL灌洗液中放入甲硝唑1.0 g和卡那霉素1.0 g。用络合碘消毒肠管断端,然后进行结肠-结肠(直肠)吻合;手术操作时,要注意保留或不损伤预吻合肠管断端处的血管,保证吻合口血液供应;充分游离预吻合的肠襻,使吻合口无张力;术后定期扩肛门,必要时留置肛管;吻合完毕后,用含有络合碘的盐水冲洗腹腔,避免术后发生腹腔感染;吻合处最低处放置引流管,引流时间7~9 d,度过吻合口最易发生漏的时间;术后应用抗生素、肠外和/或肠内营养支持,必要时应用生长激素。

(3)一期切除造口术或一期切除吻合临时造口术:当直肠癌合并急性肠梗阻时,传统采用的手术方式是Hartmann手术。该术式一期切除了肿瘤,避免了因分期手术而失去的肿瘤根治机会。近几年来,很多学者对其术式进行了改革,在吻合不困难的情况下,进行适当的肠道减压和灌洗后,行结肠直肠一期吻合术,同时行横结肠或回肠末端襻式造口术。这两种临时造口关闭时较Hartmann二次手术时的结肠直肠吻合技术难度小得多,而且对患者手术创伤会更小。

2.二期(分期)手术

分期手术的原因如下。

(1)吻合口易出现漏:结肠为一个贮粪器官,是人体最大的细菌库,其中细菌种类繁多;梗阻时结肠近端肠壁扩张水肿;结肠腔内粪便为固体或半固体;近端扩张的结肠口径与梗阻远端结肠相差悬殊。

(2)患者一般状态较差:常有水、电解质紊乱和酸碱平衡失调;贫血;营养不良,低蛋白血症;多种伴随疾病。患者手术耐受能力极差,死亡率较高。分期手术的缺点:延误了手术时机,减少了根治的可能性,术后5年生存率明显下降;加大了患者的痛苦,影响了患者的生活质量,增加患者的经济负担。

3.捷径手术和单纯造口术

患者一般状态极差,通过简单手术有希望挽救生命者可采用捷径手术和单纯造口术。具体术式如下。

(1)回肠与结肠梗阻远端吻合术,此术式也可发生吻合口漏。

(2)回肠末端造口术。

(3)乙状结肠襻式造口或其他梗阻近端结肠肠襻(盲肠)襻式造口术。

另外,当肿瘤无法切除或腹腔广泛转移时也采用上述简单术式。

五、癌性肠梗阻的预后

急性结直肠癌肠梗阻患者的预后明显差于一般结肠直肠癌患者。一方面是由于急性梗阻时有较高的手术死亡率,另一方面认为急性梗阻性结肠癌时,其癌肿多已侵及肠壁全层,加之近端肠管的强烈逆蠕动可造成肠穿孔,引起肿瘤细胞扩散加速。大规模回顾性研究表明:在排除围术期死亡病例后,普通结直肠癌患者 5 年生存率为 60%,而合并急性梗阻的患者仅为 20%～30%。国内其他报道术后随访 1～5 年的生存率:一期切除吻合者 1 年为 95.0%;2 年 86.1%;3 年 67.7%;5 年 58.3%。二期(分期):1 年 50.0%;2 年 33.3%;3 年 33.3%;5 年 0%。

六、评述

结直肠癌是癌性急性肠梗阻发生的主要原因,其临床特点主要表现为低位肠梗阻,发病年龄和梗阻部位以老年和左半结肠多见,病程多为晚期,而且发病急,病情危重,死亡率较高。早期积极的手术态度、正确的诊断、适时恰当的手术时机把握、合理的手术方式选择、正确的手术操作和围术期处理是提高癌性急性肠梗阻疗效的重要手段和措施。其中,根据患者具体情况,术中选择合理的手术方式是决定患者病程转归的关键。

右半结肠癌所致的肠梗阻,术式可选择一期肠切除肠吻合,手术安全性高,临床效果好;左半结肠癌包括直肠癌所致的肠梗阻,在术中要充分地进行肠腔减压和灌洗,遵循"上要空、口要松、下要通"的肠吻合原则,同时正确地进行围术期处理,如水、电解质紊乱和酸碱失衡的及时纠正、营养支持和抗生素适时使用等,大部分患者可进行左半结肠一期切除吻合术。但对一些病情危重、高龄且有多种伴随疾病,如慢性肺部疾病、高血压、冠心病和糖尿病的患者,由于不能耐受较复杂手术,选择分期(二期)的手术方式比较理想。虽然分期手术 5 年生存率不如一期手术,但可明显降低术中和术后死亡率,为二期手术赢得了机会。另外,为了扩大一期手术的适应证,若患者病情允许,在术前进行肠梗阻导管和支架内置治疗,可使一定数量的肠梗阻得以缓解,取得肠道充分准备的时间,提高手术安全性。

第八节　粪石性肠梗阻

粪石性肠梗阻是一类由肠腔内粪块、胆石、异物或蛔虫团堵塞肠腔所引起的机械性肠梗阻,临床并不多见。近几年随着饮食结构的变化,发病率有上升趋势。另外,随着社会老龄化,老年人粪石性肠梗阻日益增多,因其病理生理的特殊性,病情发展快,病死率高。粪石性肠梗阻早期临床多表现为不完全性肠梗阻,若不能及时正确诊断和选择合理治疗方案,当堵塞物持续压迫肠壁时间过长,肠腔压力升高和肠壁水肿会出现肠壁血液供应障碍,发生绞窄性肠梗阻,肠管可出现坏死和穿孔,出现严重的腹膜炎和腹腔感染,若处理不当,患者会出现死亡。

一、病因

（一）粪块堵塞

对于瘫痪、长期便秘、骨折牵引、大手术后长期卧床或重病等体虚无力排便的患者，因排便困难或无力或肠蠕动差，排便次数明显减少，每5～6天排便一次或十余日排便一次，积存在肠腔内的粪便中水分渐被吸收，粪便聚集成硬团块状，随着时间推移，粪块越来越多，堵塞肠腔，造成肠梗阻。这种堵塞性肠梗阻，发生的部位多在结肠，其中乙状结肠和降结肠最多见。另外，还有一种特殊的新生儿胎粪性肠梗阻，这是由于胎粪过于稠厚，淤积在末段回肠所造成的梗阻。

（二）胆石堵塞

本病发病率较低，在欧美为0.6%～3%，我国较少见。由于胆囊结石或胆总管结石长期压迫邻近器官如十二指肠、空肠、横结肠等，再加以反复发作的炎症，可使这些器官局部发生坏死形成胆肠内瘘，通过内瘘口结石可进入肠腔内，一般直径小于2.5 cm的结石，不易发生肠腔堵塞，若直径大于2.5 cm时，可堵塞肠腔发生肠梗阻。这种患者多既往有胆囊炎、胆囊结石病史，而且发病年龄多在60岁以上的老年人，女性多于男性。

（三）异物堵塞

异物堵塞性肠梗阻常因胃石或肠石所致。食用柿子、山楂（糖葫芦）、黑枣等含鞣酸较高的食品是胃石或肠石形成的主要原因。这些食品与胃酸混合后形成胶样物质，再与未能消化的果核、果皮和植物纤维互相掺杂，水分吸收后形成硬块状异物团块，引起胃或肠管的堵塞。异物堵塞多引起小肠梗阻，少见结肠梗阻病例的报道。

二、临床表现

患者具有腹痛、腹胀、呕吐和肛门停止排便排气等典型肠梗阻表现，结肠梗阻的腹痛多为阵发性且位于下腹部，但腹胀出现较早，呈倒U形位于腹部周围，这是因闭襻梗阻及结肠产气较多所致；腹部触诊较软，沿左侧腹部可触及条索状肿块样粪块，可移动，表面光滑；患者可有间歇性排出少量黏液粪便史；直肠指诊可在直肠内触及硬性干粪团块，以区别肿瘤性梗阻。当回盲瓣关闭作用失控后，结肠内容物逆流到小肠后才发生呕吐，呕吐发生的时间较晚而且也不频繁，呕吐物具有臭味。部分梗阻严重的老年患者，可因结肠穿孔而出现急性腹膜炎；追问病史，这些肠梗阻的患者常有胆石症和慢性胆囊炎病史。

三、诊断

粪石性肠梗阻多发生在老年人，缺乏典型的肠梗阻临床表现，部分老年人平时有习惯性便秘，常忽略肛门停止排气、排便这一重要症状，导致就诊时间通常较迟，由于常并存其他系统疾病，易出现严重的代谢紊乱。老年人肠梗阻的病理生理变化迅速，易导致肠绞窄、坏死，并发症发生率及病死率较高。所以在治疗肠梗阻的同时，也应重视对并存疾病的诊断及治疗，应详细询问病史，认真进行体格检查，并请相关学科会诊，进行系统治疗，为手术及保守治疗提供最佳状态。

粪石性肠梗阻以腹胀为主要临床表现，腹痛不显著，可于左下腹部触及条块状粪块，并可移动。再结合患者长期便秘病史、易患因素等可得出诊断。由于胆石性结肠梗阻病例少见，所以早期诊断比较困难。

腹部X线和计算机断层扫描检查可明确诊断。腹部X线见全结肠或降结肠、乙状结肠、直肠充满粪石影像;中腹部可见阶梯状液平面。腹部计算机断层扫描对于诊断胆石性肠梗阻更有意义,除了可以判断结石所在的位置和大小外,还可以显示胆囊的炎症范围、胆囊结肠瘘的位置等,同时于胆道系统内可见气体影。

四、治疗

(一)保守治疗

粪块堵塞肠梗阻一般为单纯性不完全性梗阻,多为老年人,主要采取保守治疗,其方法如下:服用各种润肠剂如液状石蜡、生豆油和33%硫酸镁液等;也可用肥皂水或温生理盐水等润滑剂低压保留灌肠;必要时用手指或器械破碎粪块后掏出;予以禁食、水和胃肠减压、补充水和电解质、营养支持和全身应用抗生素等对症支持治疗。保守治疗期间应严密观察患者的体征和全身情况的变化,严格掌握保守治疗的时间,以及需要手术的指征。

(二)手术治疗

当粪石性肠梗阻怀疑有肠管绞窄者才考虑手术治疗。在手术前,要正确评估患者的一般状况,详细检查明确各个脏器功能状态,并及时处理使其达到或者接近手术的要求。由于老年人多合并其他系统的并存疾病,术前降低由并存疾病造成的手术风险是决定手术成功的重要一环,短时间内尽量进行充分的术前准备,如纠正水电解质紊乱和酸碱失衡、必要的营养支持、有休克者要进行抗休克治疗等,最大限度地增加患者对手术的耐受性,提高手术成功率。据报道老年粪石性肠梗阻若发生肠穿孔,其总病死率可高达47%,应引起临床医师的足够重视。

胆石性结肠梗阻由于诊断困难,易耽误诊治,故并发症发生率和死亡率均较高。由于胆石多位于乙状结肠或直肠与乙状结肠交界处,早期可经纤维结肠镜检查取出,但成功率较低;手术可切开肠管取石或行肠切除肠吻合。另外,在手术中要仔细探查胆囊、胆总管和内瘘的位置,视患者的具体情况可进行胆囊切除、胆总管探查及瘘管的切除和修补等。但由于本病好发人群多为老年女性,她们常伴有心、肺疾病及糖尿病等,入院时多有水、电解质紊乱,全身营养状态较差,手术耐受性较差,术中和术后死亡率较高,所以,建议采取最简单的手术方式如单纯结肠切开取石、胆囊造口,使患者度过危险期,待充分术前准备后再进行二期胆瘘修补或切除术。

五、评述

粪石性肠梗阻多发生于长期便秘的老年人,病程发展缓慢,偶有胆石阻塞引起的急性肠梗阻。早期临床表现主要为腹胀,后期可出现腹痛和呕吐;常因不够重视而导致诊治延迟;一旦发生穿孔,预后极差。以非手术治疗为主,梗阻多可缓解;但肠梗阻不缓解,怀疑有肠绞窄发生时,应及早手术治疗,手术方式应视当时病情而定。由于此病主要发生于老年女性,多同时伴有多种伴随疾病,如慢性肺部疾病、高血压、冠心病和糖尿病等,而且术前一般状态较差,多有水电解质紊乱、营养不良等,手术耐受性较差,故建议手术方式不宜复杂,应简单快捷较好。

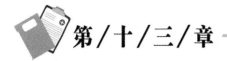

第/十/三/章

胃肠外科手术麻醉

第一节　消化性溃疡手术麻醉

一、外科要点

(一)概述

消化性溃疡(peptic ulcer disease,PUD)与年龄增长相关,患者常伴发心血管和肺部等其他疾病。近年来胃酸抑制药(甲氰咪胍和雷尼替丁)及质子泵抑制剂(proton pump inhibitor,PPI)对幽门螺杆菌的治疗,使 PUD 成为罕见的外科急症。目前所有的 PUD 手术都采用上腹部中线或右肋下切口,术式选择取决于急诊手术还是择期手术;手术原因(出血、穿孔、难治性溃疡或胃排空受阻等);症状持续时间;患者的基本状况;医师的经验等。

(二)术式

1.迷走神经切断和胃窦切除术

治疗 PUD 最广泛的术式,一般用于难治其无其他疾病的患者。术中暴露食管裂缝,分离膈食管韧带,在食管裂缝处分离所有迷走神经。胃窦部切除先结扎胃右和胃网膜血管,再结扎胃窦血管,分离肝胃韧带将胃从与横结肠结合的部位提起,切除胃窦,只留十二指肠于幽门上,采用毕Ⅰ式或毕Ⅱ式进行重建。

2.迷走神经切断和幽门成形术

在美国常用,尤其急症手术。迷走神经切断方法同上,但其在幽门上做一纵行切口,再横向缝合,完成幽门成形。

3.壁细胞迷走神经切断术

该术式比主干迷走神经切断术更要小心暴露食管裂缝,因为神经纤维和胃血管并行,所以需分离胃的血管至胃小弯近端,此术式只在紧急情况下使用,如新近穿孔并有少量污染时进行且只用于十二指肠溃疡。

(三)其他术式或入路

腹腔镜下十二指肠溃疡治疗。

(四)术前常规诊断

消化道溃疡并发症。

（五）手术规程

见表 13-1。

表 13-1　消化性溃疡手术规程

	迷走神经切断和胃窦切除术	迷走神经切断和幽门成形术	壁细胞迷走神经切断术
体位	仰卧位	仰卧位	仰卧位
切口	腹中线或肋下长切口	腹中线或肋下长切口	腹中线或肋下切口
特殊设备	肋缘牵引器	肋缘牵引器	肋缘牵引器
抗生素	头孢替坦 1 g,静脉注射	头孢替坦 1 g,静脉注射	头孢唑林 1 g,静脉注射
手术时间	1~2 h	1.5~3 h	1.5~2.5 h
术毕考虑	缝合时肌肉松弛,鼻胃抽吸	缝合时肌肉松,鼻胃抽吸	缝合时肌肉松,鼻胃抽吸
β-内酰胺酶抑制剂	250 mL,急症手术需要更多	250~500 mL	<250 mL
术后护理	麻醉后监护室→普通病房	麻醉后监护室→普通病房	麻醉后监护室→普通病房
病死率	0~2%大多包含急症	0~1.6%大多不包含急症	0~0.4%
并发症	呕吐腹泻,复发	呕吐腹泻,复发	复发,损害性胃排空,坏死
疼痛评分	6分	6分	6分

二、患病人群特征

（一）年龄

多发生在成年人。

（二）男女比例

男性＞女性。

（三）发病率

近年来有下降趋势。

（四）病因

胃酸过度分泌,黏膜通透性和修复机制异常,幽门螺杆菌感染。

（五）相关因素

促胃泌素瘤,甲状旁腺功能亢进症。

三、麻醉要点

（一）术前准备

胃部手术分以下两类:胃溃疡出血和穿孔;胃癌和选择性治疗 PUD。前一类患者血流动力学不稳定,术前需要积极处理和充分液体治疗。两类患者均应警惕急腹症的发生。

1.呼吸系统

胃溃疡出血有误吸风险,备好气管插管,注意保护气管。

2.循环系统

恶心呕吐、腹泻、出血的原因导致血容量不足,麻醉前需纠正。

3.肾功能

液体丢失引起肾功能和电解质异常。

4.血液系统

液体丢失导致假性血细胞比容升高;失血的患者可伴有贫血和凝血障碍,麻醉前需纠正。

5.实验室

由病史和体格检查所提示需行的检查。

6.术前用药

常规术前用药,H₂受体拮抗剂(雷尼替丁 50 mg 静脉注射),甲氧氯普胺(术前 1 h,10 mg 静脉注射),枸橼酸钠(术前 10 min,30 mL 口服)。

(二)术中麻醉

1.麻醉方法

全身麻醉或全身麻醉复合硬膜外麻醉。

(1)诱导:误吸风险高的患者,考虑快速诱导或清醒插管。低血容量患者,诱导前补充血容量,再给予诱导药物。

(2)维持:标准麻醉维持,不用 N_2O(避免肠管扩张)。术中与术者协商是否用鼻胃管(鼻胃),若不用鼻胃,可用胃管排出胃内容物。若采用全身麻醉复合硬膜外麻醉,硬膜外连续给药比间隔给药,血流动力学更为稳定。全身麻醉复合硬膜外麻醉应备好液体和血管收缩药治疗血压下降,减少全身麻醉药用量以降低术后呼吸抑制。应用硬膜外镇痛需在手术结束前至少 1 h 硬膜外注入镇痛药(如脱氢吗啡)。

(3)苏醒:术后是否拔除气管导管,取决于患者的心肺功能和手术情况。拔管前患者需血流动力学稳定,反射恢复,清醒合作,无肌松药残余。

2.血液和液体

(1)静脉输液 14-16 号×1:根据术前血常规,术中观察术野和吸引装置及称量纱。

(2)需要量:生理盐水/林格氏液 8~12 mL/(kg·h),并看是否需要输血及输血量,根据血小板及凝血参数输液体,液体需加温血小板、新鲜冰冻血浆、冷凝蛋白。若复合硬膜外麻醉因交感神经阻滞,血压下降,需更精细的液体管理。

3 监测

常规监护,根据患者状态选用特殊设备,置导尿管,保温。

4.体位

受压点加垫,眼部保护。

5.并发症

急性出血性,缺氧和继发性腹腔包块导致的肺功能残气量降低。

(三)术后恢复

(1)并发症:肺膨胀不全,出血,肠梗阻,低体温。

(2)疼痛处理:硬膜外镇痛,自控镇痛。

第二节　胃切除术麻醉

一、外科要点

(一)概述

全胃切除术最常用于胃癌治疗,可包括网膜切除术、淋巴结切除术和/或脾切除术,方式取决于肿瘤的发展程度、患者的状况、医师的决定。该手术可用于难以控制的卓-艾(Z-E)综合征症状,极少的时候可用于控制弥漫性胃炎的出血,甚或用于胃切除后难以控制的症状。

自腹中线入腹腔,将肝左缘牵拉至患者的右侧,暴露食管胃结合部,从结肠揭开网膜只保留与胃大弯相连部。如果脾被癌或淋巴结严重浸润,就要将其切除。胃上的血管各自分离并结扎,胃大弯上的胃短血管较高,难以到达,是一潜在的失血源。切除胃左动脉和腹动脉上的淋巴结,可去除另外潜在的失血源。胃中下 1/3 的肿瘤,可保留胃上部,多数情况需切除胃窦和幽门,在 Treits 韧带外分离空肠,远端从结肠系膜的小孔带出,与食管吻合。

部分胃切除的术野与全胃切除术相似,经腹中线或右肋下入腹,将肝左叶的边缘略微向上牵拉,结扎远端胃的血供,在幽门上结扎十二指肠。如果是癌肿手术,可在癌肿边缘规定切除范围,并切除网膜;如果是良性溃疡,则需切除约 50% 的远端胃,可吻合于十二指肠(毕Ⅰ式)、空肠(毕Ⅱ式)或行 Roux-en-Y 重建。胃食管结合处的肿瘤,可为胃源性或食管源性,若与 Barrett 食管有关,需行 Ivor Lewls 或上提式食管切除术,及颈部的胃食管吻合。Bulley 肿瘤包绕胃上部,上提胃做胃食管吻合,会限制食管切除的范围。患者术后疼痛加重,大多数需行硬膜外镇痛。

(二)术前常规诊断

全胃切除术包括胃恶性肿瘤,Z-E 综合征,弥漫性胃炎引起的胃出血;胃部分切除术包括胃癌,胃溃疡。

(三)手术规程

见表 13-2。

表 13-2　胃切除手术规程

	部分胃切除术	全胃切除术
体位	仰卧位	仰卧位
切口	腹中线上部或两侧肋下	腹中线上部或右侧肋下
特殊设备	上牵拉器或其他自动肋牵引设备	上牵拉器或其他自动肋牵引设备
抗生素	头孢唑林 1 g,静脉注射	头孢唑林 1 g,静脉注射
手术时间	2~4 h	1.5~2 h
术毕考虑	肌肉松弛,鼻胃抽吸	肌肉松弛,鼻胃抽吸
β-内酰胺酶抑制剂	500 mL,或更多,需处理	100~500 mL
术后护理	麻醉后监护室→普通病房	麻醉后监护室→普通病房
病死率	0~22%	0~1.8%(急诊可>10%)

续表

	部分胃切除术	全胃切除术
并发症	肺部并发症:15%	心肺并发症
	再次手术:0～5%	吻合口瘘
	食管空肠漏	切口感染
	脓血症	
	晚期吻合口处狭窄	
	心脏并发症	
疼痛评分	7～8分	7～8分

二、患病人群特征

(一)年龄范围

大多为老年人。

(二)男女比例

男性较多。

(三)发病率

下降(胃癌和胃溃疡的发病率下降,Z-E综合征的临床治疗水平提高)。

(四)病因

胃癌,胃溃疡与年龄增大、烟酒用量、地理因素等有关。

(五)相关因素

体重下降,贫血,营养不良,Z-E综合征(罕见),若术中需监测胃液 pH,则应避免术前使用 H_2 受体拮抗剂。

三、麻醉要点

(一)术前准备

(1)患者经常有潜在的药物问题,应考虑到药物对麻醉的影响。

(2)完善术前检查:常规实验室检查;由病史和体格检查所提示的检查。

1)呼吸系统:胸部 X 线片提示胸膜渗出液和肋或脊椎损失,若有呼吸系统损害的体征表现,应该给予氧气、行动脉血气检查。如果胸部 X 线片或行动脉血气检查结果异常,应该考虑行计算机断层显像检查,这将帮助预测肺功能储备和患者对全身麻醉的耐受。有肺功能损害体征表现的患者,需术后在重症监测治疗室继续监护。

2)循环系统:心电图;超声心动图或多门控采集扫描。化学治疗药物可导致严重的心肌病,可出现心血管功能失调,术前必须对心室功能进行评估。

3)神经系统:计算机断层扫描/磁共振成像,由病史和体格检查所提示的检查。胃癌通常会转移至中枢神经系统,可表现出灶性神经缺陷,颅内压升高或易变的精神状态。如果患者有精神的改变,应进行快速检查,不能拖延,直至找出原因。

4)血液系统:全血细胞计数、分类和血小板计数。患者可由化学治疗药导致继发性贫血。

（3）术前用药：常规术前用药。

（二）术中麻醉

1.麻醉方法

气管内插管全身麻醉和喉罩麻醉；区域麻醉（椎管麻醉阻滞）用于胃手术，可减少术后恶心呕吐，减少术后疼痛和早日出院。

2.液体治疗

该手术出血量较少，可输注生理盐水或乳酸林格液 $3\sim5$ mL/(kg·h)。

3.监测

常规监测，根据患者情况选择特殊监测，血压袖带应在手术位置的对侧。

4.体位

受压点加垫，眼保护。

5.手术并发症

气胸：①深部探查可导致非故意性气胸；②监测：气道峰压升高，二氧化碳分压下降；血流动力学不稳；不对称呼吸音，叩诊患侧鼓音；③诊断：胸部 X 线片；④治疗：胸腔引流管；吸纯氧。

6.椎旁神经阻滞并发症

阻滞不完善（10%）；刺破胸膜导致气胸；霍纳综合征；麻醉药意外注入硬膜外。

（三）术后恢复

（1）并发症。①气胸：如果高度怀疑气胸，应维持氧浓度（100% FiO_2）和通气，告知外科医师；血流动力学不稳定（高度怀疑气胸）者，于第 2 肋间隙放入 14 号同时外科医师行胸腔闭式引流；血流动力学稳定且无低氧血症者，胸部 X 线片辅助诊断；②心理创伤。

（2）疼痛处理：患者自控镇痛；口服镇痛药。

（3）检查项目：怀疑气胸，术后胸部 X 线片。

第三节　胃切开术麻醉

一、外科要点

（一）概述

胃造口术是将一导管放入胃内进行吸引或喂食，患者多有神经障碍易导致误吸。内皮镜造口多可在静脉加局部麻醉下完成。

（二）其他术式或入路

1.Stamm 胃造口术

切口位于上腹中线或胃正上部横切口，经胃前壁置管，多在全身麻醉下进行，体瘦的患者也可采用局部麻醉。

2.Janeway 胃造口术

在胃大弯进行。

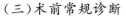

（三）术前常规诊断

临时性胃造口是在胃大部手术后鼻胃抽吸的替代途径,经皮胃造口用于高度恶化、肠梗阻、经口进食困难的患者或神经损伤及进食困难的患者。

（四）手术规程

见表 13-3。

表 13-3　胃切开手术规程

	Stamm	Janeway	PEG
体位	仰卧位	仰卧位	仰卧位
切口	腹中线或横切口	腹中线或横切口	穿刺
特殊设备	无	无	内镜,经皮胃造口工具
抗生素	头孢唑林 1 g,静脉注射	头孢唑林 1 g,静脉注射	头孢唑林 1 g,静脉注射
手术时间	45 min	1 h	0.5～1 h
术毕考虑	缝合时肌肉松弛	缝合时肌肉松弛	缝合时肌肉松弛
β-内酰胺酶抑制剂	极少	极少	极少
病死率	极少	极少	极少
并发症	切口感染,出血,吸入性肺炎,功能丧失	切口感染,出血	出血,吸入性肺炎
疼痛评分	4～5分	5分	1～2分

二、患病人群特征

（一）年龄范围

所有年龄均可发病,以幼年和老年高发。

（二）男：女

1：1。

（三）发病率

较普遍。

（四）病因

见术前常规诊断。

（五）相关因素

剖腹时,需长时间放鼻胃管;神经损伤患者进食;复杂性上消化道困难;高度恶化(进食或减压)。

三、麻醉要点

见本章第二节。

第四节　胃或十二指肠穿孔缝合术麻醉

一、外科要点

(一)概述

穿孔修补术往往是急症,患者伴腹膜炎。施行单纯穿孔缝合还是溃疡手术,取决于医师对患者耐受手术能力和溃疡复发风险的评估。十二指肠穿孔的年轻患者,在修补穿孔后可行高选择的迷走神经切断术。胃十二指肠穿孔多由溃疡引起,十二指肠溃疡很少为恶性,胃溃疡多为恶性,术中需行活检。对于全身状况好,无严重腹膜炎的患者可按溃疡行手术,其他只行单纯穿孔缝合术。单纯穿孔缝合术切口最好是右肋下,腹中线上部也经常用。术前放置鼻胃管持续抽吸减少胃内容物从穿孔漏出。胃穿孔可行胃大部切除术或溃疡活检后简单缝合,十二指肠穿孔多行缝合修补术。胃十二指肠穿孔的非手术治疗只适用于某些特定患者,但目前没有研究表明其比手术治疗更安全。

(二)术前常规诊断

消化性溃疡。

(三)手术规程

见表 13-4。

表 13-4　穿孔修补术手术规程

体位	仰卧位
切口	腹中线
特殊设备	肋牵引器
抗生素	头孢唑林 1 g,静脉注射
手术时间	1 h
术毕考虑	肌肉松弛,鼻胃抽吸
估计失血量	少量
术后护理	麻醉后监护室→普通病房
病死率	5%～15%,取决于患病群体的集中程度
并发症	肺炎,腹腔内脓肿,脓血症,切口感染,再穿孔
疼痛评分	7分

二、患病人群特征

(一)年龄

成年人随年龄增加而增加,尤其女性。

(二)男女比例

十二指肠溃疡男性多见,胃穿孔发病率 65 岁以上女性增加。

（三）发病率

相当普遍,发病率稳定,但分布有改变,尤多见于老年女性。

（四）病因

消化性溃疡,非甾体抗炎药,恶性疾病（多见于胃）。

（五）相关因素

恶性疾病,使用非甾体抗炎药,甾体抗炎药,尤其冲击疗法,其他化性溃疡的危险因素（如饮酒、抽烟）。

三、麻醉要点

见本章第二节。

第五节　十二指肠切口术麻醉

一、外科要点

（一）概述

十二指肠切口术用于结扎十二指肠溃疡基底部的血管或与 Vater 壶腹相关的手术。可纵向也可横向切口,溃疡基底部出血血管必须缝合结扎,行括约肌切口应避免十二指肠穿孔。

（二）术前常规诊断

十二指肠溃疡,顽固的胆总管结石,饮酒、胆结石、胰腺破裂或其他主胰管阻塞引起的慢性胰腺炎。

（三）手术规程

见表 13-5。

表 13-5　十二指肠切口手术规程

体位	仰卧位
切口	腹中线或肋下
特殊考虑	手术涉及胰腺口括约肌需用放大镜
抗生素	术前头孢唑林 1 g,静脉注射
手术时间	1～2 h
特殊考虑	无张力安全缝合十二指肠
β-内酰胺酶抑制剂	极少
术后护理	鼻胃减压
病死率	<0.5%
并发症	十二指肠漏,术后胰腺炎
疼痛评分	6～8 分

二、患病人群特征

（一）年龄范围

任何年龄均可发病。

（二）男：女

1：1。

（三）发病率

不罕见。

（四）病因

十二指肠溃疡，坚硬的胆管结石，壶腹绒毛状肿瘤，慢性胰腺炎，胰腺破裂。

（五）相关因素

出血性十二指肠溃疡，慢性胰腺炎，顽固性胆总管结石。

三、麻醉要点

见本章第二节。

第六节　阑尾切除术麻醉

一、外科要点

（一）概述

阑尾切除术用于阑尾炎或可疑阑尾炎，可直视下或腹腔镜下完成。直视下通过麦氏（McBurney）点或右旁中线切口进入，阑尾穿孔时，切口保持开放并放置软引流管。

（二）术前常规诊断

阑尾炎。

（三）手术规程

见表 13-6。

表 13-6　阑尾切除手术规程

体位	仰卧位
切口	McBurney 或右旁中线切口
特殊考虑	残端闭合时的变异性，预料迟发的肠梗阻应用鼻胃管
抗生素	术前头孢唑林 1 g，静脉注射
手术时间	1 h
术毕考虑	穿孔时，皮肤切口不关闭；明确的脓肿腔要引流
β-内酰胺酶抑制剂	＜75 mL

术后护理	注意未关闭的切口
病死率	未穿孔,2%;穿孔,<0.1%
并发症	盆腔、膈下和腹腔内脓肿;切口脓肿;排泄物造口;切口血肿;肠梗阻
疼痛评分	5~7分

二、患病人群特征

（一）年龄范围

任何年龄。

（二）男:女

1:1。

（三）发病率

6.67%。

（四）病因

阻塞,粪石症,良性肿瘤。

（五）相关因素

无。

三、麻醉要点

（一）术前准备

除非急症,一般患者都是健康的,但应警惕急腹症的发生。

1.呼吸系统

急腹症和板状腹可引起呼吸障碍。急腹症按饱胃处理,保护呼吸道。

2.循环系统

疼痛引起血压、心率升高;脱水或脓毒症引起血压下降。麻醉诱导前对循环系统进行评估并纠正。

3.胃肠道

腹痛伴恶心呕吐,液体丢失引起电解质异常;腹膜刺激征发展导致腹胀和麻痹性肠梗阻。

4.血液系统

中性粒细胞增多并伴有核左移,液体丢失导致假性血细胞比容升高。

5.实验室

由病史和体格检查所提示需行的检查。

6.术前用药

常规术前用药,预防饱胃。

（二）术中麻醉

1.麻醉方法

全身麻醉或区域阻滞。

（1）诱导:误吸风险高的患者,考虑快速诱导或清醒插管。低血容量患者,诱导前补充血容量,再给予诱导药物。

(2)维持:标准麻醉维持,不用 N_2O(避免肠管扩张)。用鼻胃或胃管排出胃内容物。椎管内麻醉应备好液体和血管收缩药治疗血压下降。

(3)苏醒:患者血流动力学稳定,反射恢复,清醒合作,无肌松药残余拔管。

2.监测

常规监护仪,根据患者状态选用特殊设备。

3.体位

受压点加垫,眼部保护。

4.并发症

脓血症。

(三)术后恢复

(1)并发症:脓血症,麻痹性肠梗阻,肺膨胀不全。

(2)疼痛处理:硬膜外镇痛,自控镇痛。

第七节　肠造口术麻醉

一、外科要点

(一)概述

肠造口术是在全肛肠前结肠切除术后,用一长管伸入小肠越过大小肠梗阻,用以进食。通常将管子荷包缝于小肠腔后,把空肠的肌膜、浆膜缝于管上 3～4 cm,将 6 cm 的空肠节段穿透腹壁带出,并将空肠折叠缝于皮肤的边缘或真皮。

(二)其他术式或入路

根据需要将各种肠内管或引流管插入肠内,用于进食、引流或减压。

(三)术前常规诊断

广泛粘连引起的肠梗阻,切除大肠后,进食。

(四)手术规程

见表 13-7。

表 13-7　肠造口手术规程

	肠造口	回肠造口
体位	仰卧位	仰卧位
切口	腹中线	腹中线
抗生素	术前头孢唑林 1 g,静脉注射	术前头孢唑林 1 g,静脉注射
手术时间	1～1.5 h	1～1.5 h
特殊考虑	将引流管固定于腹壁	活动性造口

	肠造口	回肠造口
β-内酰胺酶抑制剂	<100 mL	<100 mL
术后护理	冲洗引流管	造口护理
病死率	<0.5%	<0.5%
并发症	肠梗阻,切口感染	肠梗阻,切口感染
疼痛评分	5~6分	5~6分

二、患病人群特征

(一)年龄范围

20~65岁。

(二)男:女

1:1。

(三)发病率

较常见。

(四)病因

肠阻塞,全肛前结肠切除术后引起的疾病,不能进食。

(五)相关因素

炎性肠病,肠粘连,不能经口进食。

三、麻醉要点(肠造口术,节制性回肠造口术,胃造口,胃空肠造口)

(一)术前准备

患者非常分散,从健康患者到危重患者都有可能,有的患者呼吸道反射异常有误吸的风险。

1.呼吸系统

急腹症和板状腹可引起呼吸障碍。急腹症按饱胃处理,保护呼吸道。

2.循环系统

疼痛引起血压、心率升高;脱水或脓毒症引起血压下降。麻醉诱导前对循环系统进行评估并纠正。

3.胃肠道

腹痛伴恶心呕吐,液体丢失引起电解质异常;腹膜刺激征发展导致腹胀和麻痹性肠梗阻。

4.血液系统:

中性粒细胞增多并伴有核左移,液体丢失导致假性血细胞比容升高。

5.实验室

据病史和体格检查所提示需行的检查。

6.术前用药

常规术前用药,预防饱胃。

（二）术中麻醉

1.麻醉方法

全身麻醉或区域阻滞。

（1）诱导：误吸风险高的患者，考虑快速诱导或清醒插管。低血容量患者，诱导前补充血容量，再给予诱导药物。

（2）维持：标准麻醉维持，不用 N_2O（避免肠管扩张）。用鼻胃或胃管排出胃内容物。椎管内麻醉应备好液体和血管收缩药治疗血压下降。

（3）苏醒：患者血流动力学稳定，反射恢复，清醒合作，无肌松药残余拔管。

2.血液和液体

开放 1 路静脉，需要量为 $NS/LR\ 5\sim8\ mL/(kg \cdot h)$。

3.监测

常规监护仪，根据患者状态选用特殊设备。

4.体位

受压点加垫，眼部保护。

5.并发症

脓血症。

（三）术后恢复

（1）并发症：脓血症，麻痹性肠梗阻，肺膨胀不全。

（2）疼痛处理：硬膜外镇痛，自控镇痛。

第八节　肠和腹膜手术麻醉

一、外科要点

（一）概述

小肠切除吻合术，将病变小肠切除，同时根据诊断切除一定范围的肠系膜，若是恶性切除范围更大，需切除淋巴结。通常用手法或吻合器进行吻合。

（二）术式

（1）肠松解术：是用锐性分离法将粘连至其他肠壁和腹腔壁的肠环分离下来并切除粘连部分。

（2）肠瘘闭合术：可发生于肠和腹壁之间、肠环之间、肠和膀胱或阴道之间。手术是将相关的器官用钝性-锐性分离，切除硬化的缺损边缘后进行局部修复。无论是在大肠还是小肠，均应切除病变肠段，行端-端吻合。

（三）术前常规诊断

肠梗阻合并粘连所致的肠坏疽、肠疝、肠粘连、肠套叠、肠系膜血管梗死、克罗恩病（Crohn病）、放射性肠炎、肠瘘、小肠肿瘤和创伤；腹腔内粘连、肠梗阻；肠瘘。

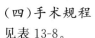

（四）手术规程

见表 13-8。

表 13-8 小肠切除手术规程

	小肠切除吻合术	肠松解术	肠瘘闭合术
体位	仰卧位	仰卧位	仰卧位
切口	纵向或横向	腹中线	腹中线
抗生素	术前头孢唑林 2 g,静脉注射	术前头孢唑林 1 g,静脉注射	术前头孢唑林 2 g,静脉注射
手术时间	1～3 h	1～4 h	2～4 h
特殊考虑	充分补液,鼻胃管	肠减压	术前营养支持和造口切口护理
估计失血量	50～100 mL	150～500 mL	50～300 mL
术毕考虑	缝合皮肤后完成回肠造口	切口关闭后结肠或回肠造口	提出网膜和其他组织,以分离修复处
术后护理	鼻胃或长的肠管减压	充分减压至切口闭合	鼻胃减压至肠功能恢复,全胃肠外营养
病死率	0.5%～1%	1%～3%	0～5%
并发症	肺不张、切口感染、肠漏或瘘	切口感染、延长性肠梗阻瘘、肺部并发症、复发性肠梗阻	肠梗阻、肺部并发症、复发性瘘、切口感染
疼痛评分	7～9 分	5～7 分	6～8 分

二、患病人群特征

（一）年龄范围

小肠切除吻合术,20～65 岁;肠松解术,任何年龄;肠瘘闭合术,任何年龄。

（二）男：女

1：1。

（三）发病率

常见。

（四）病因

血供影响、创伤、腹腔手术史、吻合口瘘、恶性肿瘤、医源性肠损伤、肿瘤、Crohn 病、肠疝、肠扭转、肠炎、穿孔性憩室炎、放射性或胆石性肠梗阻、肠套叠、肠炎、体外性穿孔。

三、麻醉要点

（一）术前准备

需行择期或急诊腹腔探查的患者多存在大范围的紊乱,误吸的风险高。

1.呼吸系统

腹腔内病因可引起呼吸功能不全。功能残气量降低致渐进性动脉缺氧;膈损伤和板状腹使呼吸功能不全加剧。

2.循环系统

急诊手术病情一般较重,术前可能存在低血容量,择期手术术前肠道准备可致血容量不足,麻醉诱导前对循环系统进行评估并纠正。

3.胃肠道

腹泻、呕吐和长时间不能经口进食或进食少,引起电解质异常。

4.肾功能

年长、慢性腹泻、低血容量可引起肾功能不全、肾衰竭。

5.实验室

皮质醇结合球蛋白,血小板计数等。

6.术前用药

常规术前用药,预防饱胃。

(二)术中麻醉

1.麻醉方法

全身麻醉±硬膜外阻滞,便于术后镇痛、早期恢复胃肠功能、进食、起床活动。

(1)诱导:误吸风险高的患者,考虑快速诱导或清醒插管。低血容量患者,诱导前补充血容量,再给予诱导药物。

(2)维持:标准麻醉维持,不用 N_2O(避免肠管扩张)。用鼻胃或胃管排出胃内容物。联合硬膜外麻醉应备好液体和血管收缩药治疗血压下降;行硬膜外镇痛需在手术结束前至少 2 h 给予镇痛药,减少镇静药用量,以降低术后呼吸抑制的可能性。

(3)苏醒:术毕是否拔出气管导管,取决于术后患者的心肺功能和手术情况。患者血流动力学稳定,反射恢复,清醒合作,无肌松药残余拔管,不具备拔管条件,需送重症监护室继续观察治疗。

2.血液和液体

IV14~16 号×1~2;需要量为 NS/LR 10~15 mL/(kg·h)。

3.监测

常规监护仪,±动脉置管,±中心静脉压,根据患者状态选用特殊设备。

4.体位

受压点加垫,眼保护。

5.并发症

出血、脓血症。

(三)术后恢复

(1)并发症:脓血症,肺膨胀不全,肠梗阻,出血。

(2)疼痛处理:硬膜外镇痛,自控镇痛。

第九节　结肠直肠外科手术麻醉

一、外科要点

(一)概述

尽管大多数结肠直肠手术仍然沿用标准的直视手术,但腹腔镜越来越多地被应用于结肠、直肠手术。现所有的下列手术都可以使用腹腔镜或已经用腹腔镜。

（二）术式

1.全肛前结肠切除术

将全结肠、直肠和肛门切除，手术可不结扎任何血管环，切除直肠至盆底水平，如果牵拉脾曲不慎伤及脾、分离直肠后壁进入骶前静脉丛会有大量出血。

2.部分结肠切除术

指结肠部分切除并建立吻合或造口，最常用的是右半结肠切除术、乙状结肠切除术、左半结肠切除术及腹部结肠切除术并回直肠吻合术。根据潜在疾病、要切除的结肠节段、医师的习惯选择切口位置，同样牵拉脾曲和肝曲伤及血管会引发出血。

（三）术前常规诊断

溃疡性结肠炎，家族性多发性息肉腺瘤；结肠癌，憩室病，Crohn 病，溃疡性结肠炎，创伤，缺血性结肠炎，低消化道出血，难治性便秘，结肠扭转。

（四）手术规程

见表 13-9。

表 13-9　结肠直肠外科手术规程

	全肛前结肠切除术	部分结肠切除术
体位	改良截石位	仰卧或改良截石位
切口	长的腹中线	腹中线横切或纵切
抗生素	术前头孢唑林 2 g，静脉注射	术前头孢唑林 2 g，静脉注射
特殊注意事项	当手术进行时，患者应当完全制动，以防引起外括约肌的穿孔或损伤，导致术后尿失禁等	当手术进行时，患者应当完全制动，以防引起外括约肌的穿孔或损伤，导致术后尿失禁等
手术时间	3～4 h	1～3 h
特殊考虑	患者多长期服用大剂量皮质类固醇	术前多有脱水、电解质紊乱、贫血
估计失血量	300～1 000 mL	100～300 mL
术毕考虑	缝合皮肤后完成回肠造口	切口关闭后结肠或回肠造口
术后护理	有潜在疾病送重症监护室，鼻胃减压，全胃肠外营养	有潜在疾病送重症监护室，鼻胃减压，全胃肠外营养
病死率	2%～5%	0.5%～2%
并发症	性交困难、阳痿、切口感染	性交困难、阳痿、切口感染
疼痛评分	8 分	8 分

二、患病人群特征

（一）溃疡性结肠炎

（1）年龄：30～50 岁。

（2）男：女为 1∶1。

（3）发病率：6～10/10 万。

（4）病因：不明。

（二）家族性多发性息肉腺瘤

（1）年龄：20～40 岁。

（2）男：女为 1∶1。

（3）发病率：(100～150)/10 万。

（4）病因：家族性。

（三）Crohn 病

（1）年龄：20～40 岁。

（2）男：女为 1∶1。

（3）发病率：(1～6)/10 万。

（4）病因：不明。

（四）结肠癌

（1）年龄：50～70 岁。

（2）男：女为 1.3∶1。

（3）发病率：30/10 万。

（4）病因：遗传。

（五）创伤

（1）年龄：20～40 岁。

（2）男：女为 3∶1。

（3）发病率：1～2/10 万。

（4）病因：创伤。

（六）憩室

（1）年龄：＞40 岁。

（2）男：女为 1∶1。

（3）发病率：10/10 万。

（4）病因：低纤维饮食。

三、麻醉要点

（一）术前准备

患者存在误吸的风险，肠梗阻的患者必须紧急治疗，否则可发展为坏死、穿孔和脓毒血症性休克。有的患者（溃疡性结肠炎、Crohn 病）可由肠外疾病的表现（硬化性脊髓炎、肝疾病、贫血），根据病情调整麻醉方案。

1.呼吸系统

结肠癌肺转移、急性腹膜炎、肠扩张引起的膈上移等可致呼吸功能不全。溃疡性结肠炎、Crohn 病的患者可有关节炎，使颈椎活动受限，引起插管困难。

2.循环系统

脓血症或疼痛致血流动力学不稳定，如血压升高、心率增快；进食少、呕吐、腹泻和术前肠道准备可致血容量不足，麻醉诱导前对循环系统进行评估并纠正。检查项目：生命体征，心电图检查，由病史和体格检查所提示需要的检查。

3.胃肠道

麻醉诱导前通常用鼻胃管排空胃,溃疡性结肠炎、Crohn病等患者多有肝功能损失,可影响药物代谢。

4.肾功能

多存在电解质紊乱(呕吐、鼻胃管抽吸引起低钾低氯性代谢性碱中毒,腹泻引起高氯性代谢性酸中毒)并可因术前准备而加重。

5.血液系统

消化液丢失可使血液浓缩,急慢性消化道出血可引起贫血。

6.实验室

由病史和体格检查所提示需要的检查。

7.术前用药

小剂量常规术前用药即可。预防误吸,诱导前1 h静脉注射50 mg雷尼替丁,诱导前10 min予枸橼酸钠,有肠梗阻或穿孔者不使用甲氧氯普胺。溃疡性结肠炎、Crohn病等患者多长期使用类固醇,应检查是否存在肾上腺素功能不足,并给予足量的激素维持治疗。

(二)术中麻醉

1.麻醉方法

全身麻醉±硬膜外阻滞,便于术后镇痛,早期恢复胃肠功能,进食,起床活动。

(1)诱导:误吸风险高的患者,考虑快速诱导或清醒插管。低血容量患者,诱导前补充血容量,再给予诱导药物。

(2)维持:标准麻醉维持,不用N_2O(避免肠管扩张)。用鼻胃排出胃内容物。联合硬膜外麻醉应备好液体和血管收缩药治疗血压下降;行硬膜外镇痛需在手术结束前至少1 h给予镇痛药,减少镇静药用量,以降低术后呼吸抑制的可能性。

(3)苏醒:术毕是否拔出气管导管,取决于术后患者的心肺功能和手术情况。患者血流动力学稳定,反射恢复,清醒合作,无肌松药残余拔管,不具备拔管条件者需送重症监护室继续观察治疗。

2.血液和液体

IV14~16号×1~2,血小板、新鲜冰冻血浆和冷沉淀根据实验室检查结果给予;有代谢性酸中毒的患者,使用NS补液比IR好。需要量为NS/IR 10~15 mL/(kg·h)。

3.监测

常规监护仪,±动脉置管,±中心静脉压根据患者状态选用特殊设备。

4.体位

受压点加垫,眼保护。

5.并发症

败血症性休克。

(三)术后恢复

(1)并发症:低氧血症、血流动力学不稳、脓血症。

(2)疼痛处理:硬膜外镇痛,自控镇痛。

参考文献

[1] 付海柱.泌尿外科临床医学[M].昆明:云南科学技术出版社,2020.

[2] 张兆光.心血管外科诊疗常规[M].北京:中国医药科技出版社,2020.

[3] 李兴泽.临床外科疾病诊疗学[M].昆明:云南科学技术出版社,2020.

[4] 蔡平昌.现代泌尿外科诊疗实践[M].昆明:云南科学技术出版社,2020.

[5] 王科学.实用普通外科临床诊治[M].北京:中国纺织出版社,2020.

[6] 胡荣杭.临床胸外科疾病诊疗学[M].开封:河南大学出版社,2020.

[7] 王铮.临床胸心外科疾病手术实践[M].哈尔滨:黑龙江科学技术出版社,2020.

[8] 李文强.现代骨外科手术治疗学[M].开封:河南大学出版社,2020.

[9] 梁君峰.实用普通外科临床外科疾病诊治[M].天津:天津科学技术出版社,2020.

[10] 强泽好.外科综合治疗学[M].天津:天津科学技术出版社,2020.

[11] 王建涛.实用肝胆外科诊疗[M].哈尔滨:黑龙江科学技术出版社,2020.

[12] 袁磊.普通外科基础与临床[M].天津:天津科学技术出版社,2020.

[13] 周天宇.临床外科诊疗学[M].长春:吉林大学出版社,2020.

[14] 门秀东.普通外科诊疗思维[M].天津:天津科学技术出版社,2020.

[15] 刘玉银.临床外科诊疗与护理[M].长春:吉林科学技术出版社,2020.

[16] 马同强.现代外科诊疗精要[M].北京:科学技术文献出版社,2020.

[17] 倪强.外科疾病诊疗学[M].天津:天津科学技术出版社,2020.

[18] 刘业东.外科诊疗学[M].长春:吉林大学出版社,2020.

[19] 邱兆友.外科临床诊疗规范[M].长春:吉林科学技术出版社,2020.

[20] 游波.外科学理论与实践[M].天津:天津科学技术出版社,2020.

[21] 高曰文.临床普通外科诊疗[M].北京:科学出版社,2020.

[22] 潘红.实用外科临床诊疗[M].北京:科学技术文献出版社,2020.

[23] 田崴.实用外科与麻醉[M].长春:吉林科学技术出版社,2020.

[24] 孔天天.外科诊断与治疗[M].天津:天津科学技术出版社,2020.

[25] 徐万鹏.肛肠外科疾病诊疗[M].北京:科学技术文献出版社,2020.

[26] 刘国鹏.现代外科疾病诊断与治疗[M].长春:吉林科学技术出版社,2020.

[27] 徐春红.临床外科诊治与护理康复[M].长春:吉林科学技术出版社,2020.

［28］石朋.甲状腺乳腺外科诊疗实践［M］.北京:科学技术文献出版社,2020.

［29］丁汝梅.现代外科诊疗与手术技巧［M］.北京:科学技术文献出版社,2020.

［30］马迪迪.外科疾病护理理论与实践［M］.北京:科学技术文献出版社,2020.

［31］岳伟.综合外科疾病诊治思维［M］.长春:吉林科学技术出版社,2020.

［32］王萍.普通外科疾病诊治策略［M］.长春:吉林科学技术出版社,2020.

［33］程伟才.现代外科手术新进展［M］.哈尔滨:黑龙江科学技术出版社,2020.

［34］刘昊.骨科疾病外科诊疗学［M］.长春:吉林科学技术出版社,2020.

［35］李国利.肛肠外科诊疗技术与临床［M］.北京:科学技术文献出版社,2020.

［36］刘东斌,徐大华.单孔腹腔镜技术在肝胆外科的应用进展［J］.腹腔镜外科杂志,2020,25(2):154-156.

［37］李世杰,陈小楠.基于雨课堂的混合式教学在泌尿外科临床实习教学中的应用［J］.卫生职业教育,2020,38(12):112-114.

［38］胡明根,陈况,马奔,等.微创外科时代肝胆外科医师教学培养模式的探讨［J］.中华腔镜外科杂志(电子版),2020,13(2):65-68.

［39］廖春红,尹新民.复杂胆道结石的外科治疗［J］.临床外科杂志,2020(8):711-712.

［40］王捷,陈茄威,郑国荣,等.肝癌外科治疗的演变与发展［J］.临床肝胆病杂志,2020,36(10):2161-2166.